JN191541

Survival Analysis A Self-Learning Text

エモリー大学クラインバウム教授の
生存時間解析

原書第3版

基礎から学べる教科書

David G. Kleinbaum・Mitchel Klein 著
神田英一郎・藤井朋子 訳／古川敏仁 翻訳協力

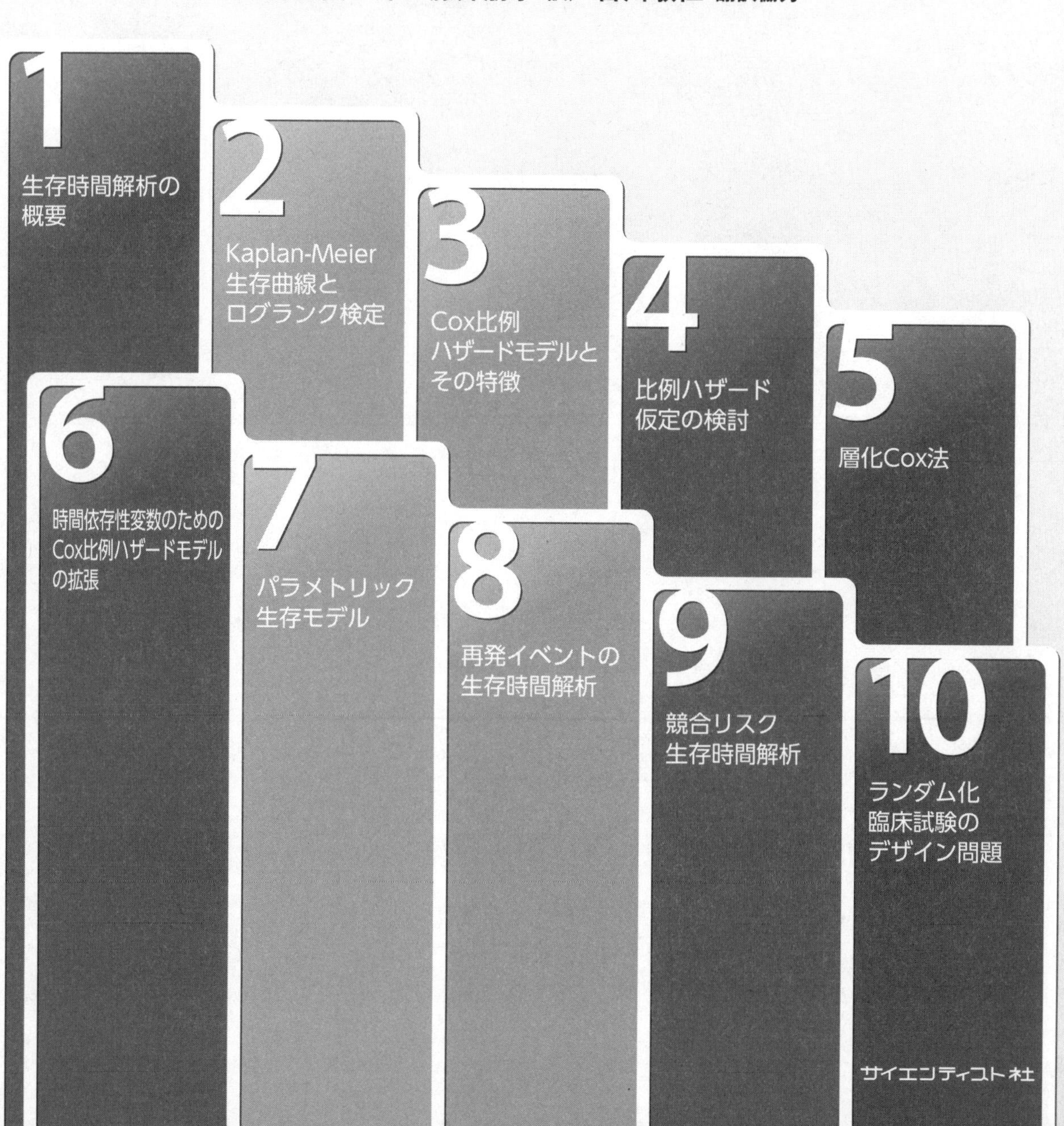

サイエンティスト社

Translation from English language edition:
Survival Analysis by David G. Kleinbaum and Mitchel Klein

Japanese translation rights arranged with
Springer-Verlag GmbH
through Japan UNI Agency, Inc., Tokyo

著者序文

本書は，1996年初版の「Survival Analysis」の第3版です．初版，第2版と同様に，各章には，目的，要点，数式，練習問題およびテストが講義スタイルで書かれています．講義スタイルとは，各ページの左側に一連の要点や数式をまとめ，右側の本文でそれを解説するスタイルです．この形式によって，読者は左側の要点・数式・例を参照しながら，説明を読むことができます．

この第3版では，新しく1章を加え，一部の章でセクションを追加し，さらに「Computer Appendix」を修正し，第2版を追補・改訂しています．

新設した第10章「ランダム化臨床試験のデザイン問題」は，時間データを主要な結果変数とするランダム化臨床試験をデザインする場合の，対象者数の計算方法を取り上げています．

第1章を改訂して，生存時間解析で使われるランダム打ち切り，独立打ち切り，無情報打ち切り仮定の違いを明らかにしました．また，第3章，第6章，第8章ではCP(Counting Process)データレイアウトの紹介を追加しています．

第2章では，Kaplan-Meier(KM)曲線およびKM曲線から得られるメディアン生存時間の信頼区間を求める方法を追加しています．

Cox比例ハザード(PH)モデルを取り上げている第3章では，結果変数のフォローアップ時間の代わりに，年齢を時間尺度として使用する場合の説明を追加しました．さらに興味のある曝露量に各要因が交互作用項をもって影響する場合のPHモデルの信頼区間の求め方を追加しています．

層化Coxモデルを扱っている第5章と拡張Coxモデルを扱っている第6章には，それぞれ，(部分)尤度関数の導出の説明を追加しています．

競合リスクを扱っている第9章には，cumulative incidence曲線(CIC)を含み多変量解析が可能なsub-distributionハザードに関するFine-Grayモデルの解説を追加しています．さらに，数値例を示し，CICから定義される条件付き確率曲線(CPC)の計算方法を追加しています．

本書第2版の「Computer Appendix」では，本文で紹介した生存時間解析を実際の統計ソフトウェア(Stata，SAS，SPSS)で実行できるようにステップ・バイ・ステップで解説しました．今回の「Computer Appendix」はそれに，Rと呼ばれる無料の統計ソフトウェアを追加しています．Stata(バージョン10.0)，SAS(バージョン9.2)，SPSS(バージョンPASW 18)の解説も更新しています．これらの統計ソフトウェアを生存データに適用した結果は，「Computer Appendix」で各ソフトウェアごとに解説しています．

上記の通り新しい内容が追加されただけでなく，全章にわたり，第2版の正誤表に照らして修正するとともに，一部の章について章末の練習問題を追加・修正するなど，内容を若干ながら更新しています．

本書の著者ウェブサイトは下記です．
http://web1.sph.emory.edu/dkleinb/surv3.htm

著者ウェブサイトからは，本書で使用している例のデータファイルをzipファイルとして自由にダウンロードできます．

本書の使い方

本書は当初，自己学習用として作成されましたが，初版発売から現在までの15年間に講義用の教科書として授業でも使われるようになっています．また，授業の補助教材や復習にも利用することができます．本書は，定期的な授業に参加することができない就業している専門家に特に有用かもしれません．

いずれの章を学習するときも，最初に「本章の要点」，「本章の目的」を読んでから，「プレゼンテーション」に進むようにしてください．「プレゼンテーション」を終了したら，「プレゼンテーション」をまとめた，復習のための「詳細なまとめ」を読み，「練習問題」に取り組み，最後に学習達成度を確認するために「テスト」に挑戦してください．

本書学習の準備

本書に取り組む前の準備としては，疫学における定量的データ解析法に関するコースと応用重回帰分析に関するコースの履修をお奨めします．また，第3～9章で取り上げたCoxモデル，パラメトリックモデルを理解するためには，ロジスティック回帰分析，モデル化の方針，最尤法に関する知識も必須です．

これらのテーマについて推奨される参考文献と該当する章は以下の通りです．

Kleinbaum D, Kupper L, Nizam A, and Muller K, *Applied Regression Analysis and Other Multivariable Methods, Fourth Edition*, Cengage Publishers, 2007, Chapters 1-16, 22-23.

Kleinbaum D, Kupper L and Morgenstern H, *Epidemiologic Research：Principles and Quantitative Methods,* John Wiley and Sons, Publishers, New York, 1982, Chapters 20–24.

Kleinbaum D and Klein M, *Logistic Regression：A Self- Learning Text, Third Edition,* Springer Publishers, New York, 2010, Chapters 4-7, 11.

Kleinbaum D, *ActivEpi-A CD Rom Electronic Textbook on Fundamentals of Epidemiology,* Springer Publishers, New York, 2002, Chapters 13-15.

本書では全章とも疫学研究の観点から記述されているため，疫学研究の原則を紹介する初心者コースをあらかじめ学習すれば役に立つと思われます．とりわけ，疫学研究デザインの基本的特徴について十分に理解しているだけでなく，交絡の影響を調整することと交互作用効果の評価という，よくある問題について，ある程度理解している必要があります．上記参考文献にあるActivEpiを使うと，容易にかつ楽しみながら疫学の復習ができるでしょう．

訳者序文

コンピュータの発達とともにビッグデータが解析されるようになってきました．その解析結果はビジネスの動向，科学研究，疾病予防，スパムメールの判別など，さまざまな分野で応用されています．医学分野でも大規模なランダム化臨床試験やコホート研究が次々と発表され，統計の知識が不可欠となっています．臨床研究では様々な統計解析が行われ，本書で取り扱っている生存時間解析は経時的研究で頻用される手法の一つです．

本書は，エモリー大学ロリンズ公衆衛生学校疫学部教授であるKleinbaum教授とKlein教授による“Survival Analysis A Self-Learning Text”第3版の翻訳書です．エモリー大学はアメリカ合衆国ジョージア州アトランタにあり，Centers for Disease Control and Prevention（CDC）をはじめとした世界的な研究機関で活躍する研究者を輩出しています．Kleinbaum教授はトレードマークのカラフルな柄のシャツを着て授業をされ，学期の終わりには彼のバンドの演奏会やホームパーティーに生徒を招待されます．本書はそのような気さくな先生の人柄がよく表れています．

疫学の授業は大学院生を対象に，基礎から高度な解析手法まで実践的に学ぶことができるようカリキュラムが組まれており，本書はその授業で使われるテキストの1冊です．以前，訳者らが翻訳した「初心者のためのロジスティック回帰分析入門」（丸善出版）の続編にあたりますが，本書を読む前に必ずしも読んでおく必要はありません．

本書は授業を再現するよう構成され，左側に授業でスライドや板書に相当するまとめがあり，右側に解説が書かれています．本書では，右側の解説を読むと自然に理解できるため，左側をあえて英文のままとしています．問題は実際に授業で生徒たちが考えぬいた良問ぞろいです．読者の皆様も問題を解くことで楽しみながら理解を深めることでしょう．サイエンティスト社ホームページには，TESTの解答を掲載してあります．

サイエンティスト社ホームページ内
http://www.scientist-press.com/11_327.html

内容は，Kaplan-Meier曲線から始まり，Cox比例ハザードモデル，再発イベントの解析，競合リスクの解析，そしてランダム化臨床試験のデザインと，基礎的な方法から複雑な経時的臨床研究に対応できる高度な方法まで，生存時間解析を行う実際に直面するテーマを取り扱っています．本書の解析はいくつかの統計ソフトで解析されていますが，統計ソフトをお持ちでない読者も理解できるようになっています．実際にチャレンジしたい読者は以下のサイトで，本書に使われているデータセットを入手することができます．

Survival Analysis - A Self-Learning Text, Third Edition by David G. Kleinbaum and Mitchel Klein
http://web1.sph.emory.edu/dkleinb/surv3.htm

原書には,「Computer Appendix」がついており,STATA,SAS,SPSS,Rのプログラムが記載されています.この部分もサイエンティスト社ホームページに,日本語版の統計ソフトウェアにあわせて修正し,掲載しています.

本書は,Kleinbaum先生に教わった疫学部卒業生が翻訳いたしました.翻訳に際しては,わかりやすい表現を心がけ,科学的な誤りがないように注意いたしましたが,万一誤りや不適切な表現がございましたら訳者の責任です.お気づきの点がございましたら,お知らせいただければ幸いです.なお,生存解析では「failure(故障)」という用語が使われ,生存時間解析では「死亡」や「再発」などに置き換えて使われることも多いですが,病気から「回復する」といったポジティブな意味の「failure」の場合も含めた一般論を説明する際に良い訳語が見つからなかったため,「failure」をそのまま使用しています.また,近年,「subject」という用語を「participant(参加者)」と置き換える傾向にありますが,本書では「subject」を「参加者」に置き換えず,文の流れに沿って「対象,対象者」ないし「被験者」と訳しています.翻訳に際して,辛抱強く編集してくださったサイエンティスト社中山昌子氏,および日本語訳についてご協力いただいたバイオスタティスティカルリサーチ社古川敏仁氏に,心から感謝いたします.

臨床研究は患者さんから預けられたデータをもとに行う研究であり,研究結果は患者さんに還元されなくてはなりません.本書が皆様の統計学の理解やエビデンス発信のお役に立ち,医学発展の一助になることを願っております.

2015年2月
神田英一郎

目次

第1章

生存時間解析の概要

はじめに

まずはじめに，**生存時間解析**と呼ばれるデータ解析の概要を説明します．これには生存時間解析で扱われる例，考慮すべき結果変数，**打ち切りデータ**を考慮する必要性，生存関数とハザード関数の意味，生存時間解析におけるデータの基本的なレイアウト，目的および具体例が含まれます．

この章は内容が初歩的なので，数学，統計学，疫学についての予備知識は必要ありません．疫学研究の原則についての初歩知識および数学的表記や数式は役に立ちます．

本章の要点

本章のプレゼンテーションで取り上げる内容は，以下の通りです．復習のための「詳細なまとめ」は，プレゼンテーションの後にあります．

本章の目的

この章では，以下を習得することを目的とします．

1. 生存時間解析で扱われる例の理解.
2. 打ち切りデータの定義.
3. 右側打ち切りデータの定義と理解.
4. データが打ち切られる3つの理由.
5. 生存関数の定義と理解.
6. ハザード関数の定義と理解.
7. 生存関数とハザード関数の関係の理解.
8. 生存時間解析の3つの目的.
9. 統計ソフトウェアのための基本的なデータレイアウトの理解．さらに，与えられた生存データをこのレイアウトにすること．
10. 基本的なデータレイアウトとその構成要素を理解することで，モデル化の理論的背景を理解し，与えられた生存データをこの形にすること．
11. 生存曲線とハザード関数を比較しながら理解すること．
12. 与えられた問題から，説明変数がどのように生存時間に影響を与えるかを説明できるようになること．
13. 一連の生存データから平均生存，あるいは平均ハザード推定量を計算することと，その理解.
14. 2群の生存データを比較して得られるハザード比の定義と理解.

プレゼンテーション

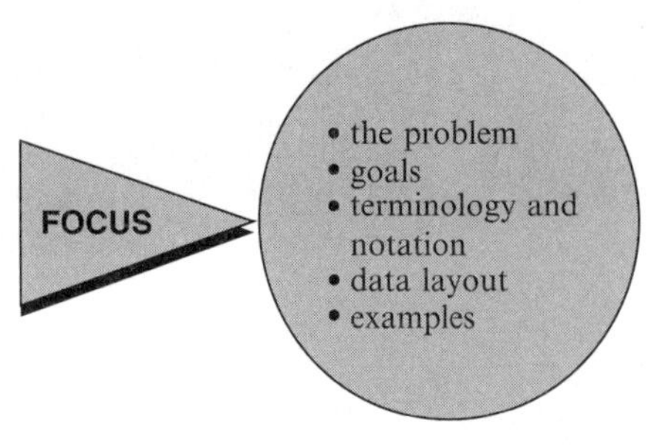

ここでは，疫学などの一般的なデータ解析方法の1つである生存時間解析の概要を紹介し，生存時間解析で扱われる問題，目的，重要な用語と表記，基本的なデータレイアウトと具体例を説明します．

I.　生存時間解析とは何か

Outcome variable: **Time until an event occurs**

まず，生存時間解析で扱われる例を説明します．一般的に生存時間解析とは，興味のある結果変数(outcome variable)を，あるイベントが起こるまでの時間としたデータを解析する一連の統計手法です．

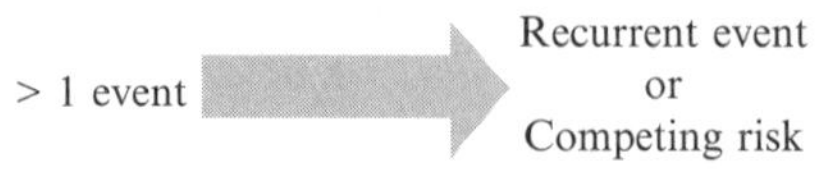

時間とはある個人のフォローアップをはじめてからあるイベントが起こるまでの年，月，週または日数を意味します．あるいは，時間とはイベントが起こったときのその個人の**年齢**と言うこともできます．

Event: death
disease
relapse
recovery

Assume 1 event

> 1 event → Recurrent event or Competing risk

イベントとは死亡，疾病の発症，寛解からの再発，回復(例：仕事復帰)など，ある個人に起こりうる任意の興味ある事象です．

同じ解析の中で複数のイベントを検討することもできますが，ここでは1種類のイベントだけに興味があると想定します．死亡のように個人に1回しか起こらないものではなく，繰り返し起こるイベントを検討する場合には，再発イベント(recurrent event)†，または**競合リスク**(competing risk)が統計学的に問題となりますが，これらはそれぞれ第8章と第9章で説明します．

Time ≡ survival time

Event ≡ failure

生存時間解析では通常，時間変数(time variable)を**生存時間**(survival time)と呼びます．その理由は，時間とはある個人がある観察期間の間「生存した」長さと言えるからです．またイベントのことを**failure**とも呼びます．それは興味のあるイベントとは通常，死亡，疾病の発症，その他のネガティブな体験だからです．しかし生存時間が待機手術後の仕事復帰までの時間のような場合，failureはポジティブなイベントになります．

† 訳注：ここで言う再発(recurrent)イベントとは，病気の再発(relapse)ではなく，繰り返し起こるイベントを意味します．この後の再発イベントもすべて同じ意味で使用します．

EXAMPLE

1. Leukemia patients/time in remission (weeks)
2. Disease-free cohort/time until heart disease (years)
3. Elderly (60+) population/time until death (years)
4. Parolees (recidivism study)/time until rearrest (weeks)
5. Heart transplants/time until death (months)

ここで生存時間解析で扱われる5つの例を簡単に述べます．1つ目の例では寛解状態にある白血病患者を数週間にわたりフォローアップし，どれくらいの期間，寛解状態にあるかを観察します．2つ目の例では疾病のないコホートを数年間にわたりフォローアップし，心臓疾患を発症するかどうかを観察します．3つ目の例では60歳以上の高齢者の集団を13年間フォローアップし，どのくらいの期間生存するかを調べます．4つ目の例では新たに釈放された仮出所者を数週間にわたりフォローアップし，再逮捕されるかどうかを観察します．このような例を再犯研究と呼びます．5つ目の例では，心臓移植を受けた患者がその後どのくらいの期間生存するかを観察します．

上記の例は結果変数が，あるイベントが起こるまでの時間なので，すべて生存時間解析の対象例です．1つ目の白血病患者の例では，興味のあるイベント（すなわちfailure）は「寛解状態からの再発」であり，結果変数は「患者が再発するまでの週数」です．2つ目の例ではイベントは「心臓疾患の発症」であり，結果変数は「心臓疾患発症までの年数」です．3つ目の例ではイベントは「死亡」であり，結果変数は「死亡までの年数」です．4つ目の社会学的な研究の例では，再犯（すなわち再逮捕）をイベントとし，結果変数は「再逮捕されるまでの週数」です．最後に，5つ目の例では「死亡」というイベントを考え，結果変数は「死亡までの時間（移植を受けてからの月数）」です．

これらの例のいくつかは，この章のプレゼンテーションの後半およびこの後の章のプレゼンテーションの中で再度説明します．

II. 打ち切りデータ

Censoring: don't know survival time exactly

ほとんどの生存時間解析では，**打ち切り**（censoring）と呼ばれる重要な問題を考慮しなければなりません．打ち切りは，われわれがある個人の生存時間について，ある程度の情報は持っているものの，**正確にはわからない場合**に起きます．

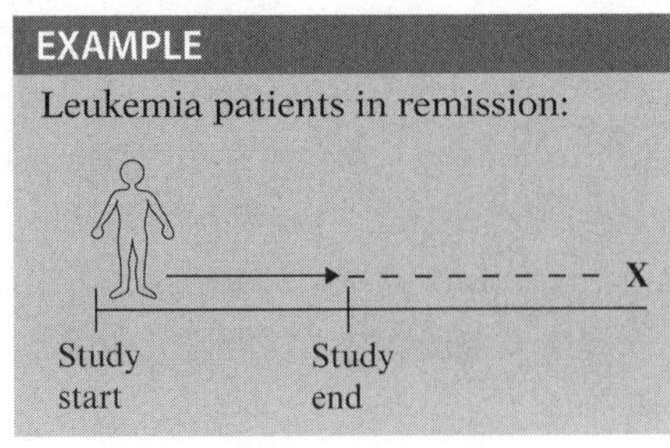

打ち切りの簡単な例として，白血病患者の寛解状態から，左の**X**で示した再発時点までのフォローアップを考えます．例に示した患者の場合，その患者がまだ寛解状態にある(すなわちイベントが起こっていない)間に試験が終わっています．この場合，その患者の生存時間は打ち切られたと考えます．私たちはこの患者の生存時間が，少なくとも試験終了時まであることはわかっていますが，試験終了後にこの患者が再発したとしても，正確な生存時間を知ることができません．

Why censor?

1. study ends – no event
2. lost to follow-up
3. withdraws

一般的に打ち切りが起こる可能性には，以下の3つのことが考えられます．

(1) **試験終了時**までに，その人にイベントが起こらなかった場合．

(2) 試験期間の間に，その人が**フォローアップ不能**となった場合．

(3) 死亡(死亡原因が興味のあるイベントでない場合)や他の理由(例えば，薬の副作用や他の競合リスク)により，その人が**試験から脱落**した場合．

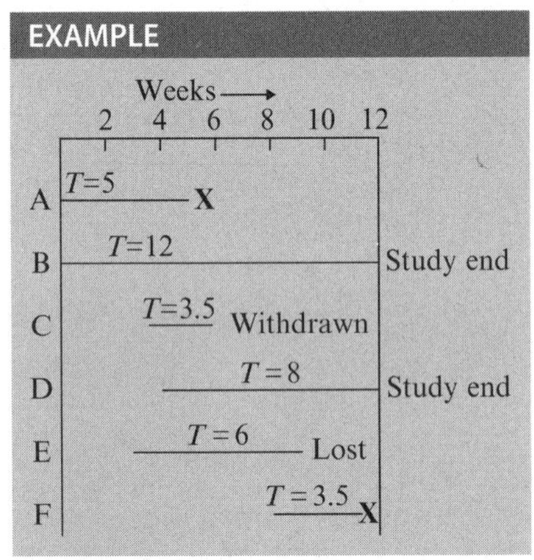

これらの状況を図で示します．この図はフォローアップされた人たちが時間の経過とともにどうなったかを示しています．**X**はその人にイベントが起こった時点を表します．

例えばAは，試験のはじめからイベントが起こる5週までフォローアップされています．この人の生存時間は5週間で，打ち切りはありません．

Bは同様に試験のはじめから観察されていますが，イベントが起こることなく12週の試験終了までフォローアップされています．私たちは生存時間が少なくとも12週間であることしかわからないので，この場合，生存時間は打ち切りです．

X ⟹ Event occurs

Cは2週と3週の間に試験に参加し，6週に試験から脱落するまでフォローアップされています．この人の生存時間は3.5週間で打ち切りです．

Dは4週で試験に参加し，イベントが起こることなく残りの期間をフォローアップされています．この人の打ち切り時間は8週間です．

Eは3週に試験に参加し，9週までフォローアップされますがそこでフォローアップ不能となっています．この人の打ち切り時間は6週間です．

Fは8週に試験に参加し，11.5週にイベントが起こるまでフォローアップされています．Aと同様に打ち切りはありません．生存時間は3.5週間です．

SUMMARY

Event: A, F
Censored: B, C, D, E

まとめると，観察された6人中2人(A，F)にイベントが起こり，4人(B，C，D，E)は打ち切りされています．

Person	Survival time	Failed (1); Censored (0)
A	5	1
B	12	0
C	3.5	0
D	8	0
E	6	0
F	3.5	1

6人の生存時間データの表を示します．それぞれの人についてイベントが起こるまで，あるいは打ち切りまでの生存時間が示されています．最後の列にはこの生存時間が打ち切りされたかどうか(1 = failure，0 = 打ち切り)が示されています．例えばCのデータは生存時間が3.5週間で打ち切りの表示は0ですが，Fの生存時間は3.5週間で打ち切りの表示は1です．この表は生存時間解析で扱うデータを簡単に表しています．

Right-censored: true survival time is equal to or greater than observed survival time

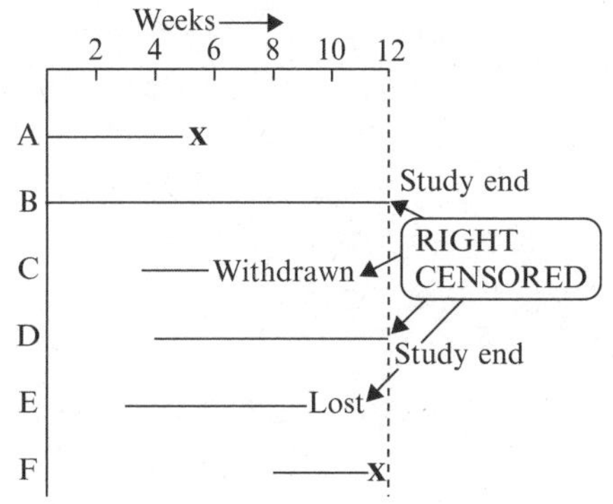

この例では4人が打ち切りされていますが，試験の終了か，その人がフォローアップ不能または試験から脱落した時に，フォローアップ期間の**右側**でそれぞれの人の正確な生存時間がわからなくなっていることに注目してください．一般的にこのようなデータのことを，**右側打ち切り**(right-censored)といいます．このようなデータでは，私たちが実際にはわからない正確な生存時間は，観察された生存期間の右側で切り取られて(すなわち打ち切りされて)います．データが**左側打ち切り**(left-censored)される場合もありますが，ほとんどの生存データは右側で打ち切りされます．

Left-censored: true survival time is less than or equal to the observed survival time

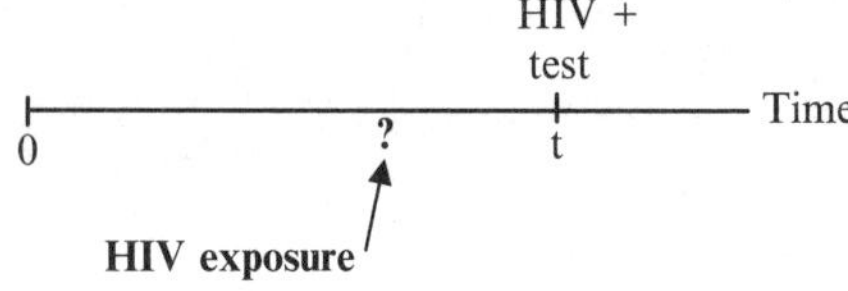

データの**左側打ち切り**は，その人の真の生存時間が観察された生存時間と同じか，それよりも短い場合に起こります．例えばある人をHIV陽性になるまでフォローアップする場合，私たちはウイルステストがはじめて陽性になった時に，failureがあったと記録します．しかし，私たちは正確にはいつその人がウイルスに曝露されたか(failureしたか)知ることはできません．すなわち，曝露によって終了する真の生存時間は，テストが陽性になった時に終了するフォローアップ期間より短いので，生存時間は左側で打ち切りされています．

Event occurs between 0 and t
but
do not know the exact time.

言い換えると，ある人が時間tで左側打ち切りされた場合には，私たちはイベントが時間0と時間tの間に起こったことはわかりますが，イベントが起こった正確な時間はわからないのです．

Interval-censored: true survival time is within a known time interval

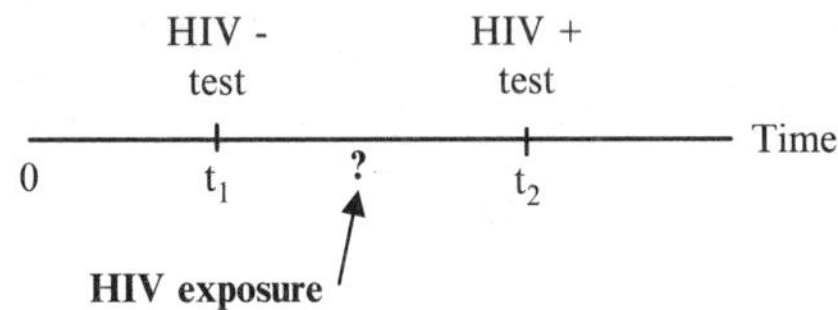

生存時間解析のデータには，真のイベント発生時間はわからないが，一定の期間内にある**区間打ち切り**(interval-censored)もあります．例として再びHIV調査を考えると，ある人がHIVテストを2回受け，最初のテストの時(t_1)には陰性で，2回目のテストの時(t_2)には陽性だったとします．このような場合，その人の真のイベント発生時間は時間t_1より後で時間t_2より前に存在します．つまりこの人は期間(t_1, t_2)の間で区間打ち切りされています．

Left censoring $\Rightarrow$ $t_1 = 0$, $t_2 =$ upper bound

Right censoring $\Rightarrow$ $t_1 =$ lower bound, $t_2 = \infty$

区間打ち切りの特殊なケースとして，時間t_1が0で，時間t_2が真の生存時間よりも大きい場合には左側打ち切りとなります．反対にt_2の値が無限大で，t_1が真の生存時間よりも小さい場合は右側打ち切りとなります．

Right-censored due to competing risk, e.g., death from another cause
$\Downarrow$
$t_2 = \infty$
gives upper bound for true survival time assuming that competing risk had not occurred.

競合するイベント(例えば別の原因による死亡)のために右側打ち切りが起こった時，競合するイベントが起こらなかった場合の，真の生存時間を考えます．言い換えれば，右側打ち切りされたデータについて，仮に競合リスクが起こらずに，無限に観測した場合の生存時間を考えることができます．競合リスクについては第9章で詳しく説明します．

III. 用語と表記

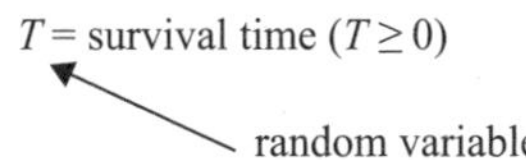

さて，生存時間解析に関する基本的な用語と数学表記を紹介します．まず**大文字*T***はその人の生存時間の確率変数(random variable)を表します．Tは時間を表し，負でない任意の数値を取ります．つまりTは0以上の任意の数です．

t = specific value for T

EXAMPLE

Survives > 5 years?
$T > t = 5$

次に**小文字*t***は，確率変数大文字Tがとる，興味のある特定の数値を表します．例えば，もし患者ががん治療後5年以上生存するかどうかに興味がある場合，**小文字*t***は5です．そして大文字Tが5を超えるかどうかを考えます．

d = (0, 1) random variable

$$= \begin{cases} 1 & \text{if failure} \\ 0 & \text{censored} \end{cases}$$

- study ends
- lost to follow-up
- withdraws

最後に**小文字*d***は，failureが起こったか打ち切りが起こったかを表す，(0, 1)確率変数です．つまり，イベントが試験期間中に起こった場合はfailureを示す$d = 1$で，生存時間が試験期間の終わりで打ち切りになる場合は$d = 0$となります．failureしない場合，すなわち試験期間中にイベントが起こらない場合，打ち切りとは，まだその人に生存時間が残っている可能性があるということに注意してください．$d = 0$となるのは，その人が試験終了まで生存する，その人がフォローアップ不能となる，その人が試験期間中に脱落する場合のみです．

$S(t)$ = survivor function
$h(t)$ = hazard function

次に生存時間解析に使われる，2つの関数について説明します．それは$\boldsymbol{S(t)}$と表される**生存関数**(survival function)と$\boldsymbol{h(t)}$と表される**ハザード関数**(hazard function)です．

$S(t) = P(T > t)$

t	$S(t)$
1	$S(1) = P(T > 1)$
2	$S(2) = P(T > 2)$
3	$S(3) = P(T > 3)$
.	.
.	.
.	.

生存関数$\boldsymbol{S(t)}$は，ある人がある特定の時間$\boldsymbol{t}$よりも長く生存する確率(probability)を表します．つまり$S(t)$は確率変数Tが特定の時間tを超える確率を表します．

生存関数は生存時間解析の基礎で，さまざまな時間tにおける生存確率(survival probabilities)を求めることで，生存データから要約された重要な情報を得ることができます．

Theoretical $S(t)$:

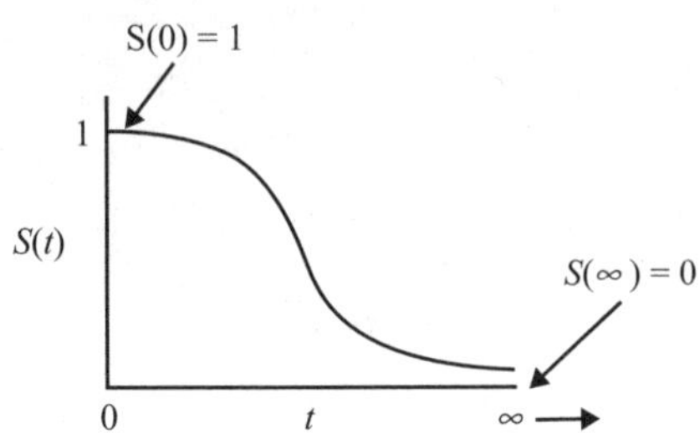

理論上は，tが0から無限大に近づくに従って生存関数は，なだらかなカーブになります．左のtをX軸にとったグラフが示すように，すべての生存関数には以下のような性質があります．

- 生存関数は増加しません．すなわちtが大きくなるに従って下降します．
- 時間$t=0$の時，$S(t)=S(0)=1$となります．すなわち試験の開始時には誰にもまだイベントが起こっていないので，時間0の時の生存の確率は1です．
- 時間$t=\infty$のとき，$S(t)=S(\infty)=0$となります．すなわち理論上，試験期間が無限に続けば，最終的には誰も生存していないはずなので，生存曲線は最終的には0になります．

これらは生存曲線の**理論上**の性質であることに注意してください．

$\hat{S}(t)$ in practice:

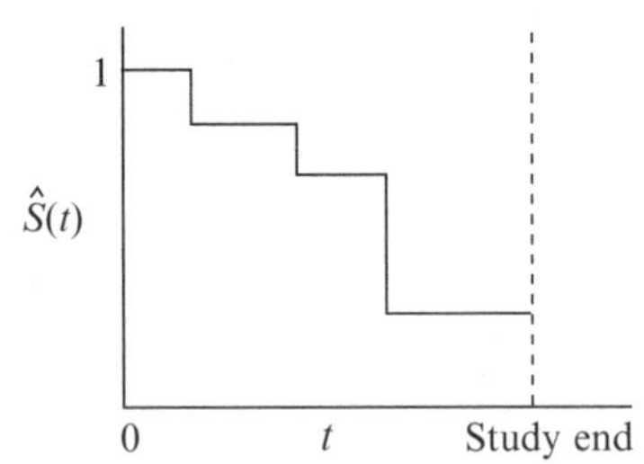

実際のデータを使う場合には，なめらかな曲線ではなく，左に示すような**ステップ関数**(step function)のグラフが得られます．さらに試験期間が無限に続くことはなく，また，failureと競合するリスクがあるかもしれないので，被験者全員にイベントが起こるとは限りません．そのため，グラフに示すような推定生存関数($\hat{S}$で示される)[†]は，試験終了時に0にならないかもしれません．

$$h(t) = \lim_{\Delta t \to 0} \frac{P(t \le T < t + \Delta t | T \ge t)}{\Delta t}$$

$\boldsymbol{h(t)}$で表されるハザード関数は，$T \ge t$すなわちt以上生存した人の，tから$t+\Delta t$の間でイベントが発生する単位時間あたりの確率÷Δtの，Δtが0に近づくときの極限値という式で求められます．ここでΔtとは短い時間間隔を示します．この数式を言葉で説明するのは簡単ではありません．

† 訳注：$\hat{S}$はエスハット(hat)と読む．推定値を意味する．

$h(t)$ = instantaneous potential

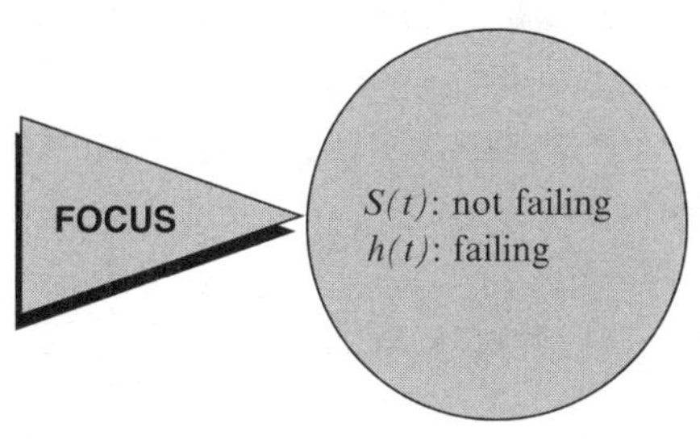

数式の詳細に入る前に，概念を説明しましょう．

ハザード関数$h(t)$とは，ある個人が時間tまで生存している条件下で，単位時間あたりにイベントが起こる瞬間的な可能性(instantaneous potential)**です．**生存関数ではfailureがないことに着目しているのとは反対に，ハザード関数はfailure(イベントが起こること)に着目しています．つまり，ハザード関数は生存関数から得られる情報の裏側を表していると言えます．

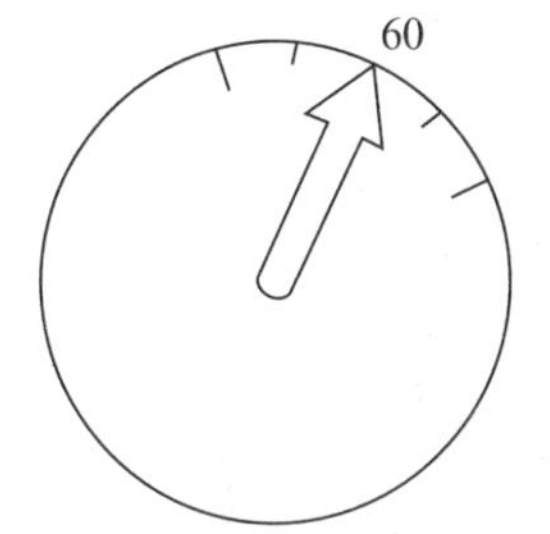

瞬間的な可能性とは何かを理解するために，速度について考えましょう．例えば，あなたが車を運転していて，速度計が時速60マイルを示していたとすると，これはどんなことを意味するでしょう．それは，もし次の1時間，あなたが同じように運転し続けて，速度計が正確に時速60マイルを示し続けるならば，あなたは60マイル進むだろうということです．この速度計の表示は，次の1時間にあなたが何マイル進むかについて，速度計を見た瞬間における**可能性**です．しかし次の1時間の間にスピードを上げたり，落としたり，停止する可能性もあるので，速度計の時速60マイルの表示は，あなたが次の1時間に実際に進む距離を示すものではありません．速度計はある瞬間にあなたがどれくらい速く進んでいるか，瞬間的な可能性，つまり速度を示しているのです．

Velocity at time t

$h(t)$

Instantaneous potential

速度と同様にハザード関数$h(t)$は，時間tまで生存している条件下で，死亡や興味のある疾病などのイベントが起こることの，時間tにおける瞬間的な可能性です．時間tまで生存している「条件下」でというのは，ある時点の速度計の値という速度の例と本質的に同じで，速度計を読む時点まで，すでにいくらかの距離を進んできた(つまり生存した)という前提があります．

Given

$$h(t) = \lim_{\Delta t \to 0} \frac{P(t \le T < t + \Delta t \mid T \ge t)}{\Delta t}$$

ハザード関数式中に条件下(縦棒| given)という記号が，lim記号の右側の確率表現の中にみられます．これは条件付き確率(conditional probability)を表します．つまり，「$P(A|B)$」の，Pは確率で，Bという条件下で，Aの起こる確率を意味します．ハザード関数の式における条件付き確率とは，個人が t 以上生存したという「条件下」での，t と $t+\Delta t$の間で個人の生存時間Tが終了する確率を表しています．この条件下という記号のために，ハザード関数はときに**条件付き failure率**(conditional failure rate)と呼ばれます．

Conditional probabilities: $P(A|B)$

$P(t \le T < t + \Delta t \mid T \ge t)$
= P(individual fails in the interval $[t, t + \Delta t]$ | survival up to time t)

次になぜハザードは確率ではなく，**率**(rate)なのかを説明しましょう．ハザード関数の式で，lim記号の右側の表現は2つの数値の比を表しています．分子は先ほど説明した条件付き確率です．分母はΔtであり，これは短い時間の間隔を表します．この割り算によって単位時間あたりの確率が求められ，これはもはや確率ではなく，率です．特にこの率が取る値は確率のように0から1ではなく0から無限大であり，時間の単位が日なのか，週なのか，月あるいは年なのかによって違ってきます．

Hazard function ≡ conditional failure **rate**

$$\lim_{\Delta t \to 0} \frac{P(t \le T < t + \Delta t \mid T \ge t)}{\Delta t}$$

Probability per unit time

Rate: 0 to ∞

例えば，ここでPで示される確率が1/3で，時間間隔Δtが半日だとすると，確率÷時間間隔は1/3 ÷ 1/2，すなわち0.67/日です．同じことを週で考えると，確率は同じ1/3，時間間隔は1/14週です．そうすると確率÷時間間隔は1/3 ÷ 1/14となり，14/3，すなわち4.67/週です．ここで重要なのはlim記号の右側の$P \div \Delta t$という式は**確率ではないということです．得られる値は使用する時間の単位によって異なる値となり，1以上の値になる可能性もあります．**

$P = P(t \le T < t + \Delta t | T \ge t)$

P	Δt	$P/\Delta t$ = rate
$\frac{1}{3}$	$\frac{1}{2}$ day	$\frac{1/3}{1/2} = 0.67/\text{day}$
$\frac{1}{3}$	$\frac{1}{14}$ week	$\frac{1/3}{1/14} = 4.67/\text{week}$

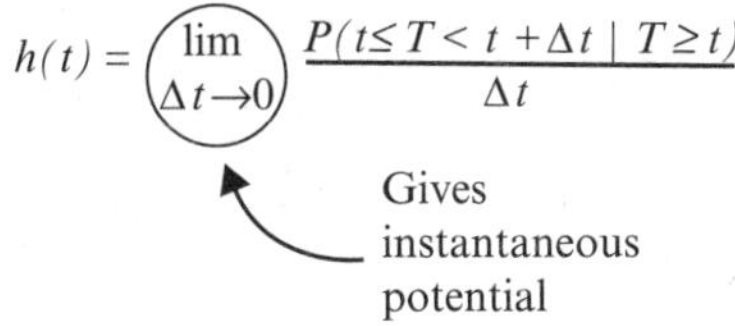

時間間隔Δtが0に近づくときの，limの右側の極限値を求めると，本質的には時間tにおける単位時間あたりの瞬間的なfailureの確率が求められます．言い換えれば条件付きfailure率あるいはハザード関数$h(t)$とは，時間tまで生存する条件下での，時間tの瞬間にfailureが起こる**可能性**を単位時間あたりの量に換算したものです．

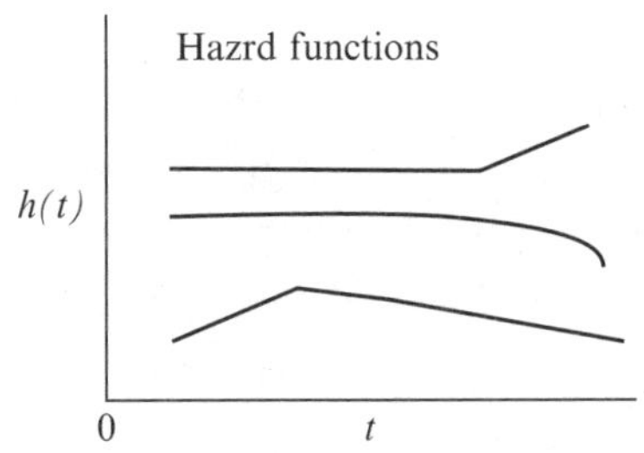

生存関数と同様に，tを変化させたときのハザード関数$h(t)$の値もグラフに示すことができます．左のグラフは異なる3つのハザード関数を表しています．生存関数と異なり，ハザード関数のグラフは1ではじまり，0に向かって下降する決まりはなく，どこからはじまることも可能で，時間の経過により上がっても，下がってもいいのです．特定の値tにおいてハザード関数$h(t)$には以下の特徴があります．

- $h(t) \geq 0$
- $h(t)$ has no upper bound

- 常に負の値でない．すなわち0以上である．
- 上限がない．

これらの2つの特徴は$h(t)$の式の分子分母の性質から導かれます．すなわち分子の確率も分母のΔtも負の値を取らないので，tは0から無限大を取ることができるからです．

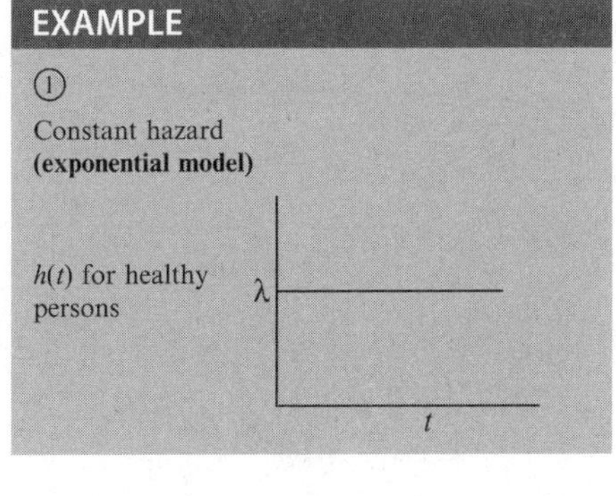

ここで，いくつかの例のハザード関数のグラフを示します．最初のグラフは健常人試験を想定し，ハザードは一定となっています．このグラフではtがどの値を取っても$h(t)$が同じ値，λとなっています．これは，健康な人が，フォローアップ期間中のある時間で病気になる瞬間的な可能性は，時間に関わらず一定ということ示すものです．ハザード関数が一定であるとき，生存モデルは**指数**(exponential)モデルであるといいます．この用語は生存関数とハザード関数の関係に由来します．この関係については後でふれます．

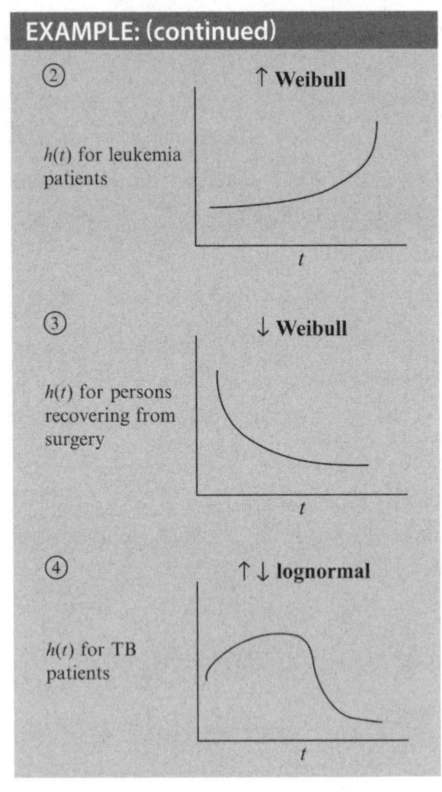

2つ目のグラフは時間とともに増大するハザード関数を表しています．このグラフのような例を**単調増加Weibull**モデルと呼びます．このようなグラフは治療に反応しない白血病患者において，イベントが死亡であるような場合に見受けられます．このような患者にとっては生存時間が長くなるに従って，予後は悪くなり，患者がその病気のために死亡する可能性も増大します．

3つ目のグラフではハザード関数は時間とともに減少します．このグラフのような例を**単調減少Weibull**モデルと呼びます．このようなグラフは手術から回復している人について，イベントが死亡であるような場合に見受けられます．というのは手術からの時間が経つほど，手術後に死亡する可能性は通常低くなるからです．

4つ目のグラフは，はじめに増大してその後減少するハザード関数を表しています．このグラフのような場合を**対数正規**(lognormal)**生存**モデルと呼びます．このようなグラフは結核患者の場合に見受けられます．なぜなら死亡の可能性は病気の初期に増大し，後には減少するからです．

$S(t)$: directly describes survival
$h(t)$:
- a measure of instantaneous potential
- identify specific model form
- math model for survival analysis

いままで考えてきた生存関数$S(t)$とハザード関数$h(t)$の2つの関数のうち，$S(t)$は試験コホートの生存状況を直接的に表すものなので，生存データの解析では$S(t)$のほうが直観的に理解しやすいです．

しかしハザード関数も以下の理由から重要です．

- 生存曲線は時間経過に応じた累積量であるのに対し，ハザード関数は瞬間的な可能性である．
- データのハザードの形状から，指数，Weibull，対数正規などの生存時間の分布型を特定することができる．
- ハザード関数は生存データの数学的モデリングを行う場合の道具である．つまり生存モデルは通常，ハザード関数を使って記述される．

Relationship of *S(t) and h(t)*:
If you know one, you can determine the other.

EXAMPLE

$h(t) = \lambda$ if and only if $S(t) = e^{-\lambda t}$

生存関数$S(t)$，ハザード関数$h(t)$，**この2つの関数には明確な関係があります**．実際，もし$S(t)$がわかれば，それに対応した$h(t)$を求めることができますし，逆もしかりです．例えば$h(t)$が特定の値λで一定であり，$h(t) = \lambda$のように示せるならば，これに対応する$S(t)$は以下の式で求められます．すなわち，

$S(t) = e^{-\lambda t}$です．

General formulae:

$$S(t) = \exp\left[-\int_0^t h(u)du\right]$$

$$h(t) = -\left[\frac{dS(t)/dt}{S(t)}\right]$$

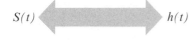

より一般的には，$S(t)$と$h(t)$の関係は左に示した2つの等式で表すことができます．

最初の式は，$S(t)$が$h(t)$の積分で表すことができることを示しています．この式は，0からtまでの$h(t)$の積分値の符号を負にしたものを指数化したものが$S(t)$であるということを表します．

2つ目の式は，$h(t)$が，$S(t)$の微分を使って表すことができることを示しています．この式は，$S(t)$のtにおける微分値を$S(t)$で割ったものの符号を負にしたものが，$h(t)$であることを示しています．

実際のデータ解析においては，いずれの数式も使わなくても，コンピュータが$S(t)$から$h(t)$，あるいは逆の変換をしてくれます．ここでのポイントは，もし$S(t)$か$h(t)$のどちらかがわかれば，もう一方を直接求めることができるということです．

SUMMARY

T = survival time random variable
t = specific value of T
d = (0.1) variable for failure/censorship
$S(t)$ = survivor function
$h(t)$ = hazard function

ここまでで，主要な用語と表記の説明が終わりました．**鍵となる表記は，生存時間の確率変数であるT，Tの特定の値であるt，イベントの発生または打ち切りを表す二値変数のdです．鍵となる用語は生存関数$S(t)$，ハザード関数$h(t)$**で，これらは本質的に対をなす概念です．ある時点まで生存する条件下で，生存関数は生存に着目し，ハザード関数はfailureに着目します．

IV. 生存時間解析の目標

ここで生存時間解析における基本的な目標を述べます.

目標1：生存データより生存関数やハザード関数を推定し，解釈する.

目標2：生存関数やハザード関数を比較する.

目標3：説明変数と生存時間の関係を検討する.

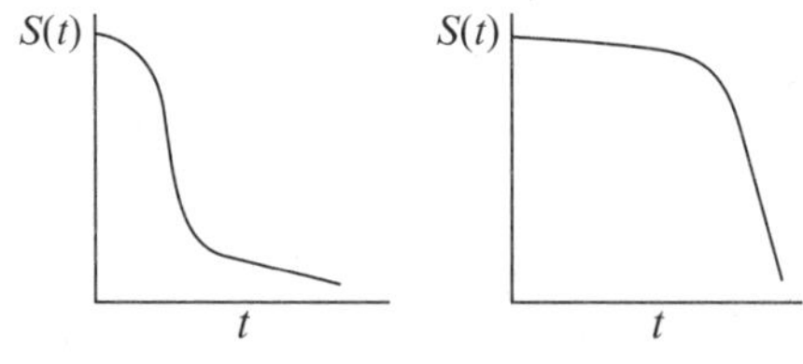

目標1について，左の2つの生存関数の図を考えてみましょう．それぞれが非常に異なった生存関数であることがわかります．左の関数ではフォローアップ期間の初期に生存確率が急激に低下しますが，その後は水平に近くなります．対照的に右側の関数では，フォローアップ期間の初期には生存確率は非常にゆっくり下がりますが，その後急激に低下します.

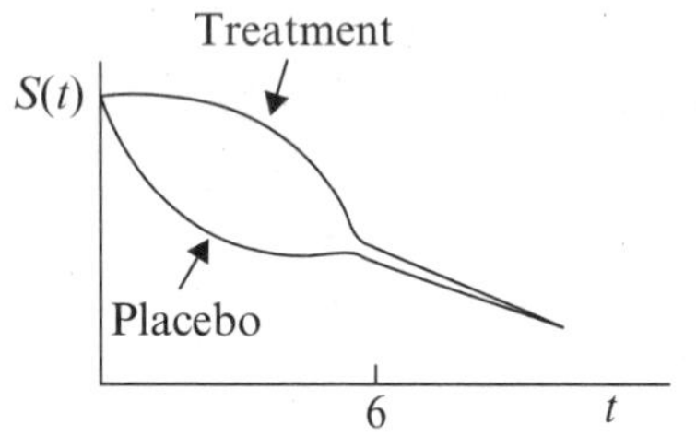

次に，治療群とプラセボ群の生存関数を同じ座標に図示した例を考えてみましょう．6週目までは治療群の生存関数がプラセボ群の上にあります．しかしその後は2つの関数はほとんど同じレベルになります．このグラフからは，生存に関しては，6週目までは治療群がプラセボ群より**効果的**であるが，その後は効果が同等であるということがわかります.

Goal 3: Use math modeling, e.g., Cox proportional hazards

目標3には通常, Cox比例ハザード法(Cox proportional hazard approach)などの数学的モデリングが必要となります．これについては第3章で説明します.

V. 統計ソフトウェアのための基本的なデータレイアウト

Two types of data layouts:

- for computer use
- for understanding

生存時間解析に関するいくつかの例と，6人の単純なデータセットについてはこれまでに検討しました．ここでは生存時間解析のための一般的なデータレイアウトについて考えます. 2種類のデータレイアウトの1つは統計ソフトウェアのためのもの，もう1つは生存時間解析の理解を助けるものです.

For computer:

Indiv. #	t	d	X_1	$X_2 \cdots$	X_p
1	t_1	d_1	X_{11}	$X_{12} \cdots$	X_{1p}
2	t_2	d_2	X_{21}	$X_{22} \cdots$	X_{2p}
•					•
•					•
•					•
5	$t_5 = 3$ got event				
•					•
•					•
•					•
8	$t_8 = 3$ censored				
•					•
•					•
•					•
n	t_n	d_n	X_{n1}	$X_{n2} \cdots$	X_{np}

左の表は，統計ソフトウェアのための基本的なデータレイアウトを示します．ここではn人のデータセットがあるとします．表の最初の列はそれぞれの人を表し，一番上の1からはじまり，一番下のnで終わります．

残りの列は，それぞれの人の生存時間やその他の情報を表します．2列目は生存時間の情報で，1番目の人ではt_1，2番目の人ではt_2というように記され，n番目の人のt_nまで続きます．これらのtはその人にイベントがあったか，打ち切られたのかによらず，観察された生存時間を表します．例えば，5番目の人ではフォローアップ期間の3週にイベントがあったとすると，$t_5 = 3$となります．一方，8番目の人はイベントが起こることなしに3週で打ち切られれば，こちらも$t_8 = 3$となります．

イベントがあった人と打ち切られた人を区別するには，3列目を見ます．ここには状況に関する情報(d)，すなわち打ち切り状況を示す二値変数(dichotomous variable)が記されています．

		Failure status	Explanatory variables		
Indiv. #	t	d	X_1	$X_2 \cdots$	X_p
1	t_1	d_1	X_{11}	$X_{12} \cdots$	X_{1p}
2	t_2	d_2	X_{21}	$X_{22} \cdots$	X_{2p}
•					•
•					•
•					•
5	$t_5 = 3$	$d_5 = 1$			
•			$\sum_1^n d_i =$ # failures		•
•					•
•					•
8	$t_8 = 3$	$d_8 = 0$			
•					•
•					•
•					•
n	t_n	d_n	X_{n1}	$X_{n2} \cdots$	X_{np}

つまり，もし1番目の人にイベントが起こったらd_1は1で，打ち切りなら0となり，同様にd_2も1か0であり，同じようにd_nまで続きます．先ほど5番目の人では3週にfailureがあったのでdは1，すなわち$d_5 = 1$です．対照的に8番目の人は3週で打ち切られたのでdは0，すなわち$d_8 = 0$となります．

この列のすべてのdの値を合計すると，データセット中のfailureの総数になります．すべての人がfailureとは限らないので，この合計はnと同じかそれより小さい数になるでしょう．

表の残りの情報は，興味ある説明変数の値を示します．説明変数X_1は，年齢，曝露状況E，年齢×人種のような積項など，研究者が生存時間を予測する際に考慮したい，あらゆる変数と考えることができます．これらの変数は表の一番上にX_1, X_2からX_pというように示されます．それぞれの変数の下には，データセット中のそれぞれの人について観察された，その変数の値が記されています．

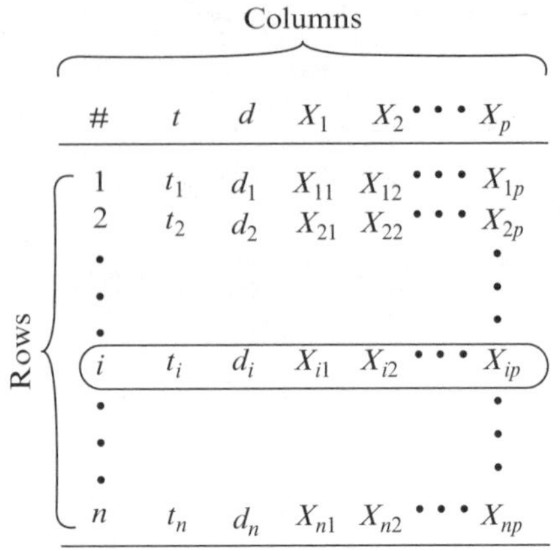

例えば，X_1の列にはn人全部について，該当する変数の値が入ります．これらの値はX_{11}，X_{21}からX_{n1}というように示されており，最初の下付き文字は人の番号を，また，すべて1である2番目の下付き文字は変数番号を表します．同様にX_2の列には全n人について，変数X_2の値が記入されています．この表記法はX_pまでの他のX変数にも使用されます．

ここまでは基本的なデータレイアウトを列ごとに説明しました．一方，行ごとに見ることもできます．各行にはある個人に関する情報が記入されています．すなわちiという人について観察された情報は，t_i，d_i，X_{i1}，X_{i2}からX_{ip}までの値で示されます．コンピュータのデータの読み方は，1行1行，すべての人が解析に含まれるまで，行ごとにデータを読んでいきます．

EXAMPLE

The data: Remission times (in weeks) for two groups of leukemia patients

Group 1 (Treatment) $n = 21$	Group 2 (Placebo) $n = 21$
6, 6, 6, 7, 10,	1, 1, 2, 2, 3,
13, 16, 22, 23,	4, 4, 5, 5,
6+, 9+, 10+, 11+,	8, 8, 8, 8,
17+, 19+, 20+,	11, 11, 12, 12,
25+, 32+, 32+,	15, 17, 22, 23
34+, 35+	

\+ denotes censored → In remission at study end / Lost to follow-up / Withdraws

このデータレイアウトの例として，2群の白血病患者（治療群21人：群1と，プラセボ群21人：群2）について考えます．このデータはFreireich *et al*., *Blood*, 1963のものです．

ここに示したデータはわかりやすいように，まだ統計ソフトウェアのための表形式になっていません．各群の下に記載された値は，各患者が寛解状態にあった時間，すなわち患者が寛解から再発するか打ち切られるまでの週数です．ここでは寛解からの再発がfailureです．もし患者が試験の終了まで寛解状態であるか，試験の終了までにフォローアップ不能となるか，試験から脱落した場合，その人は打ち切りとなります．打ち切りデータは，生存時間の右横のプラス記号で示されています．

EXAMPLE: (continued)

Group 1 (Treatment) $n = 21$	Group 2 (Placebo) $n = 21$
6, 6, 6, 7, 10, 13, 16, 22, 23, 6+, 9+, 10+, 11+, 17+, 19+, 20+, 25+, 32+, 32+, 34+, 35+	1, 1, 2, 2, 3, 4, 4, 5, 5, 8, 8, 8, 8, 11, 11, 12, 12, 15, 17, 22, 23

ここに再度データを示します.

群1の最初の3人は6週で再発しています. 次の6人も再発していますがfailure時間は7から23週までの範囲に分布します. 生存時間の隣にプラスが付いた群1の残りの患者は打ち切られています. 例えば表の3行目の最初の, 6+の人は, 6週に打ち切りです. 群1の残りの患者も打ち切りですが, その時間は9から35週までの範囲に分布します.

すなわち群1の21人のうち, 9人が試験期間中にfailureとなり, 後の12人は打ち切りです. 群2ではどのデータも打ち切りでないことに着目してください. つまりこの群の21人全員が試験期間内に再発しているのです.

	# failed	# censored	Total
Group 1	9	12	21
Group 2	21	0	21

	Indiv. #	t (weeks)	d (failed or censored)	X (Group)
	1	6	1	1
	2	6	1	1
	③	6	1	1
	4	7	1	1
	5	10	1	1
	6	13	1	1
	7	16	1	1
	8	22	1	1
GROUP	9	23	1	1
1	10	6	0	1
	11	9	0	1
	12	10	0	1
	13	11	0	1
	⑭	17	0	1
	15	19	0	1
	16	20	0	1
	17	25	0	1
	18	32	0	1
	19	32	0	1
	20	34	0	1
	21	35	0	1

今度は左に示すように, このデータをコンピュータ用の表形式で示します. この表は群1の21人(1から21)で始まり, 群2の21人(22から42)が後に続き(次頁), 両群合わせたnは42です.

この表の**2**列目には全42人の生存時間が週数で記入されています. **3**列目は各患者がfailureか打ち切りかを表します. 最後の**4**列目は, いまのところ唯一の説明変数である群の値で, 1が治療, 0がプラセボを示しています.

もしある患者を選んで表を横にながめれば, コンピュータに読み込まれたその患者のデータを得ることができます. 例えば患者3は生存時間が6週であり, d = 1なのでこの患者はfailure, つまり再発しました. 患者3は群1なのでXの値は1です. 2つ目の例として患者14は観察された生存時間が17週で, $d = 0$なので, このとき打ち切られました. 患者14も群1なのでXの値はやはり1です.

EXAMPLE: (continued)

	Indiv. #	t (weeks)	d (failed or censored)	X (Group)
	22	1	1	0
	23	1	1	0
	24	2	1	0
	25	2	1	0
	26	3	1	0
	27	4	1	0
GROUP	28	4	1	0
2	29	5	1	0
	30	5	1	0
	31	8	1	0
	(32)	8	1	0
	33	8	1	0
	34	8	1	0
	35	11	1	0
	36	11	1	0
	37	12	1	0
	38	12	1	0
	39	15	1	0
	40	17	1	0
	41	22	1	0
	42	23	1	0

さらにもう1つの例として，今度は群2の患者32を見ると，8週間生存し，$d=1$なのでfailureです．患者32は群2なのでXの値は0です．

Alternative data layouts: **Counting Process** (Start, Stop) Format

カウンティングプロセス(Counting Process：CP)形式と呼ばれるコンピュータ用の別の形式があります．

CP Format: applies to more complicated survival analysis

- Age-at follow-up is outcome
- Time-dependent variables
- Recurrent events
- Gaps in follow-up

CP形式は後の章で扱う，より複雑な生存時間解析に役立ちます．特にフォローアップ時間の代わりに，フォローアップ時の年齢を結果変数として使う場合(第3章)，時間依存性変数(time-dependent variable)がある場合(第6章)，再発イベントや，フォローアップ期間に空白がある場合(第8章)などです．

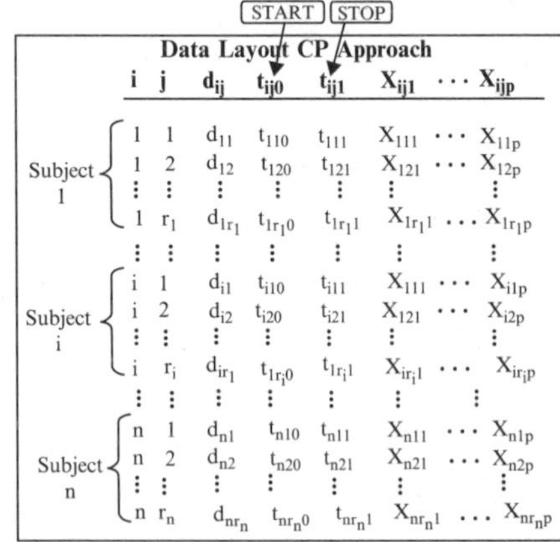

一般的なCP形式を左に示します．この形式は先に示した「標準的な」データレイアウトと2つの点で異なります．まず第1にCP形式では**1人が複数行のデータを持つ**ことができます．つまり，再発イベントに対応できるように，各人のat riskフォローアップ時間†を複数の時間区間に分割します．第2に**各人が2つの特定の時間**，t_{ij0}とt_{ij1}を持ち，これらはそれぞれ**開始時間(START)**と**終了時間(STOP)**と呼ばれます．

†訳注：at riskフォローアップ時間とは，対象にイベントが起こりうる状態(at risk)にあるフォローアップの時間の長さのこと．

このCP形式の最初の2列は**i**(個人番号)と**j**(i番目の人の行番号)が示されています．標準的な形式と同様にiは1からnまでの値を取ります．CP形式ではjは1から$\mathbf{r_i}$までの値を取ります．ここで$\mathbf{r_i}$はi番目の人の行数を表します．

$\mathbf{d_{ij}}$とラベルされている3番目の列は，i番目の人のj行目のデータについてのfailure状況(1：failure，0：打ち切り)を表します．

次の2列は各データの行に関する2つの時間，すなわち**開始時間**(t_{ij0})と**終了時間**(t_{ij1})を表します．この2列がCP形式をもっとも特徴づけるものです．

Simplest CP format: 1 dataline/subject

i	j	d_{ij}	t_{ij0}	t_{ij1}	X_{ij1}	…	X_{ijp}
1	1	d_{11}	0	t_1	X_{111}	…	X_{11p}
⋮	⋮	⋮	⋮	⋮	⋮		⋮
i	1	d_{i1}	0	t_i	X_{i11}	…	X_{i1p}
⋮	⋮	⋮	⋮	⋮	⋮		⋮
n	1	d_{n1}	0	t_n	X_{n11}	…	X_{n1p}

CP形式がもっとも単純な形を取るのは，先に述べた白血病寛解時間のデータセットの例のように，結果変数が試験登録時からのフォローアップ時間で，再発イベントも時間依存性共変量もない場合です．この場合には各個人につきデータが1行で(すなわち，すべてのiについて$r_i = 1$でjは1しか取らない)，開始時間(t_{i10})は各個人とも0で，終了時間(t_{i11})はイベントか打ち切りが起こるまでのフォローアップ時間(t)です．

CP Format for Group 1 of Remission Time Dataset

i	j	d_{ij}	start	stop	X(Group)
1	1	1	0	6	1
2	1	1	0	6	1
3	1	1	0	6	1
4	1	1	0	7	1
5	1	1	0	10	1
6	1	1	0	13	1
7	1	1	0	16	1
8	1	1	0	22	1
9	1	1	0	23	1
10	1	0	0	12	1
11	1	0	0	6	1
⋮	⋮	⋮	⋮	⋮	⋮
19	1	0	0	32	1
20	1	0	0	34	1
21	1	0	0	35	1

例として左に白血病寛解時間のデータセットの群1を，CP形式で示します．表中のすべてのjの値は1で，開始時間はすべて0であり，終了時間は各個人のfailureか打ち切りまでの生存時間です．

CP Format: First 15 Subjects-Bladder Canscer Study

i	j	d	start	stop	tx	num	size
1	1	0	0	0	0	1	1
2	1	0	0	1	0	1	3
3	1	0	0	4	0	2	1
4	1	0	0	7	0	1	1
5	1	0	0	10	0	5	1
6	1	1	0	6	0	4	1
6	2	0	6	10	0	4	1
7	1	0	0	14	0	1	1
8	1	0	0	18	0	1	1
9	1	1	0	5	0	1	3
9	2	0	5	18	0	1	3
10	1	1	0	12	0	1	1
10	2	1	12	16	0	1	1
10	3	0	16	18	0	1	1
11	1	0	0	23	0	3	3
12	1	1	0	10	0	1	3
12	2	1	10	15	0	1	3
12	3	0	15	23	0	1	3
13	1	1	0	3	0	1	1
13	2	1	3	16	0	1	1
13	3	1	16	23	0	1	1
14	1	1	0	3	0	3	1
14	2	1	3	9	0	3	1
14	3	1	9	21	0	3	1
14	4	0	21	23	0	3	1
15	1	1	0	7	0	2	3
15	2	1	7	10	0	2	3
15	3	1	10	16	0	2	3
15	4	0	16	24	0	2	3

ここでは１人に2行以上のデータがあり，開始時間が0ではない場合のCP形式を示します．再発膀胱がんの試験(Byar，1980；Wei，Lin and Weissfeld，1989)の最初の15人のデータについて考えます．全体のデータセットは86人の患者を含み，各患者は最長64ヵ月までの期間フォローアップされました．このデータセットの解析方法は第8章「再発イベントの生存時間解析」で説明します．ここではこのデータセットがCP形式にどのようにあてはめられるかのみを説明します．

解析するイベントは，経尿道的切除術後の膀胱がんの再発です．腫瘍が再発すると，検査の時に切除されます．

着目している曝露変数(exposure variable)は薬物療法(**tx**，0＝プラセボ，1＝チオテパによる治療)です．ここに示した15人はプラセボ群(tx = 0)ですが，全体のデータセットでは治療群(tx = 1)の患者も数多くいます．

ここに挙げた共変量(covariates)は，最初の腫瘍の個数(**num**)と最初の腫瘍の大きさ(cm)(**size**)です．どちらの変数も各患者では一定，すなわち時間独立性変数(time-independent variable)ですが，一般的なデータレイアウトでは時間依存性変数の場合もあります．

このデータセットでは患者6，9，10，12，13，14，15には，複数行のデータがあります．例えば患者6には2行のデータ(すなわち$r_6 = 2$)があり，患者14には4行のデータ($r_{14} = 4$)があります．

Bladder Canscer Study (cont'd)

i	j	d	start	stop	tx	num	size
6	1	1	0	6	0	4	1
6	2	0	6	10	0	4	1

患者6の2行のデータの1行目によると，この患者では(1回目の)膀胱がん再発イベント(d = 1)が6ヵ月(stop = 6)にありました．この患者はその後さらに4ヵ月(6から10，すなわち2行目のデータで開始時間が6で，終了時間が10)フォローアップされました．10ヵ月時にこの患者は打ち切りとなりました．言い換えれば，この患者は10ヵ月時には2回目の再発イベントがなく，それ以後の情報はわかりません．

i	j	d	start	stop	tx	num	size
14	1	1	0	3	0	3	1
14	2	1	3	9	0	3	1
14	3	1	9	21	0	3	1
14	4	0	21	23	0	3	1

患者14では3回の再発イベントがあり，1回目は3ヵ月(stop = 3)，2回目は9ヵ月(stop = 9)，3回目は21ヵ月(stop = 21)です．この患者はさらに2ヵ月フォローアップされましたが(データ行番号j = 4のstart = 21からstop = 23)，次のイベントは起こりませんでした(d = 0)．

CP format illustrated for other situations in later chapters.

先に述べたように，CP形式はフォローアップ時間の代わりにフォローアップ時の年齢を結果変数として使う場合(第3章)，時間依存性変数がある場合(第6章)，フォローアップ期間に空白がある場合(第8章)にも利用できます．これらについてはこの後の章で説明します．

See Computer Appendix for computer code in CD format for SAS, STATA, and R.

CP形式のデータを用いて，再発イベント解析や年齢を時間尺度に用いた解析を行うためのSAS，Stata，Rのプログラムコードは「Computer Appendix」(http://www.scientist-press.com/11_327.html)を参照してください．

Ⅵ．生存時間解析を理解するための基本的なデータレイアウト

左に示すような別のデータレイアウトについて考えてみましょう．このデータレイアウトは，生存時間解析の理解，特に生存曲線がどのように求められるのかを理解するのに役立つでしょう．

For analysis:

Ordered failure times ($t_{(f)}$)	# of failures (m_f)	# censored in ($t_{(f)}, t_{(f-1)}$) (q_f)	Risk set R ($t_{(f)}$)
$t_{(0)}= 0$	$m_0 = 0$	q_0	$R(t_{(0)})$
$t_{(1)}$	m_1	q_1	$R(t_{(1)})$
$t_{(2)}$	m_2	q_2	$R(t_{(2)})$
.	.	.	.
.	.	.	.
.	.	.	.
$t_{(k)}$	m_k	q_k	$R(t_{(k)})$

この表の最初の列は，failureである人の生存時間を昇順に並べたもの(昇順failure時間)です．これらは$t_{(0)}$，$t_{(1)}$で始まり，$t_{(k)}$まで続きます．下付き文字に括弧を用いたのは，昇順failure時間を，先のプログラム用レイアウト(17ページ)の中の生存時間と区別するためです．

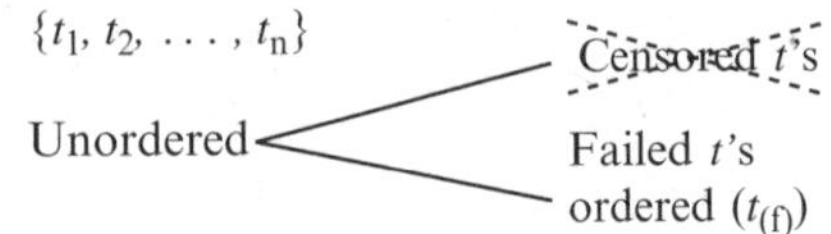

k = # of distinct times at whick subjects failed ($k \leq n$)

昇順failure時間を生存時間から得るには，まず並べ替える前の生存時間から打ち切りの人の生存時間を除く必要があります．すなわちfailureがある人の時間だけを使います．次に，残ったfailure時間を小さい方から大きい方に並べ，同じfailure時間は1つにまとめます．kの値はfailureが起こった異なる生存時間の個数を表します．

EXAMPLE

Remission Data: Group 1
(n = 21, 9 failures, k = 7)

$t_{(f)}$	m_f	q_f	$R(t_{(f)})$
$t_{(0)} = 0$	0	0	21 persons survive ≥ 0 wks
$t_{(1)} = 6$	3	1	21 persons survive ≥ 6 wks
$t_{(2)} = 7$	1	1	17 persons survive ≥ 7 wks
$t_{(3)} = 10$	1	2	15 persons survive ≥ 10 wks
$t_{(4)} = 13$	1	0	12 persons survive ≥ 13 wks
$t_{(5)} = 16$	1	3	11 persons survive ≥ 16 wks
$t_{(6)} = 22$	1	0	7 persons survive ≥ 22 wks
$t_{(7)} = 23$	1	5	6 persons survive ≥ 23 wks
Totals	9	12	

Remission Data: Group 2
(n = 21, 21 failures, k = 12)

$t_{(f)}$	m_f	q_f	$R(t_{(f)})$
$t_{(0)} = 0$	0	0	21 persons survive ≥ 0 wks
$t_{(1)} = 1$	2	0	21 persons survive ≥ 1 wks
$t_{(2)} = 2$	2	0	19 persons survive ≥ 2 wks
$t_{(3)} = 3$	1	0	17 persons survive ≥ 3 wks
$t_{(4)} = 4$	2	0	16 persons survive ≥ 4 wks
$t_{(5)} = 5$	2	0	14 persons survive ≥ 5 wks
$t_{(6)} = 8$	4	0	12 persons survive ≥ 8 wks
$t_{(7)} = 11$	2	0	8 persons survive ≥ 11 wks
$t_{(8)} = 12$	2	0	6 persons survive ≥ 12 wks
$t_{(9)} = 15$	1	0	4 persons survive ≥ 15 wks
$t_{(10)} = 17$	1	0	3 persons survive ≥ 17 wks
$t_{(11)} = 22$	1	0	2 persons survive ≥ 22 wks
$t_{(12)} = 23$	1	0	1 person survive ≥ 23 wks
Totals	21	0	

ties

例えば白血病寛解データの群1に関しては，21人中9人にfailureがあり，3人が6週に7，10，13，16，22，23週にそれぞれ1人にfailureがあることがわかります．この9個のfailure時間は$k = 7$という異なる生存時間を含むことになります．これは3人の生存時間が6で，これを異なる時間としては1回しか数えないからです．この群の1番目のfailure時間は$t_{(1)}$と表され，6です．2番目のfailure時間$t_{(2)}$は7で，7番目のfailure時間は23です．

群2を見ると，この群では21人全員にfailureがありますが，そのうち何人かは同じ生存時間を持ちます．例えば1週の生存時間は2人で，2週の生存時間も2人です．全体ではfailureは21人，異なる生存時間$k = 12$です．

どちらの群にも時間0のデータが1行加えられています. これについては表の3列目を説明する時に説明します.

データレイアウトの**2列目**は，それぞれのfailure時間にfailureした人の人数m_fです. あるfailure時間に複数人のfailureがなければ，$m_f = 1$です．群1では6週で3人のfailureがありますが，その後は複数人が同時にfailureとはなりません．群2では1，2，4，5，8，11，12週で複数人のfailureがあります．どちらの場合もこの列の全m_fの合計は，群内のfailureの合計数になります．この合計は群1では9で，群2では21です．

EXAMPLE: (continued)

q_j = censored in $[t_{(j)}, t_{(j+1)})$

Remission Data: Group 1

$t_{(f)}$	m_f	q_f	$R(t_{(f)})$
$t_{(0)} = 0$	0	0	21 persons survive ≥ 0 wks
$t_{(1)} = 6$	3	1	21 persons survive ≥ 6 wks
$t_{(2)} = 7$ (ties)	1	1	17 persons survive ≥ 7 wks
$t_{(3)} = 10$	1	2	15 persons survive ≥ 10 wks
$t_{(4)} = 13$	1	0	12 persons survive ≥ 13 wks
$t_{(5)} = 16$	1	3	11 persons survive ≥ 16 wks
$t_{(6)} = 22$	1	0	7 persons survive ≥ 22 wks
$t_{(7)} = 23$	1	5	6 persons survive ≥ 23 wks
Totals	9	12	

Remission Data: Group 1

#	t(weeks)	d	X(group)
1	6	1	1
2	6	1	1
3	6	1	1
4	7	1	1
5	10	1	1
6	13	1	1
7	16	1	1
8	22	1	1
9	23	1	1
10	6	0	1
11	9	0	1
12	10	0	1
13	11	0	1
14	17	0	1
15	19	0	1
16	20	0	1
17	25	0	1
18	32	0	1
19	32	0	1
20	34	0	1
21	35	0	1

3列目はfailure時間$t_{(f)}$から次のfailure時間$t_{(f+1)}$の区間中に打ち切られた人の人数q_fです．表の区間の定義により，この区間の開始時に打ち切られた人たちもq_fに含まれます．

例えば白血病寛解データの群1では5つの0でないq，すなわち$q_1 = 1$，$q_2 = 1$，$q_3 = 2$，$q_5 = 3$，$q_7 = 5$があります．これらの値を合計すると，群1の打ち切りの合計数が求められ12となります．さらにqの合計12にmの合計9を足すと，群1の合計人数21が求められます．

つぎに群1のqについて，もう少し詳しく見てみましょう．左には並べ替え前の群1のデータを示し，次のページに昇順のfailure時間の情報を示します．2つの表（2ページ）を行ったり来たりしながらqについて詳しく考えます．このページの表では患者10は，6週で打ち切りです．これに対応して，次のページの最初の表では，failure時間$t_{(1)}$すなわち6に対応する2行目で，$q_1 = 1$となっています．

次のqはいくらか複雑です．表中の患者11は9週で打ち切りです．その結果，次のページの最初の表では，$q_2 = 1$となっています．というのはこの人は2番目のfailure時間7から，3番目のfailure時間10の直前までの期間に打ち切られているからです．（10週で打ち切られた）患者12は，この期間の終了と同時に打ち切られているので，この区間には含まれません．この人は次のフォローアップ区間に含まれます．

EXAMPLE: (continued)

Group 1 using ordered failure times

$t_{(f)}$	m_f	q_f	$R(t_{(f)})$
$t_{(0)} = 0$	0	0	21 persons survive ≥ 0 wks
$t_{(1)} = 6$	3	1	21 persons survive ≥ 6 wks
$t_{(2)} = 7$	1	1	17 persons survive ≥ 7 wks
$t_{(3)} = 10$	1	2	15 persons survive ≥ 10 wks
$t_{(4)} = 13$	1	0	12 persons survive ≥ 13 wks
$t_{(5)} = 16$	1	3	11 persons survive ≥ 16 wks
$t_{(6)} = 22$	1	0	7 persons survive ≥ 22 wks
$t_{(7)} = 23$	1	5	6 persons survive ≥ 23 wks
Totals	9	12	

次に前ページの並べ替え前のfailure時間の表から，10週で打ち切られた患者12と，11週で打ち切られた患者13について考えます．左の昇順のfailure時間の表を見ると，これらの2つの打ち切り時間は，10週で始まって10週を含み，13週の直前で終わる，表の3番目の区間に含まれることがわかります．残りのqについては，練習として読者のみなさんが考えてみてください．

qに関する最後の注意点があります．各群のデータの一番上に，時間0に対応する1行が加えられています．これを加えることによって，試験開始後ではあるが最初のfailure時間より前に打ち切られた人がいる場合にも対応できます．言い換えればq_0は0でないかもしれません．しかしこの例の両群では，誰も最初のfailure時間の前に打ち切られていません．

EXAMPLE

$t_{(f)}$	$m_{(f)}$	$q_{(f)}$	$R(t_{(f)})$
$t_{(0)} = 0$	0	0	21 persons survive ≥ 0 wks
$t_{(1)} = 6$	3	1	21 persons survive ≥ 6 wks
$t_{(2)} = 7$	1	1	17 persons survive ≥ 7 wks
$t_{(3)} = 10$	1	2	15 persons survive ≥ 10 wks
$t_{(4)} = 13$	1	0	12 persons survive ≥ 13 wks
$t_{(5)} = 16$	1	3	11 persons survive ≥ 16 wks
$t_{(6)} = 22$	1	0	7 persons survive ≥ 22 wks
$t_{(7)} = 23$	1	5	6 persons survive ≥ 23 wks
Totals	9	12	

表の最後の列は**リスクセット**(risk set)を表します．このリスクセットは値や個数というよりも，個人の集合と考えるべきものです．定義上，リスクセット$R(t_{(f)})$は時間$t_{(f)}$に生存している個人の集合です．すなわち$R(t_{(f)})$には，failureか打ち切りにかかわらず，生存時間が$t_{(f)}$かそれ以上の個人が含まれます．

例えば試験の開始時(0週)には，群1の全員が生存しているので，0週のリスクセットは群全体の21人からなります．21人全員が6週まで生存したので，6週でのリスクセットも21人全員からなります．この21人には6週にfailureした3人も含まれますが，これらの人たちは6週が始まる時点まで生存し，まだリスクがあったからです．

EXAMPLE: (continued)

$t_{(f)}$	m_f	q_f	$R(t_{(f)})$
$t_{(0)} = 0$	0	0	21 persons survive ≥ 0 wks
$t_{(1)} = 6$	3	1	21 persons survive ≥ 6 wks
$t_{(2)} = ⑦$	1	1	17 persons survive ≥ 7 wks
$t_{(3)} = 10$	1	2	15 persons survive ≥ 10 wks
$t_{(4)} = 13$	1	0	12 persons survive ≥ 13 wks
$t_{(5)} = 16$	1	3	11 persons survive ≥ 16 wks
$t_{(6)} = 22$	1	0	7 persons survive ≥ 22 wks
$t_{(7)} = 23$	1	5	6 persons survive ≥ 23 wks
Totals	9	12	

$t_{(f)}$	m_f	q_f	$R(t_{(f)})$
$t_{(0)} = 0$	0	0	21 persons survive ≥ 0 wks
$t_{(1)} = 6$	3	1	21 persons survive ≥ 6 wks
$t_{(2)} = 7$	1	1	17 persons survive ≥ 7 wks
$t_{(3)} = 10$	1	2	15 persons survive ≥ 10 wks
$t_{(4)} = ⑬$	1	0	12 persons survive ≥ 13 wks
$t_{(5)} = 16$	1	3	11 persons survive ≥ 16 wks
$t_{(6)} = 22$	1	0	7 persons survive ≥ 22 wks
$t_{(7)} = 23$	1	5	6 persons survive ≥ 23 wks
Totals	9	12	

ここで左の群1の7週でのリスクセットを見てみます．これは7週まで生存した17人からなります．ここでは×で消された人はすべて除外します．すなわち元の21人のうち，6週でfailureのあった3人と打ち切りの1人を除外します．これらの4人は7週まで生存しませんでした．打ち切りの人は7週以上生存したかもしれませんが，この人に関しては6週までしか情報がないので，リスクセットからは除かなければなりません．

他のリスクセットを求める場合も同様に，考えている区間の始まりより前にfailureがあった人と，打ち切りのあった人はすべて除かなければなりません．例えば群1の13週でのリスクセットを求めるには，13週より前にfailureのあった5人と打ち切りの4人を除く必要があります． 21人からこれら9人を引き算すると，群1の中で13週においてイベントが起こるリスクがある12人が残ります．すなわちリスクセットはこれらの12人からなります．

How we work with censored data: Use all information up to time of censorship; don't throw away information.

昇順failure時間の表で重要なことは，生存データを解析する際に打ち切りデータも利用するということです．打ち切りデータは完全ではなく，その人の生存時間を正確には知ることができませんが，それでもフォローアップ不能となるまでの打ち切り情報を利用することができます．打ち切られた人の情報を単に除外するのではなく，打ち切りまでの情報をすべて利用するのです．（しかし，ほとんどの生存時間解析では，打ち切りが独立したものであるということ，例えば，打ち切られた人が高いfailureリスクにある訳ではない，という重要な前提が必要となります．詳細については，第9章を参照してください．）

EXAMPLE

$t_{(f)}$	m_f	q_f		$R(t_{(f)})$
6	3	1	✓	21 persons
7	1	1	✓	17 persons
10	1	2	✓	15 persons
13	1	0	✓	12 persons
16	1	③	✓	11 persons
22	1	0		7 persons
23	1	5		6 persons

例えば左の16週と22週の間に打ち切られた群1の3人には，少なくとも16週間の生存情報があり，これらを捨てたくありません．この3人は16週までのすべてのリスクセットに含まれ，16週まではイベントの起きるリスクがあったので，16週以前の生存確率では，この3人のデータは，16週までにリスクがあった他の人のデータと同様に扱われなくてはなりません．

ここまでは，基本的な用語とデータレイアウトについて紹介しました．ここからは，データ解析に関するいくつかの問題とその他の応用について考えます．

VII. 生存データの記述法

まず白血病寛解データの，一覧になっていない形式に戻ります．それぞれの群の生存時間をよく見れば，治療群の多くの値はプラセボ群より長いことがわかります．もし打ち切りを表すプラスサインを無視して，単純に21人全員の生存時間の平均を群ごとに求めれば，$\bar{T}$で表される平均生存時間は治療群が**17.1**週，プラセボ群が**8.6**週となります．治療群の時間のいくつかは打ち切りなので，このことは治療群の真の平均時間は計算されたものよりさらに長いということになります．すなわちデータからは（数学的な解析をすることなく），生存に関しては治療がプラセボより効果があるようにみえます．

EXAMPLE

Remission times (in weeks) for two groups of leukemia patients

Group 1 (Treatment) $n = 21$	Group 2 (Placebo) $n = 21$
6, 6, 6, 7, 10, 13, 16, 22, 23, 6+, 9+, 10+, 11+, 17+, 19+, 20+, 25+, 32+, 32+, 34+, 35+	1, 1, 2, 2, 3, 4, 4, 5, 5, 8, 8, 8, 8, 11, 11, 12, 12, 15, 17, 22, 23
$\bar{T}_1$ (ignoring +'s) = 17.1	$\bar{T}_2 = 8.6$
$\bar{h}_1 = \frac{9}{359} = .025$	$\bar{h}_2 = \frac{21}{182} = .115$

$$\text{Average hazard rate } (\bar{h}) = \frac{\#\text{ failures}}{\sum_{i=1}^{n} t_i}$$

群ごとに計算した単純な平均の代わりに，各群について記述する方法として，$\bar{h}$と表される**平均ハザード率**（average hazard rate）があります．これはfailureの合計数を観察された生存時間の合計で割ったものと定義されます．群1では$\bar{h}$は9/359，すなわち**0.025**で，群2では$\bar{h}$は21/182すなわち**0.115**となります．

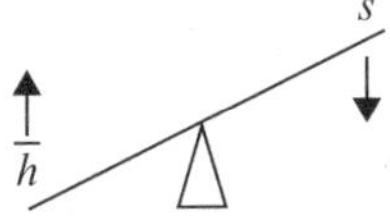

以前に述べたように，ハザード率は生存確率ではなく，failureの可能性を表します．つまり，平均ハザード率が高い群ほど，生存確率は低いということです．

この例では，治療群の平均ハザード率はプラセボ群の平均ハザード率よりも低くなっています．

Placebo hazard > treatment hazard: suggests that treatment is more effective than placebo

つまり平均ハザード率をみても，治療群はプラセボ群よりも全体的に経過が良い，つまり，治療群はプラセボ群よりfailureが起こりにくいことがわかります．

Descriptive measures ($\overline{T}$ and $\overline{h}$) give **overall** comparison; they do not give comparison over time.

今までに使った記述統計量(平均生存時間と平均ハザード率)は治療群とプラセボ群の全体的な比較です．これらの方法は2群を，フォローアップ期間中の個々の時点で比較するものではありません．そのような比較は生存曲線のグラフで行うことができます．

EXAMPLE

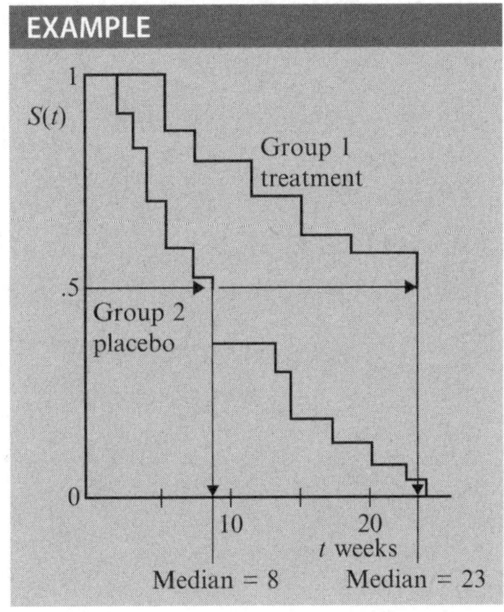

左に，治療群とプラセボ群の**推定生存曲線**(estimated survivor curves)を示します．この曲線はKaplan-Meier法で求められたもので，これについては第2章で説明します．この曲線の推定値は，実際にはステップ関数(Step functions)であり，各時点の治療群とプラセボ群の比較を行うことができます．このグラフからは，治療群の生存関数が常にプラセボ群より上にあることがわかります．この生存関数の違いは，治療がフォローアップ期間のどの時点においても有効であることを意味します．しかしフォローアップ期間の最初の数週間は2つの関数が比較的近接しており，その後大きく離れていることに着目してください．このようにグラフが大きく離れているということは，治療がフォローアップ期間のはじめよりも後半に，より効果が大きいことを示唆します．

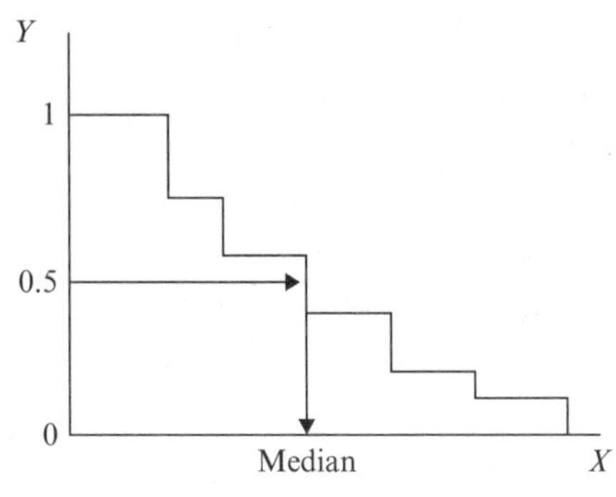

Median (treatment) = 23 weeks
Median (placebo) = 8 weeks

左のグラフから各群のメディアン生存時間つまり，生存確率が0.5である時間を推定することができることに着目してください．グラフ上で矢印が示すように，Y軸の0.5から生存曲線に達するまで水平に進み，そこからX軸まで垂線に下ろした値がメディアン生存時間です．

治療群ではメディアン生存時間は23週で，プラセボ群では8週です．このメディアン生存時間を比較することでも，治療がプラセボより全体的に効果が高いという先ほどの結果が裏付けられます．

VIII. 例：白血病寛解データの拡張

Group 1		Group 2	
t (weeks)	log WBC	*t* (weeks)	log WBC
6	2.31	1	2.80
6	4.06	1	5.00
6	3.28	2	4.91
7	4.43	2	4.48
10	2.96	3	4.01
13	2.88	4	4.36
16	3.60	4	2.42
22	2.32	5	3.49
23	2.57	5	3.97
6+	3.20	8	3.52
9+	2.80	8	3.05
10+	2.70	8	2.32
11+	2.60	8	3.26
17+	2.16	11	3.49
19+	2.05	11	2.12
20+	2.01	12	1.50
25+	1.78	12	3.06
32+	2.20	15	2.30
32+	2.53	17	2.95
34+	1.47	22	2.73
35+	1.45	23	1.97

次のデータセットに進む前に，白血病寛解データの例(Freireich *et al.*, *Blood*, 1963)をより**拡張したもの**について考えます．左の表には両群の寛解状態の生存時間と，さらに臨床試験に参加した各患者の白血球数に関する情報が含まれています．具体的には，各患者の白血球数の対数(log WBC)が生存時間の隣にあり，データにlog WBCを加える疫学的な理由は，この変数が白血病患者の生存についての重要な予測因子であると考えられているからです．すなわち，白血球数が高いほど予後は悪いのです．そのため両群の効果を比較する場合はいつも，このような変数による潜在的な**交絡要因**(confounding effect)を考慮する必要があります．

EXAMPLE: CONFOUNDING

Treatment group: $\overline{\log \text{WBC}} = 1.8$
Placebo group: $\overline{\log \text{WBC}} = 4.1$
Indicates **confounding** of treatment effect by log WBC

distribution
Treatment
Placebo
log WBC

Need to adjust for imbalance in the distribution of log WBC

ここで交絡について完全な説明するのは，意図するところではありませんが，基本的な理解が得られるような簡単なシナリオを示します．仮に治療群のすべての患者ではlog WBCが非常に低く例えば平均1.8であり，一方プラセボ群のすべての患者ではlog WBCが非常に高く，例えば平均4.1だったとします．その場合には今までに見てきた，治療群とプラセボ群の比較に関する結果は，誤って導かれた可能性があります．

log WBCについての情報が加わった結果，治療群の生存時間が長いのは，治療の効果ではなく，単に白血球が低い患者が多かったためかもしれないということが示唆されます．この場合，**治療効果はlog WBCの効果と交絡している**と言います．

より典型的な例は，log WBCの分布が治療群とコントロール群で著しく異なるという場合です．極端な例を左に示します．このような極端な差は通常あり得ず，ここに示したデータにもあてはまらないかもしれませんが，重要なのはlog WBCの分布に不均衡があった場合には，その影響を調整するための何らかの方策が必要であるということです．しかし，治療の結果としてlog WBCが高くなる場合には，解析において白血球数を調整すべきではありません．

EXAMPLE: CONFOUNDING

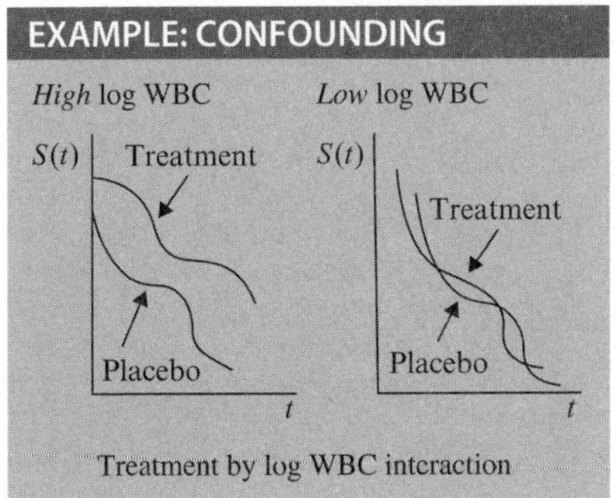

Treatment by log WBC interaction

log WBCの効果に関してもう1つ考えなければならないことは，**交互作用**(interaction)です．交互作用が意味することは，治療の効果がlog WBCのレベルによって異なるかもしれないということです．例えばlog WBCが高い人では，治療群の生存確率はプラセボ群よりも時間を通して一貫して高いとします．この状況は左の1つ目のグラフが表しています．対照的に2つ目のグラフはlog WBCが低い人だけを含み，治療とプラセボの効果には時間を通して差がないことがわかります．このようなシナリオでは，**治療とlog WBCとの交互作用が強く**，治療の効果についてはlog WBCのレベルごとに評価する必要があるかもしれません．

Need to consider:

- interaction;
- confounding.

ここに示した交互作用の例はほんの一例であり，また，反対に交互作用が全くない例もありますが，交絡と同様に，交互作用について詳しく議論することは，本章の範囲を越えています．いずれにしても，説明変数による交絡を検討する際には，交互作用もまた検討する必要があるということです．

The problem:
Compare two groups after adjusting for confounding and interaction.

すなわち，拡張版のデータの例を挙げて説明した基本的な**問題**は，log WBCによる交絡や交互作用の可能性を調整したうえで，2群の生存を比較しなければならないということです．

EXAMPLE

	Individual #	t (weeks)	d	X_1 (Group)	X_2 (log WBC)
Group 1	1	6	1	1	2.31
	2	6	1	1	4.06
	3	6	1	1	3.28
	4	7	1	1	4.43
	5	10	1	1	2.96
	6	13	1	1	2.88
	7	16	1	1	3.60
	8	22	1	1	2.32
	9	23	1	1	2.57
	10	6	0	1	3.20
	11	9	0	1	2.80
	12	10	0	1	2.70
	13	11	0	1	2.60
	14	17	0	1	2.16
	15	19	0	1	2.05
	16	20	0	1	2.01
	17	25	0	1	1.78
	18	32	0	1	2.20
	19	32	0	1	2.53
	20	34	0	1	1.47
	21	35	0	1	1.45
Group 2	22	1	1	0	2.80
	23	1	1	0	5.00
	24	2	1	0	4.91
	25	2	1	0	4.48
	26	3	1	0	4.01
	27	4	1	0	4.36
	28	4	1	0	2.42
	29	5	1	0	3.49
	30	5	1	0	3.97
	31	8	1	0	3.52
	32	8	1	0	3.05
	33	8	1	0	2.32
	34	8	1	0	3.26
	35	11	1	0	3.49
	36	11	1	0	2.12
	37	12	1	0	1.50
	38	12	1	0	3.06
	39	15	1	0	2.30
	40	17	1	0	2.95
	41	22	1	0	2.73
	42	23	1	0	1.97

このことは，先には1つの変数と群についてだけでしたが，拡張例では2つの説明変数について考える必要があることを教えてくれます．統計ソフトウェアのためのデータレイアウトには，新たに2つ目の変数log WBCを加える必要があります．統計ソフトウェアのためのレイアウト形式で拡張した表を左に示します．2つの説明変数を変数X_1(治療)とX_2(log WBC)としていることに注意してください．変数X_1は興味ある主要変数または曝露変数です．また，変数X_2は交絡あるいは交互作用を評価するための付加的な変数です．

Analysis alternatives:

- stratify on log WBC;
- use math modeling, e.g., proportional hazards model.

log WBCによる交絡や交互作用効果の可能性を考慮した拡張例からわかるように，log WBCを調整する，または治療効果の評価に加えてlog WBCの効果を検討する方法を考える必要があります．解析の際，もっともよく用いられる2つの方法は，以下の通りです．

- log WBCでデータを層化して，各層で生存曲線を比較する．
- 比例ハザード（proportional hazard）または他の生存モデルなどの，数学的モデリングを使う（後の章で説明します）．

IX. 多変量の例

- Describes general multivariable survival problem.
- Gives analogy to regression problems.

ここでは，別の例について考えます．その目的は，より一般的な多変量生存時間解析の対象例について説明することです．みなさんはこの例と類似したものを，すでに重回帰やロジスティック回帰の例で知っているかもしれません．

EXAMPLE

13-year follow-up of fixed cohort from Evans County, Georgia

$n = 170$ white males (60+)

T = years until death

Event = death

Explanatory variables:
- exposure variable
- confounders
- interaction variables

Exposure:

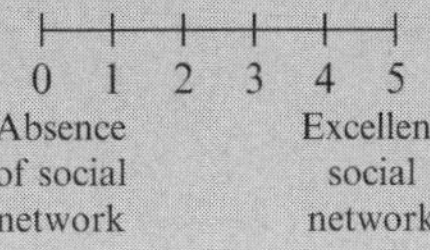

ジョージア州エヴァンス郡の人々からなる閉じたコホートを，1967～1980年の13年間フォローアップして得られたデータセット（Schoenbach *et al.*, *Am J Epidemiol.*, 1986）について考えます．このデータセットの中で，1967年の調査開始時に60歳以上であったn = 170の白人男性に着目します．

このデータセットでは，結果変数は調査開始から死亡までの時間T（年）で，興味のあるイベントは**死亡**です．いくつかの説明変数が測定されており，その1つを主要曝露変数として，他の変数は交絡因子あるいは交互作用を検討する変数として扱います．

主要な曝露変数はソーシャルネットワーク指数（SNI）と呼ばれる指標です．これは質問票により求めた順序変数で，試験対象となる人の社会的交流の程度を評価しています．質問票では0（ソーシャルネットワークなし）から5（豊富なソーシャルネットワーク）までのスケールが使われています．

EXAMPLE: (continued)

Study goal: to determine whether **SNI** is protective against death, i.e., **SNI** ↗ ⇒ S(t) ↗.

Explanatory variables:

SNI	Exposure variable
AGE **SBP** **CHR** **QUET** **SOCL**	Potential confounders/ interaction variables

Note: $\text{QUET} = \dfrac{\text{Weight}}{(\text{height})^2} \times 100$

試験の目的は，SNIで評価される個人のソーシャルネットワークが，死亡を防ぐかどうかを判断することです．もしこの試験の仮説が正しければ，ソーシャルネットワークの指数が高いほど，生存時間が長いということになります．

この例を検討するにあたり，SNIに加えていくつかの説明変数が調査の開始時に測定されています．これらは年齢（AGE），収縮期血圧（SBP），慢性疾患の有無（CHR），Quetelet指数[†]（QUET = 体重 ÷ 身長^2 × 100）で測定される体格とソーシャルクラス（SOCL）です．

これらの5つの変数に着目するのは，これらがそれ自体あるいは他の変数とともに，人がどれだけ生存するかに影響すると考えられるからです．つまりこれらの変数は，ソーシャルネットワークが死亡までの時間に与える効果を評価する際の，交絡因子や交互作用変数の候補とみなされます．

The problem:

To describe the relationship between **SNI** and time to death, after controlling for **AGE, SBP, CHR, QUET**, and **SOCL**.

ここで，この試験で扱われる問題をはっきりと述べることができるでしょう．それはAGE, SBP, CHR, QUET, SOCLの影響を調整したうえで，SNIと死亡までの時間との関係を明らかにすることです．

この問題を解くために生存時間解析を用いて以下のことを行います．

Goals:

- Measure of effect (adjusted)
- Survivor curves for different SNI categories (adjusted)
- Decide on variables to be adjusted; determine method of adjustment

- 5つの変数を調整したうえで，SNIと死亡までの時間の関係を表す何らかの効果の指標を求める．
- ソーシャルネットワークの各カテゴリーについて，時間を通した生存確率を表す生存曲線を求めること．特に豊富なソーシャルネットワークがある人の生存曲線とネットワークが乏しい人の生存曲線を比較する．このような生存曲線は，他の変数の効果を調整したものでなければなりません．
- これらの目的を達成するための2つの中間的な目的は，他の変数のうちどれで調整すべきかを決めることと，適切な調整方法を決めることです．

---

†：BMI（Body Mass Index）と同じ意味をもちます．ベルギーのアドルフ･ケトレーによって提唱されました．$\text{BMI} = \dfrac{\text{体重(kg)}}{\text{身長}^2(\text{m}^2)}$

統計ソフトウェアのためのデータレイアウト例を下に示します．最初の列はデータセット中の170人の通し番号です．2列目は生存時間を，3列目はfailureか打ち切りかを表します．残りの列は6つの興味のある説明変数で，曝露変数SNIから始まり，解析の際に考慮しなければならない他の変数が続きます．

データレイアウト：ジョージア州エヴァンス郡のn = 170の白人男性(60歳以上)の閉じたコホートの13年間のフォローアップ試験(1967〜1980年)

#	t	d	SNI	AGE	SBP	CHR	QUET	SOCL
1	t_1	d_1	SNI_1	AGE_1	SBP_1	CHR_1	$QUET_1$	$SOCL_1$
2	t_2	d_2	SNI_2	AGE_2	SBP_2	CHR_2	$QUET_2$	$SOCL_2$
.	.	.	.	.	.	.	.	.
.	.	.	.	.	.	.	.	.
.	.	.	.	.	.	.	.	.
170	t_{170}	d_{170}	SNI_{170}	AGE_{170}	SBP_{170}	CHR_{170}	$QUET_{170}$	$SOCL_{170}$

X. 生存時間解析の数理モデル

General framework

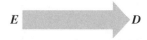

Controlling for $\boldsymbol{C}_1, \boldsymbol{C}_2, \ldots \boldsymbol{C}_p$.

SNI study:

E = SNI ⇒ D = survival time

Controlling for **AGE, SBP, CHR, QUET**, and **SOCL**

このデータの生存時間解析について詳細に述べることは，この章の範囲を越えていますが，このデータで扱う問題は，線形あるいはロジスティック回帰モデルで扱う典型的な多変量の例によく似ています．どのモデルを使うかによらず典型的な例は，他の変数(例えばC_1，C_2，からC_p)による可能性のある交絡あるいは交互作用を調整したうえで，曝露変数(例えばE)と結果変数(例えばD)の関係を明らかにすることです．この生存時間解析の対象例では，Eがソーシャルネットワーク変数SNIで，Dが生存時間変数です．他にp = 5のC変数があり，それらはAGE，SBP，CHR，QUET，SOCLです．

	Model	Outcome
	Survival analysis	Time to event (with censoring)
follow-up time info not used	Linear regression	Continuous (SBP)
follow-up time info not used	Logistic regression	Dichotomous (CHD yes/no)

どのモデルを使うかは，使用する結果変数によります．生存時間解析での結果変数は「イベントまでの時間」で，打ち切りデータもあります．線形回帰モデル（linear regression modeling）での結果変数は，通常，血圧のような連続変数です．ロジスティック回帰モデル（logistic modeling）での結果変数は，CHDの状態（あり，なし）のような，二値変数です．線形回帰またはロジスティック回帰モデルでは，通常はフォローアップ時間に関する情報は使えません．

線形回帰またはロジスティック回帰モデルと同じように，生存時間解析の目標の1つは，他の重要な変数を調整したうえでの曝露－結果関係を説明する何らかの効果の指標を求めることです．

Measure of effect:

Linear regression:
regression coefficient β

線形回帰モデルでは効果の指標は通常，回帰係数（regression coefficients）βです．

Logistic regression:
odds ratio e^{β}

ロジスティック回帰モデルでの効果の指標はオッズ比（odds ratio：OR），すなわち，モデルの中の1つあるいは複数の回帰係数の指数変換値，例えば*e*のβ乗と表されるものです．

Survival analysis:
hazard ratio e^{β}

生存時間解析で典型的に求められる効果の指標は，**ハザード比**（hazard ratio）です．ロジスティック回帰モデルと同様に，このハザード比はモデルの中の1つあるいは複数の回帰係数の指数変換値で表されます．

EXAMPLE

describes relationship between SNI and *T*, after controlling for covariates.

すなわち，ソーシャルネットワークのデータの生存時間解析モデルの例では，適切な共変量（covariates）を調整したうえで，SNIと生存時間（*T*）の関係を説明するハザード比を求めることができます．

Interpretation of HR (like OR):

HR = 1 ⇒ no relationship
HR = 10 ⇒ exposed hazard 10 times unexposed
HR = 1/10 ⇒ exposed hazard 1/10 times unexposed

ハザード比はオッズ比とは異なる指標ですが，効果の大きさについては似たような解釈をします．ハザード比が1であることは，オッズ比が1であることと同様に，効果がないということを意味します．つまり1は曝露－結果関係についてのゼロ値(null value)なのです．一方ハザード比が10である場合は，オッズ比が10である場合と同じように解釈され，曝露群は非曝露群と比べてハザードが10倍であるということです．同様に，ハザード比が1/10であるということは，曝露群ではハザードが非曝露群の1/10であることを示します．

XI. 打ち切りの仮定

Three assumptions about censoring:

Independent (vs. non-independent) censoring
Random (vs. non-random) censoring
Non-informative (vs. informative) censoring

生存データでは，**独立打ち切り，ランダム打ち切り，無情報打ち切り**の3つが，よく考慮される打ち切りの仮定です．これらの仮定には類似性がありますが，いくらかの違いもあります．テキストや出版物ではしばしば混同され，同義語とされています．

Mathematic definitions have been provided elsewhere.

独立(対 非独立)打ち切り，ランダム(対 非ランダム)打ち切り，無情報(対 情報がある)打ち切りの数学的な定義は，別の文献で説明されています(Kalbfleisch and Prentice，1980；Klein and Moeschberger，2003)．ここでは，よりわかりやすい定義と例を説明します．

Independent (vs. non-independent) censoring
- most useful
- affects validity

Random (vs. non-random) censoring
- more restrictive than independent, i.e., random ⇒ indep, whereas indep ⇏ random.

独立打ち切りという仮定は，複数の群(例えば，治療群 対 プラセボ群)の生存の比較について正しい推測を行う際に，3つの中でもっとも有用なものです．特に，非独立打ち切りがあるということは，通常，推定された効果の妥当性にかかわります．ランダム打ち切りは独立打ち切りよりもより強い仮定があり，制約が強いものです．

Random Censoring:

Failure rate	
Censored	Not censored

$$h_{Ce}(t) = h_{NCe}(t)$$

具体的には，**ランダム打ち切り**とは，生存という観点から，時間tで打ち切られた人は，時間tまで生存した試験対象者全員によるリスクセットからランダムに選ばれたと仮定することです．言い換えれば，打ち切られた人のfailure率は，打ち切られずにリスクセットに残った人のfailure率と同じであると仮定します．

Independent censoring:

Subgrp	Failure rate: Censored	Not censored
A	$h_{A,Ce}(t)$ =	$h_{A,NCe}(t)$
B	$h_{B,Ce}(t)$ =	$h_{B,NCe}(t)$

独立打ち切りとは，生存という観点から，興味のあるサブグループの中で時間tで打ち切られた人は，同じサブグループの中で時間tまで生存した全員によるリスクセットからランダムに選ばれたと仮定することです．言い換えれば，打ち切りの独立性は，興味のあるサブグループ内ではランダム打ち切りとなります．この考え方について例を使って説明します．

EXAMPLE

Group A

Time	# at risk	# events	# survived
0–3 yrs	100	20	80

3-yr risk = 20/100 = 0.20
3-yr survival = 80/100 =0.80

例えばA群の人の，（何らかの疾患に関する）3年生存率を推定したいとします．最初に疾患のなかった100人を3年間フォローアップします．3年間の間に20人が疾患に罹患しました．A群の人の3年間の疾患のリスクは0.20で，3年生存率は（100人中80人が生き残ったので）0.80と推定されます．

Time	# at risk	# events	# survived
0–3	100	20	80
	40 leave study		
3–5	40	5	35

5-year survival?

ここでA群の5年生存率を推定するために，試験をもう2年間続けたいとします．試験に参加し，最初の3年間で生き残った80人を引き続きフォローアップしたいと考えます．しかし80人中半分の40人が試験に参加し続けることを拒否し，フォローアップ不能（打ち切り）となりました．試験に残った40人のうち，5人が疾患に罹患しました．この情報をもとにして，A群の5年生存率はどの仮定をもとに，どう推定できるでしょうか．

EXAMPLE: (continued)

What happened to 40 individuals who were censored at 3 years? *Don't know*

Assuming indep and random censoring:
40 at risk at time 5
similar to
40 censored at time 3
i.e.,
expect 5 events from 40 censored at time 3
since 5 events from 40 at risk

もし，3年目で打ち切られた40人に何が起こったのかがわかれば，イベントの合計数と生存した人の合計（はじめの100人のat risk集団の）を求めることができます．**独立打ち切りとランダム打ち切りの仮定のもとでは，打ち切られた40人は生存に関して，まだリスクのある状態（at risk）の40人と同様であると仮定します．**3年後に試験に残った40人中5人が，次の2年間の間に疾患に罹患しているので，打ち切られた40人は疾患について観察されていないものの，そのうち5人が同じ期間に疾患に罹患しただろうと推測されるのです．

Estimated # of cases over 5 years:

20 + 5 + 5
first 3 years next 2 years censored cases
= 30 estimated cases from original 100 over 5 years

Estimated 5-year survival = 70/100 = 0.70

つまり5年間の経過中，20人は最初の3年間に疾患に罹患し，5人は3年以降の観察により疾患の罹患が確認され，打ち切られた人のうち5人が疾患に罹患したと推定されます．そうすると20 + 5 + 5 = 30が疾患に罹患し，はじめの100人中70人が5年間生存したことになります．ランダム打ち切りや独立打ち切りの仮定下では，A群の5年生存率の推定値は0.70です．

The idea:
Assume survival experience of subjects censored at t is *as expected* if randomly selected from subjects who are at risk at t.

独立打ち切りとランダム打ち切りの背景にある考え方は，時間tで打ち切られた人は，時間tのリスクセットの中から，ランダムに選ばれて打ち切りとなったというものです．打ち切られた人が実際にはランダムに選ばれなかったとしても，彼らの生存状況は時間tでのリスクセットからランダムに選ばれた人と同じであることが期待されます．

So far, there is no distinction between independent and random censoring.

Reason: Only considering one group

この例では，独立打ち切りとランダム打ち切りの間に区別はありません．それは1つの被験者群しか考えていないからです（すなわち，予測変数が1つも考慮されていないからです）．複数の群を比べる場合には違いが生じます．続けて例を示してこの違いについて説明します．

EXAMPLE: (continued)

Group B

Time	# at risk	# events	# survived
0–3	100	40	60
	10 leave study		
3–5	50	10	40

Failure risk from 3 to 5 yrs =10/50 = **0.20**.

ここで先ほどの例を拡張して，フォローアップ開始時に疾患のなかったB群の100人を追加します．目的はその人たちの5年生存率を推定して，A群と比べることです．最初の3年間にB群は100人中40人が疾患に罹患したとします．最初の3年間で生き残った60人のうち，10人が試験に参加し続けることを拒否し，打ち切られました．試験に残った50人のうち，5年目までに10人が疾患に罹患しました(50人中10人 = 20%)．

独立打ち切りの仮定のもとでは，打ち切られた10人中20%，すなわち2人が5年目までに疾患に罹患すると推定します．

Assuming independent censoring:
expect **0.20**×10 =2 cases
from 10 censored at time 3

Estimated # of cases over 5 years:

$\underset{\text{first 3 years}}{40} + \underset{\text{next 2 years}}{10} + \underset{\text{censored cases}}{2}$

= 52 estimated cases from original 100 over 5 years

Estimated 5-year survival = 48/100 = 0.48

すなわち，5年の経過中，B群のはじめの100人のうち，最初の3年間に40人が疾患に罹患し，それ以降に10人が疾患に罹患したのが観察され，打ち切られた人の中の2人が疾患に罹患したと推定されました．その結果40 + 10 + 2 = 52人が疾患に罹患したと推定され，はじめの100人中48人が5年の間に生き残ったことになります．B群の5年生存率の推定値は，独立打ち切りの仮定のもとでは0.48です．

Groups A and B combined

Time	# at risk A	B	total	# events A	B	total	# survived A	B	total
0–3	100	100	**200**	20	40	**60**	80	60	**140**
	40 from **A** and **10** from **B** leave study								
3–5	40	50	90	5	10	15	35	40	75

p_A(censored) = 40/80 = 0.50 or 50%
p_B(censored) = 10/60 = 0.17 or 17%
p_A(censored) ≫ p_B(censored)

	Group A	Group B
5-yr survival	0.70	0.48

⇓

Censoring not random

両群をまとめると，はじめの200人のat riskから60人が最初の3年以内に疾患に罹患し(A群の20人とB群の40人)，140人が最初の3年間で生き残り(A群の80人とB群の60人)，3年経った時点で，50人が打ち切られました(A群の40人とB群の10人)．

A群(40/80 = 0.50)ではB群(10/60 = 0.17)よりも非常に高い割合で打ち切りが起こりました．
よって，打ち切りはランダムではありませんでした．

さらに**A群**の人では，**B群**の人よりも生存確率が高かったのです．

EXAMPLE: (continued)

Random censoring
within **Group A** *and* within **Group B**
⇓
Independent censoring
(i.e., random censoring conditional on covariates)

Nevertheless,
(overall) random censoring not met

しかし共変量の各レベル内で考えれば(この例ではそれぞれの群の中では)，打ち切りはランダムです．つまり，この打ち切りは独立打ち切りです．すなわち**独立打ち切りとは共変量の各レベル内ではランダム打ち切りであることです**．

しかしながら，全体ではランダム打ち切りの仮定は成り立ちません．なぜならば，failure率という観点からは，打ち切られた人たちは時間tのリスクセット全員からランダムに選ばれたとは言えないからです．

ALTERNATIVE EXAMPLE

Time	# at risk			# events			# survived		
	A	B	total	A	B	total	A	B	total
0–3	100	100	200	20	40	60	80	60	140
40 from **A** and **30** from **B** leave study									
3–5	40	30	70	5	10	15	35	20	55

p_A(censored) = 40/80 = 0.50 or 50%
p_B(censored) = 30/60 = 0.50 or 50%

p_A(censored) = p_B(censored)
⇓
Random censoring (overall)

先ほどの例の代わりに，左の表に示すように，もしA群の80人中**40**人と，B群の60人中**30**人が3年の時点で打ち切られたとします．

そうするとA群とB群で同じ割合の人がリスクセットの中から打ち切られたことになり，打ち切られた人はat risk集団に残った人からランダムに選ばれたことになるので，打ち切りはランダムです．

Non-informative censoring depends on
- distribution of time-to-event
- distribution of time-to-censorship

次に**無情報打ち切り**(non-informative censoring)の仮定について考えます．打ち切りが無情報か情報があるかは次の2つの分布に依存しています．(1)time-to-event確率変数の分布と(2)time-to-censorship確率変数の分布です．

Time-to-event random variable (T): Distribution of survival times assuming:
- no loss-to-follow-up
- study continues until all subjects get event

全員が打ち切りなくイベントが起こるまで試験は続くという仮定のもとで生存時間の分布を考えることにより，time-to-event確率変数の分布を概念化することができます．

Time-to-censorship random variable (C):
Distribution of censoring times assuming:
- study ends before all subjects get event
- censored subjects do not get event prior to the end of study

同様に，全員にイベントが起こる前に試験が終わると仮定し，イベントが起こらない人の打ち切り時間の分布を考えることにより，time-to-censorship確率変数を概念化することができます．

Non-informative censoring:

T distribution $\overset{\text{no information}}{\nLeftrightarrow}$ *C distribution*

Note: must still need to know which subjects are censored or not censored.

Non-informative, Independent, Random }
- Often all justifiable together
- Not all equivalent

生存時間(T)の分布が打ち切り時間(C)の分布に対して何の情報も提供しない，またはその逆も言えるとき，**無情報打ち切り**が起こります．それ以外の場合は，打ち切りは**情報がある，**です．しかし無情報打ち切りと言っても，データに関しては誰が打ち切りで，誰が打ち切りでないかを特定する必要があります．

無情報打ち切りの仮定は，打ち切りが独立あるいはランダム，およびその両方であるときしばしば正当化されます．しかしながら，これら無情報，独立，ランダムの仮定は同じものではありません．

EXAMPLE: Independent and random but informative censoring

Subject A gets event
⇓
Subject B (randomly selected) gets event, e.g., family member of Subject A leaves study

Assume: censored subjects represent subjects at risk at any time

Then
- independent and random censoring
- **informative censoring** since T ⇒ C. (i.e., T distribution specifies C distribution)

独立打ち切りが無情報打ち切りとどのように異なるかを説明するために，打ち切りに情報があるがランダムで独立である例を示します．

誰かにイベントが起こるたびに，試験の中の別の誰かがランダムに選ばれて試験を去るとします．例えば1つのイベントが起こった後に，家族の誰か1人が試験を去るといった場合です．もし打ち切られた人がリスクセットからランダムに選ばれたとすれば，打ち切りはランダムで独立です．しかし**打ち切りのメカニズムはイベントまでの時間の分布に関連している**ので(イベントが打ち切りの原因となっているので)，打ち切りは情報がある，です．実際，もしこれが誰かが打ち切られる唯一のメカニズムであるならば，生存時間の分布は打ち切り時間の分布を完全に特定します(きわめて情報がある，です)．

EXAMPLE: Not independent censoring

- Drug side effect causes censoring
- Censored subjects not representative of subjects still at risk
- Censored subjects more vulnerable than subjects still at risk

⇓

Assuming independent censoring would overestimate survival

もし打ち切りが独立でなかった場合，どのようにバイアスが起こり得るのか，薬剤の試験で，何らかの副作用が起こったことにより，打ち切りとなる例で考えます．薬剤の副作用による打ち切りで観察されなかった生存状況は，試験に残った人と違うかもしれません．もし副作用がある人の健康に関するアウトカムは弱いとするならば，独立打ち切りの仮定のもとで生存時間を推定すれば，生存時間は大きめに推定されるでしょう．

Independent censoring most relevant: affects validity

後の章で説明する多くの解析手法，Kaplan-Meier生存推定，ログランク検定，Coxモデルなどは，右側打ち切りデータが存在する場合の推定の妥当性を，独立打ち切りの仮定においています．

章の進行

 1. Introduction

2. Kaplan–Meier Survival Curves and the Log–Rank Test

これでこの章は終わりです．後に続く「詳細なまとめ」を読んで，この章の内容を復習してください．それから練習問題とテストに挑戦してください．

第2章ではKaplan-Meier（KM）法を使って生存曲線をどのように推定し，描くかを説明します．また複数の生存曲線の違いをどのように検定するのかも説明します．もっともよく利用される検定はログランク検定（Log-rank test）と呼ばれるものです．

詳細なまとめ

I. 生存時間解析とは何か(4～5ページ)

A. 結果変数は**イベントが起こるまでの時間**

B. 興味のあるイベントは1つと仮定；複数のイベントでは**競合リスク**の問題が示唆される

C. 用語：時間 = 生存時間；イベント = failure

D. 生存時間解析の対象例：

i. 白血病患者／寛解時間

ii. 疾病のないコホート／心臓疾患発症までの時間

iii. 高齢者集団／死亡までの時間

iv. 仮出所者／再逮捕までの時間(再犯)

v. 心臓移植／死亡までの時間

II. 打ち切りデータ(5～8ページ)

A. 定義：生存時間が正確にはわからない.

B. 典型的な原因:試験終了，フォローアップ不能，試験からの脱落

C. (右側)打ち切りの例

D. 右側打ち切り：真の生存時間は観察された生存時間と同じかそれより長い.

E. 左側打ち切り：真の生存時間は観察された生存時間と同じかそれより短い.

F. 区間打ち切り：真の生存時間は時間区間(t_1，t_2)の間にある.

G. 特別な場合として，区間打ち切りは右側打ち切りの場合も，左側打ち切りの場合もある.
すなわち，
右側打ち切り → t_1 = 下限，$t_2 = \infty$
左側打ち切り → $t_1 = 0$，t_2 = 上限

III. 用語と表記(9～15ページ)

A. 表記：T = 確率変数とした生存時間
t = Tの特定の値
d = failure = 1，打ち切り = 0の(0, 1)状態変数

B. 用語：$S(t)$ = 生存関数
$h(t)$ = ハザード関数

C. 生存関数の特徴：

- 理論上，グラフはなめらかな曲線，時間$t = 0$の$S(t) = 1$から減少して$t = \infty$では$S(t) = 0$
- 実際には，グラフはステップ関数で，イベントが起こらない人がいる場合は，試験終了時に0に到達しない.

D. ハザード関数式：

$$h(t) = \lim_{\Delta t \to 0} \frac{P(t \le T < t + \Delta t | T \ge t)}{\Delta t}$$

E. ハザード関数の特徴：
- $h(t)$は時間tまで生存した条件下での，イベントが起こる瞬間的な可能性を表す．
- 瞬間的な可能性の概念は速度を使って説明できる．
- ハザード関数は「条件付きfailure率」とも呼ばれる．
- $h(t) \geq 0$；上限がない，確率ではない，時間の単位に依存する．

F. ハザード曲線の例：
i. 指数
ii. 単調増加Weibull
iii. 単調減少Weibull
iv. 対数正規

G. ハザード関数を使う：
- 条件付きfailure率についてのイメージを理解する．
- 特定のモデルの形を明らかにする．
- 生存時間解析の数理モデルは通常ハザード関数で示される．

H. 生存関数とハザード関数の関係：どちらかがわかればもう一方もわかる．
- 例：$S(t) = e^{-\lambda t}$である場合のみ$h(t) = \lambda$
- 一般式：

$$S(t) = \exp\left[-\int_0^t h(u)du\right]$$

$$h(t) = -\left[\frac{dS(t)/dt}{S(t)}\right]$$

IV. 生存時間解析の目標（16ページ）

A. 生存関数やハザード関数を推定し，解釈する．
B. 生存関数やハザード関数を群間で比較する．
C. 説明変数と生存時間の関係を検討する．

V. 統計ソフトウェアのための基本的なデータレイアウト

(16〜23ページ)

A. 一般的なレイアウト：

#	t	d	X_1	$X_2 \ldots X_p$
1	t_1	d_1	X_{11}	$X_{12} \ldots X_{1p}$
2	t_2	d_2	X_{21}	$X_{22} \ldots X_{2p}$
.	.	.		.
.	.	.		.
.	.	.		.
i	t_i	d_i	X_{i1}	$X_{i2} \ldots X_{ip}$
.	.	.		.
.	.	.		.
.	.	.		.
n	t_n	d_n	X_{n1}	$X_{n2} \ldots X_{np}$

B. 例：白血病寛解のデータ

C. 統計ソフトウェア用の別のデータレイアウト：カウンティングプロセス(開始，終了)形式

- より複雑な生存時間解析で有用
  - i. フォローアップ時の年齢を時間尺度とする(第3章)
  - ii. 時間依存性共変量(第6章)
  - iii. 再発イベント(第8章)
- CPデータレイアウト

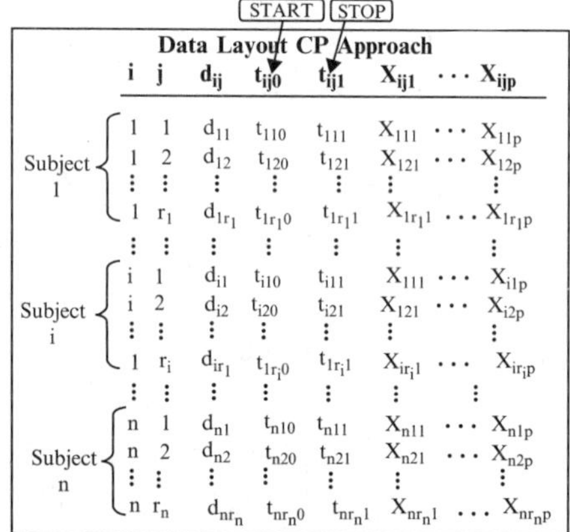

- もっとも単純なCP形式：1人にデータ1行

i	j	d_{ij}	t_{ij0}	t_{ij1}	X_{ij1}	⋯	X_{ijp}
1	1	d_{11}	0	t_1	X_{111}	⋯	X_{11p}
⋮	⋮	⋮	⋮	⋮	⋮		⋮
i	1	d_{i1}	0	t_i	X_{i11}	⋯	X_{i1p}
⋮	⋮	⋮	⋮	⋮	⋮		⋮
n	1	d_{n1}	0	t_n	X_{n11}	⋯	X_{n1p}

- 白血病寛解のデータセットの例
- 再発膀胱がん試験の例(Byar, 1980; Wei, Lin and Weisfeld, 1989)
- プログラムコードは「Computer Appendix」(http://www.scientist-press.com/11_327.html)を参照してください.

VI. 生存時間解析を理解するための基本的なデータレイアウト(23～28ページ)

A.

Ordered failure times ($t_{(f)}$)	# of failures (m_f)	# censored in $[t_{(f)}, t_{(f+1)})$ (q_f)	Risk set $R(t_{(f)})$
$t_{(0)} = 0$	$m_0 = 0$	q_0	$R(t_{(0)})$
$t_{(1)}$	m_1	q_1	$R(t_{(1)})$
$t_{(2)}$	m_2	q_2	$R(t_{(2)})$
.	.	.	.
.	.	.	.
.	.	.	.
$t_{(k)}$	m_k	q_k	$R(t_{(k)})$

注：k = failureが起こった時間の数；n = 人数($k \leq n$)；
$R(t_{(f)})$, リスクセットとは生存時間が$t_{(f)}$以上である人たちの集まり

B. 例：白血病寛解データ

群1($n = 21$, 9のfailure, $k = 7$)

群2($n = 21$, 21のfailure, $k = 12$)

C. 打ち切りデータをどう扱うか：

打ち切り時間までのすべての情報を使う. 情報を捨てない.

VII. 生存データの記述法(28～30ページ)

A. 平均生存時間(打ち切りを無視)：

$$\overline{T} = \frac{\sum_{i=1}^{n} t_i}{n}$$

打ち切り時間が式に含まれるので, $\overline{T}$は真の生存時間よりも短く推定される.

B. 平均ハザード率：

$$\bar{h} = \frac{\#\ \text{failures}}{\sum_{i=1}^{n} t_i}$$

C. 記述統計量 $\overline{T}$ と $\bar{h}$ は全体的な比較；推定される生存曲線は時間全体を通した比較となる．

D. 推定生存曲線はステップ関数のグラフ．

E. メディアン生存時間：グラフ上Y軸の0.5から曲線に達するまで水平に進み，それからX軸に達するまで垂直に下ろす．

VIII. 例：白血病寛解データの拡張（30～33ページ）

A. 拡張データでは先の寛解データにlog WBCが加えられている．

B. **交絡**と**交互作用**を考慮する必要がある．

C. 拡張データが示す問題：log WBCの交絡と交互作用の効果を調整したうえで，2群の生存を比較する．

D. 解析法の選択肢：

i. log WBCで層別して，層ごとに生存曲線を比較する．

ii. 数理モデルを使う，例えば比例ハザードモデル．

IX. 多変量の例（33～35ページ）

A. 問題：ソーシャルネットワーク指数（**SNI**）と，死亡までの時間の関係を，年齢（**AGE**），収縮期血圧（**SBP**），慢性疾患の有無（**CHR**），Quetelet指数（**QUET**－体格の指標），ソーシャルクラス（**SOCL**）で調整して明らかにする．

B. 目標：

- 調整された効果の指標を求める．
- SNIのカテゴリーごとに調整生存曲線を求める．
- 調整すべき変数を決める．

C. データ：ジョージア州エヴァンス郡の $n = 170$ の白人男性（60+）からなる閉じたコホートの13年間（1967～1980）のフォローアップ試験．

X. 生存時間解析の数理モデル(35〜37ページ)

A. 生存時間解析の問題は線形回帰モデルやロジスティック回帰モデルで扱われる典型的な多変量の問題と類似している．つまり可能性がある交絡と交互作用を調整したうえで，曝露と結果の関係を表す．

B. 生存時間解析の結果変数(イベントまでの時間)は線形回帰モデル(連続変数)やロジスティック回帰モデル(二値変数)とは異なる．

C. 生存時間解析で通常用いられる効果の指標：ハザード比(**HR**)．

D. ハザード比の解釈：オッズ比(OR)と似ている．SNI試験：**ハザード比**は共変量を調整したうえでのSNIと*T*の関係を表す．

XI. 打ち切りの仮定(37〜43ページ)

A. 打ち切りに関する3つの異なる仮定：

  i. 独立(対 非独立)打ち切り

    a. もっとも有用－推定された効果の妥当性にかかわる．

  ii. ランダム(対 非ランダム)打ち切り

    a. 独立打ち切りよりも制約的

  iii. 無情報(対 情報がある)打ち切り

    a. 推定効果の効率に典型的に影響する．

B. 例

練習問題

正誤問題(TかFに○を付けてください)

T　F　Q 1.　生存時間解析では結果変数は二値変数です.

T　F　Q 2.　生存時間解析ではイベントは通常(0, 1)変数で示されます.

T　F　Q 3.　もしある人にイベントが起きる前に試験が終わった場合，その人の生存時間は打ち切りとなります.

T　F　Q 4.　フォローアップ不能となる，あるいは試験から脱落する前にある人にイベントが起こった場合，その人の生存時間は打ち切りとなります.

T　F　Q 5.　$S(t) = P(T > t)$はハザード関数と呼ばれます.

T　F　Q 6.　ハザード関数は確率です.

T　F　Q 7.　理論上，生存関数のグラフは滑らかなカーブで，$t = 0$の時の$S(t) = 1$から，$t = \infty$のときの$S(t) = 0$まで減少します.

T　F　Q 8.　時間tでの生存関数とは，時間tまで生存した条件下での，単位時間あたりの瞬間的なfailureが起こる可能性です.

T　F　Q 9.　ハザード関数の式にはその要素として条件付き確率が含まれます.

T　F　Q 10.　ハザード関数には理論上，上限がありません.

T　F　Q 11.　生存時間解析の数理モデルは，しばしばハザード関数を使って表されます.

T　F　Q 12.　生存時間解析の目標の1つは，生存関数やハザード関数を比較することです.

T　F　Q 13.　昇順に並べたfailure時間とは，打ち切りに関するデータです.

T　F　Q 14.　生存データの解析では，打ち切りデータに関しては，打ち切りまでの時間を利用します.

T　F　Q 15.　複数の説明変数を含む生存時間解析の典型的な目的は，調整済みの効果の測定量を求めることです.

Q 16. 下記のようなn = 15人の生存時間(週)のデータが与えられています.

1, 1, 1+, 1+, 1+, 2, 2, 2, 2+, 2+, 3, 3, 3+, 4+, 5+

ここで+は打ち切りデータを表します. 下の表を完成させてください.

$t_{(f)}$	m_f	q_f	$R(t_{(f)})$
0	0	0	15 persons survive $\geq$ 0 weeks
1			
2			
3			

また, 平均生存時間($\bar{T}$)と平均ハザード率($\bar{h}$)を生データを使って($\bar{T}$では+記号を無視して)計算してください.

Q 17. 上の表についての推定生存曲線は下のグラフのようになると予想されます.

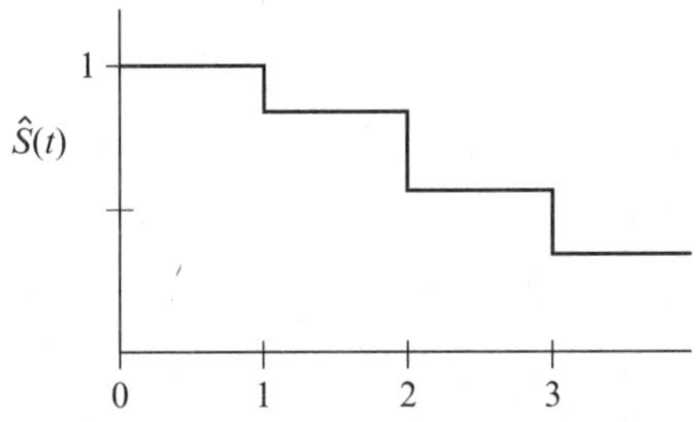

このコホートのメディアン生存時間はいくつでしょうか?

Q18〜20は下記の2つの生存曲線の比較に関するものです.

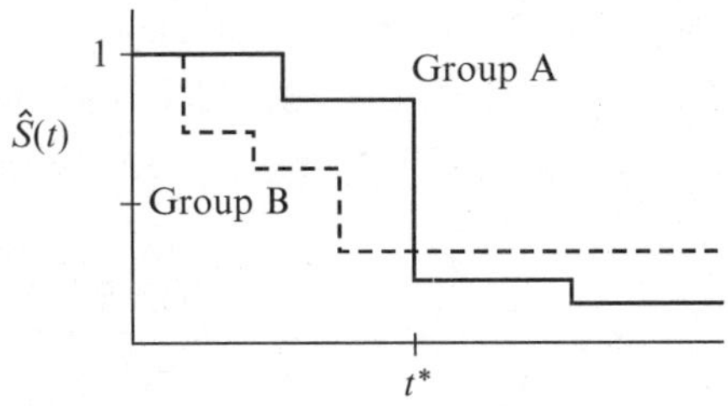

Q 18. 時間t^*以前では, どちらの群の生存予後が良いでしょうか?

Q 19. 時間t^*以降では, どちらの群の生存予後が良いでしょうか?

Q 20. どちらの群のメディアン生存時間が長いでしょうか?

テスト

正誤問題(TかFに○を付けてください)

T　F　Q 1. 生存時間解析とは，結果変数が「イベントが起こるまでの時間」のような，データ解析を行うための一連の解析法のことです.

T　F　Q 2. 生存時間解析では，「イベント」は「failure」と同義語です.

T　F　Q 3. ある人にイベントが起こることなく，試験終了までにフォローアップ不能となったり，試験から脱落した場合，その人の生存時間は「打ち切り」といいます.

T　F　Q 4. 実際には，生存関数は通常なめらかなカーブのグラフとして描かれます.

T　F　Q 5. 生存関数の範囲は0から∞です.

T　F　Q 6. 瞬間的な可能性の概念は速度で説明できます.

T　F　Q 7. ハザード率1/日は7/週に等しくなります.

T　F　Q 8. ハザード関数がわかれば，それに対応する生存曲線を特定できるし，その逆もしかりです.

T　F　Q 9. ハザード関数の利用法の1つは，条件付きfailure率についての知見を得ることです.

T　F　Q 10. 群1の生存曲線が群2の生存曲線より一貫して上に位置するなら，群2のメディアン生存時間は群1より長くなります.

T　F　Q 11. 6週でのリスクセットとは，生存時間が6週以下の人の集合です.

T　F　Q 12. 6週でのリスクセットが22人からなり，7週に4人がfailureし，3人が打ち切られた場合，7週のリスクセットは18人からなります.

T　F　Q 13. 生存時間解析で使われる効果の指標はオッズ比です.

T　F　Q 14. もし群1の群2に対するハザード比が10ならば，failureの可能性は群1では群2の10倍高くなります.

T　F　Q 15. 生存時間解析で使われる結果変数は線形回帰モデルやロジスティック回帰モデルとは異なります.

Q 16. ハザード関数の性質を2つ述べてください.

Q 17. ハザード関数が使われる理由を3つ述べてください.

Q 18. 生存時間解析の目標を3つ述べてください.

Q 19. 下記のデータは1967～1980年のエヴァンス郡試験のサンプルです．2つの試験群について生存時間(年)が示されており，各群は25人の参加者からなります．群1では慢性疾患の既往がなく(CHR = 0)，群2では慢性疾患の既往があります(CHR = 1)：

Group 1 (CHR = 0): 12.3+, 5.4, 8.2, 12.2+, 11.7, 10.0, 5.7, 9.8, 2.6, 11.0, 9.2, 12.1+, 6.6, 2.2, 1.8, 10.2, 10.7, 11.1, 5.3, 3.5, 9.2, 2.5, 8.7, 3.8, 3.0

Group 2 (CHR = 1): 5.8, 2.9, 8.4, 8.3, 9.1, 4.2, 4.1, 1.8, 3.1, 11.4, 2.4, 1.4, 5.9, 1.6, 2.8, 4.9, 3.5, 6.5, 9.9, 3.6, 5.2, 8.8, 7.8, 4.7, 3.9

群1について，昇順に並べたfailure時間を使った下記の表を完成させてください．

	$t_{(f)}$	m_f	q_f	$R(t_{(f)})$
Group 1:	0.0	0	0	25 persons survived $\geq$ 0 years
	1.8	1	0	25 persons survived $\geq$ 1.8 years
	2.2			
	2.5			
	2.6			
	3.0			
	3.5			
	3.8			
	5.3			
	5.4			
	5.7			
	6.6			
	8.2			
	8.7			
	9.2			
	9.8			
	10.0			
	10.2			
	10.7			
	11.0			
	11.1			
	11.7			

Q 20. Q19のデータで，各群の平均生存時間($\overline{T}$)と平均ハザード率($\overline{h}$)は以下になります.

	$\overline{T}$	$\overline{h}$
Group 1:	7.5	.1165
Group 2:	5.3	.1894

a. 上記の情報によれば，どちらの群の生存予後が良いでしょうか. 簡単に説明してください.

b. 生存曲線を比べると，上記の表よりさらにどのようなことがわかるでしょうか？

練習問題の解答

A 1. F：結果変数は連続；イベントが起きるまでの時間.

A 2. T

A 3. T

A 4. F：その人はfailure，すなわち，打ち切りではありません.

A 5. F：$S(t)$は生存関数.

A 6. F：ハザードは比率であり，確率ではありません.

A 7. T

A 8. F：ハザード関数は瞬間的な可能性を表します.

A 9. T

A 10. T

A 11. T

A 12. T

A 13. F：昇順に並べたfailure時間はfailureした人に関するデータ.

A 14. T

A 15. T

A 16. 表

$t_{(f)}$	m_f	q_f	$R(t_{(f)})$
0	0	0	15 persons survive ≥ 0 weeks
1	2	3	15 persons survive ≥ 1 weeks
2	3	2	10 persons survive ≥ 2 weeks
3	2	3	5 persons survive ≥ 3 weeks

$$\overline{T} = \frac{33}{15} = 2.2,; \quad \overline{h} = \frac{7}{33} = 0.22$$

A 17. 3週

A 18. A群

A 19. B群

A 20. A群

第2章

Kaplan-Meier生存曲線とログランク検定

はじめに

ここでは，生存時間解析の目的，表記，用語，統計ソフトウェアのための基本的なデータレイアウトについての簡単な復習からはじめます．

それから，**Kaplan-Meier(KM)**法を使って生存曲線を推定し，それをグラフ化する方法について説明します．生存曲線を構成する生存確率の推定は**積極限式**(Product limit formula)を使って計算します．

次に，生存曲線が同一であるという帰無仮説の**ログランク検定**(log-rank test)を使って，複数群の生存曲線を比較する方法について説明します．2群を比較する場合，ログランク検定統計量は片方の群の観察値と期待値の差の合計と，その分散の推定値に基づいています．群の数が多くなると，ログランク式は数学的により複雑になるので，コンピュータを使う必要があります．検定統計量の分布は大標本では自由度(degree of freedom：df)が$G-1$のχ^2分布で近似します．ここでGは比較する群の数を表します．

さらに，ログランク検定の代替法のいくつかを簡単に説明します．これらの検定はログランク検定の変法であり，オブザベーションに対する重み付けが異なります．これらも大標本では自由度$G-1$のχ^2分布で近似します．

最後にKM曲線とメディアン生存時間の信頼区間をどのように計算するかを説明します．

本章の要点

本章のプレゼンテーションで取り上げる内容は，以下の通りです．復習のための「詳細なまとめ」は，プレゼンテーションの後にあります．

本章の目的

この章では，以下を習得することを目的とします．

1. ある被験者群のデータにおいて，生存時間とfailure状態の情報からKaplan-Meier（KM）生存確率を計算すること．
2. **KM**曲線のグラフを用いて，複数群を比較する際の解釈．
3. ログランク検定やその代替法によるコンピュータの解析結果を使って，複数群の生存曲線が同一かどうか結論を導くこと．
4. 与えられた生存データを検定する場合，ログランク検定あるいはその代替法のどれがより適切かを判断すること．
5. **KM**生存確率の95％信頼区間の計算．
6. **KM**曲線から求めたメディアン生存時間の95％信頼区間の計算．

プレゼンテーション

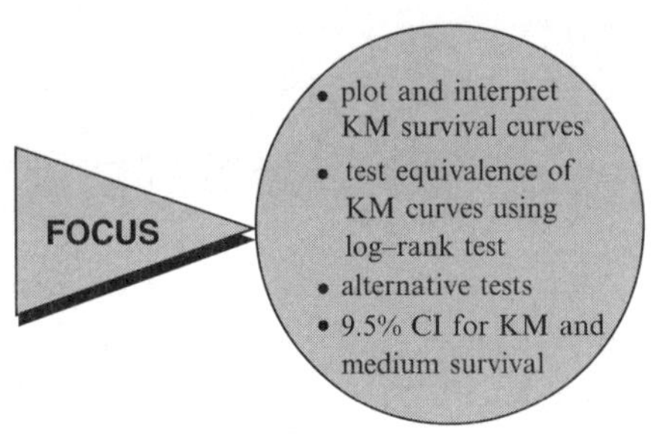

FOCUS
• plot and interpret KM survival curves
• test equivalence of KM curves using log–rank test
• alternative tests
• 9.5% CI for KM and medium survival

ここではKaplan-Meier(KM)生存推定値を使って，生存時間データをどのようにプロットし，解釈するか，また，ログランク検定を使って複数群のKM曲線の差異の有無をどのように検定するか説明します．ログランク検定の代替法についても説明します．さらにKM曲線とメディアン生存時間の95%信頼区間を計算する式も示します．

I. 復習

Start TIME Event

Event: death
disease
relapse

まず，生存時間解析の基本を復習します．一般的に生存時間解析とは，結果変数が**イベントが起こるまでの時間**であるデータの解析を行うための，統計学的手法です．**イベント**とは，死亡，疾病の発症，寛解からの離脱やその他の個人に起こりうるあらゆる興味のある事象を意味します．

Time = survival time

Event = failure

生存時間解析では通常，時間変数を**生存時間**，イベントを**failure**と呼びます．

Censoring: Don't know survival time exactly

生存時間解析において鍵となるのは，**打ち切り**の問題です．打ち切りとは，個人の生存時間についてある程度の情報はあるが，**正確な時間がわからない**状態のことです．

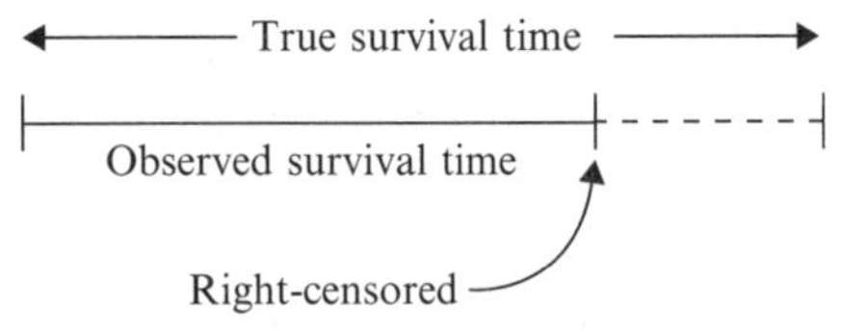

生存時間解析で取り扱う打ち切りの多くは右側打ち切りです．つまり，与えられた観察時間が真の生存時間よりも短いため，真の生存時間は，観察を打ち切った時点の右側にあり，われわれは真の生存時間を正確に知ることができないのです．そのため，私たちは観察された生存時間を使って，真の生存時間についての推測を行いたいのです．

NOTATION

T = survival time
↑
random variable
t = specific value for T

表記として，Tは個人の生存時間の確率変数を表し，tは変数Tについての特定の値を表します．

$d = (0, 1)$ random variable

$$= \begin{cases} 1 & \text{if failure} \\ 0 & \text{if censored} \end{cases}$$

dは(0, 1)確率変数で，打ち切りが起こったか，failureが起こったかを示します．failureしなかった，すなわち試験期間中にイベントが起こらなかった人は，試験終了時かそれ以前に打ち切りとなっています．

$S(t) =$ survivor function

$= \Pr(T > t)$

生存関数$\boldsymbol{S(t)}$は，確率変数$\boldsymbol{T}$が特定の時間tを超える確率を示します．

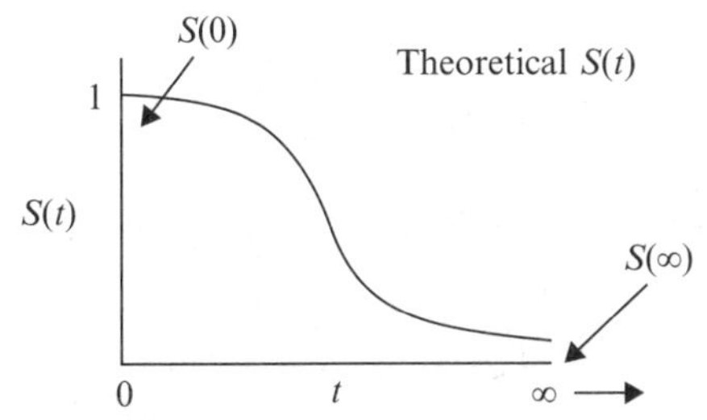

理論上，tは0から無限大の範囲を取り，生存関数は$t = 0$のとき$S(t) = 1$で，tが大きくなると漸減し，無限大で0になる，なめらかな曲線となります．

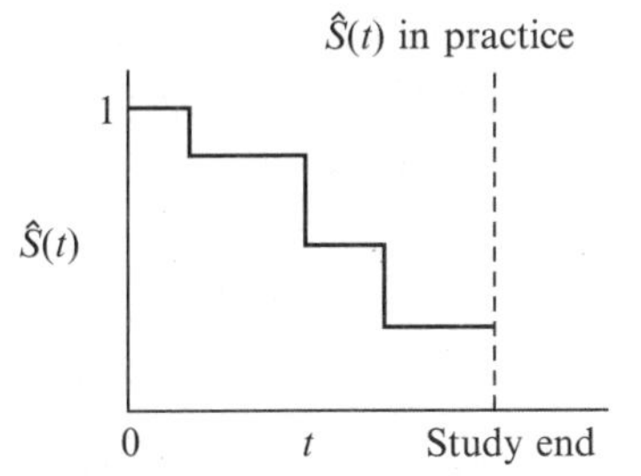

実際のデータでは通常，なめらかな曲線ではなく，ここに示すような**ステップ関数**の生存曲線となります．

$h(t) =$ hazard function

$=$ instantaneous potential given survival up to time t

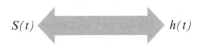

ハザード関数$\boldsymbol{h(t)}$とは，ある個人が時間tまで生存している条件下で，単位時間あたりにイベントが起こる**瞬間的な可能性**です．

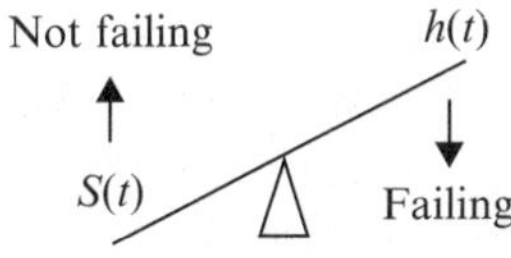

$h(t)$ is a rate: 0 to ∞

failureが起こらないことに着目する生存関数とは対照的に，ハザード関数はfailureに着目します．言い換えれば，平均ハザードが高いほど，生存は悪くなるのです．ハザードは確率ではなく，**単位時間あたりの発生率**(速度)です．そのためハザードの範囲は0から無限大となります．

$S(t)$と$h(t)$には**数学的に対応する関係があります．**実際，もし$S(t)$がわかれば，対応する$h(t)$を求めることができ，その逆もしかりです．

General data layout:

Indiv. #	t	d	X_1	$X_2 \ldots X_p$
1	t_1	d_1	X_{11}	$X_{12} \ldots X_{1p}$
2	t_2	d_2	X_{21}	$X_{22} \ldots X_{2p}$
.	.	.	.	.
.	.	.	.	.
.	.	.	.	.
n	t_n	d_n	X_{n1}	$X_{n2} \ldots X_{np}$

生存時間解析の一般的なデータレイアウトを示します．表の1列目は個々の被験者を表します．2列目は観察された生存時間の情報です．3列目は打ち切りの有無を示す二値変数dです．表の残りの情報は興味のある説明変数の値です．

Alternative (ordered) data layout:

Ordered failure times, $t_{(f)}$	# of failures m_f	# censored in $[t_{(f)}, t_{(f+1)})$, q_f	Risk set, $R(t_{(f)})$
$t_{(0)} = 0$	$m_0 = 0$	q_0	$R(t_{(0)})$
$t_{(1)}$	m_1	q_1	$R(t_{(1)})$
$t_{(2)}$	m_2	q_2	$R(t_{(2)})$
.	.	.	.
.	.	.	.
.	.	.	.
$t_{(k)}$	m_k	q_k	$R(t_{(k)})$

別のデータレイアウトを示します．このレイアウトは**KM**生存曲線を求める基礎となるものです．表の1列目はfailure時間を昇順に並べたものです．2列目はそれぞれのfailure時間に起こったfailureの数を示します．3列目はq_fと表され，failure時間$t_{(f)}$から次のfailure時間$t_{(f+1)}$の直前までに起こった打ち切りの数です．最後の列は**リスクセット**で，少なくとも時間$t_{(f)}$まで生存していた被験者集合を示します．

Table of ordered failures:

- Uses all information up to time of censorship;
- $S(t)$ is derived from $R(t)$.

ある時点での生存確率を推定する際，その時点のリスクセットを使うことで，打ち切られた人の情報すべてを単に捨ててしまうのではなく，打ち切られた人の打ち切り時間までの情報を利用しています．

Survival probability:
Use **Kaplan-Meier (KM)** method.

そのような生存確率の実際の計算は，KM法を使って行われます．KM法については次の例を用いて紹介します．

II. Kaplan-Meier(KM)曲線の例

EXAMPLE

The data: remission times (weeks) for two groups of leukemia patients

Group 1 ($n = 21$) treatment	Group 2 ($n = 21$) placebo
6, 6, 6, 7, 10, 13, 16, 22, 23, 6+, 9+, 10+, 11+, 17+, 19+, 20+, 25+, 32+, 32+, 34+, 35+,	1, 1, 2, 2, 3, 4, 4, 5, 5, 8, 8, 8, 8, 11, 11, 12, 12, 15, 17, 22, 23

Note: + denotes censored

	# failed	# censored	Total
Group 1	9	12	21
Group 2	21	0	21

Descriptive statistics:

$\bar{T}_1(\text{ignoring} +'\text{s}) = 17.1,\ \bar{T}_2 = 8.6$

$\bar{h}_1 = .025,\ \bar{h}_2 = .115,\ \dfrac{\bar{h}_2}{\bar{h}_1} = 4.6$

ここで例として挙げるデータは，2群(各群21人)の白血病患者の寛解時間(週)試験からのものです．群1は治療群で，群2はプラセボ群です．基本的な問題は，2群の生存の経過を比較することです．

群1の21人中，9人が試験期間中にfailureがあり，12人が打ち切りでした．対照的に群2では誰にも打ち切りはありませんでした．すなわちプラセボ群の21人全員が試験期間中に寛解状態から再発しました．

第1章では群1が群2よりも生存の見込みが良さそうであり，治療の効果がありそうなことが，このデータセットからわかりました．この結論はここに示した平均生存時間と平均ハザード率という記述統計量(descriptive statistics)によっても支持されました．しかし注意しなければならないのは，記述統計は全般的な比較を表しますが，フォローアップ期間中の特定な時点での2群の比較ではないということです．

EXAMPLE: (continued)

Ordered failure times:

Group 1 (treatment)

$t_{(f)}$	n_f	m_f	q_f
0	21	0	0
6	21	3	1
7	17	1	1
10	15	1	2
13	12	1	0
16	11	1	3
22	7	1	0
23	6	1	5
>23	—	—	—

各群について，昇順に並べたfailure時間の表をここに示します．これらの表は，KM曲線の計算のための基本的な情報を表します．

実際にはフォローアップ期間の開始時にはfailureはありませんが，表は生存時間0から始まります．この0から始まる理由は，最初のfailure時間より前に，何人かが打ち切られる場合に対応するためです．

表には，区間の開始時にリスクセットに含まれる被験者の数を表す，n_fという列があります．リスクセットとは，少なくとも時間$t_{(f)}$まで生存した個人の集まりと定義されるので，n_fには時間$t_{(f)}$でfailureした人も含まれます．言い換えれば，n_fは時間$t_{(f)}$の直前にfailureが起こるリスクを持つ被験者の人数です．

Group 2 (placebo)

$t_{(f)}$	n_f	m_f	q_f
0	21	0	0
1	21	2	0
2	19	2	0
3	17	1	0
4	16	2	0
5	14	2	0
8	12	4	0
11	8	2	0
12	6	2	0
15	4	1	0
17	3	1	0
22	2	1	0
23	1	1	0

Group 2: no censored subjects
Group 2 (placebo)

$t_{(f)}$	n_f	m_f	q_f	$\hat{S}(t_{(f)})$
0	21	0	0	1
1	21	2	0	19/21 = .90
2	19	2	0	17/21 = .81
3	17	1	0	16/21 = .76
4	16	2	0	14/21 = .67
5	14	2	0	12/21 = .57
8	12	4	0	8/21 = .38
11	8	2	0	6/21 = .29
12	6	2	0	4/21 = .19
15	4	1	0	3/21 = .14
17	3	1	0	2/21 = .10
22	2	1	0	1/21 = .05
23	1	1	0	0/21 = .00

ここでは，群2の表で，KM曲線をどのように計算するかを説明します．群2では打ち切りの人がいないので，計算はきわめて単純です．

群2の昇順に並べたfailure時間の表に，生存確率推定値の列を加えて，再度示します．これらの推定値は，この群でのKM生存確率です．これらの確率の計算については，後で説明します．

EXAMPLE: (continued)

KM Curve for Group 2 (Placebo)

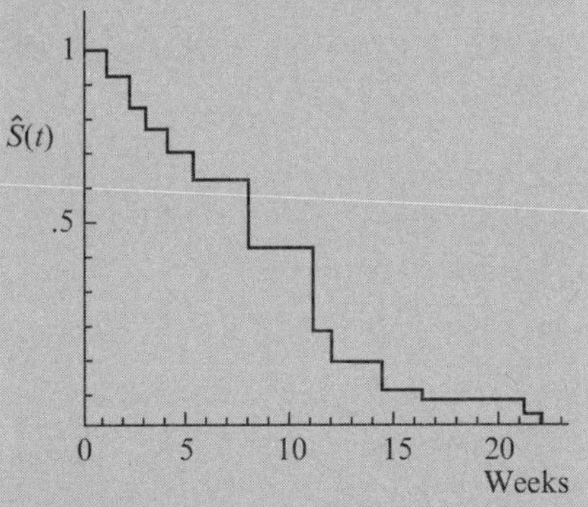

$S(t) = \Pr(T > t)$

Group 2 (placebo)

$t_{(f)}$	n_f	m_f	q_f	$\check{S}(t_{(f)})$
0	21	0	0	1
1	21	2	0	19/21 = .90
2	19	2	0	17/21 = .81
3	17	1	0	16/21 = .76
4	16	2	0	14/21 = .67
5	14	2	0	12/21 = .57
8	12	4	0	8/21 = .38
11	8	2	0	6/21 = .29
12	6	2	0	4/21 = .19
15	4	1	0	3/21 = .14
17	3	1	0	2/21 = .10
22	2	1	0	1/21 = .05
23	1	1	0	0/21 = .00

$$\hat{S}(t_{(f)}) = \frac{\text{\# surviving past } t_{(f)}}{21}$$

No censorship in group 2
Alternative formula: KM approach

群2について，昇順に並べたfailure時間それぞれに対応するKM生存確率のプロットをここに示します．経験的なプロットは通常ステップ関数となり，生存確率 = 1の水平線から始まり，あるfailure時間から次のfailure時間に移るに従って，階段状に生存確率が下がります．

ここで群2の生存確率がどのように計算されるかを説明します．生存確率とは試験対象が特定の時間を超えて生存する確率だということを思い出してください．

すると，どのデータセットでも時間 = 0を超えて生存する確率が1.0であるように，群2のデータにおいても1.0です．

次に最初のfailure時間である1週を超えて生存する確率は，19/21(= 0.90)となります．というのは2人が1週でfailureし，はじめの21人のうち19人が1週を超えて生存していたからです．

同様に次の生存確率は，2週を超えて生存する人についてで，それは17/21(0.81)です．2人に1週でfailureがあり，2人に2週でfailureがあるので，はじめの21人のうち17人が2週を超えて生存したからです．

残りの生存確率も同様に計算できます．すなわち特定の時間を超えて生存している人数を数えて，これをフォローアップ開始時の人数である21で割るのです．

群2では誰も打ち切りがなかったので，群2のq列は常に0です．もしqのいくつかが0でなかった場合には，生存確率を計算するための，別の方法が必要になります．この別の方法をKM法と呼びます．群2ではすべてのqの値が0ですが，KM法はこのデータを使って説明することもできます．

EXAMPLE

$\hat{S}(4) = 1 \times \frac{19}{21} \times \frac{17}{19} \times \frac{16}{17} \times \frac{14}{16} = \frac{14}{21} = .67$

$\Pr(T > t_{(f)} \; T \geq t_{(f)})$

$\hat{S}(4) = 1 \times \textcircled{\frac{19}{21}} \times \frac{17}{19} \times \textcircled{\frac{16}{17}} \times \frac{14}{16} = \frac{14}{21} = .67$

$\frac{19}{21} = \Pr(T > 1 | T \geq 1)$

$\frac{16}{17} = \Pr(T > 3 | T \geq 3)$

17 = # in risk set at week 3

例えば群2で，4週を超えた生存確率をKM式を使って計算することもできます．この式は条件付き確率の項の積からなります．つまり，積のそれぞれの項は，特定のfailure時間$t_{(f)}$まで生存した被験者が，そのfailure時間を超える確率です．

すなわち，4週を超えた生存についてのKM式の中で，19/21は昇順の最初のfailure時間である1週まで生存した被験者が，1週を超えて生存する確率です．群2の21人全員が1週までは生存しましたが，1週で2人がfailureし，19人が1週を超えて生存したことに注意してください．

同様に16/17の項は昇順に並べたfailure時間の3番目である3週まで生存した被験者の，3週を超えて生存する確率です．3週までに17人が生存し，そこで1人にfailureがあったので，16人が3週を超えて生存しました．分母の17人は3週のリスクセットの人数であることに注意してください．

$\hat{S}(4) = 1 \times \frac{19}{21} \times \frac{17}{19} \times \frac{16}{17} \times \textcircled{\frac{14}{16}}$

$\hat{S}(8) = 1 \times \frac{19}{21} \times \frac{17}{19} \times \frac{16}{17} \times \frac{14}{16} \times \frac{12}{14} \times \textcircled{\frac{8}{12}}$

4週を超える生存についてのKM式の積項は，4週の14/16で終わっていることに注意してください．同様に8週を超える生存のKM式は，8週で終わります．

KM formula = product limit formula

一般的にいうと，生存確率のKM式は指定された生存週の積項までで終わります．これがKM式がしばしば積極限式(product limit formula)と呼ばれる理由です．

次にいくつか打ち切りがあった群1のデータについてのKM式を考えます．

Group 1 (treatment)

$t_{(f)}$	n_f	m_f	q_f	$\hat{S}(t_{(f)})$
0	21	0	0	①
6	21	3	1	$1 \times \frac{18}{21}$
		.		
		.		
		.		

群1について，KM式を使って求めた生存確率推定値を左に示します．

表の1行目の推定生存確率$\hat{S}(0)$は1.0であり，これは時間0を超えた生存確率なので常に同じです．

EXAMPLE: (continued)

Group 1 (treatment)

$t_{(f)}$	n_f	m_f	q_f	$\hat{S}(t_{(f)})$
0	21	0	0	(1)
6	21	3	1	$1\times\frac{18}{21}=.8571$
7	17	1	1	$.8571\times\frac{16}{17}=.8067$
10	15	1	2	$.8067\times\frac{14}{15}=.7529$
13	12	1	0	$.7529\times\frac{11}{12}=.6902$
16	11	1	3	$.6902\times\frac{10}{11}=.6275$
22	7	1	0	$.6275\times\frac{6}{7}=.5378$
23	6	1	5	$.5378\times\frac{5}{6}=.4482$

Fraction at $t_{(f)}$: $\Pr(T > t_{(f)} \mid T \geq t_{(f)})$

Not available at $t_{(f)}$: failed prior to $t_{(f)}$
or
censored prior to $t_{(f)}$

group 1 only

KM Plots for Remission Data

Obtain KM plots from computer package, e.g., SAS, Stata, SPSS R

2行目以降の生存確率推定値は，直前のfailure時間での生存確率推定値に，当該時点の条件付き確率項を掛けることで計算できます．例えば6週を超えた条件付き生存確率推定値は18/21です．というのは21人が6週まで残っていて，そのうち3人は6週を超えては生存できなかったからです．7週を超えての条件付き生存確率推定値は16/17です．7週までに17人が残っていて，そのうち1人は7週を超えては生存できなかったからです．他の項も同様に計算されます．

特定のfailure時間$t_{(f)}$における条件付き生存確率推定値は通常，時間$t_{(f)}$に生存している(すなわちリスクセットにいる)条件下での，$t_{(f)}$を超えて生存するという，条件付き確率として表されます．これは群2の積極限式の中の各積項の式と全く同じです．

時間$t_{(f)}$に含まれない被験者には，(1)$t_{(f)}$より前にfailureがある，あるいは(2)$t_{(f)}$より前に打ち切りである，という2つの理由があることに注意してください．群2では打ち切りの人がいませんが，群1には打ち切りの人がいます．そのため群1では，時間$t_{(f)}$に生存している人数を決める際に，打ち切りの人を考慮しなければなりません．

ここで群1と群2のKM曲線を同じグラフ上に示します．群1のKM曲線は群2のKM曲線より常に上にあることに注目してください．これは治療群である群1が，プラセボ群である群2よりも生存予後が良いということを示しています．さらに，週が経過するほど2つの曲線はより離れていくようにみえます．このことはプラセボに対する治療効果は，寛解状態が長いほど大きくなるということを示唆しています．

上に示したKMプロットは，SAS，Stata，SPSS，Rなど生存時間解析を行うことができるほとんどの統計ソフトウェアを使って簡単に求めることができます．基本的なデータレイアウトを準備し，それぞれのKMプログラムに適切なコマンドを入力するだけでプロットを得ることができます．

III. Kaplan-Meier(KM)曲線の一般的な特徴

General KM formula:

$$\hat{S}(t_{(f)}) = \hat{S}(t_{(f-1)}) \times \hat{P}r(T > t_{(f)} | T \geq t_{(f)})$$

failure時間$t_{(f)}$におけるKM生存確率の一般式を左に示します．この式は当該時間の前のfailure時間$t_{(f-1)}$を超えた生存確率に，少なくとも時間$t_{(f)}$まで生存した条件下での，時間$t_{(f)}$を超える生存確率を掛けたもので表されます．

KM formula = product limit formula

$$\hat{S}(t_{(f-1)}) = \prod_{i=1}^{f-1} \hat{P}r(T > t_{(i)} | T \geq t_{(i)})$$

左記のKM式は，生存確率$\hat{S}(t_{(f-1)})$を，failure時間$(t_{(f-1)})$とそれ以前の時間に対応する条件付き確率項に逐次置き換えることにより，積極限式の形で表すこともできます．

EXAMPLE

$$\hat{S}(10) = .8067 \times \frac{14}{15} = .7529$$
$$= \boxed{\frac{18}{21} \times \frac{16}{17}} \times \frac{14}{15}$$

$$\hat{S}(16) = .6902 \times \frac{10}{11}$$
$$= \boxed{\frac{18}{21} \times \frac{16}{17} \times \frac{14}{15} \times \frac{11}{12}} \times \frac{10}{11}$$

例えば群1の10週を超える生存確率は，表(65ページ)の中では，0.8067 × 14/15 = 0.7529と表されています．しかし0.8067の代わりに分数18/21と16/17の積と書くこともできます．すなわち10週を超える生存についての積極限式は，ここに示すような3項の積で表されます．

同様に，16週を超える生存確率0.6902 × 10/11は，ここに示すような5項の分数の積として表すことができます．

$$\hat{S}(t_{(f)}) = \prod_{i=1}^{f} \hat{P}r[T > t_{(i)} | T \geq t_{(i)}]$$
$$= \hat{S}(t_{(f-1)}) \times \hat{P}r(T > t_{(f)} | T \geq t_{(f)})$$

KM生存確率推定値を求める積極限式の一般形を，先の形式で表現したKMの一般式と一緒に左に示します．2つの式は同等です．

Math proof:

Pr(A and B) = Pr(A) × Pr(B | A) always

KM式の簡単な数学的証明は確率用語で表すことができます．確率の基本的なルールの1つに，例えばAとBの同時イベント(joint イベント)が起こる確率は，1つのイベントAが起きる確率に，Aという条件下でもう1つのイベントBが起こる条件付き確率を掛けたものに等しいというものがあります．

$A = "T \geq t_{(f)}" \rightarrow$ A and B = B
$B = "T > t_{(f)}"$
Pr(A and B) = Pr(B) = $S(t_{(f)})$

もしAを，ある人が少なくとも時間$t_{(f)}$まで生存するというイベントとし，Bをある人が時間$t_{(f)}$を超えて生存するというイベントだとします．そうするとイベントBはイベントAを包含するので，同時イベントAかつBはイベントBに単純化できます．つまりAかつBの確率は時間$t_{(f)}$を超える生存確率と等しいことになります．

No failures during $t_{(f-1)} < T < t_{(f)}$
$\Pr(A) = \Pr(T > t_{(f-1)}) = S(t_{(f-1)})$

また$t_{(f)}$は$t_{(f-1)}$の次のfailure時間なので，時間$t_{(f-1)}$の後から時間$t_{(f)}$直前まではfailureはありません，つまりAの確率は(*f*-1)番目のfailure時間を超える生存確率に等しいのです．

$\Pr(B|A) = \Pr(T > t_{(f)} | T \geq t_{(f)})$

さらにAという条件下でのBの条件付き確率は，KM式中の条件付き確率と同じです．

Thus, from Pr(A and B) formula,

$$\Pr(A \text{ and } B) = \Pr(A) \times \Pr(B \mid A)$$
$$S\left(t_{(f)}\right) = S\left(t_{(f-1)}\right) \times \Pr\left(T > t_{(f)} | T \geq t_{(f)}\right)$$

ゆえに，確率の基本的なルールを使って，KM式を導くことができるのです．

IV. 2群のログランク検定

Are KM curves statistically equivalent?

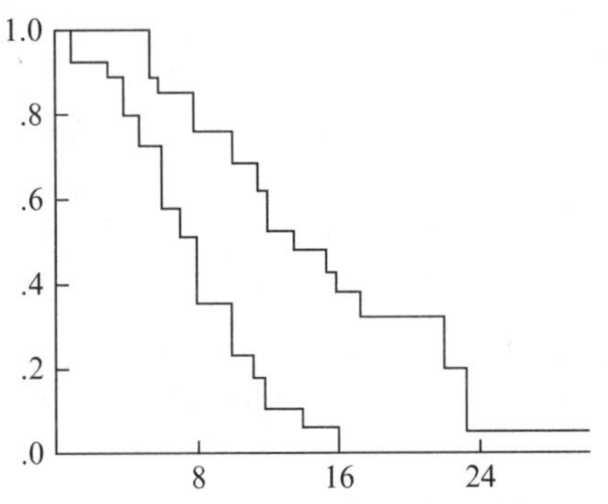

ここでは複数のKM曲線が，統計学的に差がないかどうかをどのように判断するかを説明します．ここでは，2群についてだけ考えます．もっともよく用いられる検定法はログランク検定(Log-rank test)と呼ばれるものです．

KM曲線が「統計学的に差がない」とは，2つの曲線を「全体的」に比較する検定において，真の(母集団の)生存曲線に差があるという証拠がなかったということを意味します．

- Chi-square test
- Overall comparison of KM curves
- Observed versus expected counts
- Categories defined by ordered failure times

ログランク検定は，KM曲線の全般的な比較の判断指標となる統計量を使った，大標本を仮定したχ^2検定です．このログランク検定の検定統計量は，他のχ^2検定で使われる検定統計量と同様に，カテゴリーごとの観察度数(*O*)と期待度数(*E*)の差の合計を使います．ログランク検定統計量では，解析全データに対するそれぞれの昇順failure時間の区分がカテゴリーとなります．

EXAMPLE

Remission data: $n = 42$

	# failures		# in risk set	
$t_{(f)}$	m_{1f}	m_{2f}	n_{1f}	n_{2f}
1	0	2	21	21
2	0	2	21	19
3	0	1	21	17
(4)	0	2	21	16
5	0	2	21	14
6	3	0	21	12
7	1	0	17	12
8	0	4	16	12
(10)	1	0	15	8
11	0	2	13	8
12	0	2	12	6
13	1	0	12	4
15	0	1	11	4
16	1	0	11	3
17	0	1	10	3
22	1	1	7	2
23	1	1	6	1

ログランク検定に必要な情報の例として，再び42人の白血病患者の寛解データを使った，治療群(群1)とプラセボ群(群2)の比較について考えます．

左に全データの昇順に並べたfailure時間$t_{(f)}$について，群(i)ごとのfailureの人数(m_{if})と群(i)ごとのリスクセットの人数(n_{if})を示します．

例えば，4週では，群1では誰もfailureがなく，群2では2人にfailureがありました．また4週では，群1のリスクセットは21人からなり，群2のリスクセットは16人からなります．

同様に10週では，群1は1人にfailureがあり，群2では誰にもfailureがありませんでした．またリスクセットはそれぞれ15人と8人からなります．

Expected cell counts:

$$e_{1f} = \left(\frac{n_{1f}}{n_{1f} + n_{2f}}\right) \times \left(m_{1f} + m_{2f}\right)$$

↑ Proportion in risk set　　↑ # of failures over both groups

$$e_{2f} = \left(\frac{n_{2f}}{n_{1f} + n_{2f}}\right) \times \left(m_{1f} + m_{2f}\right)$$

次に，前の表を拡張してそれぞれのfailure時間でそれぞれの群について期待度数と，「観察度数－期待度数」の値を加えます．各群での期待度数の計算式をここに示します．群1について時間fでの期待度数(e_{1f})は，時間fでリスクがある人数のデータ全体の中での割合$n_{1f}/(n_{1f} + n_{2f})$に，その時間での2群のfailureの合計($m_{1f} + m_{2f}$)を掛けて計算します．群2についてもe_{2f}は同様に計算できます．

EXAMPLE

Expanded Table (Remission Data)

		# failures		# in risk set		# expected		Observed-expected	
f	$t_{(f)}$	m_{1f}	m_{2f}	n_{1f}	n_{2f}	e_{1f}	e_{2f}	$m_{1f}-e_{1f}$	$m_{2f}-e_{2f}$
1	1	0	2	21	21	(21/42) × 2	(21/42) × 2	−1.00	1.00
2	2	0	2	21	19	(21/40) × 2	(19/40) × 2	−1.05	1.05
3	3	0	1	21	17	(21/38) × 1	(17/38) × 1	−0.55	0.55
4	4	0	2	21	16	(21/37) × 2	(16/37) × 2	−1.14	1.14
5	5	0	2	21	14	(21/35) × 2	(14/35) × 2	−1.20	1.20
6	6	3	0	21	12	(21/33) × 3	(12/33) × 3	1.09	−1.09
7	7	1	0	17	12	(17/29) × 1	(12/29) × 1	0.41	−0.41
8	8	0	4	16	12	(16/28) × 4	(12/28) × 4	−2.29	2.29
9	10	1	0	15	8	(15/23) × 1	(8/23) × 1	0.35	−0.35
10	11	0	2	13	8	(13/21) × 2	(8/21) × 2	−1.24	1.24
11	12	0	2	12	6	(12/18) × 2	(6/18) × 2	−1.33	1.33
12	13	1	0	12	4	(12/16) × 1	(4/16) × 1	0.25	−0.25
13	15	0	1	11	4	(11/15) × 1	(4/15) × 1	−0.73	0.73
14	16	1	0	11	3	(11/14) × 1	(3/14) × 1	0.21	−0.21
15	17	0	1	10	3	(10/13) × 1	(3/13) × 1	−0.77	0.77
16	22	1	1	7	2	(7/9) × 2	(2/9) × 2	−0.56	0.56
17	23	1	1	6	1	(6/7) × 2	(1/7) × 2	−0.71	0.71
Totals		9	21			19.26	10.74	−10.26	10.26

\# of failure times

$$O_i - E_i = \sum_{f=1}^{17} \left(m_{if} - e_{if}\right), \quad i = 1, 2$$

2群を比較する場合のログランク検定統計量(test statistic)は，2群のうちのどちらかの，「観察度数－期待度数」の値を，すべてのfailure時間について合計したものを使います．この例ではその合計は群1では－10.26で，群2では10.26です．ここでは検定を行うのに群2の値を使いたいと思いますが，ご覧のように負号を除けば，観察度数と期待度数との差は2群とも同じです．

EXAMPLE

$O_1 - E_1 = -10.26$
$O_2 - E_2 = 10.26$

Two groups:

$O_2 - E_2$ = summed observed minus expected score for group 2

$$\text{Log-rank statistic} = \frac{(O_2 - E_2)^2}{\text{Var}(O_2 - E_2)}$$

2群の場合，左に示すログランク検定統計量は，一方の群，例えば群2の，「観察度数(O_2)－期待度数(E_2)」の合計の二乗を，「観察度数(O_2)－期待度数(E_2)」の合計の分散で割ることで求められます．

$$\mathrm{Var}(O_i - E_i) = \sum_j \frac{n_{1f} n_{2f} (m_{1f} + m_{2f})(n_{1f} + n_{2f} - m_{1f} - m_{2f})}{(n_{1f} + n_{2f})^2 (n_{1f} + n_{2f} - 1)}$$

$i = 1,\ 2$

左に，分散の推定式を示します．2群について，分散の式はどちらの群でも同じです．この分散の式には時間fでの各群のリスクセットの人数(n_{if})と，各群のfailureの数(m_{if})が含まれます．これをすべてのfailure時間について合計します．

H_0: no difference between survival curves

Log-rank statistic $\sim\chi^2$ with 1 df under H_0

検定する帰無仮説(null hypothesis)は，2つの生存曲線には全体として差がないということです．この帰無仮説下には，ログランク検定統計量は自由度1のχ^2分布に近似します．ゆえにログランク検定のp値はχ^2分布の表から求められます．

Computer programs:
Stata's "sts test":

- descriptive statistics for KM curves
- Log-rank statistic
- Alternative statistics to Log-rank statistic

いくつかの統計ソフトウェアで，ログランク検定統計量を計算することができます．例えば**Stata**では「**sts test**」と呼ばれるコマンドがあり，これはKM曲線についての記述情報量(descriptive information)，ログランク検定統計量，後で述べるログランク検定に代わる検定統計量を計算します．**SAS**や**SPSS**などの統計ソフトウェアでも**Stata**と同様の結果を導くプロシジャがあります．Stata，SAS，SPSS，Rの方法と出力例は，「Computer Appendix」(http://www.scientist-press.com/11_327.html)を参照してください．

EXAMPLE

Using Stata: Remission Data

Group	Events observed	Events expected
1	9	19.25
2	21	10.75
Total	30	30.00

Log-rank = chi2(2) = 16.79
P-Value = Pr > chi2 = 0.000

白血病寛解データについて，**Stata**の「sts test」を使った出力を編集したものを左に示します．ログランク検定統計量は16.79で，対応するp値は小数第3位まで0です．このp値より，帰無仮説は棄却されます．よって治療群とプラセボ群ではKM生存曲線が有意に異なる，と結論づけることができます．

EXAMPLE

$$O_2 - E_2 = 10.26$$
$$\text{Var}(O_2 - E_2) = 6.2685$$
$$\text{Log - rank statistic} = \frac{(O_2 - E_2)^2}{\widehat{\text{Var}}(O_2 - E_2)} = \frac{(10.26)^2}{6.2685} = 16.793$$

ログランク検定統計量を計算するには，統計ソフトウェアを使うのがもっとも簡単な方法ですが，計算についての詳細を少し示します．前の計算(69ページ)から，$O_2 - E_2$の値は10.26であることがすでにわかっています．$O_2 - E_2$の分散の推定値は先の分散の式より，6.2685と計算されます．そうするとログランク検定統計量は10.26の二乗割る6.2685となり，統計ソフトウェアの出力と同様に16.793となります．

Approximate formula:

$$X^2 \approx \sum_{i}^{\#\text{ of groups}} \frac{(O_i - E_i)^2}{E_i}$$

ログランク検定統計量の近似式をここに示します．これは分散を計算せずに，各群の観察度数と期待度数を使って計算できます．近似式(approximate formula)は古典的なχ^2の形をとり，比較する各群で「観察度数－期待度数」の二乗を期待度数で割り，2群を合計したものになります．

EXAMPLE

$$X^2 = \frac{(-10.26)^2}{19.26} + \frac{(10.26)^2}{10.74} = 15.276$$

Log-rank statistic = 16.793

白血病寛解データについて近似式の計算をここに示します．期待度数値は群1では19.26で，群2では10.74です．得られるχ^2の値は15.276で，これはログランク検定統計量の16.793より若干小さくなります．

V. 複数群のログランク検定

H_0: All survival curves are the same.

3群以上の生存曲線の比較にも，ログランク検定を利用することができます．この，より一般的な場合の帰無仮説は，すべての生存曲線が等しいというものです．

Log-rank statistics for > 2 groups involves variances and covariances of $O_i - E_i$.

Matrix formula: See Appendix at the end of this chapter.

3群以上ある場合にも，同じレイアウトの表を使って計算をすることができますが，各群について，「観察度数－期待度数」の合計の分散と共分散の両方が必要となり，検定統計量は数学的により複雑になります．わかりやすい数学的表現は，行列を使って示すことができます．興味のある読者のために，この章の終わりの付録に行列を用いた式を載せてあります．

Use computer program for calculations.

統計ソフトウェアを使えば，基本的なデータファイルからログランク検定統計量を簡単に計算することができるので，ログランク検定統計量の計算については，これ以上の詳しい説明はしません．代わりに，3群以上のデータについて，この検定をどのように使うのかを示します．

G (≥ 2) groups:
Log-rank statistic $\sim \chi^2$ with $G-1$ df

もし比較する群の数が$G(\geq 2)$であるなら，ログランク検定統計量は大標本・帰無仮説下で近似的に，自由度$G-1$のχ^2分布となります．すなわち有意かどうかの判断は，χ^2分布の表で適切な自由度に基づいて行われます．

Approximation formula:

$$X^2 \approx \sum_{i}^{\#\text{ of groups}} \frac{(O_i - E_i)^2}{E_i}$$

Not required because computer program calculates the exact log--rank statistic

先に述べた，分散，共分散を使わず，観察度数と期待度数だけを使った近似式は，3群以上を比較する場合にも使うことができます．しかし現実的には，統計ソフトウェアを使って正確なログランク検定統計量を計算することができるのであれば，この近似式を使う必要はありません．

ここで例を挙げて，3群以上を比較する際のログランク検定統計量の使い方について説明します．

EXAMPLE

vets.dat: survival time in days,

n 137

Veteran's Administration Lung Cancer Trial

Column 1: Treatment (standard = 1, test = 2)
Column 2: Cell type 1 (large = 1, other = 0)
Column 3: Cell type 2 (adeno = 1, other = 0)
Column 4: Cell type 3 (small = 1, other = 0)
Column 5: Cell type 4 (squamous = 1, other = 0)
Column 6: Survival time (days)
Column 7: Performance Status
(0 = worst . . . 100 = best)
Column 8: Disease duration (months)
Column 9: Age
Column 10: Prior therapy (none = 0, some = 1)
Column 11: Status (0 = censored, 1 = died)

「vets.dat」というデータセットは，Kalbfleisch and Prenticeが彼らのテキスト（*The Statistical Analysis of Survival Time Data*, John Wiley, pp. 223–224, 1980）で引用した退役軍人援護局肺がん試験（Veteran's Administration Lung Cancer Trial）の137人の患者の生存日数についてです．ここに変数の全リストを示します．failure状態はColum 11のstatusで定義されています．

列挙した変数の中で，performance statusという，がんの状態を示す変数（Colum 7）に注目します．この変数は連続変数なので，KM曲線を描き，ログランク検定を行う前に，この変数をカテゴリー化する必要があります．

EXAMPLE

Performance Status Categories

Group #	Categories	Size
1	0–59	52
2	60–74	50
3	75–100	35

KM curves for performance status groups

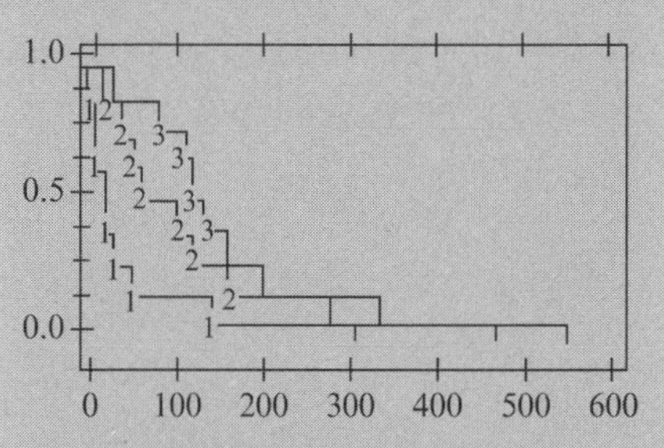

Group	Events observed	Events expected
1	50	26.30
2	47	55.17
3	31	46.53
Total	128	128.00

Log-rank = chi2(2) = 29.18
P-value = Pr > chi2 = 0.0000
$G = 3$ groups; $df = G - 1 = 2$

Log-rank test is highly significant.

Conclude significant difference among three survival curves.

performance status変数について，0〜59，60〜74，75〜100というカテゴリー化を行うと，それぞれ52人，50人，35人からなる3群ができます．

3群のそれぞれのKM曲線を示します．曲線はきわめて異なって見えることに注目してください．この違いが有意であるかの検定は，ログランク検定統計量によって行われます．

3群のKM曲線の記述情報量とログランク検定の結果についての出力を編集したものを示します．これらの結果はStataを使って得られました．

3群を比較しているので$G=3$で，ログランク検定の自由度は$G-1$，つまり2です．ログランク検定統計量の計算結果は29.18で，そのp値は小数第3位まで0です．すなわちログランク検定から導かれる結論は，performance statusによる3群の生存曲線には高度に有意な差があるということです．

VI. ログランク検定の代替検定

Alternative tests supported by Stata

Wilcoxen
Tarone-Ware
Peto
Flemington-Harrington

複数の生存曲線が等しいという仮説を検定するための，ログランク検定に代わるいくつかの検定を，Stata，SAS，SPSS，Rを使って行うことができます．ここでは**Wilcoxon検定**，**Tarone-Ware検定**，**Peto検定**，**Flemington-Harrington検定**について説明します．これらの検定はどれもログランク検定の変法であり，Stataで簡単に行うことができます．

Log rank uses

$$O_i - E_i = \sum_f (m_{if} - e_{if})$$

i = group #
f = fth failure time

これらの検定の違いを説明するにあたり，ログランク検定では検定統計量を求めるのに，各群の「観察度数(O) − 期待度数(E)」の合計を使ったことを思い出してください．このように単純に合計するということは，各群の「観察度数 − 期待度数」をまとめる際に，各failure時間に同じ重み付け(すなわち重み1)をしていることになります．

Weighting the test statistic for two groups

Test statistic:

$$\frac{\left(\sum_f w(t_{(f)})(m_{if} - e_{if})\right)^2}{\text{var}\left(\sum_j w(t_{(f)})(m_{if} - e_{if})\right)}$$

i = 1, 2
f = fth failure time
$w(t_{(f)})$ = weight at fth failure time

Wilcoxon, Tarone-Ware, Peto, Flemington-Harrington検定はログランク検定の変法であり，(2群の場合を左に示すように)f番目のfailure時間に対して異なった重み付けをします．

Wilcoxon Test

- $w(t_f) = n_f$ (number at risk)
- Earlier failures receive more weight
- Appropriate if treatment effect is strongest in earliest phases of administration

Wilcoxon検定(SPSSではBreslow検定)では，時間t_fでの「観察度数 − 期待度数」に，時間t_fでの全群のat risk数n_fで重み付けします．つまりWilcoxon検定ではリスクのある人がより多い生存曲線のはじめの方の情報をより重視し，遅いfailureよりも早いfailureの重みが大きくなります．このような重み付けは，生存に対する治療の効果が治療の初期にもっとも大きく，時間が経過するにつれて効果が弱まっていく傾向にあるかどうかを検討するのに向いています．

Weights Used for Various Test Statistics

Test Statistic	$w(t_{(f)})$
Log rank	1
Wilcoxon	n_f
Tarone-Ware	$\sqrt{n_f}$
Peto	$\tilde{s}(t_{(f)})$
Flemington-Harrington	$\hat{S}(t_{(f-1)})^p \times [1 - \hat{S}(t_{(f-1)})]^q$

Tarone-Ware検定は，時間$t_{(f)}$での「観察度数 − 期待度数」に対してat risk数の平方根$\sqrt{n_f}$で重み付けすることで，早期のfailure時間により大きな重みが置かれます．Peto検定はf番目のfailure時間に対して，すべての群を合わせて計算した推定生存確率$\tilde{s}(t_{(f)})$で重み付けします．この推定生存確率$\tilde{s}(t_{(f)})$はKM推定生存確率と似た値ですが，完全に等しくはありません．Flemington-Harrington検定は全群のKM推定生存確率$\hat{S}_{(t)}$を使い，f番目のfailure時間についての重み$\hat{S}(t_{(f-1)})^p[1-\hat{S}(t_{(f-1)})]^q$を得ます．各検定統計量の計算に用いる重みを左にまとめました．

Flemington-Harrington Test

$$w(t) = \hat{S}\left(t_{(f-1)}\right)^p\left[1 - \hat{S}\left(t_{(f-1)}\right)\right]^q$$

if p = 1 and q = 0, $w(t) = \hat{S}(t_{(f-1)})$
if p = 0 and q = 1,
  $w(t) = 1 - \hat{S}(t_{(f-1)})$
if p = 0 and q = 0,
  w(t) = 1 (Log-rank test)

重み付けの選択に関してはFlemington-Harrington検定がもっともフレキシブルです．というのはユーザーがpとqの値を決められるからです．例えば，もし$p = 1$で$q = 0$ならば$w(t) = \hat{S}(t_{(f\text{-}1)})$となり，これが1に近い早い生存時間で重みがより大きくなります．しかし$p = 0$で$q = 1$ならば$w(t) = 1 - \hat{S}(t_{(f\text{-}1)})$となり，遅い生存時間で重みが大きくなります．もし$p = 0$で$q = 0$ならば$w(t) = 1$となり，Flemington-Harrington検定はログランク検定になります．

Comparisons of Test Results: Remission Data, Testing Treatment (RX)

Test	Chi-square (1 df)	P-value
Log rank	16.79	0.0000
Wilcoxon	13.46	0.0002
Tarone-Ware	15.12	0.0001
Peto	14.08	0.0002
FH (p = 3, q = 1)	8.99	0.0027
FH (p = 1, q = 3)	12.26	0.0050

白血病寛解データでの，プラセボと比べた治療の効果についての検定の比較を左に示します．ログランクχ^2統計量（この章の前にも示しましたが）は16.79で，これらの中で最大です．$p = 3$で$q = 1$の場合のFlemington-Harrington（FH）検定は8.99ともっとも低い値となります（この重み付けでは生存曲線のどの部分にもっとも重みが置かれるかは簡単にはわかりませんが）．しかしどの検定の結果も高度に有意であり，帰無仮説を棄却するという同じ結論になります．

Vets Data, 3-Level Performance Status

Test	Chi-square (2 df)	P-value
Log rank	29.18	0.0000
Wilcoxon	46.10	0.0000

Remission Data, 2-Level Treatment

Test	Chi-square (1 df)	P-value
Log rank	16.79	0.0000
Wilcoxon	13.46	0.0002

前のセクションで紹介したvetsデータセットの，3レベルのperformance status変数についてのログランク検定とWilcoxon検定の比較を左に示します．Wilcoxon検定（46.10）ではログランク検定（29.18）よりも大きいχ^2統計量を得ます．対照的に白血病寛解データでの治療の効果についてのログランク検定（16.79）ではWilcoxon検定（13.46）よりも大きいχ^2統計量を得ます．しかしWilcoxon検定もログランク検定も，performance statusや治療に関してきわめて有意な結果となっています．

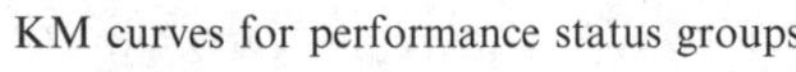

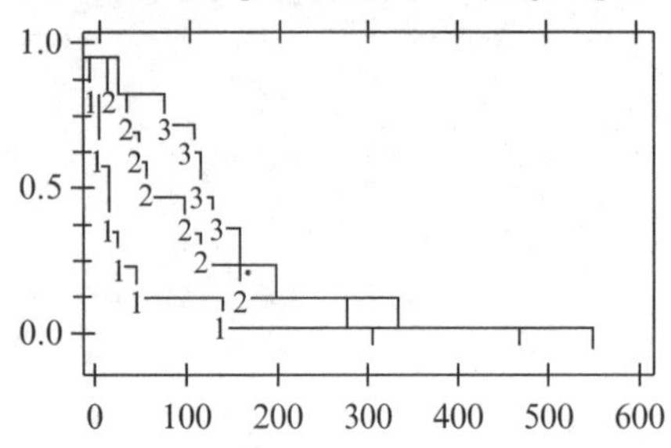

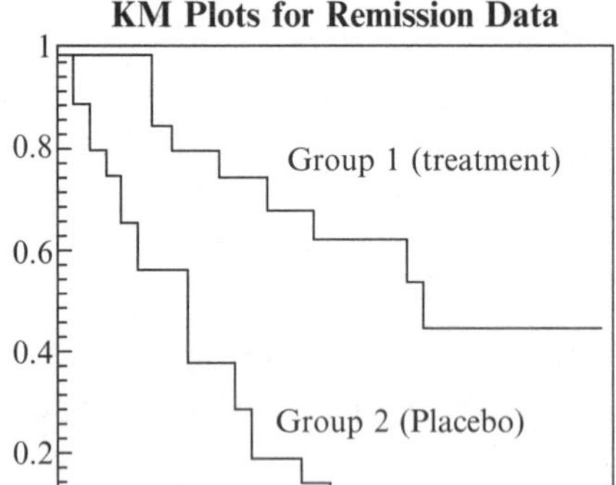

生存曲線を見くらべると，3つのperformance statusについて，なぜWilcoxon検定でログランク検定よりも大きなχ^2値が得られるのかの洞察が得られます．比較している3つの曲線はフォローアップ期間の初期には大きく離れており，その後近付いていきます．対照的に白血病寛解データの2つの曲線は時間とともに離れていきます．

Choosing a Test

- Results of different weightings usually lead to similar conclusions
- The best choice is test with most power
- Power depends on how the null is violated
- There may be a clinical reason to choose a particular weighting
- Choice of weighting should be a priori

一般的に，重み付けが異なっても似た結果となるはずで，帰無仮説の棄却に関しては，通常，同じ結論が導かれます．検定統計量のどの重み付けを使うか（例えばログランクかWilcoxon）の選択は，どの検定で最大の検出力（statistical power）が得られると考えられるか，すなわち，帰無仮説が棄却されやすいかと考えられるか，によります．

もし曝露による効果が生存関数のはじめ（あるいは終わり）に向かってより大きくなると信じる臨床的な根拠があれば，重み付けのある検定統計量を使用するのは理にかなっています．しかし**どの検定を使うかはあらかじめ決定すべき**であり，事後的に自分に都合のよいp値を選ぶべきではありません．都合の良い結果を求めることはバイアスをもたらすことになります．

Stratified log-rank test

- $O - E$ scores calculated within strata
- $O - E$ scores then summed across strata
- Allows control of stratified variable

層化ログランク検定はログランク検定の別の変形です．この検定では「観察度数(O)－期待度数(E)」の合計は各群で層ごとに計算され，それからすべての層について合計します．**層化ログランク検定は，層化変数で調整したうえで，生存曲線が等しいかどうかを検定する方法です**．次に白血病寛解データを使って，層化ログランク検定の一例を示します．

```
Stratified log-rank test
->lwbc3 = 1
       | Events    Events
rx     |observed  expected
-------+------------------
0      |    0        2.91
1      |    4        1.09
-------+------------------
Total  |    4        4.00
       |
->lwbc3 = 2
       | Events    Events
rx     |observed  expected
-------+------------------
0      |    5        7.36
1      |    5        2.64
-------+------------------
Total  |   10       10.00
->lwbc3 = 3
       | Events    Events
rx     |observed  expected
-------+------------------
0      |    4        6.11
1      |   12        9.89
-------+------------------
Total  |   16       16.00
->Total
       |           Events
       | Events   expected
rx     |observed    (*)
-------+------------------
0      |    9       16.38
1      |   21       13.62
-------+------------------
Total  |   30       30.00
```

ここに示したのは，log WBCを低，中，高の3レベルに分けた(1，2，3とそれぞれコード化)変数(LWBC3)によって層化して，治療(RX)の効果についての層化ログランク検定を行った際のStataの出力です．

LWBC3の各層で，期待イベント数を治療群(RX = 0)とプラセボ群(RX = 1)で計算します．治療群の期待イベント数の合計は，3つの層での期待イベント数を合計して求めます．すなわち2.91 + 7.36 + 6.11 = 16.38です．プラセボ群の期待イベント数の合計も同様に計算されます．すなわち1.09 + 2.64 + 9.89 = 13.62です．この2つの数値を治療群で観察された9のイベントとプラセボ群で観察された21のイベントとそれぞれ比較することにより，自由度1(2レベルの治療に対応)の10.14というχ^2値が得られ，そのp値は0.0014です．

log WBCで調整しなかった場合，治療効果についてのログランク検定のχ^2値は16.79で，そのp値は0.000と概算されたこと(70ページ)を思い出してください．

Log-rank unstratified

$$O_i - E_i = \sum_j (m_{if} - e_{if})$$

i = group #, f = fth failure time

Log-rank stratified

$$O_i - E_i = \sum_s \sum_f (m_{ifs} - e_{ifs})$$

i = group #, f = f-h failure time, s = stratum #

Stratified or unstratified (G groups) Under H_0:

Log-rank statistic $\sim\chi^2$ with G − 1 df

非層化(unstratified)検定と層化(stratified)検定で異なるのは，非層化検定ではイベント数の「観察度数－期待度数」は各群(i)で，全failure時間の合計を求めるということです．層化検定ではイベント数の「観察度数－期待度数」は，各群で層ごとに全failure時間の合計を計算し，それから全層での合計を求めます．どちらの方法でも帰無仮説下の分布は自由度G－1のχ²分布で，Gは(層の数ではなく)比べる群数を表します．

Can stratify with other tests
Wilcoxon, Tarone-Ware, Peto, Flemington-Harrington

Limitation
Sample size may be small within strata

層化法はログランク検定のどの重み付けによる変形(例えばWilcoxon)でも行うことができます．層化法の欠点は，層内で標本サイズが少なくなってしまうということです．白血病寛解データセットではもともと標本サイズが少ないので，これは特に問題となります．

Alternatively
Test associations using modeling

- Can simultaneously control covariates
- Shown in next chapter

ここでは，層化ログランク検定を使い，log WBCを調整した治療の効果をどのように検定するのかを示しました．次章ではモデリングを使って，他の変数を調整しながらどのように予測変数と結果変数との関連を検定するかを示します．

VII. Kaplan-Meier(KM)曲線の信頼区間

95% CI for the KM curve:

$$\hat{S}_{KM}(t) \pm 1.96\sqrt{\hat{Var}[\hat{S}_{KM}(t)]}$$

where **Greenwood's formula** for $Var[\hat{S}_{KM}(t)]$ is given by

$$\hat{Var}[\hat{S}_{KM}(t)] = \left(\hat{S}_{KM}(t)\right)^2 \sum_{f:t_{(f)}\le t} \left[\frac{m_f}{n_f(n_f - m_f)}\right]$$

$t_{(f)}$ = f-ordered failure time
m_f = number of failures at $t_{(f)}$,
n_f = number in the risk set at $t_{(f)}$,

ここでは推定されたKM曲線の(95%)信頼区間(confidence intervals：CIs)を，どのように計算するのかを説明します．

フォローアップ期間中の特定時点における推定KM確率の95%信頼区間の式は，左に示すように大標本における一般的な式で示せます．ここで$\hat{S}_{KM}(t)$は時間tでのKM推定生存確率を，$Var[\hat{S}_{KM}(t)]$は$\hat{S}_{KM}(t)$の分散を表します．分散を求めるもっとも一般的な方法は，左に示した**Greenwoodの公式**を使うことです．

$$\frac{m_f}{n_f(n_f - m_f)} = \frac{1}{n_f}\left(\frac{m_f}{n_f - m_f}\right)$$

weight → $\frac{1}{n_f}$; Conditional risk → $\left(\frac{m_f}{n_f - m_f}\right)$

$$= \frac{1}{n_f} P[T > t_{(f)} \mid T \geq t_{(f)}]$$

Greenwoodの公式の総和の要素は，本質的にはそれぞれのfailure時間$t_{(f)}$ごとに，その時点における条件付きfailureリスクを$1/n_f$で除した重み付けの平均です．ゆえに，分散の式からは各イベント時間でのKM生存確率の二乗を，時間tまでの累積リスクで重み付けをしたものが求められます．

t	n	m	$\frac{m}{n(n-m)}$	$\sum\frac{m}{n(n-m)}$	S(t)	Var[S(t)]
0	21	0	0	0	1	0
6	**21**	**3**	**0.0079**	**0.0079**	**0.857**	**0.0058**
7	17	1	0.0037	0.0116	0.807	0.0076
10	**15**	**1**	**0.0048**	**0.0164**	**0.753**	**0.0093**
13	12	1	0.0076	0.0240	0.690	0.0114
16	11	1	0.0091	0.0330	0.628	0.0130
22	7	1	0.0238	0.0569	0.538	0.0164
23	6	1	0.0333	0.0902	0.448	0.0181

先に述べた白血病寛解データの治療群(群1)について，どのようにGreenwoodの分散が計算されるのかをわかりやすく示します．この計算のための表を左に示します．

6 weeks: $0.857 \pm 1.96\sqrt{(.857)^2\,(0.0079)}$
$= 0.857 \pm 0.149$ $=$ **(.708, 1.006)** → 1.0

6週では，生存関数の推定値は0.857です．6週ではat riskは21人であり，3つのイベントが起こりました．すなわち$m_f/n_f(n_f - m_f) = 3/(21 \times 18) = 0.0079$です．これが和の式の唯一の要素なので，分散は$0.0079 \times 0.857^2 = 0.0058$と計算されます．これに対応した95%信頼区間を左に示しますが，上限は1.000にしています．

$$10\text{ weeks: } \frac{m_3}{n_3(n_3 - m_3)} = \frac{1}{15(14)} = .0048$$

$$\sum_{f:t_{(f)} \leq t=10}\left[\frac{m_f}{n_f(n_f - m_f)}\right]$$
$$= 0.0079 + 0.0037 + 0.0048 = 0.0164.$$
$$\hat{\text{Var}}[\hat{S}_{KM}(10)] = (0.753)^2(.0164) = 0.0093$$
$$95\%\text{ CI}: 0.753 \pm 1.96\sqrt{0.0093} = (\mathbf{0.564}, \mathbf{0.942})$$

10週では生存関数の推定値は0.753です．10週では15人の患者がat riskであり，1つのイベントがありました．すなわち$m_f/n_f(n_f - m_f) = 1/(15 \times 14) = 0.0048$となります．

このfailure時間の前の2つの時間にもfailureがあります．すなわち6週の0.0079と7週の0.0037で3つの和は0.0164です．そうすると10週の分散は0.0164×0.753^2，すなわち0.0093です．

Same CI at t =11 and 12, since no events occurred at those times.

10週での患者の生存確率の95%信頼区間の信頼限界は左に示すように(0.564, 0.942)です．分散はイベント時間のみで定義されるので，イベントのない11週，12週の95%信頼区間は10週と同じままです．

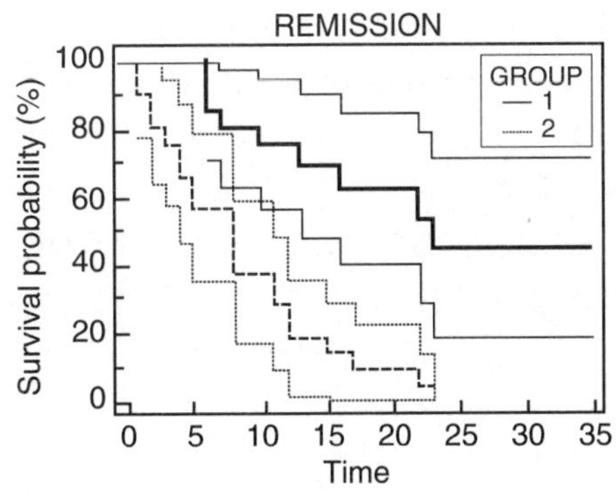

白血病寛解データの群1(治療)と群2(プラセボ)のKM曲線と，その95%信頼区間を左に示します．

VIII. メディアン生存時間の信頼区間

Remission data example:
Group 1 median = 8 weeks
95% CI ?

再び白血病寛解データに戻り，今度はプラセボ群のメディアン寛解時間の95％信頼区間の計算について考えます．この群のメディアン生存時間は8週だったこと（30ページ）を思い出してください．

Formula for 95% CI derived from:

$$\frac{\left(\hat{S}_{KM}(M) - 0.5\right)^2}{\hat{Var}[\hat{S}_{KM}(M)]} \sim \chi_1^2 \text{ where}$$

M = true (unknown) median survival time, i.e., $S_{KM}(M) = 0.5$
$\hat{S}_{KM}(M)$ = estimated survival probability from KM curve at the true median survival time
$\hat{Var}[\hat{S}_{KM}(M)]$ uses Greenwood's formula.

Brookmeyer and Crowley（1982）は，「真の（未知）メディアン値（M）の周辺の生存曲線の標準化関数（standardized function）の二乗は，漸近的にχ^2分布に従う」という事実に基づいて，メディアン生存時間の信頼区間を計算する簡単な方法を提案しました．信頼区間についての関係を左に数学的に示します．

95% CI for median survival:

$$\left(\hat{S}_{KM}(t) - 0.5\right)^2 < 3.84\hat{Var}[\hat{S}_{KM}(t)]$$

$t_{(i)}$	$\hat{S}(t)$	$(\hat{S}(t)-0.5)^2$	3.84 Var($\hat{S}(t)$)	Inequality satisfied?
0	1	0.250	-	
1	0.90	0.160	0.016	N
2	0.81	0.096	0.028	N
3	0.76	0.068	0.033	N
4	**0.67**	**0.029**	**0.041**	**Y**
5	**0.57**	**0.005**	**0.045**	**Y**
8	**0.38**	**0.014**	**0.044**	**Y**
11	0.29	0.44	0.038	N
12	0.19	0.096	0.028	N
15	0.14	0.130	0.022	N
17	0.10	0.160	0.016	N
22	0.05	0.203	0.008	N
23	0.00	0.050	0	N

0.096 > 0.028 so the inequality is not satisfied
0.014 > 0.044 and the inequality is satisfied

上記の標準化生存曲線についての結果を使って，メディアン生存時間の95％信頼区間の一般式は，左に示すような不等式で表されます．**観察された値を真のメディアン値とみなすことができるならこの不等式は成立し，その境界がメディアン生存時間の95％信頼区間の上限と下限を表します**．下限は0であるかもしれず，上限は常に存在するとは限りません．

白血病寛解データのメディアン生存時間8週についての信頼区間の計算を，左の表に示します．信頼区間の式の不等式は$t = 4$週から8週の間で満たされるので，その結果95％ 信頼区間は（**4, 8**）となります．

Brookmeyer and Crowleyは，これらの推定値の上限は打ち切りを反映するように調整されるべきだと指摘しました．彼らは不等式を満たす上限イベントの1つ先のイベントまで区間を拡張した半開区間（拡張上限は含まない）を推奨しました．いくつかの統計ソフトウェア（例：SAS，R）は，この推奨に対応しています．

Caution (ref B&C, 1982): upper limit should be adjusted to reflect censoring, e.g., SAS's LIFETEST adjusts above 95% CI from **(4,8)** to **(4, 11)**.

この例で，SASの出力から得られるメディアン生存時間の95％信頼区間は（4，11）です．ここでは上限は延長されて8週を超えますが，11週のイベントは含みません．

IX. まとめ

KM curves:

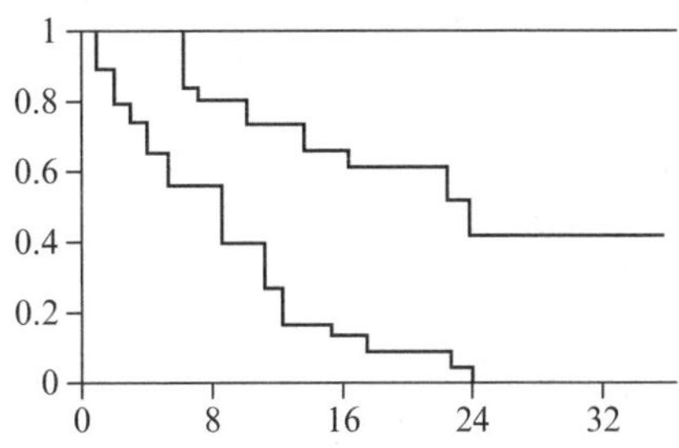

ここでは，本プレゼンテーションの簡単なまとめをします．まず，KM法を使ってどのように生存曲線を推定し，グラフを書くのかを述べました．

$t_{(f)}$: fth ordered failure time

$$\hat{S}(t_{(f)}) = \prod_{i=1}^{f} \hat{P}r[T > t_{(i)} | T \geq t_{(i)}]$$
$$= \hat{S}(t_{(f-1)}) \times \hat{P}r(T > t_{(f)} | T \geq t_{(f)})$$

KM曲線を計算するには，failure時間を小さい方から大きい方へ順番に並べたデータレイアウトを用意しなければなりません．それぞれのfailure時間を昇順に並べた生存確率推定値は，ここに示す**積極限式**を使って計算されます．この推定値を，1つ前のfailure時間での生存確率推定値に，検討しているfailure時間を超えて生存する条件付き確率を掛けて計算することもできます．

Log-rank test:

H_0: common survival curve for all groups

$$\text{Log-rank statistic} = \frac{(O_2 - E_2)^2}{\text{Var}(O_2 - E_2)}$$

Log-rank statistic $\sim\chi^2$ with $G-1$ df under H_0

G = # of groups

生存曲線の比較において，ログランク検定は生存曲線が等しいという帰無仮説を検定する統計学的検定です．2群を比べるときのログランク検定統計量は，ある群での「観察度数(O)－期待度数(E)」の合計と，その分散に基づいています．群が3つ以上ある場合には，ログランク検定の式は数学的に，より複雑になるのでコンピュータを使うべきです．検定統計量は大標本・帰無仮説下で近似的に自由度$G-1$のχ^2分布に従います．ここでGは比較する群の数です．

Greenwood's Variance formula:

$$\hat{Var}[\hat{S}_{KM}(t)] = (\hat{S}_{KM}(t))^2 \times \sum_{f:t_{(f)} \leq t} \left[\frac{m_f}{n_f(n_f - m_f)}\right]$$

大標本でのKM曲線の信頼区間は，左に示すようにGreenwoodの公式に基づいたKM生存確率推定値の分散を使って計算されます．

95% CI for KM:

$$\hat{S}_{\mathrm{KM}}(t) \pm 1.96\sqrt{\mathrm{V\hat{a}r}\left[\hat{S}_{\mathrm{KM}}(t)\right]}$$

95%信頼区間の式をGreenwoodの公式の次に示します.

95% CI for median survival:

$$\left(\hat{S}_{\mathrm{KM}}(t) - 0.5\right)^2 < 3.84\,\mathrm{V\hat{a}r}\left[\hat{S}_{\mathrm{KM}}(t)\right]$$

KM曲線のメディアン値の，大標本における信頼区間の式は，左に示した不等式を使って計算することができます．不等式を満たすtの上限と下限が95%信頼限界となります.

章の進行

1. Introduction

✓2. Kaplan-Meier Survival Curves and the Log-Rank Test

これでこの章の解説は終了です. 後に続く「詳細なまとめ」を読んで, この章の内容を復習してください．それから練習問題とテストに挑戦してください.

Next:

3. The Cox Proportional Hazards Model and Its Characteristics

第3章ではCox比例ハザード(PH)モデルを紹介します．これは同時にいくつか説明変数を考慮して生存曲線を推定する，もっともよく使われる数理モデルです.

詳細なまとめ

I. 復習（58～60ページ）

A. 結果変数はイベント（failure）が起きるまでの（生存）時間．

B. 重要な問題：**打ち切りデータ**，すなわち，生存時間が正確にはわからない．

C. 表記：T ＝生存時間の確率変数
　　t ＝Tの特定の値
　　d ＝failure／打ち切りを表す（0，1）変数
　　$S(t)$ ＝生存関数
　　$h(t)$ ＝ハザード関数

D. 生存関数の特性：
 i. 理論上はグラフは滑らかな曲線で，
 $t=0$での$S(t)=1$から減少し$t=\infty$で$S(t)=0$
 ii. 実際にはグラフはステップ関数．

E. $h(t)$の特性：
 i. ある時間まで生存する条件下でのfailureの瞬間的な可能性
 ii. $h(t)$は率；0から∞の範囲を取る．

F. $S(t)$と$h(t)$の関係：どちらかがわかればもう一方も決まる．

G. 生存時間解析の目標：生存関数とハザード関数の推定，群間比較および説明変数と生存の関係の検討

H. データレイアウト
 i. コンピュータ用
 ii. 解析を理解するためのもの：**リスクセット**を含む．

II. Kaplan-Meier（KM）曲線の例（61～65ページ）

A. 白血病患者の2群（各21人）の寛解時間（週）試験のデータ．

B. 群1（治療群）には打ち切りがいくつかあるが，群2（プラセボ群）では打ち切りがない．

C. 各群の昇順に並べたfailure時間の表が与えられている．

D. 群2（打ち切りなし）では生存確率は直接推定でき，プロットできる．使われる式は

$$\hat{S}(t_{(f)}) = \frac{\#\ \text{surviving past}\ t_{(f)}}{21}$$

E. 群2についての別の方法は**積極限式**

F. 群1では生存確率は，直前のfailure時間での推定値に，検討しているfailure時間を超えて生存する条件付き確率を掛けることで計算される．すなわち，

$$\hat{S}_{(f)} = \hat{S}_{(f-1)}\hat{Pr}\left[T > t_{(f)} \middle| T \geq t_{(f)}\right]$$

III. KM曲線の一般的な特徴（66〜67ページ）

A. 2つの一般式：

$$S_{(f)} = \prod_{i=1}^{f} \Pr\left[T > t_{(i)} \middle| T \geq t_{(i)}\right] \text{（積極限式）}$$

$$S_{(f)} = S_{(f-1)} \Pr\left[T > t_{(f)} \middle| T \geq t_{(f)}\right]$$

B. 2つ目の式は確率法則に基づいている：

$$\Pr(A \text{ and } B) = \Pr(A) \times \Pr(B|A)$$

IV. 2群のログランク検定（67〜71ページ）

A. 大標本におけるχ^2検定；KM曲線の全般的な比較を行う．

B. 結果のカテゴリーごとの観察度数（O）対 期待度数（E）を使う．ここでカテゴリーとはデータ全体での個々の昇順に並べたfailure時間で定義される．

C. 2群からなる白血病寛解時間の例：

i. 「観察度数－期待度数」をどのように計算するかを示す拡張した表．

ii. failure時間fでのi番目の群について，ここでi＝1あるいは2：
観察度数＝m_{if},
期待度数＝e_{if}，ここで
期待度数＝（リスクセットにおける各群の割合）×（2群のfailure数），

$$\text{i.e., } e_{if} = \left(\frac{n_{if}}{n_{1f} + n_{2f}}\right)\left(m_{1f} + m_{2f}\right).$$

D. 2群のログランク検定：

$$\frac{(O_i - E_i)^2}{\text{Var}(O_i - E_i)},$$

ここで$i = 1. 2,$

$$O_i - E_i = \sum_f \left(m_{if} - e_{if}\right),$$

$$\mathrm{Var}(O_i - E_i)$$

$$= \sum_f \frac{n_{1f} n_{2f} \left(m_{1f} + m_{2f}\right)\left(n_{1f} + n_{2f} - m_{1f} - m_{2f}\right)}{\left(n_{1f} + n_{2f}\right)^2 \left(n_{1f} + n_{2f} - 1\right)}$$

$$i = 1,\ 2$$

E. H_0：生存曲線に差がない．

F. ログランク検定統計量～χ^2　H_0のもとで自由度1

G. 近似式：

$$\chi^2 = \sum_{i=1}^{G} \frac{(O_i - E_i)^2}{E_i},\ ここでG = 2 = 群数$$

H. 白血病寛解データの例：ログランク検定統計量＝16.793，一方，$\chi^2 = 15.276$.

V. 複数群のログランク検定(71～73ページ)

A. 分散と共分散を使う；行列計算式は付録

B. 計算にはコンピュータを使う．

C. H_0のもとで，ログランク検定統計量は～χ^2　自由度$G-1$，ここでG＝群数．

D. 間隔尺度変数(interval variable)である「performance status」を含むvets.datを使った例．この変数は$G=3$群にカテゴリー化されているのでログランク検定の自由度は$G-1=2$で，ログランク検定統計量は29.181($p = 0.0$)．

VI. ログランク検定の代替検定(73～78ページ)

A. Stataで可能な代替検定：Wilcoxen，Tarone-Ware，Peto，Flemington-Harrington.

B. 代替検定はj番目のfailure時間に対して，異なる重み付けをする点でそれぞれ異なる．

C. 代替検定のどれを使うかは，効果が生存関数のはじめ(終わり)の方が，より顕著になると考えられる，といった理由づけによる．

D. 層化ログランク検定はログランク検定の変法で，複数の層化変数で調整を行う．

VII. Kaplan-Meier（KM）曲線の信頼区間（78～79ページ）

A. 95％信頼区間の一般式：

$$\hat{S}_{KM}(\mathrm{t}) \pm 1.96\sqrt{\widehat{Var}[\hat{S}_{KM}(\mathrm{t})]}$$

B. $\widehat{Var}[\hat{S}_{KM}(\mathrm{t})]$はGreenwoodの公式を使う：

$$\widehat{Var}[\hat{S}_{KM}(\mathrm{t})] = \left(\hat{S}_{KM}(\mathrm{t})\right)^2 \sum_{f:t_{(f)} \leq t} \left[\frac{m_f}{n_f(n_f - m_f)}\right]$$

C. 白血病寛解データを使った例

VIII. メディアン生存時間の信頼区間（80ページ）

A. 95％信頼区間の一般式は，下記の不等号を満たすtの値により信頼限界が決まる：

$$\left(\hat{S}_{KM}(t) - 0.5\right)^2 < 3.84 Var[\hat{S}_{KM}(t)]$$

B. 白血病寛解データを使った例

IX. まとめ（81ページ）

練習問題

Q 1. 下に示したデータは1967～1980年のエヴァンス郡の標本についてです．生存時間(年)が2つの試験群について示されており，各群は25人からなります．群1は慢性疾患の既往がなく(CHR = 0)，群2では慢性疾患の既往ありです(CHR = 1)：

Group 1 (CHR = 0): 12.3+, 5.4, 8.2, 12.2+, 11.7, 10.0, 5.7, 9.8, 2.6, 11.0, 9.2, 12.1+, 6.6, 2.2, 1.8, 10.2, 10.7, 11.1, 5.3, 3.5, 9.2, 2.5, 8.7, 3.8, 3.0

Group 2 (CHR = 1): 5.8, 2.9, 8.4, 8.3, 9.1, 4.2, 4.1, 1.8, 3.1, 11.4, 2.4, 1.4, 5.9, 1.6, 2.8, 4.9, 3.5, 6.5, 9.9, 3.6, 5.2, 8.8, 7.8, 4.7, 3.9

a. 下の，群1と群2の昇順に並べたfailure時間の表の，空欄を埋めてください．

Group 1					Group 2				
$t_{(f)}$	n_f	m_f	q_f	$S(t_{(f)})$	$t_{(f)}$	n_f	m_f	q_f	$S(t_{(f)})$
0.0	25	0	0	1.00	0.0	25	0	0	1.00
1.8	25	1	0	.96	1.4	25	1	0	.96
2.2	24	1	0	.92	1.6	24	1	0	.92
2.5	23	1	0	.88	1.8	23	1	0	.88
2.6	22	1	0	.84	2.4	22	1	0	.84
3.0	21	1	0	.80	2.8	21	1	0	.80
3.5	20				2.9	20	1	0	.76
3.8	19	1	0	.72	3.1	19	1	0	.72
5.3	18	1	0	.68	3.5	18	1	0	.68
5.4	17	1	0	.64	3.6	17	1	0	.64
5.7	16	1	0	.60	3.9				
6.6	15	1	0	.56	4.1				
8.2	14	1	0	.52	4.2				
8.7	13	1	0	.48	4.7	13	1	0	.48
9.2					4.9	12	1	0	.44
9.8	10	1	0	.36	5.2	11	1	0	.40
10.0	9	1	0	.32	5.8	10	1	0	.36
10.2	8	1	0	.28	5.9	9	1	0	.32
10.7	7	1	0	.24	6.5	8	1	0	.28
11.0	6	1	0	.20	7.8	7	1	0	.24
11.1	5	1	0	.16	8.3	6	1	0	.20
11.7	4				8.4	5	1	0	.16
					8.8	4	1	0	.12
					9.1				
					9.9				
					11.4	1	1	0	.00

b. aの答えを使って，群1と群2のKM曲線を同じグラフ上に書いてください．これらの曲線を比べるとどうでしょうか．

c. 各failure時間での期待度数と，「観察度数－期待度数」の計算ができるように，下の昇順に並べたfailure時間の表の空欄を埋めてください．この新しい表は両群のfailure時間を1つにまとめて並べたもので，下のような形式になることに注意してください．

$t_{(f)}$	m_{1f}	m_{2f}	n_{1f}	n_{2f}	e_{1f}	e_{2f}	$m_{1f}-e_{1f}$	$m_{2f}-e_{2f}$
1.4	0	1	25	25	.500	.500	−.500	.500
1.6	0	1	25	24	.510	.490	−.510	.510
1.8	1	1	25	23	1.042	.958	−.042	.042
2.2	1	0	24	22	.522	.478	.478	−.478
2.4	0	1	23	22	.511	.489	−.511	.511
2.5	1	0	23	21	.523	.477	.477	−.477
2.6	1	0	22	21	.516	.484	.484	−.484
2.8	0	1	21	21	.500	.500	−.500	.500
2.9	0	1	21	20	.512	.488	−.512	.512
3.0	1	0	21	19	.525	.475	.475	−.475
3.1								
3.5								
3.6								
3.8								
3.9	0	1	18	16	.529	.471	−.529	.529
4.1	0	1	18	15	.545	.455	−.545	.545
4.2	0	1	18	14	.563	.437	−.563	.563
4.7	0	1	18	13	.581	.419	−.581	.581
4.9	0	1	18	12	.600	.400	−.600	.600
5.2	0	1	18	11	.621	.379	−.621	.621
5.3	1	0	18	10	.643	.357	.357	−.357
5.4	1	0	17	10	.630	.370	.370	−.370
5.7	1	0	16	10	.615	.385	.385	−.385
5.8	0	1	15	10	.600	.400	−.600	.600
5.9	0	1	15	9	.625	.375	−.625	.625
6.5	0	1	15	8	.652	.348	−.652	.652
6.6	1	0	15	7	.682	.318	.318	−.318
7.8	0	1	14	7	.667	.333	−.667	.667
8.2	1	0	14	6	.700	.300	.300	−.300
8.3	0	1	13	6	.684	.316	−.684	.684
8.4	0	1	13	5	.722	.278	−.722	.722
8.7	1	0	13	4	.765	.235	.335	−.335
8.8	0	1	12	4	.750	.250	−.750	.750
9.1	0	1	12	3	.800	.200	−.800	.800
9.2								
9.8								
9.9								
10.0	1	0	9	1	.900	.100	.100	−.100
10.2	1	0	8	1	.888	.112	.112	−.112
10.7	1	0	7	1	.875	.125	.125	−.125
11.0	1	0	6	1	.857	.143	.143	−.143
11.1	1	0	5	1	.833	.167	.167	−.167
11.4	0	1	4	1	.800	.200	−.800	.800
11.7	1	0	4	0	1.000	.000	.000	.000
Totals	22	25			30.79	16.21		

d. cの答えを使ってログランク検定統計量を計算してください．この統計量を使ってログランク検定を行ってください．帰無仮説は何で，帰無仮説下に統計量の分布はどうなりますか．この検定から得られる結論はどうなりますか．

Q 2. 下の「anderson.dat」というデータセットは，42人の白血病患者の寛解生存時間からなり，半数はある新しい治療を受け，残りの半数は標準的治療を受けました．興味のある曝露変数は治療（新しい治療のとき $Rx = 0$，標準的治療のとき $Rx = 1$）です． log WBCと性別（Sex）の2つは交絡因子を調整する変数です．failureはRelapseという変数（打ち切りなら0，failureなら1）で示されています．データセットを下に示します：

Subj	Survt	Relapse	Sex	log WBC	*Rx*
1	35	0	1	1.45	0
2	34	0	1	1.47	0
3	32	0	1	2.20	0
4	32	0	1	2.53	0
5	25	0	1	1.78	0
6	23	1	1	2.57	0
7	22	1	1	2.32	0
8	20	0	1	2.01	0
9	19	0	0	2.05	0
10	17	0	0	2.16	0
11	16	1	1	3.60	0
12	13	1	0	2.88	0
13	11	0	0	2.60	0
14	10	0	0	2.70	0
15	10	1	0	2.96	0
16	9	0	0	2.80	0
17	7	1	0	4.43	0
18	6	0	0	3.20	0
19	6	1	0	2.31	0
20	6	1	1	4.06	0
21	6	1	0	3.28	0
22	23	1	1	1.97	1
23	22	1	0	2.73	1
24	17	1	0	2.95	1
25	15	1	0	2.30	1
26	12	1	0	1.50	1
27	12	1	0	3.06	1
28	11	1	0	3.49	1

（次ページに続く）

（続き）

Subj	Survt	Relapse	Sex	log WBC	*Rx*
29	11	1	0	2.12	1
30	8	1	0	3.52	1
31	8	1	0	3.05	1
32	8	1	0	2.32	1
33	8	1	1	3.26	1
34	5	1	1	3.49	1
35	5	1	0	3.97	1
36	4	1	1	4.36	1
37	4	1	1	2.42	1
38	3	1	1	4.01	1
39	2	1	1	4.91	1
40	2	1	1	4.48	1
41	1	1	1	2.80	1
42	1	1	1	5.00	1

a. 変数log WBCに関するKM曲線を説明したいとします．Log WBCは連続変数なので，KM曲線を計算する前にこの変数をカテゴリー化する必要があります．ここではlog WBCを下記のように3つのカテゴリー，低，中，高に分けるとします．

   low (0–2.30), $n = 11$;
   medium (2.31–3.00), $n = 14$;
   high (>3.00), $n = 17$.

   このカテゴリーを使って，log WBCの3つのカテゴリーそれぞれのKM曲線を計算し，グラフを書いてください．（統計ソフトウェアを使ってもいいですし，昇順に並べたfailure時間の表を3つ書いて，KM確率を直線計算することもできます．）

b. a.で求めた3つのKM曲線を比べてください．それらはどのように異なりますか．

c. 下に示したのは3つの群を比べた，ログランク検定の出力を編集したものです．

Group	Events observed	Events expected
1	4	13.06
2	10	10.72
3	16	6.21
Total	30	30.00

   Log-rank = chi2(2) = 26.39
   P-value = Pr > chi2 = 0.0000

   3つの生存曲線が異なるかどうかについて，どのような結論を出しますか．

テスト

下の問題に答えるには，KM曲線を計算したり，描いたり，ログランク検定を行うことができる統計ソフトウェア（SAS，Stata，SPSS，R他）を使う必要があります．データファイルはリンクhttp：//www.sph.emory.edu/dkleinb/surv3.htmから無料でダウンロードできます．

Q 1. プレゼンテーションで扱った「vets.dat」のデータセットで

a. cell type 1（1 = large，0 = other）変数の2つのカテゴリーについて，KM曲線のグラフを求めてください．2つの曲線を比較するとどうであるか述べてください．ログランク検定を行い，検定からの結論を出してください．

b. 4つの細胞型－large，adeno，small，squamousについてKM曲線を求めてください．データの再コード化を行って，4つのカテゴリーを数値コード化した1つの変数（例えば，1 = large，2 = adenoなど）を作る必要があることに注意してください．aと同様に，4つのKM曲線を比較してください．また4つの曲線に違いがあるかログランク検定を行い，結論を出してください．

Q 2. 次の問題ではCaplehorn *et al.* の研究（"Methadone Dosage and Retention of Patients in Maintenance Treatment"，*Med J Aust*，1991）のデータセットについて考えます．これらのデータは，ヘロイン常用者が，2つのメタドンクリニックのどちらかに入院してから退院するまでの日数からなります．収監歴と最大メタドン量という2つの共変数は，生存時間に影響すると考えられています．データセットの名前は「addicts.dat」です．変数の一覧は以下の通りです．

列1：対象者ID
列2：クリニック（1または2）
列3：生存状態（打ち切り = 0，クリニックからの退院 = 1）
列4：生存日数
列5：収監歴（なし = 0，あり = 1）
列6：最大メタドン量（mg/day）

a. 変数Clinicの2つのカテゴリーについてKM曲線を計算し，グラフを描いてください．これらがどのように異なるか述べてください．

b. 下に(Stataを使った)ログランク検定とWilcoxon検定の結果を示します．どのような結論がこの結果から得られますか？

Group	Events observed	Events expected
1	122	90.91
2	28	59.09
Total	150	150.00

Log-rank = chi2(1) = 27.89
P-value = Pr > chi2 = 0.0000
Wilcoxon = chi2(1) = 11.63
P-value = Pr > chi2 = 0.0007

c. 変数「Methadone dose」に対して適当なカテゴリーを選び，それらを比べるためのKM曲線とログランク検定を計算し，検討してください．この変数のカテゴリーをどのように決めたのかを説明してください．

練習問題の解答

A 1. a.

Group 1						Group 2				
$t_{(f)}$	n_f	m_f	q_f	$S(t_{(f)})$		$t_{(f)}$	n_f	m_f	q_f	$S(t_{(f)})$
0.0	25	0	0	1.00		0.0	25	0	0	1.00
1.8	25	1	0	.96		1.4	25	1	0	.96
2.2	24	1	0	.92		1.6	24	1	0	.92
2.5	23	1	0	.88		1.8	23	1	0	.88
2.6	22	1	0	.84		2.4	22	1	0	.84
3.0	21	1	0	.80		2.8	21	1	0	.80
3.5	20	1	0	.76		2.9	20	1	0	.76
3.8	19	1	0	.72		3.1	19	1	0	.72
5.3	18	1	0	.68		3.5	18	1	0	.68
5.4	17	1	0	.64		3.6	17	1	0	.64
5.7	16	1	0	.60		3.9	16	1	0	.60
6.6	15	1	0	.56		4.1	15	1	0	.56
8.2	14	1	0	.52		4.2	14	1	0	.52
8.7	13	1	0	.48		4.7	13	1	0	.48
9.2	12	2	0	.40		4.9	12	1	0	.44
9.8	10	1	0	.36		5.2	11	1	0	.40
10.0	9	1	0	.32		5.8	10	1	0	.36
10.2	8	1	0	.28		5.9	9	1	0	.32
10.7	7	1	0	.24		6.5	8	1	0	.28
11.0	6	1	0	.20		7.8	7	1	0	.24
11.1	5	1	0	.16		8.3	6	1	0	.20
11.7	4	1	3	.12		8.4	5	1	0	.16
						8.8	4	1	0	.12
						9.1	3	1	0	.08
						9.9	2	1	0	.04
						11.4	1	1	0	.00

b. CHRデータのKM曲線：

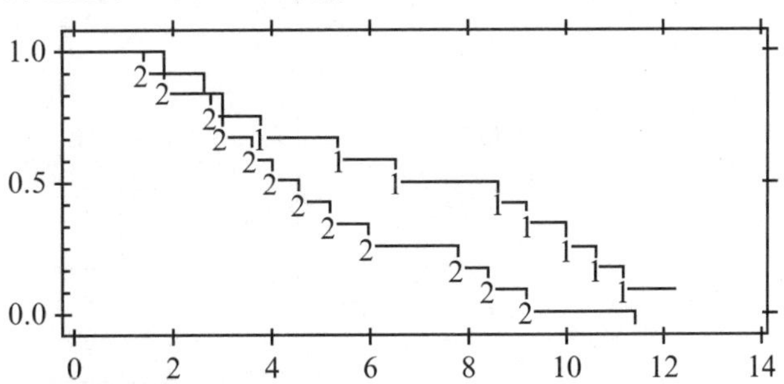

群1は群2より常に生存予後が良いようにみえます．しかしKM曲線は最初の4年間は非常に近く，4年以降はかなり離れますが，12年あたりには再び近付くようにみえます．

c. 拡張した表から，次の情報が得られます．

$t_{(f)}$	m_{1f}	m_{2f}	n_{1f}	n_{2f}	e_{1f}	e_{2f}	$m_{1f}-e_{1f}$	$m_{2f}-e_{2f}$
1.4	0	1	25	25	.500	.500	−.500	.500
1.6	0	1	25	24	.510	.490	−.510	.510
1.8	1	1	25	23	1.042	.958	−.042	.042
2.2	1	0	24	22	.522	.478	.478	−.478
2.4.	0	1	23	22	.511	.489	−.511	.511
2.5.	1	0	23	21	.523	.477	.477	−.477
2.6	1	0	22	21	.516	.484	.484	−.484
2.8	0	1	21	21	.500	.500	−.500	.500
2.9	0	1	21	20	.512	.488	−.512	.512
3.0	1	0	21	19	.525	.475	.475	−.475
3.1	0	1	20	19	.513	.487	−.513	.513
3.5	1	1	20	18	1.053	.947	−.053	.053
3.6	0	1	19	17	.528	.472	−.528	.528
3.8	1	0	19	16	.543	.457	.457	−.457
3.9	0	1	18	16	.529	.471	−.529	.529
4.1	0	1	18	15	.545	.455	−.545	.545
4.2	0	1	18	14	.563	.437	−.563	.563
4.7	0	1	18	13	.581	.419	−.581	.581
4.9	0	1	18	12	.600	.400	−.600	.600
5.2	0	1	18	11	.621	.379	−.621	.621
5.3	1	0	18	10	.643	.357	.357	−.357
5.4	1	0	17	10	.630	.370	.370	−.370
5.7	1	0	16	10	.615	.385	.385	−.385
5.8	0	1	15	10	.600	.400	−.600	.600
5.9	0	1	15	9	.625	.375	−.625	.625
6.5	0	1	15	8	.652	.348	−.652	.652
6.6	1	0	15	7	.682	.318	.318	−.318
7.8	0	1	14	7	.667	.333	−.667	.667
8.2	1	0	14	6	.700	.300	.300	−.300
8.3	0	1	13	6	.684	.316	−.684	.684
8.4	0	1	13	5	.722	.278	−.722	.722
8.7	1	0	13	4	.765	.235	.335	−.335
8.8	0	1	12	4	.750	.250	−.750	.750
9.1	0	1	12	3	.800	.200	−.800	.800
9.2	2	0	12	2	1.714	.286	.286	−.286
9.8	1	0	10	2	.833	.167	.167	−.167
9.9	0	1	9	2	.818	.182	−.818	.818
10.0	1	0	9	1	.900	.100	.100	−.100
10.2	1	0	8	1	.888	.112	.112	−.112
10.7	1	0	7	1	.875	.125	.125	−.125
11.0	1	0	6	1	.857	.143	.143	−.143
11.1	1	0	5	1	.833	.167	.167	−.167
11.4	0	1	4	1	.800	.200	−.800	.800
11.7	1	0	4	0	1.000	.000	.000	.000
Totals	22	25			30.79	16.21	−8.790	8.790

d. ログランク検定統計量は拡張した表の合計から，下の式を使って計算できます．

$$\text{ログランク検定統計量} = \frac{(O_i - E_i)^2}{\widehat{\text{Var}}(O_i - E_i)}$$

$$\text{Var}(O_i - E_i) = \sum_i \frac{n_{1f} n_{2f} (m_{1f} + m_{2f})(n_{1f} + n_{2f} - m_{1f} - m_{2f})}{(n_{1f} + n_{2f})^2 (n_{1f} + n_{2f} - 1)}$$

分散は9.658となるので，ログランク検定統計量は$(8.79)^2/9.658 = 7.993$となります．

Stataを使うと，ログランク検定の結果は下のようになります：

Group	Events observed	Events expected
1	22	30.79
2	25	16.21
Total	47	47.00

Log-rank = chi2(1) = 7.99
P-value = Pr > chi2 = 0.0047

ログランク検定の結果はきわめて有意です．このことは2群の生存に，有意な差があることを意味します．

A 2. a. Andersonのデータセットで，log WBCの3つのカテゴリーでのKM曲線は下のようになります：

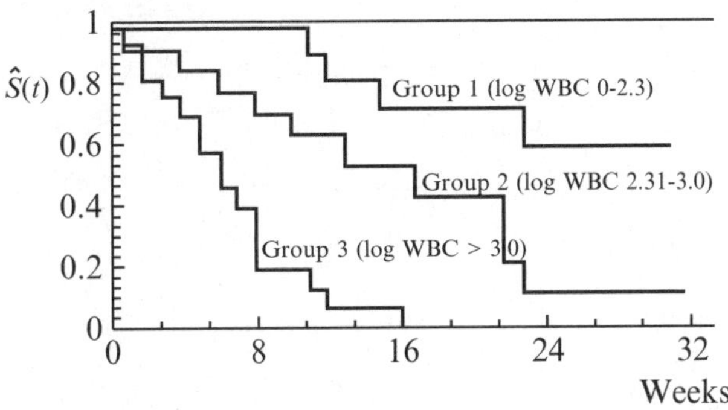

b. KM曲線はきわめて異なり，群1は常に群2よりも生存予後が良く，群2は群3より常に生存予後が良いです．群1と群2の差は経過中ほとんど同じですが，時間が経つに従い，群2は群3から離れて行くようにみえます．

c. ログランク検定統計量(26.391)はp値が小数第3位まで0で，きわめて有意です．この結果から，3つの曲線には全体として差があると言えます．

付録：複数の群でのログランク検定統計量の行列計算式

$i = 1, 2, ..., G$, $f = 1, 2, ..., k$, ここで G = 群数, k = failure時間の数

n_{if} = i番目の群の, f番目のfailure時間のat risk数

m_{if} = i番目の群の, f番目のfailure時間のfailure数

e_{if} = i番目の群の, f番目のfailure時間の期待failure数

$$= \left(\frac{n_{if}}{n_{1f} + n_{2f}}\right) \left(m_{1f} + m_{2f}\right)$$

$$n_f = \sum_{i=1}^{G} n_{if}$$

$$m_f = \sum_{i=1}^{G} m_{if}$$

$$O_i - E_i = \sum_{f=1}^{k} \left(m_{if} - e_{if}\right)$$

$$\mathrm{Var}(O_i - E_i) = \sum_{f=1}^{k} \left(\frac{n_{if}\left(n_f - n_{if}\right) m_{if}\left(n_f - m_f\right)}{n_f^2\left(n_f - 1\right)}\right)$$

$$\mathrm{Cov}(O_i - E_i,\ O_l - E_l) = \sum_{f=1}^{k} \left(\frac{-n_{if}\, n_{lf}\, m_f\left(n_f - m_f\right)}{n_f^2\left(n_f - 1\right)}\right)$$

$$\mathbf{d} = (O_1 - E_1,\ O_2 - E_2,\ \ldots,\ O_{G-1} - E_{G-1})'$$

$$\mathbf{V} = ((v_{il}))$$

ここで $v_{ii} = \mathrm{Var}\,(O_i - E_i)$であり, $v_{il} = \mathrm{Cov}\,(O_i - E_i, O_l - E_l)$ for $i = 1, 2, \ldots, G-1$; $l = 1, 2, \ldots, G-1$.

ログランク検定統計量は行列の積の式で求められます.

ログランク検定統計量 = Log-rank statistic $= \mathbf{d}'\mathbf{V}^{-1}\mathbf{d}$

これは, G個の群すべての生存曲線が等しいという帰無仮説のもとで, 自由度が$G-1$の, χ^2分布に近似します.

第3章

Cox比例ハザードモデルとその特徴

はじめに

詳細は後にして，まず，コンピュータを使ったCox比例ハザードモデルの出力結果の検討から始めましょう．ここでの目的はCoxモデルと標準的な線形回帰モデルやロジスティック回帰モデルとの類似点を示すことです．

次にCoxモデルを紹介し，なぜこれほどよく使われるのかを説明します．さらに，比例ハザード仮定の意味やCox尤度などの基本的な特性について説明します．また結果変数としてフォローアップ時間の代わりに，年齢を時間尺度としてどのように使うか，なぜ使うのかも説明します．

本章の要点

本章のプレゼンテーションで取り上げる内容は，以下の通りです．復習のための「詳細なまとめ」は，プレゼンテーションの後にあります．

本章の目的

この章では，以下を習得することを目的とします.

1. Cox比例ハザードモデルの一般式の理解.
2. 複数の説明変数を含む生存時間解析のシナリオがあるときに，適切な解析を行うためのCox比例ハザードモデルの形を指定すること.
3. Cox比例ハザードモデルでの基準ハザード関数の式と特性の理解.
4. Cox比例ハザードモデルがよく使われる3つの理由.
5. 以下のような場合に，Cox比例ハザードモデルを使った生存時間解析のシナリオについて，興味のあるハザード比の式の理解.
   a. モデルに交絡因子があるが，交互作用因子がない場合.
   b. モデルに交絡因子と交互作用因子の両方がある場合.
6. 比例ハザード仮定の意味の理解.
7. 2群のハザード関数が交差する場合に,比例ハザード仮定が満たされているかどうかの判断と説明.
8. 調整生存曲線が何であるかの理解.
9. 複数の調整生存曲線の比較と解釈.
10. 複数のCox比例ハザードモデルをあてはめたコンピュータの出力があるときに,
    a. 興味のあるハザード比の計算による内容確認.
    b. 仮説検定の実施と解釈.
    c. ハザード比の信頼区間の計算と解釈.
    d. 複数の共変量が存在するときに，交互作用や交絡の検討.
11. Cox尤度がどのように求められるかの例を挙げること.
12. 左側で観察が打ち切られた生存時間データがあるとき，結果変数としてフォローアップ時間の代わりに，年齢を時間尺度として，どのように使うのか，あるいはどのようなときに使うのかの説明.
13. 左側で観察が打ち切られた生存時間データがあるとき，結果変数として年齢を時間尺度として使う場合のハザード関数の式の説明.
14. 「開いたコホート」と「閉じたコホート」の違いのわかりやすい説明.

プレゼンテーション

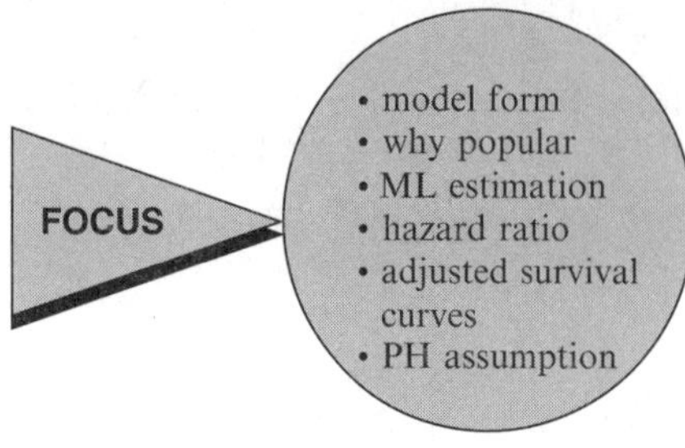

ここでは，生存時間データを解析するのに，よく使われる数理モデル，Cox比例ハザードモデルについて説明します．モデルの形，なぜこのモデルがよく使われるのか，パラメーターの最尤推定（maximum likelihood（ML）estimation），ハザード比の式，どのように調整生存曲線（adjusted survival curve）を求めるのか，比例ハザード（proportional hazard：PH）仮定の意味に着目します．

I. コンピュータによるCox比例ハザードモデル解析例

第1章と第2章で扱った白血病寛解時間のデータ（Freireich *et al*, *Blood*, 1963）を解析したコンピュータ出力を使って，Cox比例ハザードモデルを紹介します．データセットは左に示します．

EXAMPLE

Leukemia Remission Data

Group 1($n = 21$)		Group 2($n = 21$)	
t (weeks)	log WBC	t (weeks)	log WBC
6	2.31	1	2.80
6	4.06	1	5.00
6	3.28	2	4.91
7	4.43	2	4.48
10	2.96	3	4.01
13	2.88	4	4.36
16	3.60	4	2.42
22	2.32	5	3.49
23	2.57	5	3.97
6+	3.20	8	3.52
9+	2.80	8	3.05
10+	2.70	8	2.32
11+	2.60	8	3.26
17+	2.16	11	3.49
19+	2.05	11	2.12
20+	2.01	12	1.50
25+	1.78	12	3.06
32+	2.20	15	2.30
32+	2.53	17	2.95
34+	1.47	22	2.73
35+	1.45	23	1.97

このデータは白血病患者の2群からなり，各群には21人の患者が含まれます．群1は治療群で，群2はプラセボ群です．このデータセットには変数log WBCが含まれており，これは白血病患者の生存に関して，よく知られた予後因子です．

この例で興味のある基本的な問題は，log WBCによって可能性のある交絡や交互作用を調整したうえで，2群の生存状況を比較することです．

EXAMPLE: (continued)

T = weeks until going out of remission
X_1 = group status = E
X_2 = log WBC (confounding?)

つまりここでは生存時間Tの予測因子として，2つの説明変数を含む問題を考えます．ここでTは「寛解から再発するまでの週数」です．説明変数をX_1（群）とX_2（log WBC）と表します．変数X_1は興味のある主たる試験変数あるいは曝露変数です．変数X_2は交絡因子あるいはeffect modifier（効果調整因子）の候補として考慮する，付加的な変数です．

Interaction?
$X_3 = X_1 \times X_2$ = group status × log WBC

もしlog WBCと群の交互作用を検討したいならば，3つ目の変数，すなわちX_1とX_2の積項を考える必要があります．

Computer results for three Cox PH models using the Stata package

Other computer packages provide similar information.

Computer Appendix: uses Stata, SAS, and SPSS on the same dataset.

このデータについて，3つのCox比例ハザードモデルをあてはめた場合のコンピュータ出力を下に示します．使った統計ソフトウェアはStataです．これはCoxモデルを使った生存時間解析を行うプロシジャのある統計ソフトウェアの1つです．別の統計ソフトウェアで出力される情報は全く同じ形式ではないかもしれませんが，同様の情報が得られます．同じデータセットについて，Stata，SAS，SPSSおよびRによる出力を比較したものは，「Computer Appendix」（http://www.scientist-press.com/11_327.html）を参照してください．

Edited Output From Stata:

Model 1:

	Coef.	Std. Err.	z	p > |z|	Haz. Ratio	[95% Conf.	Interval]
Rx	1.509	0.410	3.68	0.000	4.523	2.027	10.094

No. of subjects = 42　　Log likelihood = −86.380　　Prob > chi2 = 0.0001

Model 2:

	Coef.	Std. Err.	z	p > |z|	Haz. Ratio	[95% Conf.	Interval]
Rx	1.294	0.422	3.07	0.002	3.648	1.595	8.343
log WBC	1.604	0.329	4.87	0.000	4.975	2.609	9.486

No. of subjects = 42　　Log likelihood = −72.280　　Prob > chi2 = 0.0000

Model 3:

	Coef.	Std. Err.	z	p > |z|	Haz. Ratio	[95% Conf.	Interval]
Rx	2.355	1.681	1.40	0.161	10.537	0.391	284.201
log WBC	1.803	0.447	4.04	0.000	6.067	2.528	14.561
Rx x log WBC	−0.342	0.520	−0.66	0.510	0.710	0.256	1.967

No. of subjects = 42　　Log likelihood = −72.066　　Prob > chi2 = 0.0000

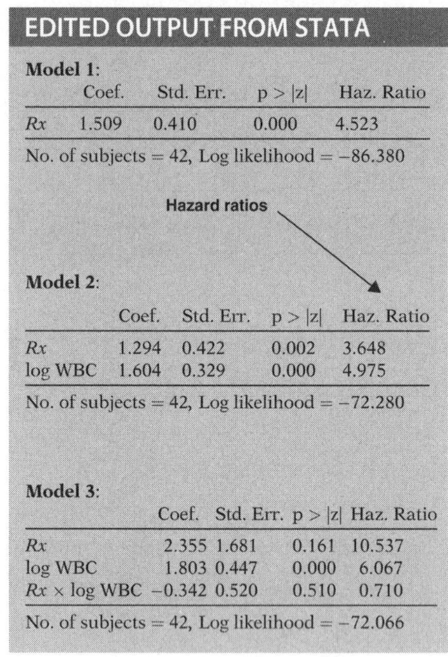

EDITED OUTPUT FROM STATA

Model 1:

	Coef.	Std. Err.	p > |z|	Haz. Ratio
Rx	1.509	0.410	0.000	4.523

No. of subjects = 42, Log likelihood = −86.380

Model 2:

	Coef.	Std. Err.	p > |z|	Haz. Ratio
Rx	1.294	0.422	0.002	3.648
log WBC	1.604	0.329	0.000	4.975

No. of subjects = 42, Log likelihood = −72.280

Model 3:

	Coef.	Std. Err.	p > |z|	Haz. Ratio
Rx	2.355	1.681	0.161	10.537
log WBC	1.803	0.447	0.000	6.067
Rx × log WBC	−0.342	0.520	0.510	0.710

No. of subjects = 42, Log likelihood = −72.066

ここではコンピュータの出力を使って，共変量log WBCの交絡と交互作用を調整後の，治療が寛解時間にもたらす効果を判断する方法を説明します．左に示した3つのモデルについて，コンピュータ出力の5列目の情報だけに注目します．

各モデルで，最初の列はモデルに含まれている**変数**を表します．2列目はモデルの各変数に対応する**回帰係数**(regression coefficient)の推定値です．3列目は推定された回帰係数の**標準誤差**(standard error)です．4列目は各係数が有意であるかの検定の***p*値**です．**Haz. Ratio**と表示されている5列目は，モデルの各変数に対するe^{Coef}です．

Models 1 and 2: $e^{\text{coef}} = \text{HR}$
Model 3: HR formula more complicated

この章の後半で説明しますが，e^{Coef}は積項のないモデル(すなわち，モデル1とモデル2)で，他の変数を調整後の，各変数の効果を表す**ハザード比(HR)**の推定値です．*Rx* × log WBCのような積項があるモデル3の場合は，ハザード比の式はより複雑になります．これについては，後で説明します．

ハザード比の列を除くと，これらのコンピュータ出力結果は，標準的な線形回帰(linear regression)分析の出力で示される典型的なものです．出力からわかるように，線形回帰モデルの結果を分析するのと同様の方法でCoxモデルの結果を分析することができます．

EXAMPLE: (continued)

Same dataset for each model
$n = 42$ subjects
T = time (weeks) until out of remission
Model 1: *Rx* only
Model 2: *Rx* and log WBC
Model 3: *Rx*, log WBC, and *Rx* × log WBC

次に，ここに示した3つのモデルの結果を区別します．3つのモデルとも42人の同じ白血病寛解データを使用しています．各モデルの結果変数は同じで，寛解から再発するまでの週数です．しかし，モデルごとに独立変数(independent variable)は異なっています．モデル1は治療変数，すなわち患者が治療とプラセボのどちらの群に入っているかだけを含みます．モデル2は治療とlog WBCの2つの変数を含みます．モデル3は治療とlog WBCの積で表される交互作用項(interaction term)も含みます．

EDITED OUTPUT: ML ESTIMATION

Model 3:

	Coef.	Std. Err.	p > |z|	Haz. Ratio
Rx	2.355	1.681	0.161	10.537
log WBC	1.803	0.447	0.000	6.067
Rx × log WBC	−0.342	0.520	0.510	0.710

No. of subjects = 42 Log likelihood = −72.066

まず，モデル3の出力に注目します．各モデルの係数を求めるのに使用した推定法は，最尤推定です．治療とlog WBCの交互作用を表す積項の係数について，0.510というp値が計算されていることに注意してください．このp値は有意な交互作用がないということを示すので，モデルから積項を除いて，代わりに他の2つのモデルを検討することになります．

EXAMPLE: (continued)

$P = 0.510 : \dfrac{-0.342}{0.520} = -0.66 = Z$ Wald statistic

LR statistic: uses log likelihood = −72.066

−2 ln L (log likelihood statistic) = −2 × (−72.066) = 144.132

いま説明した0.510というp値は，積項の係数−0.342をその標準誤差0.520で割って−0.66という値を得て，これが標準正規あるいはZ変数に近似すると仮定して求められます．このZ統計量は**Wald統計量**として知られ，最尤推定値について，よく使われる2つの検定統計量の1つです．もう1つの検定統計量は**尤度比**(likelihood ratio)あるいは尤度比統計量と呼ばれ，対数尤度統計量を利用します．対数尤度統計量はStataの出力の"Log likelihood"に−2を掛けて，−2 ln Lを求めることで計算されます．

EDITED OUTPUT:

Model 2:

	Coef.	Std. Err.	p > |z|	Haz. Ratio
Rx	1.294	0.422	0.002	3.648
log WBC	1.604	0.329	0.000	4.975

No. of subjects = 42 Log likelihood = −72.280
−2 ln L = −2× (-72.280) = 144.560

次に2つの変数を含む，モデル2の出力に注目します．治療についての変数(*Rx*)はもっとも興味のある曝露変数です．変数log WBCは交絡因子とみなされます．私たちの目的はlog WBCで調整した後の，治療効果を示すことです．モデル2では−2 ln Lは144.560です．

EXAMPLE: (continued)

LR (interaction in model 3)
$= -2 \ln L_{\text{model 2}} - (-2 \ln L_{\text{model 3}})$

In general:
$LR = -2 \ln L_{\text{R}} - (-2 \ln L_{\text{F}})$

交互作用項が有意かどうかを検討するために，尤度比統計量を使うには，交互作用項を含まないreduced model(モデル2)と，交互作用を含むfull model(モデル3)の対数尤度統計量の差を計算する必要があります．一般的に尤度比統計量は$(-2 \ln L_R) - (-2 \ln L_F)$と記され，ここでRはreduced modelを，Fはfull modelを表します．

EXAMPLE: (continued)

LR (interaction in model 3)
$= -2 \ln L_{\text{model 2}} - (-2 \ln L_{\text{model 3}})$
$= (-2 \times -72.280) - (-2 \times -72.066)$
$= 144.560 - 144.132 = 0.428$
(*LR* is χ^2 with 1 d.f. under H_0: no interaction.)
$0.40 < P < 0.50$, **not significant**
Wald test $P = 0.510$

この例で尤度比統計量の値を求めると，144.560 − 144.132から0.428を得ます．交互作用がないという帰無仮説下では，この検定統計量は自由度gのχ^2分布に従います．ここでgは検討する説明変数の数を表します．この検定のp値は0.40と0.50の間にあり，有意な交互作用がないということを意味します．Wald検定(p値 = 0.510)と尤度比検定のp値は完全には等しくありませんが，どちらのp値も同じ結論を導きました．

LR ≠ Wald
When in doubt, use the LR test.

一般的に尤度比統計量とWald統計量は全く同じ値にはなりません．統計学者は2つの検定法のうち，尤度比統計量の方が優れた統計学的特性を持つということを示しているので，疑わしい場合は，尤度比検定を使うべきでしょう．

OUTPUT

Model 2:

	Coef.	Std. Err.	p > |z|	Haz. Ratio
Rx	1.294	0.422	0.002	3.648
log WBC	1.604	0.329	0.000	4.975

No. of subjects = 42 Log likelihood = −72.280

今度は，再度ここに示したモデル2の出力を使って，log WBCで調整した治療の効果をどのように検討するのかに着目します．

Three statistical objectives.

1. **test for significance of effect**
2. **point estimate of effect**
3. **confidence interval for effect**

統計的な目的として，一般的に3つことが考えられます．1つ目はlog WBCを調整した治療の変数が**有意かどうかを検定**することです．2つ目はlog WBCを調整した，治療**効果の点推定値**(point estimate)を求めることです．3つ目はこの**治療効果の信頼区間**(confidence interval)を求めることです．使用したCoxモデルの式を詳しく述べることはせずに，示された出力を使って3つの目的を遂げることができます．

EXAMPLE: (continued)

Test for treatment effect:
Wald statistic: $P = 0.002$ (highly significant)
LR statistic: compare
−2 log *L* from model 2 with
−2 log *L* from model without *Rx* variable
Printout not provided here

Conclusion: treatment effect is significant, after adjusting for log WBC

左に示した，治療効果が有意かどうかを検定する，Wald統計量のp値は0.002であり，これは高度に有意です．代わりにモデル2の対数尤度統計量(144.559)と治療の変数を含まないモデルの対数尤度統計量を比べて，尤度比検定を行うこともできます．log WBCだけを含むこの後者のモデルは，ここでは示しませんが，尤度比検定がやはり高度に有意であるということだけは述べておきます．すなわち，これらの検定から，モデル2を使うと，log WBCを調整した後の治療効果は有意であるということがわかります．

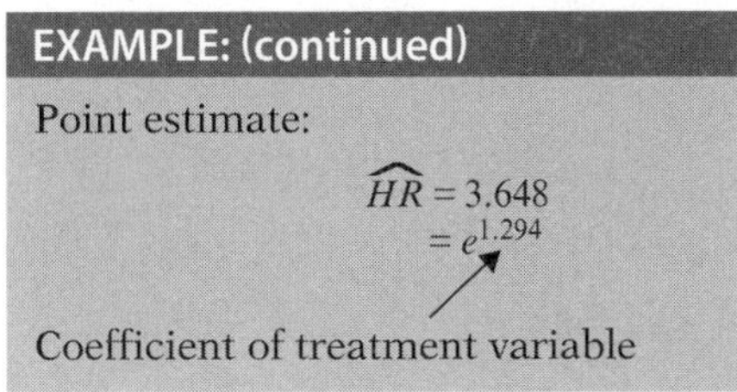

治療効果の点推定値はHaz. Ratioの列に3.648と示されています．この値は治療効果のハザード比の推定値を表します．特にプラセボ群のハザードは治療群のハザードの3.6倍だということがわかります．3.648という値は治療変数の係数を指数変換したもの，すなわちeの1.294乗，3.648と求められるということを理解してください．

治療効果の信頼区間を説明するために，先に示したモデル2の結果の表を拡張したものを見てみましょう．

OUTPUT

Model 2:

	Coef.	Std. Err.	z	P>|z|	Haz. Ratio	[95% Conf.	Interval]
Rx	1.294	0.422	3.07	0.002	3.648	1.595	8.343
Log WBC	1.604	0.329	4.87	0.000	4.975	2.609	9.486

No. of subjects = 42 Log likelihood = −72.280 Prob > chi2 = 0.0000

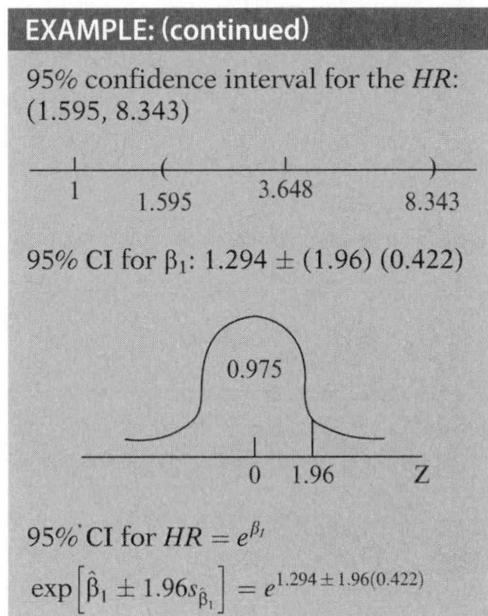

上の表より，治療効果の95％信頼区間は1.595～8.343の範囲であるということがわかります．これはハザード比の信頼区間で，先に述べた3.648という点推定値を囲んでいます．この信頼区間はかなり広く，点推定値はいくらか信頼がおけないものであることに注意してください．0.002という低いp値から予想されるように，ハザード比の信頼区間はゼロ値(null value)である1を含んでいません．

ハザード比の信頼区間の計算は以下のように行います．

1. 変数*Rx*の回帰係数(β_1)の95％信頼区間を計算します．大標本における式では1.294±1.96×標準誤差0.422です．ここで1.96は標準正規分布またはZ分布の97.5パーセント点です．
2. *Rx*の回帰係数の信頼区間の2つの信頼限界に対するeの累乗を計算します．

訳注：EXAMPLE中の正規分布の図形は，実際のものと相当違いますが，原図をそのまま使用します．

Stata: provides CI directly

Other packages: provide $\hat{\beta}$ and $s_{\hat{\beta}}$

Stataの出力は信頼区間を直接表示するので，利用者は大標本における式を使った計算を行う必要がありません．他の統計ソフトウェアでは，直接信頼区間を示さず，回帰係数の推定値とその標準誤差だけを表示するものもあります．

EDITED OUTPUT

Model 1:

	Coef.	Std. Err.	p > |z|	Haz. Ratio
Rx	1.509	0.410	0.000	4.523

No. of subjects = 42, Log likelihood = −86.380

Model 2:

	Coef.	Std. Err.	p > |z|	Haz. Ratio
Rx	1.294	0.422	0.002	3.648
log WBC	1.604	0.329	0.000	4.975

No. of subjects = 42, Log likelihood = −72.280

ここまでは，モデル2とモデル3の出力からの情報だけを使いましたが，ここに再び示すモデル1の出力については考えていませんでした．モデル1は治療変数しか含みませんが，モデル2は下に示すように治療変数に加えてlog WBCを含んでいます．モデル1は時に“crude”モデルと呼ばれます．というのはこのモデルはlog WBCのような興味のある共変量の効果を考慮していないからです．

EXAMPLE: (continued)

HR for model 1 (4.523) is higher than *HR* for model 2 (3.648)

Confounding: crude versus adjusted $\widehat{HR}$ are meaningfully different.

モデル1をモデル2と比較して，変数log WBCの交絡効果を判断することができます．特に治療変数についてのHaz. Ratioの値はモデル1では4.523であるのに対し，モデル2では3.648です．すなわち“crude”モデルではlog WBCで調整した推定値よりも，いくらか大きいハザード比が得られます．研究者がcrude推定値と調整推定値に意味のある差があると判断するならば，log WBCによる交絡があるといえます．

Confounding due to log WBC ⇒ must control for log WBC, i.e., prefer model 2 to model 1.

交絡があると判断したなら，治療効果の妥当な推定値を得るためには，交絡因子，ここではlog WBCで調整しなければなりません．すなわちlog WBCで調整しないモデル1よりも，調整したモデル2の方が好ましいのです．

If no confounding, then consider precision: e.g., if 95% CI is narrower for model 2 than model 1, we prefer model 2.

もし「意味のある」交絡がないと判断した場合，妥当な答えを得るためにlog WBCで調整する必要はありません．しかし，より精度の良いハザード比の推定値を得るために，いずれにしろlog WBCで調整したいと考えるかもしれません．すなわち，もしモデル1よりもモデル2を使った場合の方がハザード比の信頼区間が狭いならば，**精度**を得るためにモデル1よりもモデル2が好まれるのです．

EDITED OUTPUT: Confidence Intervals

	[95% Conf. Interval]	
Rx model 1	2.027	10.094
	width = **8.067**	
	width = **6.748**	
Rx model 2	1.595	8.343
log WBC	2.609	9.486

各モデルの*Rx*の信頼区間を左に示します．モデル1の*Rx*の信頼区間の幅は10.094 − 2.027 = **8.067**です．モデル2ではその幅は8.343 − 1.595 = **6.748**です．すなわちモデル1よりもモデル2の方が，より精度の高いハザード比の推定値が得られます．

EXAMPLE: (continued)

Model 2 is best model.

$\widehat{HR} = 3.648$ statistically significant

95% CI for *HR*: (1.6, 8.3)

3つのモデルについての出力を分析すると，3つのモデルの中でモデル2が最良であり，モデル2によると治療の効果について3.648というハザード比を得て，その95%信頼区間の範囲は1.6から8.3であるという結論になります．

Cox model formulae not specified

Analysis strategy and methods for Cox model analogous to those for logistic and classical linear models.

あてはめられたCox比例ハザードモデル式を実際に記述することなしに，この分析を行うことができたことに注目してください．また与えられた出力を使って行った戦略と方法は，ロジスティック回帰モデル（Kleinbaum and Klein, *Logistic Regression*, Chapter 6 and 7, 2010）[†]をあてはめるときに行うものと完全に同じで，また古典的な線形回帰分析（Kleinbaum *et al.*, *Applied Regression Analysis*, 4th ed, Chapter 16, 2008）で行うこととも非常に似ています．

EXAMPLE: (continued)

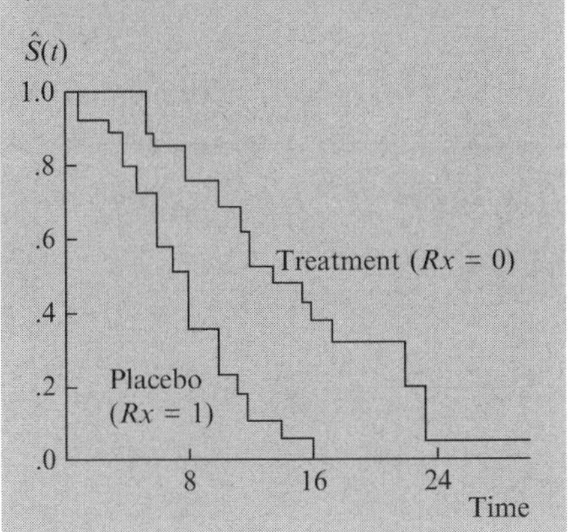

このデータについての上記の分析に加えて，log WBCの効果で**調整**した，モデル2の出力に基づく，各治療群の生存曲線を求めることができます．左に描いた曲線からは，ハザード比の推定値と検定で得られる情報に加えて，さらに別の情報が得られます．特にこれらの曲線は，各治療群が試験期間中に，どのように異なるかを検討するときに有用です．

これらのデータによるlog WBCで調整した生存曲線からは，治療群はプラセボ群より生存確率が一貫して高いことがわかります．さらに2群の差は，時間の経過とともに拡大するようにみえます．

†：翻訳版として「初心者のためのロジスティック回帰分析入門」（神田英一郎監訳，丸善出版，2012）が出版されています．

Adjusted survival curves	KM curves
Adjusted for covariates	No covariates
Use fitted Cox model	No Cox model fitted

調整生存曲線は数理的に，Kaplan-Meier (KM) 曲線とは異なることを理解してください．KM曲線は共変量で調整していません．すなわち，あてはめたCox比例ハザードモデルから得られた結果に基づいて計算されたものではありません．

しかしこのデータにおいては，(第2章で説明した) KM曲線は，調整生存曲線と似た形をしています．

Remainder:

- Cox model formula
- basic characteristics of Cox model
- meaning of PH assumption

このプレゼンテーションの後半では，Cox比例ハザードモデルの式とその基本的な性質を，比例ハザード仮定 (PH assumption) とCox尤度を含めて説明します．

II. Cox比例ハザードモデルの式

$$h(t, \mathbf{X}) = h_0(t) e^{\sum_{i=1}^{p} \beta_i X_i}$$

$\mathbf{X} = (X_1, X_2, \ldots X_p)$
explanatory/predictor variables

Cox比例ハザードモデルは通常，左に示すハザードモデルの式を使って表されます．このモデルは一組の説明変数 (太字の$\mathbf{X}$で表される) で特徴づけられる個人の，時間tでのハザードを表します．つまり説明変数$\mathbf{X}$とは，個人のハザードを予測するためにモデル化する予測変数の組 (時にベクトルと呼ばれる) を表します．

$h_0(t)$	$\times$ $e^{\sum_{i=1}^{p} \beta_i X_i}$
Baseline hazard	Exponential
Involves t but not X's	Involves X's but not t (X's are time-independent)

Coxモデルの式は，時間tでのハザードが2つの量の積であることを示しています．その1つ目である$h_0(t)$は**基準ハザード関数** (baseline hazard function) と呼ばれます．2つ目は$\beta_i X_i$の線形和を指数変換したもので，$\sum_{i=1}^{p} \beta_i X_i$は$p$個の説明変数$X$についての総和です．

この式の重要な特徴は，比例ハザード仮定に関するもので，基準ハザードはtの関数であるが，Xを含まないということです．反対に指数の式はXを含むがtを含みません．ここでのXは**時間と独立**なXと呼ばれます．

X's involving t: time-dependent

Requires extended Cox model (no PH)

しかし，tとともに値が変化するXを考えることも可能です．そのようなXを**時間依存性**変数と呼びます．時間依存性変数を考える場合にも，Coxモデルの式を使うことができますが，そのようなモデルはもはや比例ハザード仮定を満たさないので，**拡張Coxモデル**(extended Cox model)と呼ばれます．

Time-dependent variables: Chapter 6

時間依存性変数を使うことに関しては，第6章で説明します．このプレゼンテーションでは，時間と独立なXだけを考えます．

Time-independent variable: Values for a given individual do not change over time; e.g., SEX and SMK

↘

Assumed not to change once measured

時間と独立な変数とは，ある個人での値が時間とともに変化しない変数と定義されます．例えば性別(SEX)や喫煙(SMK)です．ただ，個人の喫煙状況は実際には時間とともに変わる可能性があります．しかし，解析の目的として，SMK変数は一旦測定されたら変わらないと仮定し，1人につき1つの値が使われます．

AGE and WGT values do not change much, or effect on survival depends on one measurement.

年齢(AGE)や体重(WGT)などの変数は時間とともに変化しますが，もしその値が時間とともにそれほど変わらない，あるいは変数の生存リスクに対する効果が，本質的には1回の測定での値に依存しているような場合には，解析においてはこれらの変数を時間と独立な変数として扱うのが適当でしょう．

$$X_1 = X_2 = \cdots = X_p = 0$$

$$\begin{aligned} h(t,\mathbf{X}) &= h_0(t)\, e^{\sum_{i=1}^{p} \beta_i X_i} \\ &= h_0(t)\, e^{0} \\ &= h_0(t) \end{aligned}$$

Baseline hazard

Coxモデルの式は，すべてのXが0ならば，その式が基準ハザード関数になるという特性を持ちます．つまり，指数の式の部分が，$e^0 = 1$になります．このCoxモデルの特性により，$h_0(t)$を基準関数と呼びます．

No X's in model: $h(t,\mathbf{X}) = h_0(t)$.

あるいは少し違う視点からは，モデルにXが1つもない場合，Coxモデルは基準ハザードになります．すなわち$h_0(t)$は何らかのXを考慮する前の，はじまりの，あるいは「基準」のハザード関数であるとみなすことができます．

$h_0(t)$ is unspecified.

Cox model: **semiparametric**

Coxモデルの別の重要な特性は，基準ハザード$h_0(t)$は特定の形に指定されない関数であるということです．この特性により，Coxモデルは**セミパラメトリック**(semi-parametric)モデルなのです．

EXAMPLE: Parametric Model

Weibull:
$h(t, \mathbf{X}) = \lambda p t^{p-1}$
where $\lambda = \exp\left[\sum_{i=1}^{p} \beta_i X_i\right]$
and $h_0(t) = p t^{p-1}$

対照的に，**パラメトリック**モデルとは，未知パラメーターの値以外はその関数式が完全に指定されているモデルです．例えばWeibullハザードモデルはパラメトリックモデルで，式は左に示したようになり，未知パラメーターはλ，p，β_iです．Weibullモデルでは$h_0(t)$は$\lambda p t^{p-1}$となります(第7章参照)．

Semiparametric property
⇓
Popularity of the Cox model

Coxモデルがこれほどよく使われる理由の1つは，これがセミパラメトリックだからです．次のIIIではCoxモデルがなぜこれほどよく使われるかについて，上記およびその他の理由を説明します．

III. なぜCox比例ハザードモデルはよく用いられるのか

Cox PH model is “robust”: will closely approximate correct parametric model

Coxモデルがよく使われる理由で重要なものは，基準ハザードを特定しなくても，いろいろなデータに対して，回帰係数，興味のあるハザード比，調整生存曲線の良い推定値を合理的に求めることができるということです．言い換えると，Coxモデルは「頑健(ロバスト：robust)」なモデルであり，Coxモデルを使って得られた結果は，正しいパラメトリックモデルから得られた結果と非常に近いということです．

If correct model is:

Weibull	⇒	Cox model will approximate Weibull
Exponential	⇒	Cox model will approximate exponential

例えば，正しいパラメトリックモデルがWeibullである場合が典型的ですが，CoxモデルはWeibullモデルの結果と同様な結果を与えます．時に正しいモデルが指数モデルであるならば，Coxモデルの結果は，指数モデルの結果にきわめて近くなります．

Prefer parametric model if sure of correct model, e.g., use goodness-of-fit test (Lee, 1982).

私たちが正しいモデルを確信できるならば，パラメトリックモデルを使うことが推奨されます．パラメトリックモデルの適合性(goodness of fit)を検討する方法にはさまざまなものがありますが(例えば，*Lee, Statistical Methods for Survival Data Analysis*，1982)，それらを用いて検討したパラメトリックモデルが適切であることが，完全には確信できないこともあります．

When in doubt, the Cox model is a "safe" choice.

すなわち，疑わしい場合は(そしてそれが大抵の場合ですが)，Coxモデルによって十分信頼するに足る結果が得られるので，Coxモデルは「安全」な選択肢であり，間違ったパラメトリックモデルを選んでいるのではないかと心配をする必要がなくなります．

Coxモデルの全般的な「頑健さ」に加えて，モデルの特有の形が，いくつかの理由で魅力的です．

$$h(t,\mathbf{X}) = h_0(t) \times e^{\sum_{i=1}^{p} \beta_i X_i}$$

Baseline hazard | Exponential ⇓ $0 \le h(t,\mathbf{X}) < \infty$ always

先に説明したように(109ページ)，Coxモデルの式の特徴は，ハザード関数はtを含む基準ハザードと，Xを含みtを含まない指数関数の積からなるというものです．この積の指数関数の部分は魅力的です．なぜならそれにより，あてはめたモデルから推定されるハザードは，常に正の値であることが保証されるからです．

$$h_0(t) \times \underbrace{\sum_{i=1}^{p} \beta_i X_i}_{\text{Linear}}$$

⇓

Might be < 0

定義上，どんなハザード関数の値も0から無限大の範囲を取る，すなわちハザードは常に正の値なので，そのような正の値の推定値を得たいのです．もし指数関数の代わりに，モデルのXを含む部分が，例えばXの線形和であるなら，負のハザードの推定値が得られることになり，それは許されないのです．

Even though $h_0(t)$ is unspecified, we can estimate the β's.

Measure of effect: hazard ratio (HR) involves only β's, without estimating $h_0(t)$.

Coxモデルを魅力的にしている他の特性は，モデルの基準ハザードの部分を特定しなくても，モデルの指数関数の部分のβを推定することができるということです．後で示すように，興味のある説明変数の効果を検討するのに必要なのは，βの推定値だけです．ハザード比と呼ばれる効果の指標は，基準ハザード関数を推定する必要なしに計算できるのです．

Can estimate $h(t,\mathbf{X})$ and $S(t,\mathbf{X})$ for Cox model using a minimum of assumptions.

Coxモデルでは基準ハザード関数を特定しなくても，ハザード関数$h(t, \mathbf{X})$とそれに対応する生存関数$S(t, \mathbf{X})$が推定できます．すなわちCoxモデルでは最小限の仮定を用い，生存時間解析から得たい重要な情報，すなわちハザード比と生存曲線を求めることができるのです．

Cox model preferred to **logistic** model.

⇓ Uses survival times and censoring

⇓ Uses (0,1) outcome; ignores survival times and censoring

Coxモデルがよく用いられることの最後のポイントは，生存時間の情報が利用可能で，打ち切りがある場合には，ロジスティックモデルよりも好ましいということです．つまり，生存時間と打ち切りを無視して(0, 1)の結果のみを用いるロジスティックモデルよりも，生存時間も用いるCoxモデルの方が利用する情報が多いのです．

IV. Cox比例ハザードモデルでの最尤推定

$$h(t, \mathbf{X}) = h_0(t)\, e^{\sum_{i=1}^{p} \beta_i X_i}$$

ここではCoxモデルのパラメーター推定値をどのように求めるのかを説明します．ここに示したCoxモデルの一般式の中のβがパラメーターです．これらのパラメーターの推定値は最尤推定値と呼ばれ，$\hat{\beta}_i$と表されます．

ML estimates: $\hat{\beta}_i$

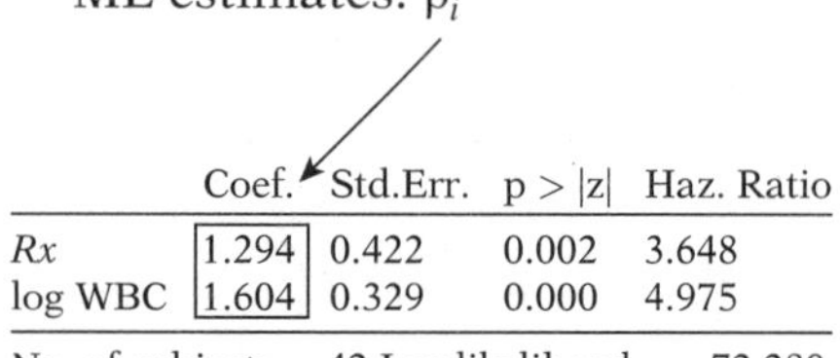

	Coef.	Std.Err.	p > |z|	Haz. Ratio
Rx	1.294	0.422	0.002	3.648
log WBC	1.604	0.329	0.000	4.975

No. of subjects = 42 Log likelihood = −72.280

最尤推定の例として，42人の白血病患者の寛解データについて，先にあてはめたモデルの1つ（モデル2）のコンピュータ出力について再び考えます．

Estimated model:

$$\hat{h}(t, \mathbf{X}) = \hat{h}_0(t)\, e^{1.294\, Rx + 1.604\ \log\ \mathrm{WBC}}$$

この例ではCoxモデルは2つのパラメーター，1つは治療変数（ここでは*Rx*）の係数，もう1つはlog WBCの係数を含みます．このモデルの式が左に示されており，これは推定された*Rx*の係数1.294とlog WBCの係数1.604を含みます．

ML estimates: maximize likelihood function L

L = joint probability of observed data = $L(\beta)$

ロジスティック回帰と同様にCoxモデルのパラメーターの最尤推定値も，通常Lと表される尤度関数(likelihood function)を最大にすることから求められます．尤度関数は，対象群が実際に観察されたデータを取り得る同時確率を，検討するモデルの未知パラメーター(β)の関数として表した数理的な式です．Lは時に$L(\beta)$と表され，ここでβは未知のパラメーターの組です．

尤度の式は章の終わりに詳しく示しますが，以下に概略を示します．

L is a partial likelihood:

- considers probabilities only for subjects who fail
- does not consider probabilities for subjects who are censored

Coxモデルの尤度関数の式は実際，（完全）尤度関数ではなく，「部分」尤度関数と呼ばれます．「部分」尤度関数という言葉が使われる理由は，尤度の式がfailureのある対象の確率だけを考え，打ち切られた対象の確率に関しては明らかには考慮していないからです．すなわちCoxモデルの尤度は全員の確率を考慮している訳ではないので，「部分」尤度と呼ばれるのです[†]．

Number of failure times

$$L = L_1 \times L_2 \times L_3 \times \cdots \times L_k = \prod_{j=1}^{k} L_j$$

where
L_f = portion of L for the jth failure time given the risk set $R(t_{(f)})$

特に部分尤度はいくつかの尤度の積として書くことができ，それぞれk番目のfailure時間に対応します．すなわちf番目のfailure時間では，L_fはこの時間まで生存する条件下で，この時間にfailureとなる尤度を表します．j番目のfailure時間にリスクのある対象の集まりは「リスクセット」$R(t_{(f)})$と呼ばれ，このセットはfailure時間が増すほど小さくなります．

Information on censored subjects used prior to censorship.

L_f uses (subject) in $R(t_{(f)})$ — Censored later — $t_{(f)}$

部分尤度はfailureのある対象に注目していますが，打ち切りの対象については，打ち切りまでの生存時間の情報が使われています．つまりf番目のfailure時間の後で打ち切りとなった個人は，L_fを計算するためのリスクセットの一部となっているのです．

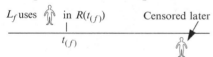

Steps for obtaining ML estimates:

- form L from model
- maximize ln L by solving

$$\frac{\partial \ln L}{\partial \beta_i} = 0$$

$i = 1, \ldots, p$(# of parameters)

あるモデルについて尤度関数が組み立てられたら，コンピュータが行う次のステップはこの関数を最大にすることです．これは通常，Lの自然対数を最大にすることで行われ，このほうが計算上容易です．

Solution by iteration:

- guess at solution
- modify guess in successive steps
- stop when solution is obtained

最大化のプロセスはlog Lの各パラメーターについて偏微分関数を求め，それからここに示すように一組の偏微分方程式を解きます．その解は**繰り返し**（iteration）計算によって求めます．つまり，仮の解をまず求め，その値を逐次的に改良し，最終的な解を得るという方法です．

---

† 訳注：部分尤度のpartial（部分）の由来は，基準ハザード関数と指数関数からなる尤度関数のうち，基準ハザード関数を無視して指数関数部分だけを対象とするからです．原文の説明箇所は不適切なのでご注意ください．

Statistical inferences for hazard ratios: (See Section I, pages 100–107)

Test hypotheses	Confidence intervals
Wald test LR test	Large sample 95% CI

$\widehat{HR} = e^{\hat{\beta}}$ for a (0, 1) exposure variable (no interaction)

最尤推定値を求めたら，通常，これらの推定値を使って定義されるハザード比に関する統計的推測を行うことが次の興味となります．本章のIで，ハザード比についてどのように仮説を検定し，信頼区間を求めるのかを説明しました．その時に，どのようにWald検定と尤度比検定を計算するのかを述べました．またハザード比の大標本を仮定した95%信頼区間をどのように計算するかも説明しました．推定されたハザード比(HR)は，興味のある(0, 1)曝露変数の係数を指数変換して求めました．モデルには曝露が関係する交互作用はなかったことに注意してください．

V. ハザード比の計算

$$\widehat{HR} = \frac{\hat{h}(t, \mathbf{X}^*)}{\hat{h}(t, \mathbf{X})}$$

where

$$\mathbf{X}^* = (X_1^*, X_2^*, \cdots, X_p^*)$$

and

$$\mathbf{X} = (X_1, X_2, \cdots, X_p)$$

denote the set of X's for two individuals

通常，ハザード比はある個人のハザードを別の個人のハザードで割ったものと定義されます．比べられる2人の個人は，一組の予測変数の値，つまりXによって区別されます．

ハザード比を「$h(t, \mathbf{X}^*)$の推定値」÷「$h(t, \mathbf{X})$の推定値」と書くことができ，ここで$\mathbf{X}^*$はある個人の一組の予測変数を，$\mathbf{X}$は別の個人の一組の予測変数を表します．

To interpret $\widehat{HR}$, want $\widehat{HR} > 1$, i.e., $\hat{h}(t, \mathbf{X}^*) > \hat{h}(t, \mathbf{X})$.

Typical coding: $\mathbf{X}^*$: group with larger h
$\mathbf{X}$: group with smaller h

オッズ比と同様に，ゼロ値である1より小さいハザード比よりも，1より大きいハザード比を解釈する方がわかりやすいので，一般的に，ハザードがより大きい群を$\mathbf{X}^*$，ハザードがより小さい群を$\mathbf{X}$とします．例として先に説明した白血病寛解データでは，プラセボ群を$X_1^* = 1$と，治療群を$X_1 = 0$とコード化します．

EXAMPLE: Remission Data

$\mathbf{X}^* = (X_1^*, X_2^*, \cdots, X_p^*)$, where $X_1^* = 1$ denotes **placebo** group.

$\mathbf{X} = (X_1, X_2, \ldots, X_p)$, where $X_1 = 0$ denotes **treatment** group.

$$\widehat{HR} = \frac{\hat{h}(t,\mathbf{X}^*)}{\hat{h}(t,\mathbf{X})} = \frac{\hat{h}_0(t)\, e^{\sum_{i=1}^{p}\hat{\beta}_i X_i^*}}{\hat{h}_0(t)\, e^{\sum_{i=1}^{p}\hat{\beta}_i X_i}}$$

ここではハザード比の式の分子と分母にCoxモデルの式を代入することにより，ハザード比の式を回帰係数を使って表します．これを左に示します．分子と分母で異なっているのはX^*とXだけであることに注目してください．基準ハザードは打ち消されることにも注意してください．

$$\widehat{HR} = \frac{\hat{h}_0(t)\, e^{\sum_{i=1}^{p}\hat{\beta}_i X_i^*}}{\hat{h}_0(t)\, e^{\sum_{i=1}^{p}\hat{\beta}_i X_i}} = e^{\sum_{i=1}^{p}\hat{\beta}_i (X_i^* - X_i)}$$

指数関数の性質を利用して，ハザード比の式は左に示すような指数関数に簡略化できます．すなわちハザード比は，それぞれのiの$\hat{\beta}_i \times X_i^*$と$\hat{\beta}_i \times X_i$との差の合計を，指数変換することで求められます．

$$\boxed{\widehat{HR} = \exp\left[\sum_{i=1}^{p} \beta_i (X_i^* - X_i)\right]}$$

指数表記を使ってこの式を別の形で表すと，左に示すものになります．これからのいくつかの例によりこの一般式の使い方を説明します．

EXAMPLE

$\mathbf{X} = (X_1, X_2, \ldots, X_p) = (X_1)$, where X_1 denotes (0, 1) exposure status ($p = 1$)

$X_1^* = 1, X_1 = 0$

$$\widehat{HR} = \exp\left[\hat{\beta}_1 (X_1^* - X_1)\right] = \exp\left[\hat{\beta}_1 (1 - 0)\right] = e^{\hat{\beta}_1}$$

Model 1:

	Coef.	Std. Err.	P > |z|	Haz. Ratio
Rx	1.509	0.410	0.000	4.523

例えば興味のある変数が1つ($p = 1$)の，X_1が(0，1)曝露状態を考えます．すると，曝露のある人を曝露のない人と比べたハザード比は，ハザード比の式で$X_1^* = 1$と$X_1 = 0$とすることによって求められます．推定されるハザード比は，eの$\hat{\beta}_i \times (1 - 0)$乗，つまり$e$の$\hat{\beta}_i$乗となります．

再度ここに示した，*Rx*変数だけを含む，白血病寛解データのモデル1の出力に注目してください．上記から，推定ハザード比は係数1.509の指数変換値で求められ，これは出力のハザード比の列に示された4.523という値になります．

EXAMPLE 2

Model 2:

	Coef.	Std. Err.	p > |z|	Haz. Ratio
Rx	1.294	0.422	0.002	3.648
log WBC	1.604	0.329	0.000	4.975

$\mathbf{X}^* = (1, \log \text{WBC})$, $\mathbf{X} = (0, \log \text{WBC})$

HR for effect of *Rx* adjusted for log WBC:

2つ目の例として，*Rx*とlog WBCの2つの変数を含むモデル2の出力について考えます．log WBC変数で調整した，*Rx*変数の効果に関するハザード比を計算するには，ベクトル$\mathbf{X}^*$と$\mathbf{X}$を，$\mathbf{X}^* = (1, \log \text{WBC})$，$\mathbf{X} = (0, \log \text{WBC})$と定義します．ここではlog WBCは特定されませんが$\mathbf{X}^*$と$\mathbf{X}$で等しいと仮定します．

EXAMPLE 2: (continued)

$$\widehat{HR} = \exp\left[\hat{\beta}_1 (X_1^* - X_1) + \hat{\beta}_1 (X_2^* - X_2)\right]$$
$$= \exp[1.294(1-0) + 1.604(\log\ \text{WBC} - \log\ \text{WBC})]$$
$$= \exp[1.294(1) + 1.604(0)] = \boxed{e^{1.294}}$$

ハザード比の推定値は2つの値，すなわち1つは*Rx*の係数1.294を含むもの，もう1つはlog WBCの係数1.604を含むものの和の指数変換値で求められます．しかしlog WBCの値は固定されているので，これに関する部分は0になり，その結果，推定値は単に*e*の1.294乗になります．

General rule: If X_1 is a (0,1) exposure variable, then

$\widehat{HR} = e^{\hat{\beta}_1}$ (= effect of exposure adjusted for other *X*'s)

provided no other *X*'s are product terms involving exposure.

この2つ目の例から，他の変数で調整した(0, 1)曝露変数の効果に関するハザード比は，曝露変数の係数の推定値の指数変換値で求められるという，基本的なルールがわかります．このルールはモデルに曝露変数に関する交互作用項が何も含まれない，という条件で成り立ちます．

EXAMPLE 3

Model 3:

	Coef.	Std. Err.	p > |z|	Haz. Ratio
Rx	2.355	1.681	0.161	10.537
log WBC	1.803	0.447	0.000	6.067
Rx × log WBC	−0.342	0.520	0.510	0.710

Want *HR* for effect of *Rx* adjusted for log WBC.

Placebo subject:

$$\mathbf{X}^* = (X_1^* = 1,\ X_2^* = \log\ \text{WBC},\ X_3^* = 1 \times \log\ \text{WBC})$$

Treated subject:

$$\mathbf{X} = (X_1 = 0,\ X_2 = \log\ \text{WBC},\ X_3 = 0 \times \log\ \text{WBC})$$

$$\widehat{HR} = \exp\left[\sum_{i=1}^{3} \hat{\beta}_i (X_i^* - X_i)\right]$$

$$\widehat{HR} = \exp[2.355(1-0) + 1.803(\log\ \text{WBC} - \log\ \text{WBC}) + (-0.342)(1 \times \log\ \text{WBC} - 0 \times \log\ \text{WBC})]$$
$$\boxed{= \exp[2.355 - 0.342 \log\ \text{WBC}]}$$

次にモデルが交互作用項を含む時，どのようにハザード比を計算するのかをわかりやすく示す，3つ目の例を挙げます．ここに示した白血病寛解データのモデル3の出力について考えます．

モデル3を使ってlog WBCで調整した*Rx*の効果に関するハザード比を計算するには，モデルの各変数に対応する3つの要素を持つ，ベクトル$\mathbf{X}^*$と$\mathbf{X}$を考えます．プラセボ群に含まれる個人を表すベクトル$\mathbf{X}^*$は$\mathbf{X}_1^* = 1$, $\mathbf{X}_2^* = \log$ WBC，$\mathbf{X}_3^* = 1 \times \log$ WBCという要素を持ちます．治療群に含まれる個人を表すベクトル$\mathbf{X}$は$X_1 = 0$, $X_2 = \log$ WBC，$X_3 = 0 \times \log$ WBCという要素を持ちます．先の例と同様に，log WBCの値は特定されませんが，固定されていることに注意してください．

ハザード比の一般式を使って，モデルの3つの変数に対応する3つの値の合計による，指数変換値を計算しなければなりません．出力の中の値とベクトル$\mathbf{X}^*$と$\mathbf{X}$の値をこの式に代入すると左記の指数の式になります．計算するとこの式は，*e*の「2.355 − 0.342 × log WBC」乗となります．

EXAMPLE 3: (continued)

log WBC = 2:
$\widehat{HR} = \exp[2.355 - 0.342(2)]$
$= e^{1.671} = 5.32$
log WBC = 4:
$\widehat{HR} = \exp[2.355 - 0.342(4)]$
$= e^{0.987} = 2.68$

ハザード比を求めるには，log WBCの値を指定する必要があります．例えばlog WBC = 2ならばハザード比の推定値は5.32になり，もしlog WBC = 4ならばハザード比の推定値は2.68になります．つまりlog WBCの値が異なればハザード比の値も異なります．これは，モデル3ではlog WBCがeffect modifierであることを意味します．

General rule for (0, 1) exposure variables when there are product terms:

$$\widehat{HR} = \exp\left[\hat{\beta} + \sum \hat{\delta}_j W_j\right]$$

where

$\hat{\beta}$ = coefficient of E
$\hat{\delta}_j$ = coefficient of $E \times W_j$

($\widehat{HR}$ does not contain coefficients of non-product terms)

いま説明したモデル3を使った例から，曝露変数(E)と他の$X(W_j)$との交互作用項を含んだモデルでは，(0, 1)曝露変数の効果についてのハザード比の計算は，左に示す一般則になります．$\hat{\beta}$ は曝露変数の係数を，$\hat{\delta}$ は$E \times W_j$の形を持つ交互作用項の係数を表すことに注意してください．この式にはEとの交互作用項以外の交互作用項の係数は含まれません．

EXAMPLE

Model 3:

E → $\hat{\beta}$ = coefficient of Rx

W_1 → $\hat{\delta}_1$ = coefficient of Rx × log WBC

$\widehat{HR}$ (Model 3) $= \exp\left[\hat{\beta} + \hat{\delta}_1 \text{ log WBC}\right]$
$= \exp[2.355 - 0.342 \text{ log WBC}]$

モデル3では$\hat{\beta}$は変数Rxの係数で，和の式の中には1つの$\hat{\delta}$，すなわちRx × log WBCという交互作用項の係数しかありません．すなわち，たった1つのW，つまりW_1 = log WBCしかありません．曝露の効果についてのハザード比の式は，eの「$\hat{\beta}$ + $\hat{\delta}$ × log WBC」乗で求められます．この式に出力中の推定値を代入すると，これは以前に示した式，すなわちeの「2.355 − 0.342 × log WBC」乗となります．

VI. 区間推定：交互作用

Model 2:
$h(t, X) = h_0(t)\exp[\beta_1 Rx + \beta_2 \log WBC]$

$HR = \exp[\beta_1]$

以前，白血病寛解データのモデル2で，1つしか興味のある回帰係数がない場合，例えばハザード比がexp[β_1]である場合に，どのようにハザード比の95%信頼区間の推定値を求めるかを説明しました(107ページ)．

Large sample 95% confidence interval:

$$\exp\left[\hat{\beta}_1 \pm 1.96\sqrt{\widehat{Var}(\hat{\beta}_1)}\right]$$

where

$$s_{\hat{\beta}_1} = \sqrt{\widehat{Var}(\hat{\beta}_1)}$$

No interaction: simple formula

Interaction: complex formula

あるパラメーターについて，ハザード比の大標本を仮定した95%信頼区間を求めるために通常行われるのは，パラメーターの推定値 ± 正規分布のパーセント点×パラメーターの推定値の標準誤差の推定値の指数変換値を計算するということです．（注意：分散推定値の平方根が標準誤差です．）

この計算は，モデルに交互作用がない場合には比較的単純です．しかし交互作用がある場合には，標準誤差の推定値の計算式はもっと複雑になります．

Model 3:

$$h(t, \mathbf{X}) = h_0(t)\exp[\beta_1 Rx + \beta_2 \log WBC + \beta_3 (Rx \times \log WBC)]$$

$$HR = \exp[\beta_1 + \beta_3 \log WBC]$$

再度ここに示すようなモデル3に注目し，*Rx*を興味のある(0, 1)曝露変数とします．そうすると変数log WBCで調整した*Rx*の効果についてのハザード比の式は，モデルの下に示すHR＝の式になります．

Interaction: variance calculation difficult

No interaction: variance directly from printout

交互作用を含んだハザード比の信頼区間を計算する際に難しい点は，分散推定値の計算です．交互作用がなく，興味のあるパラメーターが1つの回帰係数だけの場合には，この分散は出力結果にある係数の推定値とその標準誤差から直接得ることができます．

$$\widehat{HR} = \exp[\hat{\ell}],$$

where $\ell = \beta_1 + \beta_3 \log WBC$

モデル3で，ハザード比の推定値の式を，代わりに$\exp[\hat{\ell}]$と書くことができます．ここでℓは線形関数$\beta_1 + \beta_3 \log WBC$であり，$\hat{\ell}$は最尤推定値の線形関数から得られる推定値です．

95% CI for HR = $\exp[\hat{\ell}]$

$$\exp\left[\hat{\ell} \pm 1.96\sqrt{\widehat{Var}(\hat{\ell})}\right]$$

$\exp[\ell]$の95%信頼区間を求めるには，ℓの95%信頼区間に対する指数変換値を計算する必要があります．その式を左に示します．

General Formula:
can consider any ℓ, e.g.,

$$\ell = \beta_1 + \delta_1 W_1 + \delta_2 W_2 + \ldots \delta_k W_k,$$

where X_1 = (0, 1) exposure variable and β_1 = coeff of X_1,
δ_j = coeff of $X_1 \times W_j$, j=1,..., k

この信頼区間の式はモデル3の例から導きましたが，実際にはCox比例ハザードモデルのあらゆる興味のあるハザード比の95%信頼区間の一般式となります．一般的に(0, 1)曝露変数X_1と$X_1 \times W_1$, ..., $X_1 \times W_k$という交互作用項を含むモデルでは，線形関数は左に示すような形となります．

$Var(\hat{\ell}) = Var(\hat{\beta}_1 + \hat{\delta}_1 W_1 + \cdots \hat{\delta}_k W_k)$
where the estimates $\hat{\beta}_1, \hat{\delta}_i, \ldots, \hat{\delta}_k$ are correlated, so one must use
$Var(\hat{\beta}_1), Cov(\hat{\beta}_1, \hat{\delta}_i)$ *and* $Cov(\hat{\delta}_i, \hat{\delta}_j)$

ハザード比が交互作用を含むとき，分散の推定値は，推定回帰係数の線形和だということを考慮します．線形和の係数は同じデータセットから推定されるので，これらの係数は互いに相関しています．結果として分散の推定値の計算には，係数の推定値の分散と共分散の両方を考慮しなければならず，このことが計算をいくらか厄介にしているのです．

Computer packages SAS and STATA compute $\widehat{\text{Var}}\,\hat{\ell}$ as part of the program options (see Computer Appendix).

しかしCoxモデルのような生存時間解析のモデルをあてはめるプロシジャを持つ統計ソフトウェアのほとんどでは，オプションとして$\hat{\ell}$のような線形関数の分散を推定する計算が提供されています．SASでの“contrast”オプションとStataの“lincom”オプションの使い方の詳細は，「Computer Appendix」(http://www.scientist-press.com/11_327.html)を参照してください．

General formula for $\widehat{\text{Var}}(\hat{\ell})$:

$$\widehat{\text{Var}}(\hat{\ell}) = \widehat{\text{Var}}(\hat{\beta}_1) + \sum_j W_j^2 \text{V}\hat{\text{a}}\text{r}(\hat{\delta}_1) + 2\sum_j W_j C\hat{o}v(\hat{\beta}_1, \hat{\delta}_j) + 2\sum_j \sum_k W_j W_k C\hat{o}v(\hat{\delta}_j, \hat{\delta}_k)$$

興味のある読者のために，線形関数$\hat{\ell}$の分散の推定値を求めるための一般式を左に示します．

- Variances and covariances provided in the computer output
- User specifies W's values of interest.

この式を利用するには，分散と共分散の推定値を，分散共分散の出力から得る必要があります．また，ユーザーはモデルの中でWと定義されるeffect modifierの値を指定する必要があります．

Model 3:
$\ell = \beta_1 + \beta_3 \log \text{WBC}$

$$\text{Var}(\hat{\ell}) = \text{Var}(\hat{\beta}_1) + (\log WBC)^2 \text{Var}(\hat{\beta}_3) + 2(\log WBC) Cov(\hat{\beta}_1, \hat{\beta}_3)$$

この分散の式をモデル3にあてはめると，左に示すような分散の式を得ます．ここではlog WBCが唯一のeffect modifierなので，log WBCの値を指定する必要があります．例えばlog WBC = 2やlog WBC = 4というような値です．

95% CI for Rx in Model 3
(SAS edited output):

log WBC	$\widehat{\text{HR}}$	S.E.	Conf	Limits
2	5.3151	3.8410	1.2894	21.9101
4	2.6809	1.6520	0.8013	8.9700

SASのPHREGプロシジャの“contrast”オプションを使って，log WBCの値を2つ指定したときの，変数*Rx*に関するハザード比の95%信頼区間を左に示します．log WBCが2ならば，ハザード比の推定値は5.32で95%信頼区間は(1.29, 21.91)であり，log WBCが4ならば，ハザード比の推定値は2.68で95%信頼区間は(0.80, 8.97)です．

CI results suggest log WBC by Rx interaction but conflict with non-significant interaction test result.
Note: small study size (n = 42)

これらの結果はlog WBCと*Rx*の間に交互作用があることを示唆し，モデル3で交互作用の検定が有意でないという，先の結果と相反します．これは主にこの試験の標本数が小さい(n = 42)ということが原因となっている可能性があります．

VII. Cox比例ハザードモデルを使った調整生存曲線

Two primary quantities:

1. estimated hazard ratios
2. estimated survival curves

生存時間解析の観点から導きたい2つの値は，ハザード比の推定値と生存曲線の推定値です．先ほどはハザード比の計算方法を説明しましたが，今度はCoxモデルを使った生存曲線の推定に移ります．

No model: use KM curves

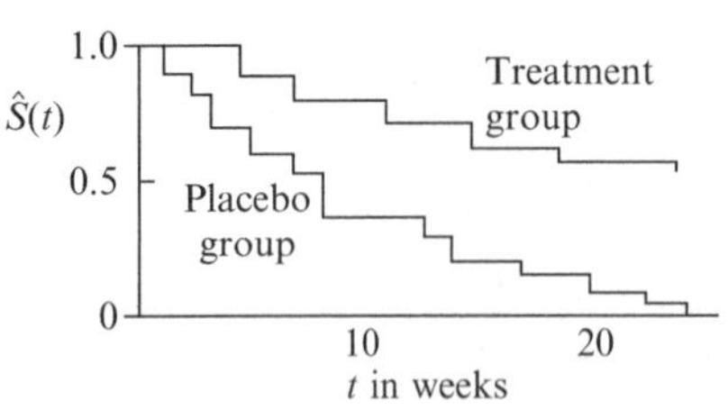

もし生存時間データに何のモデルもあてはめないのであれば，生存曲線はKM法を使って推定できます．そのようなKM曲線は，ここに白血病寛解データの例を使って示すように，ステップ関数として描かれます．

Cox model: adjusted survival curves (also step fuuctions).

生存時間データにCoxモデルをあてはめた場合は，予測変数として用いた説明変数による調整を行った生存曲線を求めることができます．これらは**調整生存曲線**と呼ばれ，KM曲線と同様にステップ関数として描かれます．

Cox model hazard function:

$$h(t,\mathbf{X}) = h_0(t)e^{\sum_{i=1}^{p}\beta_i X_i}$$

Cox model survival function:

$$S(t,\mathbf{X}) = [S_0(t)]^{e^{\sum_{i=1}^{p}\beta_i X_i}}$$

ここに再び示したCox比例ハザードモデルでのハザード関数の式は，その下に示すように対応する生存関数に変換することができます．この生存関数の式は調整生存曲線を決定する基礎となります．この式から，予測変数としてベクトル$\mathbf{X}$を持つある対象の，時間tでの生存関数は，基準生存関数$S_0(t)$を$\beta_i \times X_i$の合計の指数変換値で累乗したものであることがわかります．

Estimated survival function:

$$\hat{S}(t,\mathbf{X}) = \left[\hat{S}_0(t)\right]^{e^{\sum_{i=1}^{p}\hat{\beta}_i X_i}}$$

$\hat{S}_0(t)$ and $\hat{\beta}_i$ are provided by the computer program. The X_i must be specified by the investigator.

推定値$\hat{S}_0(t)$と$\hat{\beta}_i$は，Coxモデルをあてはめる統計ソフトウェアによって求めることができます．しかし統計ソフトウェアが生存曲線の推定値を計算する前に，先にXを指定する必要があります．

EXAMPLE: Model 2 Remission Data

$\hat{h}(t,\mathbf{X}) = \hat{h}_0(t)e^{1.294\,Rx + 1.604\,\log\,\mathrm{WBC}}$
$\hat{S}(t,\mathbf{X}) = [\hat{S}_0(t)]^{\exp(1.294\,Rx + 1.604\,\log\,\mathrm{WBC})}$

例えば白血病寛解データのモデル2について，あてはめたモデルをハザード関数と生存関数の両方を使って表すと，左記のようになります．

Specify values for $\mathbf{X} = (Rx, \log\,\mathrm{WBC})$

ベクトル**X**の値を指定することで，特定の生存曲線を求めることができます．ここでは，そのベクトルの要素である変数は*Rx*とlog WBCです．

$Rx = 1$, log WBC = 2.93:

$$\hat{S}(t,\mathbf{X}) = \left[\hat{S}_0(t)\right]^{\exp(\hat{\beta}_1\overline{Rx}+\hat{\beta}_2\overline{\log\ \mathrm{WBC}})}$$
$$= \left[\hat{S}_0(t)\right]^{\exp(1.294(0.5)+1.604(2.93))}$$
$$= \left[\hat{S}_0(t)\right]^{\exp(5.35)} = \boxed{\left[\hat{S}_0(t)\right]^{210.6}}$$

例えば，*Rx* = 1でlog WBC = 2.93なら，この式にこれらの値を代入し，四角で囲んだ式まで導き，生存曲線を得ることができます．2.93というのは，42人のデータセット全体でのlog WBCの平均値であることに注意してください．

$Rx = 0$, log WBC = 2.93:

$$\hat{S}(t,\mathbf{X}) = \left[\hat{S}_0(t)\right]^{\exp(1.294(0)+1.604(2.93))}$$
$$= \left[\hat{S}_0(t)\right]^{\exp(4.70)} = \boxed{\left[\hat{S}_0(t)\right]^{109.9}}$$

同様に，*Rx* = 0でlog WBC = 2.93ならば，推定生存曲線の式は左に示したようになります．

四角で囲まれた式はそれぞれ，**調整**生存曲線を表します．調整生存曲線は*X*の指定された値に対して作成されます．これらの式で，*t*のどんな値に関しても生存確率が得られることに注意してください．

Adjusted Survival Curves

$Rx = 1$, log WBC = 2.93:
$\hat{S}(t,\mathbf{X}) = [\hat{S}_0(t)]^{400.9}$
$Rx = 0$, log WBC = 2.93:
$\hat{S}(t,\mathbf{X}) = [\hat{S}_0(t)]^{109.9}$

先ほど求めた2つの式を再び示しますが，これらによって共変量log WBCで調整した，2つの治療群の生存曲線を比較することができます．2つの曲線とも，log WBCが同じ値，この場合は2.93であると仮定した場合の，推定生存確率の推移を表します．

Typically, use $X = \overline{X}$ or X_{median}

Computer uses $\overline{X}$

調整生存曲線を計算する場合，調整に用いる共変量の値として選択されるのは，通常，平均値や中央値といった値です．実際，Coxモデルを行うほとんどの統計ソフトウェアでは，調整に用いる各共変量について自動的に全症例での平均値が使われます．

EXAMPLE: (continued)

Remission data ($n = 42$):
$\overline{\log\ \mathrm{WBC}} = 2.93$

ここでは，白血病寛解データの42人全員のlog WBCの平均値は2.93です．したがって，調整生存曲線の式のlog WBCにこの値を選んだのです．

General formulae for adjusted survival curves comparing two groups:

Exposed subjects:

$$\hat{S}(t, \mathbf{X}_1) = \left[\hat{S}_0(t)\right]^{\exp\left[\hat{\beta}_1(1)+\sum_{i\neq 1}\hat{\beta}_i\bar{X}_i\right]}$$

Unexposed subjects:

$$\hat{S}(t, \mathbf{X}_0) = \left[\hat{S}_0(t)\right]^{\exp\left[\hat{\beta}_1(0)+\sum_{i\neq 1}\hat{\beta}_i\bar{X}_i\right]}$$

より一般的に，複数の共変量を調整した，曝露変数の2つのレベルの生存曲線を比べたいと考えるならば，各曲線は左の式のように表すことができます．ここでは曝露変数がX_1で，その係数の推定値が$\hat{\beta}_1$であり，X_1が1の場合が曝露のある個人で，0の場合が曝露のない個人であると仮定しています．

General formula for adjusted survival curve for all covariates in the model:

$$\hat{S}(t, \overline{\mathbf{X}}) = \left[\hat{S}_0(t)\right]^{\exp\left[\sum \hat{\beta}_i\bar{X}_i\right]}$$

また，モデルの中のすべての共変量で調整した調整生存曲線を求めたいと考えるならば，各共変量の平均値を使った一般式は左に示すものになります．この式は，それぞれの曝露群の生存曲線について別々に考えるのではなく，1つの調整生存曲線の式で考えることを示します．

EXAMPLE

Single survival curve for Cox model containing *Rx* and log WBC:

$\overline{Rx} = 0.50$

$\overline{\text{log WBC}} = 2.93$

$$\hat{S}(t, \mathbf{X}) = \left[\hat{S}_0(t)\right]^{\exp\left(\hat{\beta}_1\overline{Rx}+\hat{\beta}_2\overline{\text{log WBC}}\right)}$$
$$= \left[\hat{S}_0(t)\right]^{\exp(1.294(0.5)+1.604(2.93))}$$
$$= \left[\hat{S}_0(t)\right]^{\exp(5.35)} = \boxed{\left[\hat{S}_0(t)\right]^{210.6}}$$

この式をわかりやすく説明するために，再び白血病寛解データについて考えます．*Rx*とlog WBCを含むCoxモデルで，この両方の変数で調整した，1つの生存曲線を求めたいとします．各変数の平均値を使うならば，*Rx*の平均値は0.5で，log WBCの平均値は以前のように2.93だということがわかります．

続いて，*Rx*とlog WBCで調整した1つの生存曲線を求めるには，当該モデルの調整生存曲線の式に，平均値の値を代入します．調整生存曲線の式と代入した式をここに示します．（白血病寛解データでは，2群を比較することに興味があるので，1つの生存曲線を求めることは適当ではないことに注意してください．）

Compute survival probability by specifying value for t in $\hat{S}(t, \overline{\mathbf{X}}) = [\hat{S}_0(t)]^{210.6}$

Computer uses t's which are failure times.

生存曲線のこの式から，生存確率は特定のどんなtの値についても計算することができます．統計ソフトウェアを使って図示される調整生存曲線は，この試験の中でイベントのあった対象すべてについてのfailure時間がtの値として使われます．この過程はユーザーが各failure時間を特定する必要なく，コンピュータによって自動的に行われます．

EXAMPLE

Adjusted Survival Curves for Treatment and Placebo Groups

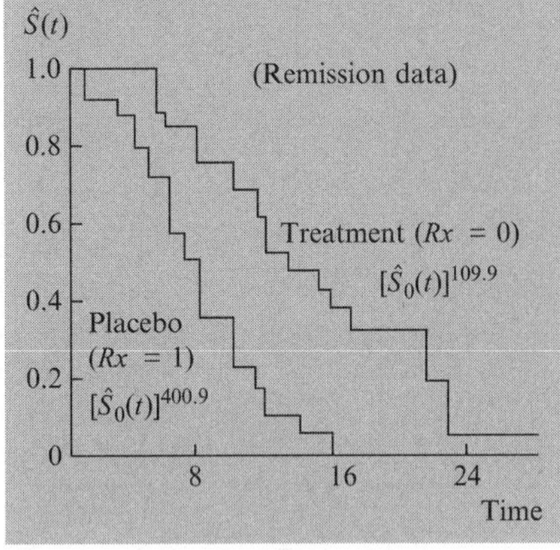

$\hat{S}(t)$

(Remission data)

1.0
0.8
0.6
0.4
0.2
0

Treatment ($Rx = 0$)
$[\hat{S}_0(t)]^{109.9}$

Placebo
($Rx = 1$)
$[\hat{S}_0(t)]^{400.9}$

8
16
24
Time

Coxモデルをあてはめて得られる調整生存曲線のグラフは通常，ステップ関数として描かれます．例えば，ここでは，治療状態を1と0，log WBCの値を2.93と指定して得られる2つの調整生存曲線のステップ関数を示します．

Next section: PH assumption

- explain meaning
- when PH **not** satisfied

次は比例ハザード仮定の概念に移ります．次のVIIIではこの仮定の意味を説明し，この仮定が満たされない場合の例を示します．

Later presentations:

- how to evaluate PH
- analysis when PH not met

その後に，これについてさらに深く考え，この仮定が満たされているかどうかをどのように統計学的に検討するか，また，仮定が満たされていない場合はどのように解析を行うのかを説明します．

VIII.比例ハザード仮定の意味

PH: *HR* is constant over time, i.e., $\hat{h}(t,\mathbf{X}^*) = \text{constant} \times \hat{h}(t,\mathbf{X})$

$$\widehat{HR} = \frac{\hat{h}(t,\mathbf{X}^*)}{\hat{h}(t,\mathbf{X})} = \frac{\hat{h}_0(t)\exp\left[\sum \hat{\beta}_i X_i^*\right]}{\hat{h}_0(t)\exp\left[\sum \hat{\beta}_i X_i\right]} = \exp\left[\sum_{i=1}^{p} \hat{\beta}_i \left(X_i^* - X_i\right)\right]$$

where $\mathbf{X}^* = \left(X_1^*, X_2^*, \ldots, X_p^*\right)$ and $\mathbf{X} = (X_1, X_2, \ldots, X_p)$ denote the set of *X*’s for two individuals.

比例ハザード仮定では，ハザード比が時間を通して一定であること，あるいは同等の定義として，ある個人のハザードは他のあらゆる人のハザードと比例し，その比例定数はすべての時間で一定，ということが求められます．

比例ハザード仮定を理解するには，Coxモデルで使われる説明変数について，$\mathbf{X}^*$と$\mathbf{X}$という2つを指定した場合のハザード比の式について考える必要があります．以前この式は本章のVで導きましたが，ここで再び示します．基準ハザード関数$\hat{h}_0(t)$はハザード比の分子と分母の両方にあり，打ち消されることに注意してください．

$$\frac{\hat{h}(t,\mathbf{X}^*)}{\hat{h}(t,\mathbf{X})} = \exp\left[\sum_{i=1}^{p}\hat{\beta}_i\left(X_i^* - X_i\right)\right]$$

does not involve t.

すなわちハザード比の式は，最終的に，推定された係数$\hat{\beta}_i$と各変数の値$\mathbf{X}^*$と$\mathbf{X}$を含むものになります．また，基準ハザードは打ち消されているので，最後の式はtを含みません．

Let $\hat{\theta}$ (Constant)

$$\hat{\theta} = \exp\left[\sum_{i=1}^{p}\hat{\beta}_i\left(X_i^* - X_i\right)\right]$$

then

$$\frac{\hat{h}(t,\mathbf{X}^*)}{\hat{h}(t,\mathbf{X})} = \hat{\theta}$$

すなわち，モデルがあてはめられ，$\mathbf{X}^*$と$\mathbf{X}$の値が指定されれば，ハザード比の推定値の指数式の値は一定で，時間に依存しません．もしこの定数を$\hat{\theta}$で表すならば，ハザード比をここに示したように書くことができます．これは比例ハザード仮定を数理的に表したものです．

$\widehat{HR}$ ($\mathbf{X}^*$ versus $\mathbf{X}$)

t

この式は，どの2人を比べるハザード比の推定値も，グラフ的には時間に対して一定に描かれることを表しています．

$$\hat{h}(t,\mathbf{X}^*) = \hat{\theta}\hat{h}(t,\mathbf{X})$$

Proportionality constant
(not dependent on time)

比例ハザード仮定を数理的に表す別の方法では，ここに示すように個人$\mathbf{X}^*$のハザード関数が$\hat{\theta}\times$個人$\mathbf{X}$のハザード関数であると表します．この式はある人のハザード関数が別の人のハザード関数に比例し，その比例定数が$\hat{\theta}$で，これは時間に依存しないということを示します．

EXAMPLE: Remission Data

$\hat{h}(t, \mathbf{X}) = \hat{h}_0(t)e^{1.294Rx+1.604 \text{ log WBC}}$

$$\widehat{HR} = \frac{\hat{h}(t, Rx=1, \text{log WBC}=2.93)}{\hat{h}(t, Rx=0, \text{log WBC}=2.93)}$$
$= \exp[1.294] = 3.65$ Constant

Placebo

$\hat{h}(t, Rx=1, \text{log WBC}=2.93)$
$= 3.65\,\hat{h}(t, Rx=0, \text{log WBC}=2.93)$

Treatment

3.65 = proportionality constant

比例ハザード仮定をわかりやすく説明するために，再び2つの変数Rxとlog WBCを含む白血病寛解データのCoxモデルについて考えます．このモデルではlog WBCで調整して，プラセボ($Rx = 1$)を治療($Rx = 0$)と比べるハザード比の推定値はeの1.294乗，すなわち3.65という一定の値です．

つまりプラセボ群($Rx = 1$)のハザードは，治療群($Rx = 0$)のハザードの3.65倍であり，3.65という値は時間によらず一定です．言い換えれば上記のモデルを用いると，プラセボ群のハザードは治療群のハザードに比例し，その比例定数は3.65です．

EXAMPLE: PH Not Satisfied

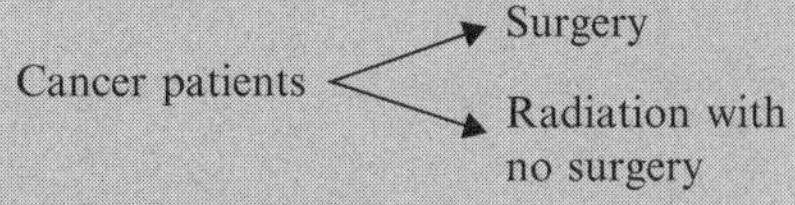

$$E = \begin{cases} 0 & \text{if surgery} \\ 1 & \text{if no surgery} \end{cases}$$

$$h(t,\mathbf{X}) = h_0(t)e^{\beta E}$$

比例ハザード仮定の概念について，よりわかりやすく説明するために，ここで比例ハザード仮定が満たされ<u>ない</u>場合の例を挙げます．

例として，がん患者を手術／手術なしの放射線療法に割付する試験について考えます．すなわち，手術の有無について表す(0，1)曝露変数(E)があり，手術を受けるなら0，手術を受けないなら1とします．またこの曝露変数が唯一興味のある変数であるとすると，このデータの解析のためのCox比例ハザードモデルは，ここに示すように曝露を表す1つの変数Eだけを含むことになります．

Is the above Cox PH model appropriate?
Note:
Serious surgery $\Rightarrow$ High risk for death early

ここで問題は，変数Eを含む上記のCoxモデルが，この試験にとって適切なモデルかどうかということです．この問いに答えるために注意すべきことは，患者が悪性腫瘍を切除するといった大きな手術を受ける場合，回復過程の早期には，通常手術による合併症の大きなリスク(死亡さえもあり得る)が存在しますが，この早期の重要な期間を過ぎれば，手術の恩恵を観察できるだろう，ということです．

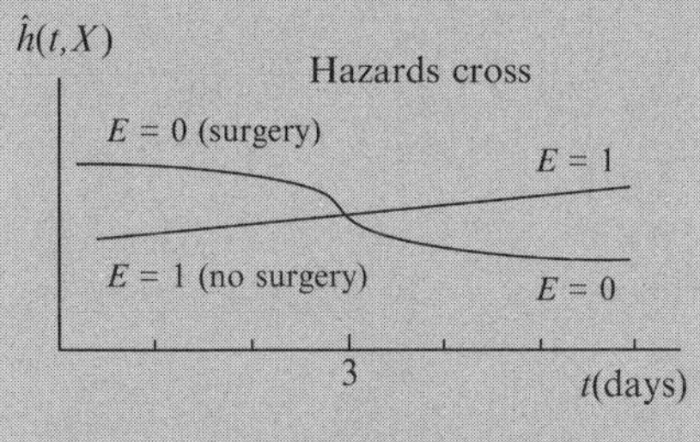

すなわち手術と非手術を比べる試験では，各群について，ここに示すような形のハザード関数の観察が想定できます．この2つの関数は3日目くらいで交差し，それ以前では手術群のハザードが非手術群のハザードより大きく，3日より後では手術群のハザードは非手術群のハザードよりも小さいことに注目してください．

2 days: $\dfrac{\hat{h}(t=2,\ E=1)}{\hat{h}(t=2,\ E=0)} < 1$

but

5 days: $\dfrac{\hat{h}(t=5,\ E=1)}{\hat{h}(t=5,\ E=0)} > 1$

上のグラフをより詳しくみると，$t = 2$である2日目には手術なし群($E = 1$)の手術群($E = 0$)に対するハザード比は1より小さい値となります．対照的に$t = 5$日では非手術対手術のハザード比は1より大きい値になります．

EXAMPLE: (continued)

Given the above description, ***HR* is not constant over time**.

Cox PH model inappropriate because PH model assumes constant *HR*:

$h(t,\mathbf{X}) = h_0(t)e^{\beta E}$

$\widehat{HR} = \dfrac{\hat{h}(t,\ E=1)}{\hat{h}(t,\ E=0)} = e^{\hat{\beta}}$

つまり各群でのハザード関数についての上記の記述が正しいならば，ハザード比は時間に対して一定ではありません．つまりハザード比は3日より前では1より小さく，3日より後では1より大きくなります．

すなわち比例ハザードモデルでは時間に対してハザード比は一定であると仮定しますが，この状況では時間によってハザード比が異なるので，この状況に対してCox比例ハザードモデルを用いるのは適切ではありません．

実際，もしここに再度示すようにCox比例ハザードモデルを用いるとすると，曝露群と非曝露群とを時間を通して比較するハザード比の推定値は，時間とともに変化することのない，eの$\hat{\beta}$乗という一定の値となります．

General rule:
If the hazards cross, then a Cox PH model is not appropriate.

この例から，ハザードが交差する場合には，比例ハザード仮定は満たされず，Cox比例ハザードモデルは不適切であるという一般的なルールがわかります†．

Analysis when Cox PH model not appropriate? See Chapters 5 and 6.

この時点で，もしCox比例ハザードモデルが不適切ならば，どうやって解析を行うべきか，と考えるのは自然です．この問いについての答えは第5章と第6章で説明します．しかし，今説明した手術の試験の例に関して，簡単な答えを示します．

EXAMPLE: (continued)

Surgery study analysis options:

- stratify by exposure (use KM curves)
- start analysis at 3 days; use Cox PH model
- fit PH model for $<$ 3 days and for $\geq$ 3 days; get $\widehat{HR}$ ($<$ 3 days) and $\widehat{HR}$ ($>$ 3 days)
- include time-dependent variable (e.g., E $\times$ t); use extended Cox model

手術の試験の解析には，いくつかの選択肢が可能です．これらに含まれるのは：

- 曝露変数によって層化して解析する．すなわち，どんなモデルもあてはめずに，代わりに各曝露群に対して別々にKM曲線を求める．
- 解析を3日目から始める．そしてCox比例ハザードモデルを3日間生存した人について用いる．
- 3日以内でCoxモデルをあてはめ，3日以降に別のCoxモデルをあてはめて，この2つの期間それぞれについて異なったハザード比の推定値を求める．
- 曝露と時間の交互作用を検討するための時間依存性変数を含む，修正版Coxモデルをあてはめる．このモデルを**拡張Coxモデル**(Extended Cox model)と呼びます．

† 訳注：交差はしなくても，ハザード比が時間とともに変化するのであれば，Cox比例ハザードモデルは不適切となる場合もあります．

Different options may lead to different conclusions.

これらの選択肢についてのより詳しい説明は，後の章にあります．ここで言えることは，別の選択肢からは別の結論が導かれるかもしれず，研究者はどの選択肢が最良であるか決める前に，実際に得られたデータに照らして，各選択肢の相対的な利点を秤にかける必要があるということです．

Hazards cross ⇒ PH not met
but
? ⇒ PH met

See Chapter 4: Evaluating PH Assumption

このセクションを終える前に，最後に1つコメントがあります．ハザードが交差する場合，比例ハザード仮定が満たされないことを示しましたが，比例ハザード仮定が満たされることをどうやって決定するのかについてはまだ示していません．これは第4章「比例ハザード仮定の検討」で述べます．

IX. Cox尤度

Likelihood

- Typically based on outcome distribution
- Outcome distribution not specified for Cox model
- Cox likelihood based on order of events rather than their distribution
  - Called partial likelihood

一般的には，尤度関数の式は結果変数の分布に基づいています．しかしCoxモデルの重要な特性の1つは，結果変数(つまりイベントまでの時間)の分布については前提がないということです．すなわち，パラメトリックモデルとは異なり，結果変数の分布に基づいた完全尤度の式はCox比例ハザードモデルでは用いないということです．代わりに**Cox尤度**は，イベントの同時分布というよりも，**観察されたイベントの順序に基づきます**．そのためCox尤度は「部分」尤度と呼ばれます．

Illustration

Scenario:

- Gary, Larry, Barry have lottery tickets
- Winning tickets chosen at times $t_1, t_2, \ldots$
- Each person ultimately chosen
- Can be chosen only once

Question:
What is the probability that the order chosen is as follows?

1. Barry
2. Gary
3. Larry

Coxモデルの数式の根底にある概念をわかりやすく示すために，次の様なシナリオを考えます．Gary，Larry，Barryのそれぞれがくじの券をもらったとします．時間t_j (j = 1，2, ...)ごとに当たりの券が選ばれます. 全員が最終的には選ばれ, 一度選ばれたら二度とは選ばれない(すなわち, リスクセットからいなくなる)とします．選ばれる人の順番が，1番目はBarry，次がGary，最後がLarryである確率はどのようになるでしょうか？

Answer:

$$\text{Probability} = \frac{1}{3} \times \frac{1}{2} \times \frac{1}{1} = \frac{1}{6}$$

↗ ↑ ↖
Barry Gary Larry

Barryの券がGaryやLarryより前に選ばれる確率は1/3です．一度Barryの券が選ばれたら，二度とは選ばれません．その後Garyの券がLarryより前に選ばれる確率は1/2です．BarryとGaryが選ばれれば，彼らは2度と選ばれないので，Larryの券が最後に選ばれるはずです．そうするとこのようなイベントの順番が起こる確率は1/6となります(左記参照)．

Scenario:

Barry – 4 tickets
Gary – 1 ticket
Larry – 2 tickets

次はこのシナリオの変形を考えます．Barryが券を4枚，Garyは1枚，Larryは2枚持っているとします．その場合に選ばれる対象の順番が最初はBarry，次がGaryで最後がLarryとなる確率はどうなるでしょうか．

Question:
What is the probability that the order chosen is as follows?

1. Barry
2. Gary
3. Larry

Barry, Gary, Larryは合計7枚の券を持っていて，Barryはそのうち4枚を持っているので，Barryが最初に選ばれる確率は4/7です．Barryが選ばれた後，Garyは残った3枚のうち1枚を持っており，BarryとGaryが選ばれた後には，Larryは残りの2枚の券を持っています．そうするとこの順番が起こる確率は4/21です(左記参照)．

Answer:

$$\text{Probability} = \frac{4}{7} \times \frac{1}{3} \times \frac{2}{2} = \frac{4}{21}$$

For this scenario

Subject's number of tickets affects probability

For Cox model

Subject's pattern of covariates affects likelihood of ordered events

このシナリオでは，特定の順番が起こる確率は，各人が持っている枚数に影響されます．Coxモデルでは観察されたイベント順尤度は，個々の対象の共変量パターンに影響されます．

ID	TIME	STATUS	SMOKE
Barry	2	1	1
Gary	3	1	0
Harry	5	0	0
Larry	8	1	1

SURVT = Survival time (in years)
STATUS = 1 for event, 0 for censorship
SMOKE = 1 for a smoker, 0 for a nonsmoker

このことをわかりやすく説明するために，左に示したデータセットについて考えます．このデータではBarryにはTIME = 2年でイベントがあり，Garyには3年でイベントがあり，Harryは5年で打ち切られ，Larryには8年でイベントがありました．さらにBarryとHarryは喫煙者でしたが，GaryとHarryは非喫煙者でした．

Cox PH model

$$h(t) = h_0(t)e^{\beta_1 SMOKE}$$

ID	Hazard
Barry	$h_0(t)e^{\beta_1}$
Gary	$h_0(t)e^{0}$
Harry	$h_0(t)e^{0}$
Larry	$h_0(t)e^{\beta_1}$

Individual hazards (Cox likelihood) analogous to number of tickets (lottery scenario) For example, smokers analogous to persons with extra lottery tickets

1つの予測変数SMOKEを含むCox比例ハザードモデルを考えましょう．このモデルではBarry，Gary，Harry，Larryのハザードは左のように表されます．特定の個人のハザードはその人が喫煙者か非喫煙者かで決まります．

Cox尤度を計算するにあたっての個人レベルのハザードは，このセクションで先に説明した，くじのシナリオで確率を計算するのに，各人が持っていた券の枚数が果たしたのと同様の働きをします．喫煙者は，くじの券をより多く持っていた人に相当し，これは特定の順序でイベントが起こる確率に影響します．

Cox Likelihood

$$L = \left[\frac{h_0(t)e^{\beta_1}}{h_0(t)e^{\beta_1} + h_0(t)e^{0} + h_0(t)e^{0} + h_0(t)e^{\beta_1}}\right] \times \left[\frac{h_0(t)e^{0}}{h_0(t)e^{0} + h_0(t)e^{0} + h_0(t)e^{\beta_1}}\right] \times \left[\frac{h_0(t)e^{\beta_1}}{h_0(t)e^{\beta_1}}\right]$$

Likelihood is product of 3 terms

$$L = L_1 \times L_2 \times L_3$$

$$L_1 = \left[\frac{h_0(t)e^{\beta_1}}{h_0(t)e^{\beta_1} + h_0(t)e^{0} + h_0(t)e^{0} + h_0(t)e^{\beta_1}}\right]$$

$$L_2 = \left[\frac{h_0(t)e^{0}}{h_0(t)e^{0} + h_0(t)e^{0} + h_0(t)e^{\beta_1}}\right]$$

$$L_3 = \left[\frac{h_0(t)e^{\beta_1}}{h_0(t)e^{\beta_1}}\right]$$

左に示したのはこのデータのCox尤度です．尤度は3つの項の積であり，それらは3つのイベント時間に対応しています．BarryにはTIME = 2年で最初にイベントがあります．その時には4人全員にイベントのリスクがあります．最初の積項(L_1)は分母に4人のハザードの和を，分子にBarryのハザードを持ちます．Garyには3年にイベントがあり，その時にGary，Harry，Larryがまだリスクセットにいます．その結果2つ目の積項(L_2)は，分母にまだリスクがある人の3つのハザードの和を，分子にGaryのハザードを持ちます．Harryは5年で打ち切られ，それは2番目と3番目のイベントの間に起こっています．そのためLarryに8年で最後のイベントがあった時，他の誰もイベントのリスクがありません．結果として3つ目の積項(L_3)はLarryのハザードだけを分母と分子に持ちます．

t_1, time = 2, four at risk (L_1)
t_2, time = 3, three at risk (L_2)
t_3, time = 8, one at risk (L_3)

For each term:

Numerator – single hazard
Denominator – sum of hazards

まとめると，この例の尤度は順番に並べたfailure時間(t_1, t_2, t_3)に対応する，3つの項(L_1, L_2, L_3)の積からなります．時間t_j ($j = 1, 2, 3$)に対応する各項の分母は，時間t_jにいまだリスクがある対象のハザードの和であり，分子はt_jでイベントがあった対象のハザードです．

Baseline hazard, $h_0(t)$ cancels

$$L = \left[\frac{e^{\beta_1}}{e^{\beta_1} + e^0 + e^0 + e^{\beta_1}}\right] \times \left[\frac{e^0}{e^0 + e^0 + e^{\beta_1}}\right] \times \left[\frac{e^{\beta_1}}{e^{\beta_1}}\right]$$

Thus, L does not depend on $h_0(t)$

Cox尤度の重要な特性は，基準ハザードが各項から打ち消されることです．すなわち，基準ハザードは回帰係数の推定に何の働きもしないので，Coxモデルでは指定する必要がないのです．各行の分母の$h_0(t)$をくくり，分子分母で打ち消すと，Barry，Gary，Larryの尤度は左に示したように書き直すことができます．

Data A

ID	TIME	STATUS	SMOKE
Barry	2	1	1
Gary	3	1	0
Harry	5	0	0
Larry	8	1	1

Data B

ID	TIME	STATUS	SMOKE
Barry	1	1	1
Gary	7	1	0
Harry	8	0	0
Larry	63	1	1

Comparing datasets

- TIME variable differs
- Order of events the same
- Cox PH likelihood the same

先に説明したように，Cox尤度は結果変数の分布ではなく，イベントと打ち切りの順序によって決定されます．この点をわかりやすく示すために，左のデータセットAとBを比べ，喫煙が唯一の予測変数であるCox比例ハザードモデルの尤度について考えます．2つのデータセットで変数TIMEの値は異なりますが，結果変数(TIME)の順序は変わらないので，どちらのデータセットを使ってもCox尤度は等しくなります．

General Approach

- k failure times
- Likelihood a product of K terms
- Construction of each term similar to Barry, Gary, and Larry

$$L = L_1 \times L_2 \times L_3 \times \ldots \times L_k = \prod_{f=1}^{k} L_f$$

ここではわかりやすく示すために，小さなデータセット(4つの観察データと3つのfailure時間)を使いました．しかしこのアプローチは一般化できます．k個のfailureがあり，L_fがf番目のfailure時間に対応する尤度の項であるようなデータセットについて考えます．そうするとCox尤度の式は左に示すようなk個の項の積として表すことができます．L_fのそれぞれの項は，Gary，Larry，Barryのデータセットと同様の方法で組み立てられます．

Obtaining maximum likelihood estimates

Solve system of equations

$$\frac{\partial \ln L}{\partial \beta_i} = 0, \quad i = 1, 2, 3, \ldots, p$$

p = # of parameters

尤度の式が立てられたら，問題は回帰係数のどんな値がLを最大にするかということになります．尤度を最大化するプロセスは，通常，自然対数ln Lの偏微分が0であるとした，スコア方程式(score equation)と呼ばれる一連の式を解いて行われます．

X. 年齢を時間尺度として使う

Outcome variable:
time until an event occurs

where “time” is measured as

time-on-study (years, months, etc., of follow-up from study entry)
or
age at follow-up

第1章で生存時間解析について紹介した際に，結果変数として使われる「時間」変数は，観察の開始からの年数，月数，週数，日数といった試験時間(time-on-study：試験に登録されてからの時間)として測定されると説明しました．代わりに，**年齢を時間尺度として**使うことができ，そうすると時間はイベントか打ち切りが起こるまでの，**フォローアップ中の年齢**(age at follow-up)を使って測定されることも説明しました．このセクションでは，どのような場合にそれが適切であるかを説明し，その状況でのCox比例ハザードモデルの形を示し，それをどのように用いるかをわかりやすく示します．

Time 0:
starting time of the true survival time

Possible choices for time 0:

- Study entry
- Beginning of treatment
- Disease onset
- Disease diagnosis
- Surgery
- Point in calendar time
- Birth
- Conception

どんな生存時間解析でも重要であるのは，**時間0**，すなわち個人の「真の」生存時間を決めるための開始時点をいつに定義するかです．試験により時間0をどう選ぶかには次のようなものが考えられます．すなわち対象が試験に登録された時，対象が治療を開始した時，疾病発病時，診断された時，カレンダーの特定の日，重要なイベント(例えば，手術)の時，誕生や受胎の時などです．もし時間0を誕生と定義するならば，ある人の生存時間はその年齢で表されます．

Time 0 not necessarily equal to t_0, where
t_0 = time when subject's survival time is first observed
e.g., if survival time is measured by age and subject enters study at age 45
⇓
t_0 = age 45 but time 0 < age 45 since time 0 = age-at-birth

時間0は必ずしも対象の生存時間が最初に観察された時(これをt_0と呼びます)とは限りません．例えば，生存時間がフォローアップ中の年齢で測られ，ある対象が45歳のときに試験に登録されたとすると，この対象にとっては$t_0 = 45$歳です．この例ではその対象の生存時間は$t_0 = 45$の時，**左側切断**(left-truncated)していますが，これについて説明します．

Left truncation:

- subject not observed before t_0
- if subject has event before t_0, then not included in the study
- if subject has event after t_0, then included in the study and assumed not at risk for event until t_0

時間t_0での左側切断は次のように定義されます．

その対象が時間0からt_0まで観察されない．もしその対象に時間t_0以前にイベントがあれば，その対象は試験には含まれません．もしその対象に時間t_0より後にイベントがあれば，その対象は試験に含まれます．ただし注意すべきは，その対象は時間t_0までは観察対象のat risk集団には含まれないということです．

Two types of left truncation:
Type 1: subject has event before t_0 and not included in the study,
e.g.,
E causes death before study entry
⇓
Bias: effect of E underestimated

時間t_0での左側切断により，2つのタイプが起こります．1つ目のタイプは，その対象にt_0以前にイベントがあり，試験に含まれない場合です．例えば試験している曝露(E)によってその対象が試験に参加する前に死亡した場合，これは曝露の効果を低く見積もることになる，「選択的な」**生存バイアス**(survival bias)をもたらす可能性があります．

Type 2: $t_0 > 0$ and $t > t_0$
where t = observed survival time

左側切断による2つ目のタイプは，その対象が時間t_0を超えて生存(すなわち$t > t_0$)した場合です．その対象の生存時間が観察されるには，このことが必要となります．

Study entry ⇒ subject survives until t_0
Type 1: subject not included in the study
Type 2: subject included in the study

つまり，ある対象が試験に登録される条件は，その対象が時間t_0まで生存するということです．この条件を満たさなければ，この対象の左側切断は1つ目のタイプであり，その対象は試験には含まれません．もし時間t_0を超えて生存すれば，左側切断は2つ目のタイプです．

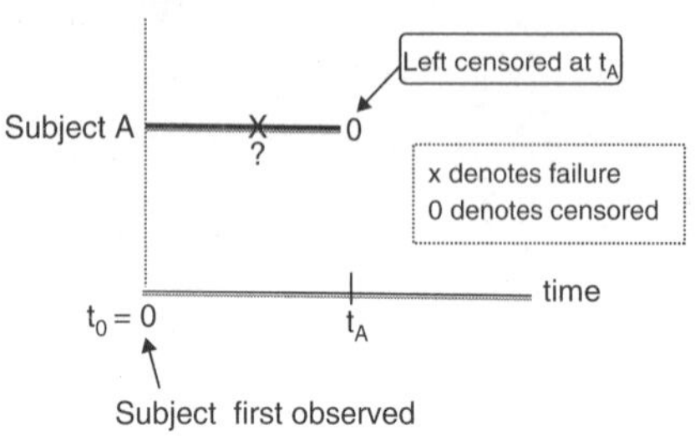

時間tでの左側切断は(どちらのタイプも)，時間tでの左側打ち切りとしばしば混同されます．もしその対象が**時間tで左側打ち切り**されるなら，その対象は(ⅰ)試験に含まれ，(ⅱ)時間0でイベントを経験していないことがわかっており，(ⅲ)時間0以降はイベントのat risk集団に含まれることがわかっており，(ⅳ)時間t以前にイベントにあったが，正確なイベント時間がわからないということです．

Example: left censored data
Subject A: $t_0 = 0$
$t_A = 6$
true $t = ? < 6$

例えば前頁のグラフの対象Aについて，死亡が結果変数で，患者はクリニックに最初に訪れた時($t_0 = 0$)にある病気の治療を受けるとします．さらに，その患者がそれから6ヵ月後の予定された診察日までに死亡したので，その診察日に現れなかったとします．もし死亡した正確な月が確かでないならば，その患者は試験には含まれますが，$t_A = 6$ヵ月で**左側打ち切り**されたことになります．

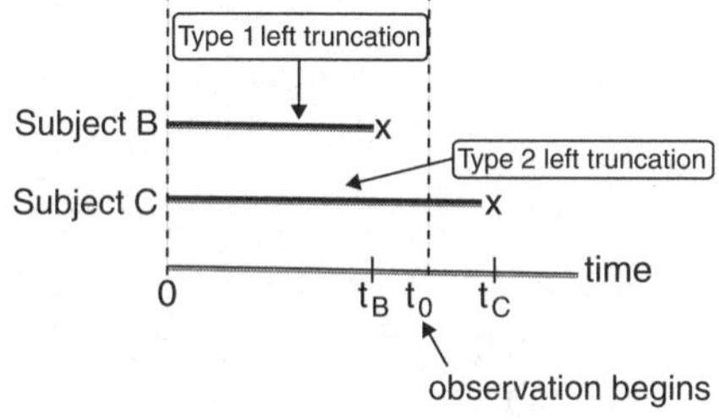

対照的に，左の図は2つのタイプの左側切断を表します．

この図で対象Bは1つ目のタイプの左側切断の例で，発病(時間0)から診断(時間t_0)の間に死亡し，試験に含まれません．疾患に罹患していることが試験に含まれるのに必要な条件ですが，この例では対象Bは罹患しているとわかる前に死亡しています．

Example: Type 1 left truncation
Subject B: Time $0 < t_0$
not included in the study
Example: Type 2 left truncation
Subject C: Time $0 < t_0$ but first observed at t_0

対象Cは2つ目のタイプの左側切断の例で，時間t_0に疾患の診断を受ける以前に発病(時間0)しており，t_0以降観察されています．

Being observed at time t means:
If event at t ⇒ recorded event at t

明確にしなければならないことは，ある対象が時間tに観察されたという時，その対象が必ずしも完全に前向きに観察されているということを意味しないということです．むしろ，ある対象が時間tに観察されたというのは次を意味します．<u>もしその対象に時間tでイベントが起きた場合，試験ではその対象は時間tでイベントを経験していたと記録されるだろうということです．</u>

2 approaches for measuring survival time:

Time-on-study
vs.
Age-at-follow-up

- Choice determines the risk set.

ここでは生存時間を測定する2つの方法を比べます．1つ目の方法はイベントか打ち切りまでの生存時間を**試験時間**で測定するもので，もう1つは生存時間を**フォローアップ時の年齢**で測定するものです．選んだ方法により，各イベントが起こった時のリスクセットが決まります．この考え方について，仮想のデータを使って説明します．

Hypothetical Survival Data

Subject	t	d	a_0	a
H	2	1	65	67
I	6	0	65	71
J	6	0	74	80
K	3	1	75	78

左に示した4人のデータについて考えます．それぞれの対象者について，フォローアップ時間（t），failureか打ち切りか（**d**），試験に登録された時の年齢（$\mathbf{a_0}$），フォローアップ終了時の年齢（**a**）を示しています．tは単純にフォローアップ時の年齢と試験登録時の年齢との差，$\mathbf{a} - \mathbf{a_0}$であることに注意してください．

Time-on-study Layout

f	$t_{(f)}$	n_f	m_f	q_f	$R(t_{(f)})$
1	2	4	0	0	H,I,J,K
2	3	3	2	2	I,J,K

試験時間（試験に登録されてからの時間）を時間尺度として使い，フォローアップ時間を昇順に並べたデータレイアウトを左に示します．その下の図は，各対象者の試験登録時からのフォローアップをグラフ化したものです．ここではfailureが2人あり，フォローアップ時間2（H）とフォローアップ時間3（K）で起きています．

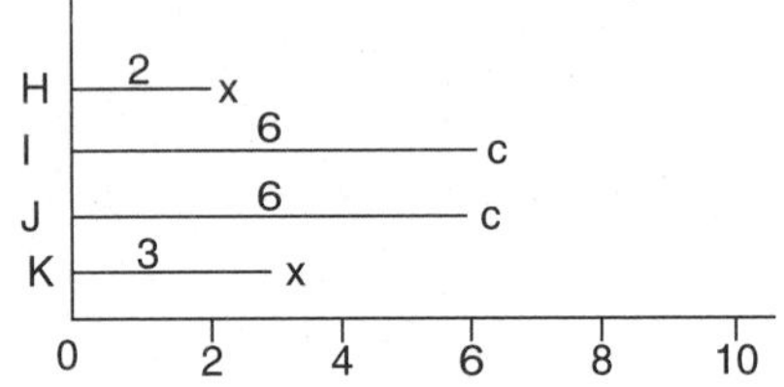

$R(t_{(1)} = 2) = \{H, I, J, K\}$
$R(t_{(2)} = 3) = \{I, J, K\}$
I and J censored after $t_{(2)} \Rightarrow q_2 = 2$
{I, J, K} contained in {H, I, J, K}

最初のfailure時間（$t_{(1)} = 2$）でのリスクセットは4人全員からなり，2番目のfailure時間（$t_{(2)} = 3$）でのリスクセットはI，J，Kを含みます．IとJは時間$t_{(2)} = 3$の後で打ち切られます．すなわち，この時のq_2の値は2です．$t_{(2)} = 3$のときのリスクセットは$t_{(1)} = 2$のときのリスクセットに含まれることに注意してください．これは検討している結果変数がフォローアップ時間である場合に通常そうなります．ここに示したデータレイアウトでは，時間の経過とともにリスクセットの大きさは常に減少していきます．このような集団を，**閉じたコホート**（closed cohort）と呼びます．

Age as Time Scale Layout

f	$a_{(f)}$	n_f	m_f	q_f	$R(a_f)$
1	67	2	1	1	H,I
2	78	2	1	1	J,K

年齢を時間尺度として使った場合の，左のデータレイアウトについて考えましょう．下の図は，各対象の試験登録時の年齢からのフォローアップをグラフ化したものです．

Age as Time Scale w. Left Truncation

H 2 x
I 6 c
J 6 c
K 3 x
65 67 69 71 73 75 77 79 81

First failure: $R(a_{(1)} = 67) = \{H, I\}$

I still at risk at $a_{(1)} = 67$ but
J and K not in study at $a_{(1)} = 67$

年齢を時間尺度として使うと，最初のfailure時間は年齢$a_{(1)} = 67$（対象H）の時であり，この時2人（対象HとI）がリスクセットにいます．対象Iが$a_{(1)} = 67$の時にリスクセットにいる理由は，65歳の時に試験に登録され，対象Hにfailureがあった時，まだat riskだからです．しかし対象JとKは74歳と75歳になるまで試験に登録されなかったので，$a_{(1)} = 67$のリスクセットには含まれません．

Second failure: $R(a_{(2)} = 78) = \{J, K\}$

H and J no longer at risk at $a_{(2)} = 78$
I censored between $a_{(1)} = 67$ and $a_{(2)} = 78 \Rightarrow q_1 = 1$
J censored after $a_{(2)} = 78 \Rightarrow q_2 = 1$

{J, K} not contained in {H, I}

2番目のfailure時間は, $a_{(2)} = 78$歳(対象K)です. $a_{(2)} = 78$のリスクセットには, 対象JとKの2人だけが含まれます. 対象Hには67歳でfailureがあり, 対象Iは71歳で打ち切りとなっているからです. q列の値はfailure年齢67歳(対象I)が1, 78歳(対象J)が1です. 先のデータレイアウトとは対照的に, 後のfailure年齢での(対象J, Kからなる)リスクセットは, 最初のfailure年齢でのリスクセット(対象HとI)の一部ではなく, 排反集合です. このデータレイアウトのように, リスクセットの大きさが時間の経過とともに増大することも, 減少することもある集団は, **開いたコホート**(open cohort)と呼ばれます.

Time-on-Study vs. Age as Time Scale

- Closed cohort vs. Open cohort
- How we decide which to use?

試験時間を時間尺度として使う場合(閉じたコホート)と, 年齢を時間尺度として使う場合(開いたコホート)では生存時間データに関する視点が異なることがわかります. それではどちらの時間尺度を使うべきで, 一般的にどうやってそれを決めるべきでしょうか.

Key issue:
Did all subjects first become at risk at their study entry?

この問いの答えの鍵は, 試験登録時に対象者全員が初めて曝露を受けることになるかどうかです.

Clinical trial:
- Subjects start to be followed for the outcome after random allocation

例えば, 治療とプラセボを比べる**臨床試験**の場合, 対象がこの2群のどちらかにランダムに割付された直後からフォローアップが始まります.

- Reasonable to assume subjects start to be at risk upon study entry

⇓

Time-on-Study typically used as the outcome
(Covariates may also be controlled)

この場合, 試験対象は登録時に, 結果変数に関するリスクが始まると考えるのが合理的です. このような場合が, 試験時間を時間尺度として使う典型的で適切な例です. さらに興味のある共変量を, 層化変数に, あるいは, 予測変数として治療群変数とともに回帰モデル(例えば, Cox比例ハザードモデル)に含めることで調整に使うこともできます.

Observational study:
- Subjects already at risk prior to study entry
- Unknown time or age when first at risk

上記のシナリオの代わりに, **観察試験**(observational study：すなわち臨床試験ではない)では, 対象者は試験に登録される前からすでに結果変数に関するat risk状態であることもあります. また対象者の曝露開始時間や年齢がわからないこともあります.

- Example: Subjects with high blood pressure enter study, but unknown date or age when first diagnosed (prior to study entry).

例えば高血圧患者を対象とした試験で，冠動脈イベント(あるいは打ち切り)が起こるまで観察する場合を考えます．対象が試験に登録されたときにはすでに高血圧がありますが，最初に高血圧と診断された日付や年齢はわからないと思われます．

- Reasonable to assume that

$$T = t_r + t$$

where
T = true survival time
t_r = time at risk prior to study entry
t = observed time-on-study

この状況では，試験の登録(t_r)以前のat risk期間はわかりませんが，その期間は各個人の真の生存時間(T)に影響すると考えるのが合理的です．しかし実際には，観察された試験時間(t)だけが解析可能なのです．すなわち個人の真の(すなわち合計の)生存時間は，試験時間の情報では，低く見積もられる，すなわち真の生存時間は**左側切断**されていることになります．

Left-truncated survival data
⇓
Time-on-study questionable

つまり左側切断の生存データの場合には，試験時間を用いることは，登録までの未知の曝露期間を無視するもので，疑問があります．

Subject	**t**	**d**	$\mathbf{a_0}$	**a**
H	2	1	65	67
I	6	0	65	71
J	6	0	74	80
K	3	1	75	78

Subject J is 9 years older than Subject I
⇓
h(t| subject J) > h(t| subject I).
But, using time-on-study approach does not account for this difference.

対象IもJもフォローアップ時間6(例えば，週)で打ち切りですが，対象Iは65歳のときに試験に登録され，対象Jは74歳の時に登録されたことを思い出してください．試験登録時，対象Jは対象Iより9歳年をとっており，年齢はほとんどの疾患，例えば冠動脈疾患の危険因子であることがよく知られているので，対象Jが試験に登録された時には対象Iよりもfailureの可能性がより高い(つまり，ハザード率がより高い)と予想されます．しかし解析に単に試験時間だけを用いるならば，試験登録時に対象Jが対象Iよりもfailureの可能性が高いということを考慮していないのです．

One modified approach:
Use time-on-study, but control for a_0, e.g.,

$$h(t, \mathbf{X}, a_0) = h_0(t)\exp[\sum \beta_i X_i + \gamma a_0]$$

⇓
OK provided model correctly specified but not always appropriate.

登録時の年齢の差を考慮する方法の1つは，生存時間解析において変数$\mathbf{a_0}$をCox比例ハザードモデルに含め，登録時の年齢(すなわち，$\mathbf{a_0}$)を共変量として単純に調整することです．この方法はモデルが正しく特定されれば(すなわち，比例ハザード仮定が年齢について満たされるならば)，合理的です．

Alternatively, may consider using age as the time scale.

別の方法として，対象Iと対象Jが同時に試験に登録されるが，年齢が9歳異なることに関して，対象のfailureの可能性を反映した年齢を時間尺度として用いることを検討することができます．これについて説明します．

$h(a, \mathbf{X}) = h_0(a)\exp[\sum \beta_i X_i]$

X denotes set of covariates,
e.g., **X** = (Rx, BMI, SMK)
$h_0(a)$ = baseline hazard

左に示す年齢を時間尺度として使うCox比例ハザードモデルでは，結果変数はイベント時の年齢(a)であり，試験時間(t)ではありません．**X**はモデルの中の共変量の組，例えば**X** = (Rx, BMI, SMK)です．基準ハザード関数h_0(a)は($\boldsymbol{t}$ではなく)，特定されない**a**の関数です．

Age-at-event　　Time-on-study

h(a, **X**) *versus* h(t, **X**, a_0):
Which to use? Does it matter?

ここで，h(a, **X**)に基づいたモデルを使うことは，tがフォローアップ時間を，a_0が試験への登録時の年齢を表す，$h(t$, **X**, a_0)のモデルを単に使うよりも，どんな場合に，より好ましいのかを再度考えてみましょう．

It depends!
And, it might not matter!
(often same results, if model well-specified)

その答えは「状況による」ということです．さらに多くの場合，各モデルが適切に指定されているならば，どちらのモデルを使っても本質的に同様の結果が導かれるので，問題にならないでしょう．

Prefer h(a, **X**) provided

- age is stronger determinant of outcome than time-on-study
- h_0(a) is unspecified, so that age is not modeled as a covariate i.e., avoids mispecifying the model as linear in a_0 when a_0^2 also needed

一方で，もし年齢が試験時間よりも結果変数に強力な決定因子(determinant)である場合，例えばイベントが起こった時の年齢が試験時間よりもハザードにより大きな影響があるような場合(Korn *et al.*，1997)には，h(a, **X**)を用いることが好ましいでしょう．さらに，特定しない基準ハザード関数h_0(a)の中に年齢を組み込むことにより，試験時間モデルの中に試験登録時の年齢(a_0)を入れて調整する場合，それが不適切である可能性，例えば適切なモデルでは2次の項が必要であるのに，単に1次の項のみが使われるのを避けることで，より効率的な年齢による調整ができる可能性があります．

Prefer h(t, **X**, a_0) provided

- time-on-study is stronger determinant of outcome than age
- age at entry ($\mathbf{a_0}$) is effectively controlled in the model using a linear and/ or possibly higher/ order term (or age is controlled by stratification)

また一方で，ランダム化臨床試験(randomized clinical trial)のように，試験時間の方がイベントが起きた時の年齢よりも，結果変数に対するより強力な決定因子である場合には，$h(t$, **X**, a_0)が好ましいでしょう．また，登録時の年齢($\mathbf{a_0}$)が効果的に調整できるならば(例えば必要ならば2次項を使う，あるいはモデルの中で層化変数として使う)，試験時間モデルは適切と思われます．

Alternative Cox PH models for age-truncated survival data:

Let

t = follow-up time,

a = attained age at event or censorship

$\mathbf{a_0}$ = age at enrollment into study (Note: $t = a - a_0$)

X = $(X_1, X_2, \ldots, X_k)$, vector of predictors, not including a_0

β_i = regression coeff. corresponding to X_i.

γ = regression coeff. if a_0 included in model

ここでは，リスク切断型(risk-truncated)の生存時間データを取り扱うことができる，Cox比例ハザードモデルのいくつかの選択肢を示します.すでに示したように，使用する表記としてtは試験のフォローアップ時間，**a**はイベントか打ち切り時の年齢，$\mathbf{a_0}$は試験登録時の年齢，**X**は年齢を含まない予測変数のベクトル，β_iは**X**に対応するCoxモデルの係数のベクトル，γ_1はモデルにa_0が含まれる時のa_0の係数を表します.

time on study

Model 0:
$h(t,\mathbf{X}) = h_0(t)\exp[\Sigma\beta_i X_i]$,
unadjusted for a_0

Model 1:
$h(t,\mathbf{X},a_0) = h_0(t)\exp[\Sigma\beta_i X_i + \gamma_1 a_0]$,
adjusted for a_0 as linear covariate

Model 2:
$h(t,\mathbf{X},a_0) = h_0(t)\exp[\Sigma\beta_i X_i + \gamma_1 a_0 + \gamma_2 a_0^2]$
adjusted for a_0 with quadratic covariate

Model 3:
$h_g(t,\mathbf{X}) = h_{0g}(t)\exp[\Sigma\beta_i X_i]$,
stratified by a_0 or birth cohort, g= 1, …, s

age as time scale

Model 4:
$h(a,\mathbf{X}) = h_0(a)\exp[\Sigma\beta_i X_i]$,
unadjusted for left truncation at a_0

Model 5:
$h(a,\mathbf{X}) = h_0(a|a_0)\exp[\Sigma\beta_i X_i]$,
adjusted for left truncation at a_0

Model 6:
$h_g(a,\mathbf{X}) = h_{0g}(a|a_0)\exp[\Sigma\beta_i X_i]$,
adjusted for left truncation at a_0 and stratified by birth cohort, g= 1, …, s

左に，リスク切断型の生存時間データを解析するときに考えられる，7種類のCox比例ハザードモデルを示します.

モデル0〜3はフォローアップ試験時間に基づいた解析であり，モデル4〜6は年齢を時間尺度としています.

すべてのモデルの中でモデル0がもっとも不適切です.というのはこのモデルは試験時間を結果変数として使っていますが，登録時の年齢($\mathbf{a_0}$)を全く調整していないからです.

Models 1–3 control for a_0 differently
Model 1: linear effect of $\mathbf{a_0}$
Model 2: quadratic effect of $\mathbf{a_0}$
Model 3: stratifies on $\mathbf{a_0}$ or on birth cohorts defined from $\mathbf{a_0}$ (uses Stratified Cox PH model)

モデル1〜3は試験時間を使ったモデルで，登録時の年齢($\mathbf{a_0}$)を調整していますが，調整の仕方が異なっており，モデル1は$\mathbf{a_0}$を共変量として調整しており，**$\mathbf{a_0}$の効果が線形**であると仮定しています．対照的にモデル2は**$\mathbf{a_0}$が線形と2次項の両方の効果**を持つと仮定しています．モデル3は**$\mathbf{a_0}$あるいは$\mathbf{a_0}$を用いて定義した誕生コホート**で層化しています．モデル3は層化Cox(stratified Cox：SC)比例ハザードモデルと呼ばれます．これについては第5章で詳しく説明します．

Models 1–3 reasonable

- if all study subjects begin risk at study entry
- if models provide effective control of $\mathbf{a_0}$

ランダム化臨床試験のように，対象の試験登録時にリスク状態が始まると前提する場合には，モデル1〜3はどれも合理的です．さらに登録時に対象の年齢が異なるような観察試験デザインにおいても，$\mathbf{a_0}$よる調整が効果的にできるならば，これらのモデルを正当化できます．

Model 3
$h_g(t, \mathbf{X}) = h_{0g}(t)\exp[\sum \beta_i X_i]$

- alternative method of control
- may account for advances in medical management if stratified on birth cohort
- stratifying on either $\mathbf{a_0}$ or on birth cohort likely to give similar results unless enrollment over long time period

モデル3は登録時の年齢($\mathbf{a_0}$)あるいは年齢$\mathbf{a_0}$に基づく誕生コホート(birth cohort)のどちらかで層化することによって，登録時の年齢による調整をしています．モデル3は(モデル1と2のように)$\mathbf{a_0}$を共変量としてモデルに入れることなしに，年齢による調整を行う別の方法です．もし$\mathbf{a_0}$ではなく誕生コホートで層化を行えば，より遅い誕生コホートでは医療環境が進歩している可能性があるということを考慮することができます．しかしながら登録時の年齢での層化も誕生コホートによる層化も，組み入れ(enrollement)期間が長期にわたらない限りは同様の結果となるでしょう．もし組み入れ期間が長期にわたる場合には，誕生コホートで層化することを推奨します．

Models 4 – 6:

- outcome is age-at-event
- differ in baseline hazard

モデル4〜6は試験時間ではなく，イベントまたは打ち切りが起こった時の年齢を結果変数として用います．これらのモデルは，基準ハザード関数の指定の方法が異なります．

Model 4: $\mathrm{h}(a, \mathbf{X}) = \mathrm{h}_0(a)\exp[\sum \beta_i X_i]$

- does not adjust for left-truncation at a_0
- assumes risk starts at birth
- data layout describes **closed cohort**

モデル4は$h_0(\mathrm{a})$を用いており，年齢を結果変数としていますが，登録時の年齢($\mathrm{a_0}$)による左側切断の調整はないことを表します．この基準ハザードでは，個々の対象の観察リスク期間は出生時に始まっていると仮定しています．

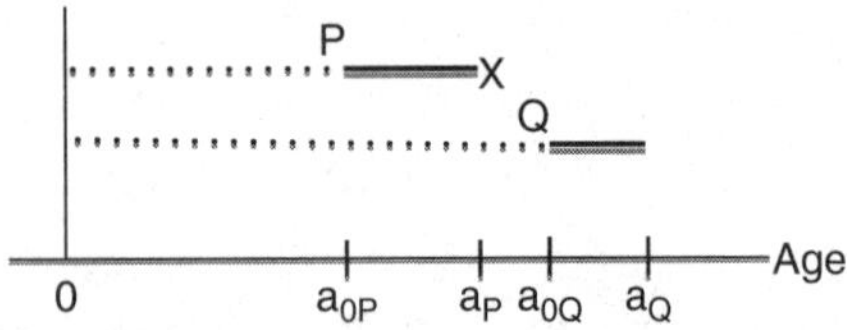

R(a) = {P, Q} using Model 4 even though Q enrolled after P failed

言い換えれば，モデル4では，$\mathbf{a_P}$の時には試験対象ではなかったが，その後($\mathbf{a_{0Q}}$時に)登録された対象(例えば，左の図のQのような)すべてを，リスクセットR($\mathbf{a_P}$)に含むことが可能です．なぜなら，対象Pが$\mathbf{a_P}$でfailureとなった時，対象Qは誕生(年齢 = 0)の時からat riskであると考えるので，リスクセットR($\mathbf{a_P}$)の中にいます．この場合failure年齢を昇順に並べたデータレイアウトは，対象全員がリスクセットに含まれる誕生時から始まる**閉じたコホート**です．

Previous example:

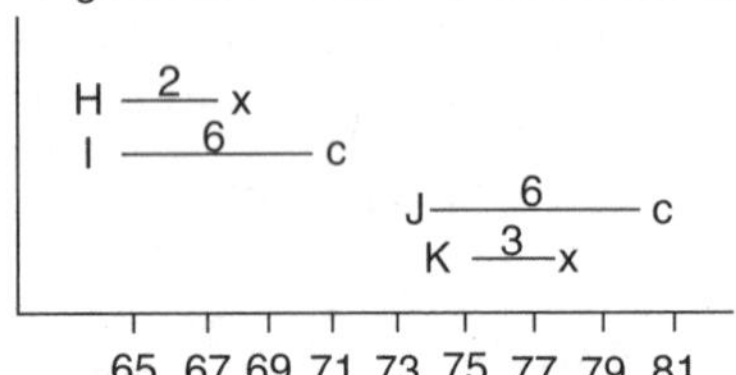

R(a = 67) = {H, I, J, K} using Model 4 since all four subjects at risk from birth x until H fails at age a = 67

もしモデル4を，4人からなる先の例に用いると，対象JとKは67歳よりも後に登録されたにもかかわらず，対象Hがfailureした時($\mathbf{a}$ = 67)のリスクセットに，誤って含まれることになります．このモデルは全対象が誕生時よりリスク下にあるとの**不適切な**仮定をしており，年齢切断の調整をしていないのです．

Model 5: $h(a, \mathbf{X}) = h_0(a|a_0)\exp[\sum \beta_i X_i]$

- adjusts for left-truncation at a_0
- data layout describes **open cohort**

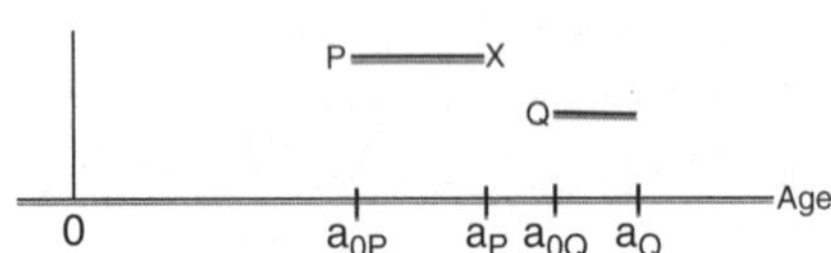

R(a) = {P} and R(a*) = {Q} using Model 5 because Q enrolled after P failed

一方，モデル5は登録時の年齢による左側切断を考慮しています．基準ハザード$h_0(a|a_0)$は，failure年齢を昇順に並べたデータレイアウトが，**開いたコホート**であることを表しています．このモデルでは，時間$\mathbf{a}$でのリスクセットR($\mathbf{a}$)は，時間$\mathbf{a}$に試験に組み込まれている対象しか含みません．

Previous example with H, I, J, K: R(a=67) = {H, I} and R(a=78) = {J, K} using Model 5 since J and K had not enrolled when H failed at 67 and {H, I} were not used in study when K failed at 78.

もしモデル5を先の例に用いれば，対象Hの67歳時のfailure時点ではまだ登録されていなかった対象JとKは，リスクセットR($\mathbf{a}$ = 67)には含まれません．また対象Kの78歳のfailure時点には，もはや試験にいなかった対象HとIはリスクセットR($\mathbf{a}$ = 78)には含まれません．

Stratifies on birth cohort?	Yes	Yes
Adjusts for age-truncation?	No	Yes

モデル6は誕生コホートで層化したモデル3と似ています．モデル3は年齢切断を考慮していませんが，モデル6は考慮しています．モデル6はモデル3と同様に，遅い誕生コホートでは医療環境が進歩している可能性を考慮しています．もし全対象が短期間の間に登録されるような試験を考える場合には，モデル6は必要ないかもしれません．

Summary about Models 0–6:
Models 0 and 4:

- Both inappropriate
- Model 0 does not adjust for age
- Model 4 incorrectly assumes that all subjects are at risk from birth

Models 1–3, 5, 6

- All adjust for age-at-entry (a_0)
- Question: Do they differ in practice?

Pencina et al. (2007):

- Compare estimated regression coefficients for Models 1–6
- Consider Model 5 (age-truncated age scale) most appropriate conceptually
- Consider Models 1 and 2 (covariate adjusted for a_0) “attempts to approximate Model 5”
- Used numerical simulations and practical examples from Framingham

Conclusions:

- correct adjustment for the age at entry is crucial
- Model 1 inferior (and biased)
- Little practical or meaningful difference between Models 2 through 6

Cox PH Regression Coefficients (± se) for two CHD risk factors among men- Framingham Heart Disease Study (Pencina et al, 2007)

Time-on-study → Models 1–3; Age-time-scale → Models 4–6

	Model					
	1 linear	2 quad	3 strat	**4** unadj	5 age-trunc	6 strat
Diabetic *versus* non-diabetic ($n = 2439$)	0.48* ± 0.21	0.49* ± 0.21	0.48* ± 0.21	**0.23*** ± 0.20	0.47* ± 0.21	0.45* ± 0.21
Education: post– HS *versus* HS or less ($n = 2177$)	−0.43* ± 0.15	−0.40* ± 0.15	−0.43* ± 0.15	**0.18** ± 0.15	−0.43* ± 0.16	−0.38* ± 0.15

* The coefficient is significantly different from zero at the 0.05 level.

まとめると，提示した7つのモデルのうち，モデル0とモデル4は適切ではありません．というのは，モデル0は年齢を全く考慮に入れておらず，モデル4は全試験対象が誕生からの結果変数を用いるという誤った仮定により，年齢の左側切断を無視しているからです．

他の5つのモデル（すなわち1〜3，5，6）はすべて何らかの方法で試験登録時の年齢を調整しています．この時点で必然的に疑問となるのは，年齢切断生存時間データの解析にこれらモデルを使用した場合，実際に違いが生じるかどうかということです．

この疑問点は，上記のモデル1〜6から得られた回帰係数の推定値を比べることによって，Pencina *et al.*（*Stat Med*, 2007）が実際に検討しました．この著者らは，年齢切断－年齢時間尺度のモデル5が，年齢切断を取り扱うのに「たぶんもっとも適切な選択肢である」としています．彼らはまた，登録時の年齢を線形や2次項を使って共変量として調整する試験時間モデル1や2を，モデル5に「近似する試み」とみなしています．

しかしながら，数値シミュレーションや，フラミンガム心臓試験の4つの実例を検討することで，Pencina *et al.* は**登録時の年齢を適切に調整**することは，推定された係数のバイアスを減らすために，必要不可欠であると結論しています．さらに彼らの解析結果は，その調整を行わない年齢を尺度としたモデル（モデル4）は時間尺度がどうであるかによらず，後の5つのモデルよりも劣っており，また，モデル1〜3，5，6を考える際，もし登録時の年齢が適切に調整されるならば，**時間尺度の選択違いは，回帰係数の推定値に実質的な，あるいは意味のある違いを与えない**，ことを示しています．

これをわかりやすく示すために，Pencina *et al.* が12年間のフラミンガム心臓試験のデータにモデル1〜6をあてはめた結果を左に示します．ここで検討されている結果変数は，冠動脈心臓疾患（**CHD**）です．

これらの結果はベースラインで測定された2つのリスク因子に注目しています．それは糖尿病と学歴で，後者は高校卒業以上の学歴がある（はい／いいえ）で定義される2値にカテゴリー化されています．結果変数**CHD**に関連するこれらの2つのリスク因子のそれぞれの回帰係数の推定値を左に示します．

Summary of Framingham results from Pencina et al.:

- Model 4 inferior to other models
- Results for Models 1–3, 5, and 6 are similar
- Directions of estimated coefficients were as anticipated conceptually, e.g., + diabetes and smoking − education
- Quadratic terms (Model 2) were significant, suggesting that Model 1 is mispecified but
- Did not materially influence magnitude or significance of exposure variables (e.g., diabetes, smoking, education)

予想されたように，年齢調整を行わずに年齢を尺度としたモデル（モデル4）と他の5つのモデルでは，リスク群の変数に関する係数の推定値がきわめて異なることがわかります．また，モデル1～3，5，6の結果は，どれも非常に似ています．

Pencinaは，これらの5つのモデルから得られる係数の方向が医学的に予想される方向，例えば糖尿病の係数は正の値で，学歴の係数は負の値であったことも指摘しています．

モデル2のCHDの両リスク因子に対するベースライン年齢の交互作用項はいずれも有意でした．このことは登録時の年齢を線形として扱ったモデル1では，CHDと年齢の関係の特定方法が不適切であった可能性を示唆しています．しかし年齢を線形としたモデルを用いても，曝露変数（糖尿病と学歴）の係数推定値の大きさや有意性に，実質的な影響がありませんでした．

Data Layout for Age-as-Time Scale: **CP format for age-truncated survival data (Model 5)**

Subj#	**d**	$\mathbf{a_0}$	**a**	$\mathbf{X_1}$	...	$\mathbf{X_p}$
1	d_1	a_{01}	a_1	X_{11}	...	X_{1p}
2	d_2	a_{02}	a_2	X_{21}	...	X_{2p}
3	d_3	a_{03}	a_3	X_{31}	...	X_{3p}
⋮	⋮	⋮	⋮	⋮	...	⋮
n	d_n	a_{0n}	a_n	X_{n1}	...	X_{np}

年齢を時間尺度として，年齢切断を考慮する（すなわち，上記のモデル5を使う）場合，データレイアウトは第1章のVIで紹介した，開始－終了の形式の**CP**形式である必要があり，a_0が開始の変数で，aが終了の変数です．しかしここでは再発イベントデータについては考えていないので，年齢切断の生存時間データのCP形式はより単純な形となり，左に示すように各対象者には1行のデータのみとなります．Stata，SAS，SPSS，Rについて，解析を行うプログラムのためのプログラムコードは「Computer Appendix」（http://www.scientist-press.com/11_327.html）を参照してください．

Model 4 layout: Set $a_0 = 0$ for all subjects or use “standard” layout (w/0 a_0 column)

Subj#	**d**	**a**	$\mathbf{X_1}$	...	$\mathbf{X_p}$
1	d_1	a_1	X_{11}	...	X_{1p}
2	d_2	a_2	X_{21}	...	X_{2p}
3	d_3	a_3	X_{31}	...	X_{3p}
⋮	⋮	⋮	⋮	...	⋮
n	d_n	a_n	X_{n1}	...	X_{np}

開始時間が誕生時であると仮定しているモデル4に対応するCP形式では，モデル5のレイアウトを変形させて，全対象者についてa_0の列を$a_0 = 0$とします．しかしながらこのレイアウトは**a_0の列**を省いて，単純に**aの列**を試験時間の情報とする，通常のレイアウトと同様になります．モデル4は他のモデルよりも劣っていると思われるので，リスクの期間が誕生時から観察されない限りは，読者はこの形式を使わないように注意してください．

XI. まとめ

ここではこのプレゼンテーションで扱った内容を簡単にまとめます.

1. Review: $S(t)$, $h(t)$, data layout, etc.
2. Computer example of Cox model:
   - estimate *HR*
   - test hypothesis about *HR*
   - obtain confidence intervals

- まずコンピュータによるCox比例ハザードモデルの例から始めました. また出力を使って, どのようにハザード比を推定し, 仮説を検定し, ハザード比の信頼区間を求めるのかを示しました.

3. Cox model formula:

$$h(t, \mathbf{X}) = h_0(t)e^{\sum_{i=1}^{p} \beta_i X_i}$$

- Cox比例ハザードモデルのハザード関数の式を示し, このモデルの基本的な特性を説明しました. もっとも重要な特徴はモデルが2つの要素, すなわち時間に基づく基準ハザード関数と, 時間を含まないがXを含む指数関数(exponential function)からなるということです.

4. Why popular: Cox PH model is "robust"

- なぜCoxモデルがよく用いられるのかを説明しました. もっとも重要な理由は, 生存時間解析の多くの状況において, ロバスト(頑健)なモデルであるということです.

5. ML estimation: maximize a partial likelihood $L = L(\beta) =$ joint probability of observed data

- 次にCoxモデルのパラメーターの最尤推定について説明し, 最尤法はfailure時間の順番確率だけに注目する, 部分尤度を最大にするということを示しました.

6. Hazard ratio formula:

$$\widehat{HR} = \exp\left[\sum_{i=1}^{p} \hat{\beta}_i (X_i^* - X_i)\right]$$

- 次にXの2つの特定の値, $\mathbf{X}^*$と$\mathbf{X}$を比べるハザード比を推定する一般式を示しました. この式を使って, 他の変数を調整し, 2つの曝露群を比べることについて説明しました.

7. Interval estimation-interaction: HR=exp[ℓ],

where $\ell = \beta_1 + \delta_1 W_1 + \delta_2 W_2 + \ldots + \delta_k W_K$
β_1 = coeff. of X_1, and
δ_j = coeff. of $X \times W_j$, $j = 1, \ldots, k$

95% CI for HR=exp[ℓ]:
$\exp[\hat{\ell} \pm 1.96\sqrt{\widehat{Var}\,\hat{\ell}}]$

- X_1が(0, 1)曝露変数で, W_jが曝露のeffect modifierであり, ハザードモデルが$X_1 \times W_j$という交互作用項を含む場合に, どのようにハザード比の95%信頼区間を計算するのかを説明しました. その式を左に示します. この式では統計ソフトウェアを使わずに$\widehat{Var}\ \hat{\ell}$を計算するのは容易ではありません.

Most computer packages, e.g., SAS, STATA, compute $\widehat{Var}\,\hat{\ell}$ as part of the program options (see Computer Appendix).

幸いほとんどの統計ソフトウェアでは, オプションとしてこの式を計算するプロシジャがあります.

例えば, SASの"contrast"オプションとStataの"lincom"オプションです.

8. Adjusted survival curves: 0 or 1
   Comparing E groups:

   $$\hat{S}(t,\mathbf{X}) = \left[\hat{S}_0(t)\right]^{\exp\left[\hat{\beta}_1 E + \sum_{i\neq 1}\hat{\beta}_i \bar{X}_i\right]}$$

   Single curve:

   $$\hat{S}(t,\mathbf{X}) = \left[\hat{S}_0(t)\right]^{\exp\left[\sum \hat{\beta}_i \bar{X}_i\right]}$$

9. PH assumption:

   $$\frac{\hat{h}(t,\mathbf{X}^*)}{\hat{h}(t,\mathbf{X})} = \hat{\theta} \text{ (a constant over } t\text{)}$$

   i.e., $\hat{h}(t,\mathbf{X}^*) = \hat{\theta}\hat{h}(t,\mathbf{X})$
   Hazards cross ⇒ PH not met

10. Derivation of Cox PH Likelihood

11. Using "age-as-the-time scale" instead of "time-on-follow-up"
    Reason: account for left truncation of age
    Cox PH model that adjusts for age truncation:

    $$h(a,X) = h_0(a|a_0)\exp\left[\sum \beta_i X_i\right]$$

    where $\mathbf{a}$ = age at event or censorship
    $\mathbf{a_0}$ = age at study entry
    Data Layout: CP (start–stop) format

- 次に調整生存曲線の定義を示し，モデルの中で他の変数で調整した2群を比べる調整曲線の式と，モデルの中ですべてのX変数で調整した1つの調整曲線の式を示しました．統計ソフトウェアではこれらの式を使って調整曲線を計算する際に，調整に用いた各X変数の平均値を用います．
- 比例ハザード仮定とは，ハザード比が時間に対して一定である，あるいはある個人のハザードが他のあらゆる個人のハザードに比例し，比例定数は時間によらず一定であることを意味すると説明しました．またハザードが交差する場合には，比例ハザード仮定は満たされないことも示しました．
- 次に昇順に並べたfailure時間を使って，どのようにCox尤度を求めるかを示しました．
- 最後に結果変数として，試験中のフォローアップ時間の代わりに年齢を時間尺度として使うことについて考え，年齢の左側切断がなぜ適切であるのかを説明し，この場合のCox比例ハザードモデルの式を示し，それをどのように使うのか，この場合に必要な「開始－終了」のCP形式を使ったデータレイアウトについて説明しました．

章の進行

1. Introduction to Survival Analysis
2. Kaplan-Meier Survival Curves and the Log-Rank Test
3. **The Cox Proportional Hazards Model and Its Characteristics**
4. Evaluating the Proportional Hazards Assumption
5. The Stratified Cox Procedure
6. Extension of the Cox Proportional Hazards Model for Time-Dependent Variables

これでこの章の解説は終わりです．後に続く「詳細なまとめ」を読んで，この章の内容を復習してください．それから練習問題とテストに挑戦してください．

次の第4章ではどのように比例ハザード仮定を検討するかを説明します，第5章と第6章では比例ハザード仮定が満たされない場合の解析方法について説明します．

詳細なまとめ

I. コンピュータによるCox比例ハザードモデル解析例（100〜108ページ）

A. 白血病寛解データについての3つのモデルの出力例.

B. 3つの興味のある説明変数：治療，log WBC，交互作用項.
結果変数は対象が寛解から再発するまでの時間.

C. どのモデルが最適かを検討する方法についての説明.

D. 線形回帰とロジスティック回帰との類似点.

II. Cox比例ハザードモデルの式（108〜110ページ）

A. $$h(t, \mathbf{X}) = h_0(t)\ \exp\left[\sum_{i=1}^{p} \beta_i X_i\right]$$

B. $h_0(t)$は**基準ハザード関数**と呼ばれる.

C. $\mathbf{X}$はp個の説明変数X_1，X_2，…，X_pを表す.

D. $h_0(t)$を指定しないので，このモデルはセミパラメトリックである.

E. 白血病の寛解データを使ったCoxモデルの例.

F. Cox比例ハザードモデルから生存曲線を求めることができる.

III. なぜCox比例ハザードモデルはよく用いられるのか（110〜112ページ）

A. $h_0(t)$を知ることなしに，効果の推定値（ハザード比）を求めることができる.

B. $h_0(t)$を指定しなくても，$h(t, \mathbf{X})$，生存関数が推定できる.

C. 式のeの部分により，ハザードが負の値を取らないことが保証される.

D. Coxモデルは「ロバスト」：
どのパラメトリックモデルとデータの適合性が良いのかにかかわらず，通常，Coxモデルはどのデータにもよくあてはまる.

IV. Cox比例ハザードモデルでの最尤推定（112〜114ページ）

A. 尤度関数（L）を最大にする.

B. Lはfailureに関する生存時間の情報だけを使い，打ち切りの情報を明示的には使わないので，Lは部分尤度と呼ばれる.

C. Lは対象がfailureした各時間でのリスクセットを用いる.

D. 推定は標準的な大標本に基づく最尤法を使って行われる．例えば，（漸近）正規分布仮定に基づいた，Wald検定，尤度比検定と大標本に基づく信頼区間.

V. ハザード比の計算(114〜117ページ)

A. 2対象を比べるハザード比の式. $\mathbf{X} = (X_1, X_2, \ldots, X_p)$:

$$\frac{h(t, \mathbf{X}^*)}{h(t, \mathbf{X})} = \exp\left[\sum_{i=1}^{p} \hat{\beta}_i (X_i^* - X_i)\right]$$

B. (0, 1)曝露変数, 交絡因子とeffect modifierを使った例.

C. 一般的に, コーディングでは$\mathbf{X}^*$はハザードがより大きい群を, $\mathbf{X}$はハザードがより小さい群を表す.

例えば, 非曝露群が$X_1{}^* = 1$で, 曝露群が$X_1 = 0$.

VI. 区間推定：交互作用(117〜119ページ)

A. 例－白血病寛解時間データのモデル3

i. $h(t, \mathbf{X}) = h_0(t)\exp[\beta_1 Rx + \beta_2 logWBC + \beta_3(Rx \times logWBC)]$

ii. $HR = \exp[\beta_1 + \beta_3 logWBC]$

B. ハザード比の一般式

$HR = \exp[\ell]$, ここで

$\ell = \beta_1 + \delta_1 W_1 + \delta_2 W_2 + \ldots + \delta_k W_k$,

$X_1 = (0, 1)$曝露変数, $\beta_1 = X_1$の係数, $\delta_j = X_1$の係数$\times W_j$, $j = 1, \ldots, k$

C. ハザード比$= \exp[\ell]$の場合の95%信頼区間の一般式

$$\exp\left[\hat{\ell} \pm 1.96\sqrt{\widehat{Var}\ \hat{\ell})}\right], \text{ ここで}$$

$$Var\left(\hat{\ell}\right) = Var\left(\hat{\beta}_1 + \hat{\delta}_1 W_1 + \ldots + \hat{\delta}_k W_k\right)$$

D. 分散の計算は複雑

i. 統計ソフトウェア, 例, SAS, Stataがこれを行ってくれる.

ii. そうでなければ, ユーザーは分散の式を使って複雑な計算を行う必要がある.

$$\widehat{Var}\left(\hat{\ell}\right) = \widehat{Var}\left(\hat{\beta}_1\right) + \sum_j W_j^2 \widehat{Var}\left(\hat{\delta}_j\right) + 2\sum_j W_j \widehat{Cov}\left(\hat{\beta}_1, \hat{\delta}_j\right) + 2\sum_j \sum_k W_j W_k \widehat{Cov}\left(\hat{\delta}_j, \hat{\delta}_k\right)$$

iii. 分散と共分散がコンピュータ出力から得られる.

iv. ユーザーは興味のあるWの値を指定する.

v. モデル3での$\widehat{Var}(\hat{\ell})$の式

$$\widehat{Var}\left(\hat{\ell}\right) = \widehat{Var}\left(\hat{\beta}_1\right) + (\log WBC)^2 \widehat{Var}\left(\hat{\beta}_3\right) + 2(\log WBC) Cov\left(\hat{\beta}_1, \hat{\beta}_3\right)$$

E. モデル3に関する95%信頼区間の例

VII. Cox比例ハザードモデルを使った調整生存曲線（120～123ページ）

A. 生存曲線の式は，ハザード比の式から求められる．

$$S(t,\mathbf{X}) = [S_0(t)]^{\exp[\sum \beta_i X_i]}$$

ここで$S_0(t)$は基準ハザード関数$h_0(t)$に対応する，基準生存関数．

B. $S(t,\ \mathbf{X})$のグラフを描くには，$\mathbf{X} = (X_1,\ X_2,\ ...,\ X_p)$の値を指定する必要がある．

C. 「調整」生存曲線を求めるには，通常，調整するXの全例での平均値を使う．

D. 白血病の寛解データを使った「調整」$S(t,\ \mathbf{X})$の例．

VIII. 比例ハザード仮定の意味（123～127ページ）

A. ハザード比の式から，ハザード比は時間と独立であることがわかる．

$$\frac{h(t,\mathbf{X}^*)}{h(t,\mathbf{X})} = \theta$$

B. 基準ハザード関数は，ハザード比の式に含まれない．

C. 2つの$\mathbf{X}$に関するハザードは比例：

$$h(t,\mathbf{X}^*) = \theta\, h(t,\mathbf{X})$$

D. 比例ハザード仮定が満たされない場合の例：ハザードが交差．

IX. Cox尤度（127～131ページ）

A. くじの例

B. イベントの順番に基づいた尤度

X. 年齢を時間尺度として使う（131～142ページ）

A. 左側切断の定義

   i. タイプI:対象にt_0以前にイベントがあり，試験に含まれない．

   ii. タイプII：t_0が最初に観察された時で，t = 観察された生存時間であるとき，t_0>0 かつ t> t_0.

B. 左側切断 対 左側打ち切り

C. 試験時間 対 年齢時間尺度

閉じたコホート 対 開いたコホート

D. どんな場合に年齢を時間尺度として使うか．

   i. 以下による

      a. 試験のタイプ

      b. a_0が登録時の年齢を表す時，a_0を含んだ適切に定義されたモデルであるか．

E. モデルの選択肢

i. 試験時間：

a. 結果変数はt＝最初に観察されてからの時間.

b. a_0の調整を考慮する：

例, $h(t, \mathbf{X}, a_0) = h_0(t)\exp\left[\sum \beta_i X_i + \gamma_1 a_0\right]$または

$h(t, \mathbf{X}, a_0) = h_0(t)\exp\left[\sum \beta_i X_i + \gamma_1 a_0 + \gamma_2 a_0^2\right]$

ii. 年齢を時間尺度：

a. 結果変数a＝イベントか打ち切り時の年齢

b. 年齢切断を調整：

例, $h(a, \mathbf{X}) = h_0\ (a \mid a_0)\exp\left[\sum \beta_i X_i\right]$ または

$h_g(a, \mathbf{X}) = h_{0g}(a \mid a_0)\exp\left[\sum \beta_i X_i\right]$

F. Pencina *et al.*(2007)の例

i. 年齢を時間尺度としたモデル：

a. 年齢切断の調整が必要.

b. 対象が誕生から観察されたと仮定するなら, 誤った結果.

ii. 試験時間モデル：

a_0を調整するならば年齢を時間尺度としたモデルと同様の結果.

iii. 全体的な推奨：

登録時の年齢を適切に調整することが非常に重要.

XI. まとめ(143～144ページ)

練習問題

Q 1. ジョージア州エヴァンス郡で10年間のフォローアップ試験が行われました．60歳以上の対象を含み，研究課題の1つは，ソーシャルサポートと死亡の関係を検討することでした．ソーシャルネットワークの指標と，死亡までの時間の関係を説明するために，Cox比例ハザードモデルがあてはめられました．ソーシャルネットワーク指数はSNIと記され，0(乏しいソーシャルネットワーク)から5(豊富なソーシャルネットワーク)までの間の整数値をとります．交絡因子候補あるいはeffect modifier候補として解析の中で調整することを検討する変数はAGE(連続変数)，RACE(0, 1)，SEX(0, 1)です．

a. AGE，RACE，SEXによる交絡または交互作用を考慮した(2因子SNI × AGE，× RACE，× SEXより高次の交互作用項は想定しない)，興味のある関係を検討するのに用いる，初めに考えるべき比例ハザードモデルを示してください．

b. aのモデルで，調整を用いた共変量が同じ値である場合に，SNI = 4の対象とSNI = 2の対象を比べるハザード比の式を示してください．

c. aのモデルを使って，交互作用があるかをどのように検定するのかを述べてください．特に帰無仮説と検定統計量の一般式を，帰無仮説下での分布，自由度とあわせて述べてください．

d. 修正されたモデルでは交互作用を含まないと想定し，モデルの中の共変量の値が同じとしたSNI = 4の対象とSNI = 2の対象を比べた調整ハザード比の95％区間推定の式を示してください．

e. dの交互作用のないモデルでAGE，RACE，SEXで調整したSNI = 4の対象の推定生存曲線の表現(すなわち式)を，調整では3つの各共変量の全体での平均値を用いるとして示してください．

f. dの交互作用のないモデルで，(平均)AGE，RACE，SEXで調整しました．SNI = 4の対象とSNI = 2の対象の推定生存曲線を図にした時，これらの2つの推定生存曲線は交差するかどうか，簡単に説明してください．

g. aの(交互作用)モデルについて，調整に用いた共変量が同じ値の場合に，SNI = 4の対象とSNI = 2の対象を比べたハザード比の95％信頼区間の式はどのようになりますか？

Q 2. この問題では，Kalbfleisch and Prenticeが彼らの著書（*The Statistical Analysis of Survival Time Data*, *Wiley*, 1980）で述べた，退役軍人援護局肺がん試験の137対象の患者の生存時間データについて考えます．このデータセットの変数は以下です．

	1	Treatment	Standard = 1, test = 2
Four indicator variables for cell type	2	Cell type 1	Large = 1, other = 0
	3	Cell type 2	Adeno = 1, other = 0
	4	Cell type 3	Small = 1, other = 0
	5	Cell type 4	Squamous = 1, other = 0
	6	Survival time	(Days) integer counts
	7	Performance status	0 = worst, . . . , 100 = best
	8	Disease duration	(Months) integer counts
	9	Age	(Years) integer counts
	10	Prior therapy	None = 0, some = 10
	11	Status	0 = censored, 1 = died

このデータにCox比例ハザードモデルがあてはめられ，以下のようなコンピュータ出力が得られました．

応答：生存時間

Variable name	Coef.	Std. Err.	p > |z|	Haz. Ratio	[95% Conf.	interval]
1 Treatment	0.290	0.207	0.162	1.336	0.890	2.006
3 Adeno cell	0.789	0.303	0.009	2.200	1.216	3.982
4 Small cell	0.457	0.266	0.086	1.579	0.937	2.661
5 Squamous cell	−0.400	0.283	0.157	0.671	0.385	1.167
7 Perf. status	−0.033	0.006	0.000	0.968	0.958	0.978
8 Disease dur.	0.000	0.009	0.992	1.000	0.982	1.018
9 Age	−0.009	0.009	0.358	0.991	0.974	1.010
10 Prior therapy	0.007	0.023	0.755	1.007	0.962	1.054

Log likelihood = −475.180

a. 上記のコンピュータ出力を得るために用いられたCox比例ハザードモデルを示してください．

b. 上記の出力を使うと，細胞型（cell type）がアデノ細胞（adeno cell）の対象と大細胞（large cell）の対象を比べるハザード比はどのようになりますか．Cox比例ハザードモデルのハザード比の一般式を使って説明してください．

c. 上記の出力を使うと，細胞型がアデノ細胞の対象と扁平上皮細胞(squamous cell)の対象を比べるハザード比はどのようになりますか．Cox比例ハザードモデルのハザード比の一般式を使って説明してください．

d. コンピュータの出力結果によると，治療(therapy)の生存時間への効果はありますか．簡単に説明してください．

e. 調整に用いる変数がパフォーマンスステイタス(PS)，罹病期間(disease duration)，年齢，治療歴(prior therapy)であるときに，試験的治療を受けて，扁平上皮細胞型である対象の推定生存曲線の式を示してください．

f. すでに含まれている変数に加えて，以下の交互作用項を含む修正されたCoxモデルを使うとします．治療 × PS，治療 × 罹病期間，治療 × 年齢，治療 × 治療歴．この修正モデルについて，モデルの他の変数で調整した，治療の効果についてのハザード比の式を示してください．

Q 3. この問題のデータは65人の多発性骨髄腫の患者(Krall *et al*, "A step-up procedure for selecting variables associated with survival." *Biometrics*, 1975)の生存時間についてです．データセット中の変数の一部は以下です．

変数1：観察番号
変数2：診断時からの生存時間(月数)
変数3：生存状態(0 = 生存，1 = 死亡)
変数4：診断時の血小板(platelet)(0 = 異常，1 = 正常)
変数5：診断時の年齢(age)(年)
変数6：性別(sex)(1 = 男性，2 = 女性)

このデータセットに，いくつかのCoxモデルをあてはめ，得られたコンピュータ出力を編集したものを下に示します．これらの結果について下記の問題に答えてください．

Model 1:

Variable	Coef.	Std. Err.	p > |z|	Haz. Ratio	[95% Conf. Interval]	
Platelets	0.470	2.854	.869	1.600	0.006	429.689
Age	0.000	0.037	.998	1.000	0.930	1.075
Sex	0.183	0.725	.801	1.200	0.290	4.969
Platelets × age	−0.008	0.041	.850	0.992	0.915	1.075
Platelets × sex	−0.503	0.804	.532	0.605	0.125	2.924

Log likelihood = −153.040

Model 2:

Variable	Coef.	Std. Err.	p > |z|	Haz. Ratio	[95% Conf. Interval]	
Platelets	−0.725	0.401	.071	0.484	0.221	1.063
Age	−0.005	0.016	.740	0.995	0.965	1.026
Sex	−0.221	0.311	.478	0.802	0.436	1.476

Log likelihood = −153.253

Model 3:

Variable	Coef.	Std. Err.	p > |z|	Haz. Ratio	[95% Conf. Interval]	
Platelets	−0.706	0.401	.078	0.493	0.225	1.083
Age	−0.003	0.015	.828	0.997	0.967	1.027

Log likelihood = −153.509

Model 4:

Variable	Coef.	Std. Err.	p > |z|	Haz. Ratio	[95% Conf. Interval]	
Platelets	−0.705	0.397	.076	0.494	0.227	1.075
Sex	−0.204	0.307	.506	0.815	0.447	1.489

Log likelihood = −153.308

Model 5:

Variable	Coef.	Std. Err.	p > |z|	Haz. Ratio	[95% Conf. Interval]	
Platelets	−0.694	0.397	.080	0.500	0.230	1.088

Log likelihood = −153.533

a. モデル1で，年齢と性別で調整した，血小板(platelets)変数の効果を表すハザード比の式を示してください．

b. aの答えを使って40歳の男性のハザード比の推定値を計算してください．また50歳の女性のハザード比推定値も計算してください．

c. モデル1で有意な交互作用があるかを検討する適切な仮説検定を行ってください．結論はどうなりますか．

d. モデル2～5について，年齢と性別を交絡因子として調整する必要があるかを検討してください．

e. 5つのモデルの中でどのモデルが最良であると考えますか．それはなぜですか．

f. cの答えに基づき，年齢と性別で調整した血小板変数の生存効果についての結果をまとめてください.

g. このデータを解析する際に結果変数としてフォローアップ時間の代わりに年齢を時間尺度として使うことを考慮するかもしれないのはなぜですか.

テスト

Q 1. 新生児での上気道感染（URI）の発病に対する，受動喫煙介入プログラムの効果について調査する仮想的な2年間の試験について考えます．この試験デザインではノースカロライナ州オレンジ郡の1985年生まれの健康な新生児全員に3つの治療パッケージ（A，B，C）をランダム割付します．これらの新生児は2年間フォローアップされ，URIを発症したかどうかを観察されます．このデータの生存時間解析に用いられる興味のある変数は以下です.

T = URIが認められた，または打ち切りまでの時間（週）

s = 打ち切り状況（ = 1 URIが認められた，= 0 打ち切り）

PS = 新生児が生まれた週の家族の受動喫煙指数

DC = デイケア状況（= 1 外部でのデイケア，= 0 家でのデイケアのみ）

BF = 母乳保育状況（ = 1 母乳保育，= 0 母乳保育でない）

T_1 = 介入を表す1つ目のダミー変数（1 = A，0 = B，－1 = C）

T_2 = 介入を表す2つ目のダミー変数（1 = B，0 = A，－1 = C）

a. PS，DC，BFを交絡因子，effect modifierとして調整した介入パッケージと生存時間の関係を説明するCox比例ハザードモデルを示してください．モデルを定義付ける際，モデルの曝露（すなわち介入）と調整変数による2因子の交互作用項までを使ってください.

b. そのCox比例ハザードモデルが適切であると仮定して，PS，DC，BFで調整し，また交互作用を考慮して，介入群Aの対象と，介入群Cの対象を比べるハザード比の式を示してください.

c. Q1aの比例ハザードモデルが適切であると仮定し，交互作用についてのチャンク検定（chunk test）をどのように行うかを説明してください．すなわち帰無仮説，検定統計量，帰無仮説下での検定統計量の分布と自由度を述べてください.

d. 交互作用がないと仮定して，交互作用の項のないCox比例ハザードモデルを使い，*PS*，*DC*，*BF*で調整したうえでパッケージA，B，Cの効果が同等であるかをどのように検定しますか．（すなわち，比べる2つのモデル，帰無仮説，検定統計量，帰無仮説下の検定統計量の分布を述べてください．）

e. cとdで考えた交互作用のないモデルについて，*PS*，*DC*，*BF*で調整した介入Aの生存曲線の推定値を表す式を示してください．また介入B，Cについても同様の（しかし異なった）式を示してください．

Q 2. この問題のデータは1967～1980年のエヴァンス郡の試験の50人の標本からなります．興味のある基本的な独立変数が2つあります．AGEと慢性疾患（CHR）で，CHRは0 = なし，1 = 慢性疾患ありとコードされています．AGE × CHRという交互作用項も考えます．結果変数は死亡までの時間で，イベントは死亡です．興味のある主要な問いは，CHRを曝露変数と考えると，AGEを調整したうえでCHRと生存時間に関連があるかということです．この問いについてのコンピュータ出力を編集したものは以下のようになります．

Model 1:

Variable	Coef.	Std. Err.	Chi-sq	p > |z|
CHR	0.8595	0.3116	7.61	.0058

Log likelihood = −142.87

Model 2:

Variable	Coef.	Std. Err.	Chi-sq	p > |z|
CHR	0.8051	0.3252	6.13	.0133
AGE	0.0856	0.0193	19.63	.0000

Log likelihood = −132.45

Model 3:

Variable	Coef.	Std. Err.	Chi-sq	p > |z|
CHR	1.0009	2.2556	0.20	.6572
AGE	0.0874	0.0276	10.01	.0016
CHR × AGE	−0.0030	0.0345	0.01	.9301

Log likelihood = −132.35

a. CHRとAGEの主効果と，CHRとAGEによる交互作用を考慮することができるCox比例ハザードモデルを述べてください．

b. 交互作用が有意であるかどうか検定を行ってください．すなわち帰無仮説，検定統計量，帰無仮説下でのその分布を述べてください．交互作用についてのあなたの結論はどうなりますか．

c. 交互作用がないと仮定すると，AGEで調整すべきですか．交絡や精度の観点から回答してください．

d. ハザード関数の時間経過を図示することを考えます．もし，CHR = 1の人のハザード関数がCHR = 0の人のハザード関数と交差するとしたら，このことは示された3つのモデルのどれを使うべきでしょうか．

e. モデル2を使って，CHR = 1の人のAGEを調整した生存曲線の推定値の式を示してください．またCHR = 0の人のAGEを調整した生存曲線の推定値の式も示してください．

f. この試験から示されたコンピュータ出力に基づくと，CHRの生存時間に対する効果についての全体的な結論はどのようになりますか．

Q 3. この問題のデータは，新しい治療の臨床試験での42人の白血病患者の寛解時間からなります．データセットの変数は以下のようです．

変数1：生存時間（週）

変数2：状態（1 = 寛解中，0 = 再発）

変数3：性別（sex）（1 = 女性，0 = 男性）

変数4：log WBC

変数5：治療（*Rx*）（1 = プラセボ，0 = 治療）

このデータセットにいくつかのCoxモデルをあてはめ，得られたコンピュータ出力を編集したものを下に示します．これらの結果について下記の問題に答えてください．

Model 1:

Variable	Coef.	Std. Err.	p > |z|	Haz. Ratio	[95% Conf.Interval]	
Rx	0.894	1.815	.622	2.446	0.070	85.812
Sex	−1.012	0.752	.178	0.363	0.083	1.585
log WBC	1.693	0.441	.000	5.437	2.292	12.897
Rx × Sex	1.952	0.907	.031	7.046	1.191	41.702
Rx × log WBC	−0.151	0.531	.776	0.860	0.304	2.433

Log likelihood = −69.515

Model 2:

Variable	Coef.	Std. Err.	p > |z|	Haz. Ratio	[95% Conf.Interval]	
Rx	0.405	0.561	.470	1.500	0.499	4.507
Sex	−1.070	0.725	.140	0.343	0.083	1.422
log WBC	1.610	0.332	.000	5.004	2.610	9.592
Rx × Sex	2.013	0.883	.023	7.483	1.325	42.261

Log likelihood = −69.555

Model 3:

Variable	Coef.	Std. Err.	p > |z|	Haz. Ratio	[95% Conf.Interval]	
Rx	0.587	0.542	.279	1.798	0.621	5.202
Sex	−1.073	0.701	.126	0.342	0.087	1.353
Rx × Sex	1.906	0.815	.019	6.726	1.362	33.213

Log likelihood = −83.475

Model 4:

Variable	Coef.	Std. Err.	p > |z|	Haz. Ratio	[95% Conf.Interval]	
Rx	1.391	0.457	.002	4.018	1.642	9.834
Sex	0.263	0.449	.558	1.301	0.539	3.139
log WBC	1.594	0.330	.000	4.922	2.578	9.397

Log likelihood = −72.109

a. 上記のコンピュータ出力を使って，モデル1の2つの交互作用項が有意であるかどうかを検討するチャンク検定を行ってください．あなたの結論はどうなりますか．

b. モデル1とモデル2ではどちらが好ましいですか．答えについて説明してください．

c. モデル2を使って，*Rx*の効果について，SEXとlog WBCで調整したハザード比の式を述べてください．

d. cの答えを使って，*Rx*の効果についてのハザード比を，男性と女性で別々に計算してください．

e. log WBCによる交絡の可能性を考えると，モデル2と3のどちらが好ましいでしょうか．説明してください．

f. 上に示されたモデルの中で，どのモデルが最良であると考えますか．説明してください．

練習問題の解答

A 1. a. $h(t,\mathbf{X}) = h_0(t)\exp[\beta_1\,\text{SNI} + \beta_2\,\text{AGE} + \beta_3\,\text{RACE} + \beta_4\,\text{SEX} + \beta_5\,\text{SNI} \times \text{AGE} + \beta_6\,\text{SNI} \times \text{RACE} + \beta_7\,\text{SNI} \times \text{SEX}]$

b. $HR = \exp[2\beta_1 + 2(\text{AGE})\beta_5 + 2(\text{RACE})\beta_6 + 2(\text{SEX})\beta_7]$

c. H_0: $\beta_5 = \beta_6 = \beta_7 = 0$. 尤度比検定統計量：
$-2\ln L_R - (-2\ln L_F)$，これはH_0下にX_3^2に近似．ここでRはH_0下のreduced model（交互作用項を含まない）を，Fはfull model（Alaで示された）を表します．

d. 調整ハザード比の95％信頼区間：

$$\exp\left[2\hat{\beta}_1 \pm 1.96 \times 2\sqrt{\widehat{Var}\left(\hat{\beta}_1\right)}\right]$$

e. $\hat{S}(t,\mathbf{X}) = \left[\hat{S}_0(t)\right]^{\exp\left[4\hat{\beta}_1 + (\overline{\text{AGE}})\hat{\beta}_2 + (\overline{\text{RACE}})\hat{\beta}_3 + (\overline{\text{SEX}})\hat{\beta}_4\right]}$

f. 2つの生存曲線は同じ比例ハザードモデルを使って計算しているので，交差しません．比例ハザードモデルでは，ハザード関数とそれに対応する推定生存関数は交差しないという特性があるからです．

g. HRの95％ CI =$\exp[\ell]$: $\exp[\hat{\ell} \pm 1.96\sqrt{\widehat{Var}\ \hat{\ell}}]$
ここで $\ell = 2\beta_1 + 2(\text{AGE})\beta_5 + 2(\text{RACE})\beta_6 + 2(\text{SEX})\beta_7$

A 2. a. $h(t,\mathbf{X}) = h_0(t)\exp[\beta_1 X_1 + \beta_3 X_3 + \beta_4 X_4 + \beta_5 X_5 + \beta_7 X_7 + \ldots + \beta_{10} X_{10}]$

b. アデノ細胞型:$\mathbf{X}^*$ =（治療，1，0，0，PS，罹病期間，年齢，治療歴）
大細胞型：$\mathbf{X}$ =（治療，0，0，0，PS，罹病期間，年齢，治療歴）

$$\begin{aligned}\text{HR} &= \frac{h(t,\mathbf{X}^*)}{h(t,\mathbf{X})} = \exp\left[\sum_{i=1}^{p}\beta_i\left(X_i^* - X_i\right)\right]\\ &= \exp\,[0 + \hat{\beta}_3(1-0) + \hat{\beta}_4(0-0) + \hat{\beta}_5(0-0) + 0 + \ldots + 0]\\ &= .\exp\left[\hat{\beta}_3\right] = \exp[0.789] = 2.20\end{aligned}$$

c. アデノ細胞型：$\mathbf{X}^*$ =（治療，1，0，0，PS，罹病期間，年齢，治療歴）
扁平上皮細胞型：$\mathbf{X}$ =（治療，0，0，1，PS，罹病期間，年齢，治療歴）

$$\begin{aligned}\text{HR} &= \frac{h(t,\mathbf{X}^*)}{h(t,\mathbf{X})} = \exp\left[\sum_{i=1}^{p}\beta_i\left(X_i^* - X_i\right)\right]\\ &= \exp\,[0 + \hat{\beta}_3(1-0) + \hat{\beta}_4(0-0) + \hat{\beta}_5(0-1) + 0 + \ldots + 0]\\ &= \exp\left[\hat{\beta}_3 - \hat{\beta}_5\right] = \exp\,[0.789 - (-0.400)] = \exp\,[1.189] = 3.28\end{aligned}$$

d. モデルの他の変数で調整すると，生存時間に対する治療の効果はないようにみえます．ハザード比は1.3でゼロ値の1に近く，治療についてのWald検定のp値は0.162と有意でなく，治療の効果についての95％信頼区間はゼロ値を含んでいます．

e. $\hat{S}(t,\mathbf{X}) = \left[\hat{S}_0(t)\right]^{\exp\left[2\hat{\beta}_1+\hat{\beta}_5+(\overline{\text{perfstat}})\hat{\beta}_7+(\overline{\text{disdur}})\hat{\beta}_8+(\overline{\text{age}})\hat{\beta}_9+(\overline{\text{prther}})\hat{\beta}_{10}\right]}$

f. $$HR = \frac{h(t,\mathbf{X}^*)}{h(t,\mathbf{X})} = \exp[\beta_1 + (\text{perfstat})\beta_{11} + (\text{disdur})\beta_{12} + (\text{age})\beta_{13} + (\text{prther})\beta_{14}]$$

ここでβ_1は治療変数の係数，β_{11}，β_{12}，β_{13}，β_{14}は治療と4つの変数からなる交互作用項の係数です．

A 3. a. $\widehat{HR} = \exp[0.470 + (-0.008)\text{age} + (-0.503)\text{sex}]$

b. 40歳男性：

$\widehat{HR} = \exp[0.470 + (-0.008)40 + (-0.503)1] = 0.70$

50歳女性：

$\widehat{HR} = \exp[0.470 + (-0.008)50 + (-0.503)2] = 0.39$

c. 2つの交互作用の項が有意であるかを同時に検定するLR(チャンク)検定では，モデル1と2を比べる下の様な尤度比検定統計量となります．

$$LR = [(-2 \times -153.253) - (-2 \times -153.040)] = 306.506 - 306.080 = 0.426$$

この検定統計量は交互作用がないという帰無仮説下で近似的に自由度2のχ^2分布に従います．尤度比検定統計量は有意ではありません．すなわち，モデル1では有意な交互作用がないという結論になります．

d. ハザード比のゴールドスタンダードは0.484で，これはモデル2から求められます．モデル2は交互作用項を含まず，興味のある共変量の両方を含むことに注意してください．年齢，性別のどちらか，あるいは両方をモデルから除いても，ハザード比(血小板の)には目立った変化がありません．つまり年齢，性別のどちらも交絡因子として調整する必要はありません．

e. モデル2～5からは血小板変数の効果について，本質的には同様なハザード比と信頼区間が得られるので，これらのモデルは多かれ少なかれ，すべて同等です．最良のモデルを賢明に選ぶとすればゴールドスタンダードであるモデル2となるでしょう．というのは批判的なレビューアーは年齢や性別による調整を要求し，モデル2ではそれが行われているからです．

f. • 正常な血小板数の，異常な血小板数に対するハザード比の点推定値は0.484 = 1/2.07で，異常な血小板数のハザードは正常なものの2倍です．
- 年齢と性別を調整すると，血小板数の生存に対する影響の有意性はボーダーラインです．（p 値 = 0.071）
- ハザード比の95％信頼区間は $0.221 < HR < 1.063$ となり，きわめて広く，非常に精度が低い推定値であることがわかります．

A 4. 対象は試験に登録時（診断時）以前から，結果に対するリスクを負っているかもしれません．その場合，観察された試験時間（t）だけが実際には解析可能ですが，試験登録以前のat risk時間も対象の真の生存時間（T）に貢献していることになります．つまり対象の生存時間は試験時間（試験登録以後観察された）の情報では，短く見積もられています．すなわち真の生存時間は**左側切断**されています．しかし結果変数として年齢を時間尺度として使うことを考えた場合，登録時の年齢を以下のように用いたハザードモデルにより，この左側切断を調整することができます．

$$h(\mathrm{a}, \mathbf{X}) = h_0(\mathrm{a}|\mathrm{a}_0) \exp\left[\sum \beta_\mathrm{i} \mathrm{X}_\mathrm{i}\right]$$

ここでaはフォローアップ中の年齢を，a_0 は試験登録時の年齢を，$h_0(\mathrm{a}|\mathrm{a}_0)$ は a_0 での年齢切断を調整した基準ハザードを表します．

第4章

比例ハザード仮定の検討

はじめに

まずCox比例ハザード(PH)モデルの特徴を簡単に復習します．次に比例ハザード仮定(比例ハザード性)を検討する3つの方法の概要を示します．グラフを使う方法，適合度検定，時間依存性変数を使う方法です．

次にグラフを使う方法から始めて，上記の1つ1つに注目します．グラフを使う方法の中で最もよく行われるのは，対数(−対数)生存曲線を使うものです．グラフを使う方法の2つ目は，「観察」生存曲線と「予測」生存曲線を比べるものです．

適合度検定では比例ハザード仮定が有意であるかどうかを検討するのに，検定統計量，あるいはそれに対応するp値を使います．この検定について説明し，またその利点，欠点のいくつかを述べます．

最後に比例ハザード仮定を検討する3つ目の方法として，拡張Coxモデルで時間依存性変数を使うことについて説明します．時間依存性変数を使うことについては，より詳しい説明が第6章にあります．

本章の要点

本章のプレゼンテーションで取り上げる内容は，以下の通りです．復習のための「詳細なまとめ」は，プレゼンテーションの後にあります．

本章の目的

この章では，以下を習得することを目的とします．

1. 比例ハザード仮定を検討する3つの一般的な方法の理解．
2. 比例ハザード仮定の検討に対数(−対数)生存曲線を使用する方法の理解．
3. 比例ハザード仮定の検討に観察 対 予測プロットを使用する方法の理解．
4. 比例ハザード仮定の検討に適合度検定を使用する方法の理解．
5. 比例ハザード仮定の検討に時間依存性変数を使用する方法の理解．
6. 生存時間データ，またはCox比例ハザードモデルを使った生存時間解析から得られたコンピュータ出力から，下記の方法を使って，モデルの1つ以上の変数についての比例ハザード仮定を検討する方法の理解．
   a. グラフを使う方法
   b. 適合度検定
   c. 時間依存性共変量のある拡張Coxモデル
7. 比例ハザード仮定をチェックするための，1つ，あるいは複数の時間依存性変数を用いた拡張Coxモデル式の理解．

プレゼンテーション

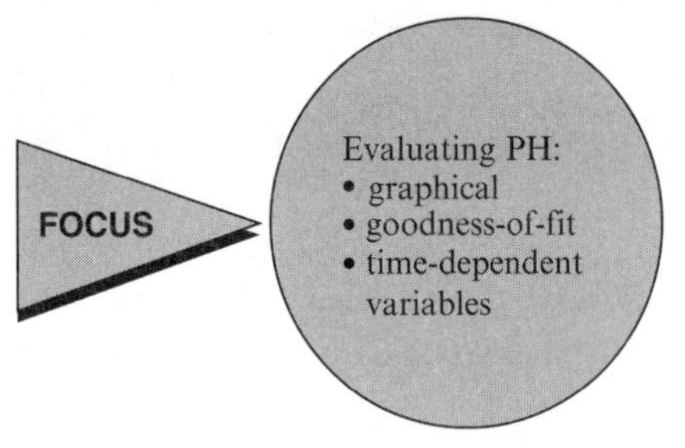

ここでは比例ハザード(PH)仮定について検討する3つの方法，つまりグラフを使う方法，適合度(goodness-of-fit：GOF)検定法，時間依存性変数を使う方法について説明します．

I.　背景

Cox PH model:

$$h(t, \mathbf{X}) = h_0(t)e^{\sum_{i=1}^{p} \beta_i X_i}$$

$\mathbf{X} = (X_1, X_2, \ldots, X_p)$ explanatory/predictor variables

前章で，Cox 比例ハザードモデルの一般式では，太字の**X**で表される説明変数の特定の値の組み合わせを持つ個人の，時間tでのハザードが示されたことを思い出してください．

Coxモデルの式からわかることは，時間tでのハザードは2つの量の積であるということです．それらの1つ目の$h_0(t)$を**基準ハザード**関数と呼びます．2つ目は指数関数で，すなわち$\beta_i X_i$の線形和を指数とするものです．ここでの線形和は，p個のX変数についての和です．

$h_0(t)$ ×	$e^{\sum_{i=1}^{p} \beta_i X_i}$
Baseline hazard Involves t but not X's	Exponential Involves X's but not t (X's are time-independent)

この式の特徴として重要なのは，比例ハザード仮定に関連しますが，基準ハザードはtの関数であるが，Xを含まず，指数式にはXが含まれるがtは含まれないということです．ここでのXは**時間と独立**なXと呼ばれます．

X's involving t: **time-dependent**
Requires **extended Cox model** (no PH)
↑
Chapter 6

しかしtを含んだXを考えることも可能です．そのようなXを**時間依存性**変数と呼びます．時間依存性変数を考える場合も，Coxモデルを使うことはできますが，そのようなモデルは，もはや比例ハザード仮定を満たさず，拡張Coxモデルと呼ばれます．この**拡張Coxモデル**については第6章で説明します．

Hazard ratio formula:

$$\widehat{HR} = \exp\left[\sum_{i=1}^{p} \hat{\beta}_i \left(X_i^* - X_i\right)\right]$$

where $\mathbf{X}^* = \left(X_1^*, X_2^*, \cdots, X_p^*\right)$
and $\mathbf{X} = (X_1, X_2, \ldots, X_p)$
denote the two sets of X's.

Cox 比例ハザードモデルから，$\mathbf{X}^*$ と $\mathbf{X}$ で表される2つの特定のXを比較した，ハザード比を推定する一般式左記参照 を得ることができます．

Adjusted survival curves comparing E groups:

$$\hat{S}(t,\mathbf{X}) = \left[\hat{S}_0(t)\right]^{\exp\left[\beta_1 E + \sum_{i\neq 1} \beta_i \overline{X}_i\right]}$$

Single curve:

$$S(t,\overline{\mathbf{X}}) = \left[\hat{S}_0(t)\right]^{\exp\left[\sum_{i=1}^{p} \hat{\beta}_i \overline{X}_i\right]}$$

また，Coxモデルから，調整生存曲線の式も求めることができます．モデルの中の他の変数で調整した，2群を比較するための調整生存曲線を求める一般式を左に示します．その下には，モデルの中のすべてのXで調整した，1つの調整生存曲線の式を示します．これらの式のために統計ソフトウェアでは，調整曲線の計算に，調整に用いる各Xの平均値を使用します．

PH assumption:

$$\frac{\hat{h}(t,\mathbf{X}^*)}{\hat{h}(t,\mathbf{X})} = \hat{\theta}, \text{ constant over } t$$

i.e., $\hat{h}(t,\mathbf{X}^*) = \hat{\theta}\hat{h}(t,\mathbf{X})$

Cox 比例ハザードモデルでは，予測変数の2つの特定値を比べるハザード比は，時間に対して一定であると仮定します．これは，ある人のハザードは他のあらゆる人のハザードに比例し，その比例定数は時間に依存しないということを意味します．

Hazards cross: $\Rightarrow$ PH not met

Hazards don't cross $\not\Rightarrow$ PH met

もしハザードのグラフが，興味のある予測変数の複数のカテゴリー間で交差するならば，比例ハザード仮定は成立していません．しかしハザード関数が交差しなくても，比例ハザード仮定が成立しない可能性はあります．つまりハザードが交差するかを確認する方法ではなく，比例ハザード仮定が合理的であるかを判断する，他の方法を使う必要があります．

II. 比例ハザード仮定の検討：概要

Three approaches:

- graphical
- goodness-of-fit test
- time-dependent variables

比例ハザード仮定を検討する一般的な方法が3つあり，左に再び記載します．これから，それぞれの方法について簡単に説明します．まずグラフを使う方法から始めます．

Graphical techniques:
$-\ln(-\ln)$ S curves parallel?

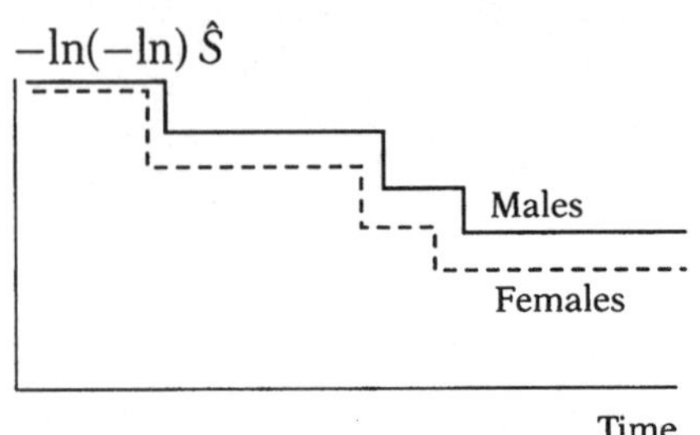

グラフを使う方法には2種類あります．このうち最もよく行われるのは，**−ln(−ln) 生存曲線推定値**を，検討すべき変数(またはその組み合わせ)の異なったカテゴリー間で比較するものです．このような曲線については，次のセクションで詳しく説明します．例えば男性と女性を比べた左図の2つの曲線のように，曲線が平行であることは，比例ハザード仮定が成立していることを意味します．

Observed vs. predicted: Close?

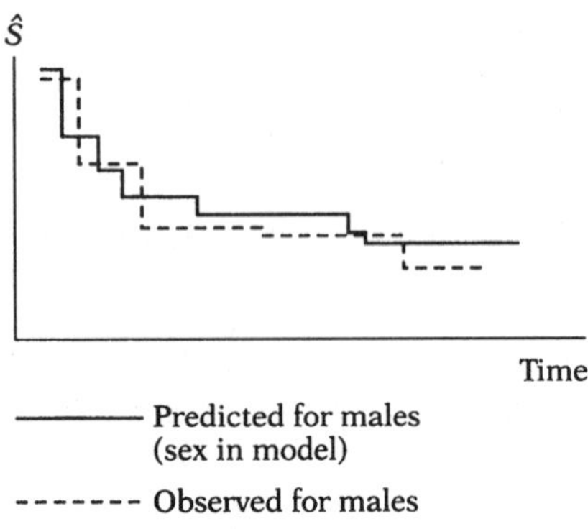

別のグラフを使う方法では，**観察**生存曲線と**予測**生存曲線を比較します．観察曲線は，検討する変数を比例ハザードモデルに入れることなしに，その変数，例えば性別のカテゴリーについて求めます．予測曲線は，この変数を比例ハザードモデルに入れて求めます．もし観察曲線と予測曲線が近いならば，比例ハザード仮定は理にかなっています．

Goodness-of-fit (GOF) tests:

- Large sample Z or chi-square statistics
- Gives p-value for evaluating PH assumption for each variable in the model.

p-value large ⇒ PH satisfied
(e.g. $P > 0.10$)
p-value small ⇒ PH not satisfied
(e.g. $P < 0.05$)

比例ハザード仮定を検討する2つ目の方法では，適合度検定を使います．この方法ではモデルの各変数について，他の変数を調整したもとでの，大標本を仮定したZ近似，あるいはχ^2近似統計量が求められます．標準正規分布統計量から求めたp値も，変数ごとに得られます．このp値をその変数についての比例ハザード仮定を検討するのに用います．有意でない(すなわち大きな)p値，例えば0.10より大きい場合には，比例ハザード仮定が合理的であるということを示唆します．一方，小さいp値，例えば0.05より小さい場合には，検定対象の変数がこの仮定を満たさないということを示唆します．

Time-dependent covariates:

Extended Cox model:
Add product term involving some function of time.

3つ目の方法として，時間と独立な変数についての比例ハザード仮定を確認するために，時間依存性変数を使う場合には，拡張Coxモデルを用い，時間と独立な変数と何らかの時間の関数からなる**積**(すなわち交互作用)**項**を検討します．

EXAMPLE

$h(t, X) = h_0(t) \exp[\beta\text{Sex} + \delta(\text{Sex} \times t)]$

$\delta \neq 0$. PH assumption violated

例えば性別についての比例ハザード仮定を検討するならば，Coxモデルを拡張し，Sexに加えて，「Sex × t」という交互作用項をモデルに入れます．もし交互作用項の係数が有意であることがわかれば，比例ハザード仮定は性別に関して成立していないと結論します．

GOF provides test statistic
Graphical: subjective
Time-dependent: computationally cumbersome
GOF: global, may not detect specific departures from PH

GOF検定法では，検討される変数ごとに1つの検定統計量が得られます．この方法はグラフを使う方法のように主観的でなく，また時間依存性変数を使う方法のように，計算が複雑ではありません．しかし，GOF検定法は「包括的」過ぎる可能性があり，他の2つの方法で見つけられる比例ハザード仮定からの特異的な乖離を検出できない可能性があります．

III. グラフを使う方法1：対数(−対数)プロット

- log–log survival curves
- observed versus expected survival curves

比例ハザード仮定を検討するグラフを使う2つの方法は，対数(−対数)生存曲線を比較するものと，観察生存曲線に対して予測生存曲線を比較するものです．

まず−ln(−ln)生存曲線とは何かを説明し，用い方も説明します．

$$\text{log–log } \hat{S} = \text{transformation of } \hat{S} = -\ln(-\ln \hat{S})$$

- $\ln \hat{S}$ is negative $\Rightarrow -(\ln \hat{S})$ is positive.
- can't take log of $\ln \hat{S}$, but can take log of $(-\ln \hat{S})$.
- $-\ln(-\ln \hat{S})$ may be positive or negative.

対数(−対数)生存曲線は，単純に推定した生存曲線の変形であり，生存確率推定値の自然対数を2回とることで求められます．数学的に対数(−対数)曲線を$-\ln(-\ln \hat{S})$と書きます．$\hat{S}$のような確率の自然対数は常に負の値になることに注意してください．正の値しか自然対数をとることができないので，2回目の自然対数をとる前に最初の自然対数に−1を掛ける必要があります．$-\ln(-\ln \hat{S})$の値は正の値でも，負の値でもあり得ますが，3回目の対数をとる必要はないので，どちらでもかまいません†．

†：$-\ln(-\ln \hat{S})$を表す別の方法は$-\ln(\int_0^t h(u)\,du)$で，ここで$\int_0^t h_{(u)}\,du$は「累積ハザード」関数（“cumulative hazard” function）と呼ばれます．これは$S(t) = \exp[-\int_0^t h(u)\,du]$の式から導かれ，生存関数をハザード関数と関連づけたものです（第1章のp.15参照）．

EXAMPLE

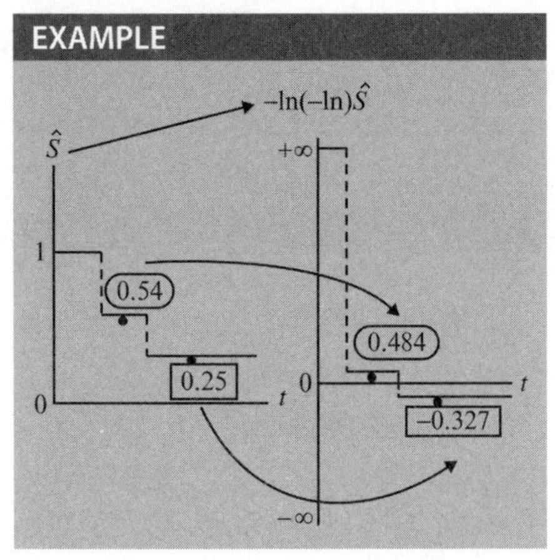

1例として左のグラフで，生存確率の推定値0.54は，対数(−対数)値である0.484に変換されます．同様に生存曲線の0.25の点は，対数(−対数)値の−0.327に変換されます．

生存曲線は通常ステップ関数としてプロットされるので，対数(−対数)曲線もステップ関数としてプロットされます．

EXAMPLE

$\hat{S} = 0.54$: want $-\ln(-\ln 0.54)$
$-\ln(-\ln 0.54) = -\ln(0.616)$
since $\ln(0.54) = -0.616$
$-\ln(0.616) = 0.484$
since $\ln(0.616) = -0.484$
Thus, $-\ln(-\ln 0.54) = 0.484$

対数(−対数)値の計算を理解するために，生存確率の推定値0.54から考えてみましょう．この値の対数(−対数)変換の式は，$-\ln(-\ln(0.54))$で，$\ln(0.54)$が-0.616なので，これは$-\ln(0.616)$となります．さらに続けると，$\ln(0.616)$は-0.484なので，これは0.484となります．すなわち$-\ln(-\ln(0.54))$は0.484です．

EXAMPLE

$\hat{S} = 0.25$: want $-\ln(-\ln 0.25)$
$-\ln(-\ln 0.25) = -\ln(1.386) = -0.327$
Thus, $-\ln(-\ln 0.25) = -0.327$

別の例として，もし生存確率の推定値が0.25ならば，$-\ln(-\ln(0.25))$は$-\ln(1.386)$となり，これは-0.327です．

y-axis scale:

$$\hat{S}: 1 \text{ to } 0 \qquad -\ln(1-\ln)\hat{S}: +\infty \text{ to } -\infty$$

生存曲線の推定量のy軸上の範囲は0から1ですが，これに対応する$-\ln(-\ln)$曲線の範囲は$-\infty$から$+\infty$なのに注意してください．

log–log $\hat{S}$ for the Cox PH model:

次に，対数(−対数)曲線が平行かどうかを検討することで，なぜ比例ハザード仮定を判定することができるのかを説明します．そのためには，まずCox比例ハザードモデルの対数(−対数)の式について説明する必要があります．

Cox PH hazard function:

$$h(t,\mathbf{X}) = h_0(t)e^{\sum_{i=1}^{p}\beta_i X_i}$$

↓ From math

Cox PH survival function:

$$S(t,\mathbf{X}) = [S_0(t)]^{e^{\sum_{i=1}^{p}\beta_i X_i}}$$

↗
Baseline survival function.

まずCox 比例ハザードモデルのハザード関数に対応する生存曲線の式から始めます．ハザード関数とそれに対応する生存関数には数理的な関係があったことを思い出してください．そのため，ここに示すようなCox 比例ハザードモデルの生存曲線を求めることができます．この式で$S_0(t)$は基準ハザード関数$h_0(t)$に対応する，基準生存関数を表します．

log(–log)⇒ takes logs twice

対数(－対数)式では，生存関数の対数を2回とる必要があります．1回目に対数をとると，左に示す式を得ます．

log #1:

$$\ln\ S(t,\mathbf{X}) = e^{\sum_{i=1}^{p}\beta_i X_i} \times\ \ln S_0(t)$$

$$0 \le S(t,\mathbf{X}) \le 1$$

ln(probability) = negative value, so $\ln S(t,\mathbf{X})$ and $\ln S_0(t)$ are negative.

But $-\ln\ S(t,\mathbf{X})$ is positive, which allows us to take logs again.

$S(t,\ \mathbf{X})$は生存確率を表すので，任意のtやベクトル$\mathbf{X}$の値に対する$S(t,\ \mathbf{X})$は，0から1の間のある数値となります．0から1の間の数値の自然対数は常に負の値となるので，$S(t,\ \mathbf{X})$の自然対数も，$S_0(t)$の自然対数も負の値となります．負の数値の自然対数は存在しないので，2回目の自然対数をとる前に，負号を付ける必要があるのです．

log #2:

$$\begin{aligned}
&\ln[-\ln S(t,\mathbf{X})] \\
&\quad = \ln\left[-e^{\sum_{i=1}^{p}\beta_i X_i} \times\ \ln S_0(t)\right] \\
&\quad = \ln\left[e^{\sum_{i=1}^{p}\beta_i X_i}\right] + \ln[-\ln\ S_0(t)] \\
&\quad = \sum_{i=1}^{p}\ \beta_i X_i + \ln[-\ln\ S_0(t)] \\
&\quad = \sum_{i=1}^{p}\ \beta_i X_i + \ln[-\ln\ S_0(t)]
\end{aligned}$$

or

$$\begin{aligned}
&-\ln[-\ln\ S(t,\mathbf{X})] \\
&\quad = -\sum_{i=1}^{p}\ \beta_i X_i - \ln[-\ln\ S_0(t)]
\end{aligned}$$

すなわち2回目の自然対数を求めるには，ここに示すように$-\ln S(t,\ \mathbf{X})$の自然対数を求める必要があります．いくらか式の整理を行うと，この式は2つの項に書き直すことができます．1つは$\beta_i X_i$の**線形和**で，もう1つは**基準生存関数の自然対数に－1を掛けたものの自然対数**です．

この2回目の対数は正の値または負の値の可能性がありますが，これ以上は自然対数を求めないので，もう一度－1を掛ける必要はありません．しかし一貫性を保つために，通常は2番目の自然対数の前に負号を付けて，ここに示した$-\ln(-\ln)$の式を得ます．しかし，統計ソフトウェアの中には，2つ目の負号を付けないものもあります．

Two individuals:
$\mathbf{X}_1 = (X_{11}, X_{12}, \ldots, X_{1p})$
$\mathbf{X}_2 = (X_{21}, X_{22}, \ldots, X_{2p})$

ここでは，**X**ベクトルの異なる2つの特定の値，すなわち，2人の$\mathbf{X}_1$と$\mathbf{X}_2$について考えます．

$$\begin{cases} \ln[-\ln S(t, \mathbf{X}_1)] \\ \quad = \sum_{i=1}^{p} \beta_i X_{1i} + \ln[-\ln S_0(t)] \\ \ln[-\ln S(t, \mathbf{X}_2)] \\ \quad = \sum_{i=1}^{p} \beta_i X_{2i} + \ln[-\ln S_0(t)] \end{cases}$$

これらの人の対数(－対数)曲線は左下に示すようになります．ここでは単純に先に示した任意の個人**X**の対数(－対数)曲線の式の**X**に，$\mathbf{X}_1$と$\mathbf{X}_2$を代入しています．

$$\ln[-\ln S(t, \mathbf{X}_1)] - (\ln[-\ln S(t, \mathbf{X}_2)]) = \sum_{i=1}^{p} \beta_i (X_{1i} - X_{2i})$$

does not involve t

1つ目の対数(－対数)曲線から2つ目を引き算することで，左に示すような式が求められます．この式は2人の個人に対応する予測変数の値の差の線形和です．基準生存関数は消去され，対数(－対数)曲線の差は，tを含まない式になることに注意してください．

$$\boxed{\begin{aligned} &-\ln[-\ln S(t, \mathbf{X}_1)] \\ &\quad = \ln[-\ln S(t, \mathbf{X}_2)] \\ &\quad + \sum_{i=1}^{p} \beta_i (X_{1i} - X_{2i}) \end{aligned}}$$

上記の式を変形すると，個人$\mathbf{X}_1$の対数(－対数)曲線は，個人$\mathbf{X}_2$の対数(－対数)曲線とtを含まない線形和の項で表すことができます．

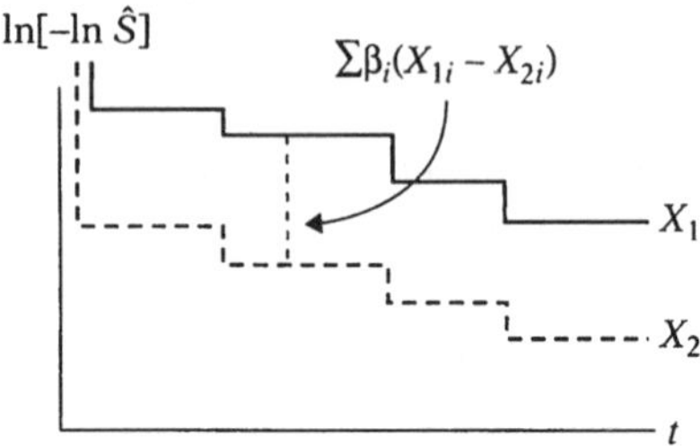

上記の式から，Cox 比例ハザードモデルを使って2人の人の対数(－対数)生存曲線を同じグラフ上にプロットすると，2つのプロットはおおむね並行になるだろうということがわかります．この2つの曲線の間の距離は，予測変数値の差を含む線形和であり，時間を含みません．一般的に，2つの曲線の間の垂直方向の距離が一定であるならば，それらの曲線は並行であるといいます．

Graphical approach using log–log plots: PH model is appropriate if “empirical” plots of log–log survival curves are parallel.

Cox 比例ハザードモデルの対数(－対数)生存プロットが平行であるかどうかを確認することが，比例ハザード仮定を判定するグラフを使う方法となります．すなわち，予測変数のある組み合わせについて比例ハザードモデルが適切であるならば，経験(モデルを使わずに求めた)生存関数の対数(－対数)プロットは，おおむね平行であることが予想されます．

Empirical plots: use $-\ln[-\ln \hat{S}]$ where

1. $\hat{S}$ is a KM curve
2. $\hat{S}$ is an adjusted survival curve for predictors satisfying the PH assumption; predictor being assessed not included in model

経験プロットとは，Coxモデルを想定しないKaplan-Meier（KM）推定値に基づいた対数（－対数）生存曲線をプロットするということを意味しています．代わりに，すでに比例ハザード仮定が成立することを確認した予測変数で調整した対数（－対数）生存曲線をプロットすることもできますが，その場合は，検討している予測変数は調整因子としてはモデルに含めないようにしなければなりません．

EXAMPLE

Clinical trial of leukemia patients:
T = weeks until patient goes out of remission

Predictors (X's):
Rx (= 1 if placebo, 0 if treatment)
log WBC

Cox PH model:

$h(t, \mathbf{X}) = h_0(t)\exp[\beta_1 Rx + \beta_2 \log \text{WBC}]$

Assessing PH assumption: compare log–log survival curves for categories of Rx and log WBC

例として，白血病患者の臨床試験において，治療群とプラセボ群を比べる場合を考えます．ここで生存時間とは患者が寛解状態から離脱するまでの時間を週数で表したものです．この試験で興味のある2つの予測変数は，Rxと表される治療群（1＝プラセボ，0＝治療）と，白血球数の自然対数（log WBC）であり，後者は交絡因子とみなされています．

これらの予測変数を含むCox 比例ハザードモデルの式は，左に示したようになります．これらの変数のいずれか，あるいは両方が比例ハザード仮定が成立しているかを判定するためには，これらの変数のカテゴリー間で対数（－対数）生存曲線を比較する必要があります．

One-at-a-time strategy: Rx variable

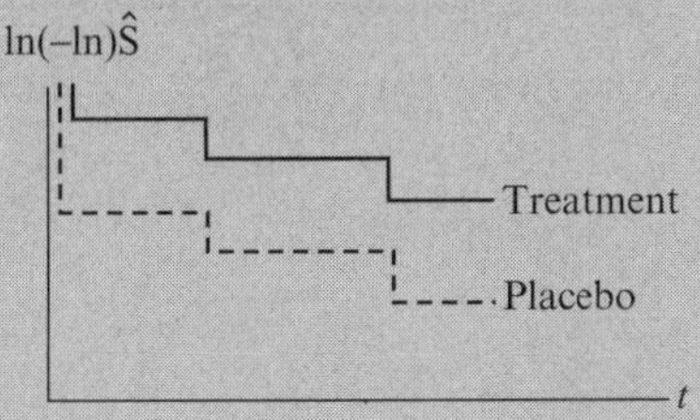

ここで考えられる戦略の1つは，変数を1つずつ検討するということです．Rx変数については，治療群とプラセボ群の対数（－対数）KM曲線をプロットして，並行であるかを検討します．もし左に示したように2つの曲線がおおむね並行ならば，変数Rxに関して比例ハザード仮定は成立していると結論します．もし2つの曲線が交差する，あるいは平行でなければ，この変数に関して比例ハザード仮定は成立していないと結論します．

One-at-a-time strategy: log WBC

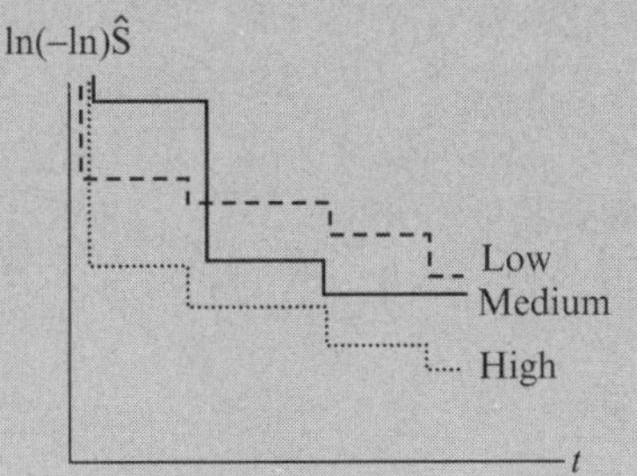

log WBC変数については，この変数を，低，中，高などのカテゴリーにカテゴリー化して，3つのカテゴリーのそれぞれの対数（－対数）KM曲線のプロットを比べる必要があります．この図では3つの対数（－対数）KM曲線は明らかに平行でなく，比例ハザード仮定はlog WBCについては成立していないことを示します．

EXAMPLE: Computer Results

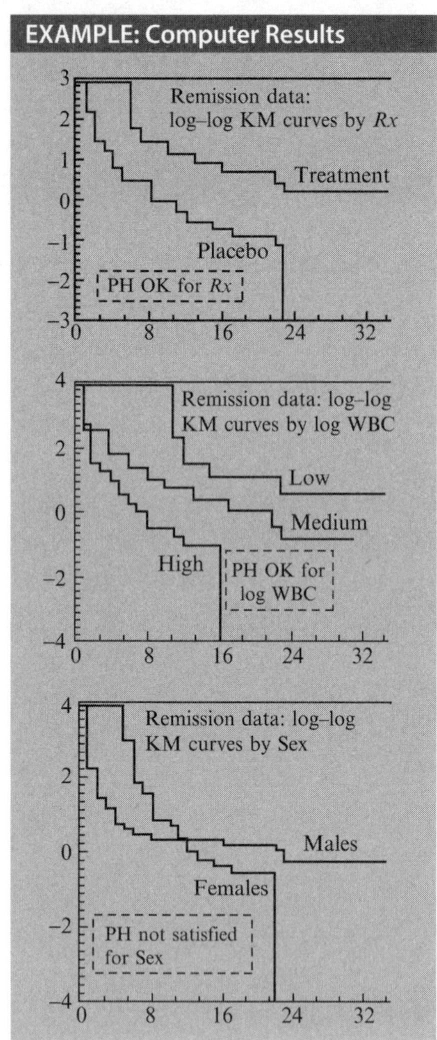

先の例は対数(−対数)曲線を比べた場合に起こり得る，可能性のいくつかを簡単に表したものです．42人の白血病患者の実際のデータについて，コンピュータから得られた変数ごとの結果を示します．Stata，SAS，SPSS，Rから得た同様の出力は，「Computer Appendix」(http://www.scientist-press.com/11_327.html)を参照してください．

まず治療*Rx*の対数(−対数)KM曲線を示します．2つの対数(−対数)KM曲線はおおむね平行であり，それ自体で考えた場合には*Rx*変数は比例ハザード仮定が成立していることに注目してください．

左にlog WBCについての対数(−対数)KM曲線を示します．この変数は，低(<2.3)，中(2.3〜3)，高(>3)に分割されています．このグラフでは8日より前では，いくぶん平行でないように思われますが，全体としては3つの曲線はおおむね平行です．すなわちこれらのプロットからは，変数log WBC単独で考えた場合には比例ハザード仮定がほぼ成立していることが示唆されます．

3つ目の例として，白血病寛解データで，性別で区分した対数(−対数)KM曲線を考えます．2つの曲線は明らかに交差しており，並行でないということに注目してください．すなわち変数Sex単独で考えた場合，比例ハザード仮定が成立していないと考えられ，他の2つの変数*Rx*とlog WBCを含んだCox比例ハザードモデルに，そのまま入れるべきではありません．

Problems with log–log survival curve approach:

How parallel is parallel?
Recommend:

- subjective decision
- conservative strategy: assume PH is OK unless strong evidence of nonparallelism

上記の例からは，グラフを使う方法で比例ハザード仮定を判定することには，いくらか問題があることを示しています．主となる問題は「どれくらい平行ならば，平行と言えるのか」をどうやって決めるかです．与えられたデータについてこれを決めるのは非常に主観的であり，試験の例数が比較的少ない場合には特にそうなります．対数(−対数)曲線が平行でないという**強力な**証拠がない限りは，比例ハザード仮定が満たされていると想定する保守的な判断を勧めます．

How parallel is parallel?
Recommend:

- many categories ⇒ data "thins out"
- different categorizations may give different graphical pictures

別の問題は，log WBCのような連続変数をどのようにカテゴリー化するかということです．たくさんのカテゴリーを作ると，各カテゴリー内のデータが「少なく」なり，曲線同士を比較するのが難しくなります．また，ある3群に分ける方法と，別の3群に分ける方法とで，グラフの様子が変わるかもしれません．

Recommend:

- small # of categories (2 or 3)
- meaningful choice
- reasonable balance (e.g., terciles)

連続変数をカテゴリー化する際に勧められるのは，カテゴリーの数は可能であるならば適度に少なく（例えば2つか3つ）して，カテゴリーの選び方は，可能な限り意味のあるもの，かつ人数のバランスがとれるように（例えば三分位数を使う）することです．

How to evaluate several variables simultaneously?

いま述べた2つの問題に加えて，対数（－対数）生存曲線を使う際の別の問題は，複数の変数をどのように同時に検討するのかということです．

Strategy:

- categorize variables separately
- form combinations of categories
- compare log–log curves on same graph

同時に比較を行うための作戦の1つは，すべての変数を個々にカテゴリー化し，カテゴリーの組み合わせを作り，それからすべての組み合わせについての対数（－対数）曲線を同じグラフ上で比べるということです．

Drawback:

- data "thins out"
- difficult to identify variables responsible for nonparallelism

この作戦の欠点は，組み合わせの数がちょっと多くなるだけで，やはり個々のカテゴリーの人数が少なくなりがちだということです．また組み合わせカテゴリーに十分な人数がいるとしても，平行でないものが見つかった場合に，どの変数が原因となっているのかを判断することがしばしば困難です．

EXAMPLE

Remission Data:

Rx \ log WBC	Low	Medium	High
Treatment	✓	✓	✓
Placebo	✓	✓	✓

この作戦の例として再び白血病寛解データを使い，*Rx*とlog WBCを一緒に考えます．*Rx*には2つのカテゴリーが，log WBCには3つのカテゴリーがあったので，合計で6つのカテゴリーの組み合わせができます．それはlog WBCが低い－治療群，log WBCが低い－プラセボ群，log WBCが中等度－治療群といった具合です．

EXAMPLE: (continued)

Log–log $\widehat{KM}$ curves by six combinations of *Rx* by log WBC

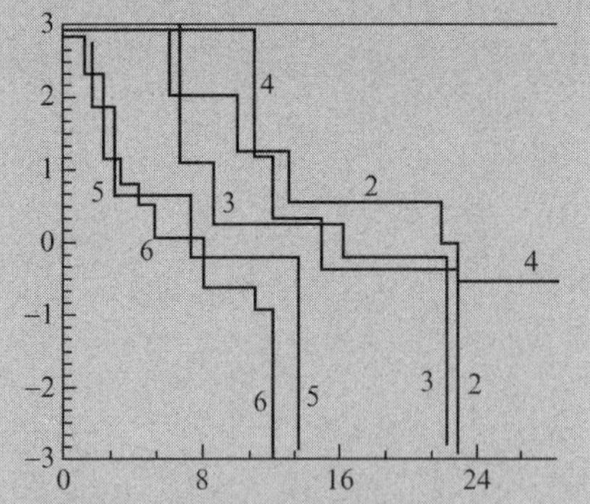

Plots suggest PH not satisfied. However, the study is small, i.e., plots are unreliable.

*Rx*とlog WBCの6つの組み合わせに対応する対数(−対数)曲線について，コンピュータから得られた結果をここに示します．6つの曲線には交差する点がいくつかあることに注目してください．すなわちこれらの結果からは，*Rx*とlog WBCを一緒に考えると，比例ハザード仮定は満たされていないということが示唆されます．

しかし試験の合計人数は42人であり，これらの曲線を推定するのに使われた標本数はきわめて少なく，グループ4(*Rx* = 1，log WBC = 低)の4人から，グループ6(*Rx* = 1，log WBC = 高)の12人までです．つまりこの規模の小さい試験では，6つの対数(−対数)曲線を使うと，比例ハザード仮定を検討するための情報は信頼性に乏しいのです．

Alternative strategy:

Adjust for predictors already satisfying PH assumption, i.e., use adjusted log–log $\hat{S}$ curves

複数の変数を同時に検討するための，グラフを使う別の方法は，比例ハザード仮定を満たすと仮定した他の予測変数で調整したうえで，特定の予測変数についての比例ハザード仮定を確認するものです．この比較には，KM曲線を用いるのではなく，調整対数(−対数)生存曲線を用います．

EXAMPLE

Remission data:

- compare *Rx* categories adjusted for log WBC
- fit PH model for each *Rx* stratum
- obtain adjusted survival curves using overall mean of log WBC

Log–log $\hat{S}$ curves for *Rx* groups using PH model adjusted for log WBC

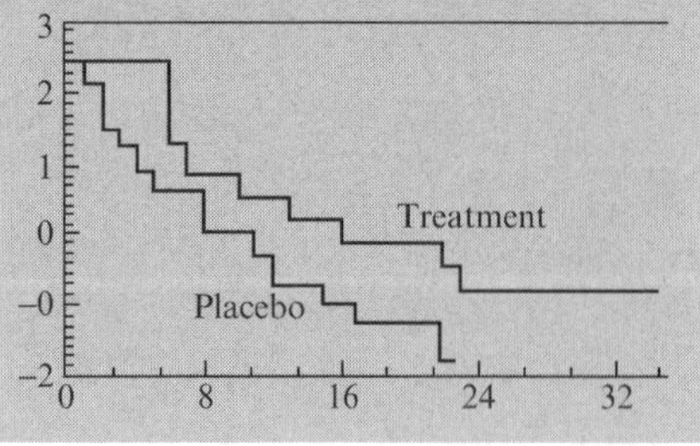

ここで再び，白血病寛解データで予測変数*Rx*とlog WBCについて考えます．log WBCで調整した*Rx*についての比例ハザード仮定を検討するには，2群の調整対数(−対数)生存曲線を比べます．その時の調整生存曲線はlog WBCを予測変数として含む，比例ハザードモデルから得られます．調整生存曲線を計算するには，データを治療群で層化し，各層で比例ハザードモデルをあてはめ，各層で推定された生存曲線式に，log WBCの全体での平均値を代入することによって調整生存確率を求めます．

白血病寛解データの例で，log WBCで調整した2群の対数(−対数)生存曲線の推定値を左に示します．これらの2つの曲線はおおむね平行であり，治療についての比例ハザード仮定が成立していることを示しています．

EXAMPLE: (continued)

Log–log $\hat{S}$ curves for log WBC groups using PH model adjusted for *Rx*

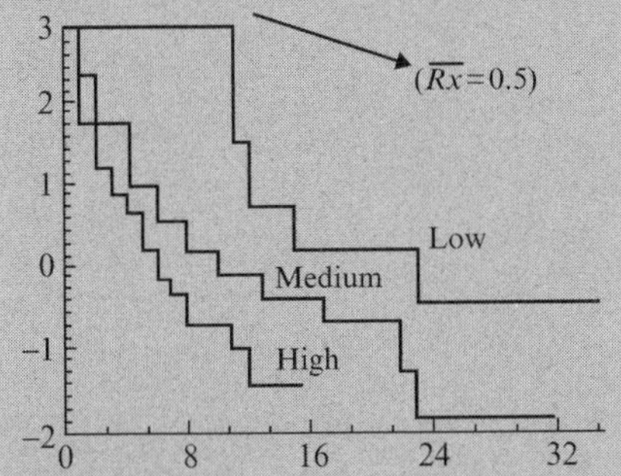

Remission data:
Assess PH assumption for Sex:

- use PH model containing *Rx* and log WBC
- use *Rx* and log WBC in survival probability formula

Log–log $\hat{S}$ curves for Sex adjusted for *Rx* and log WBC

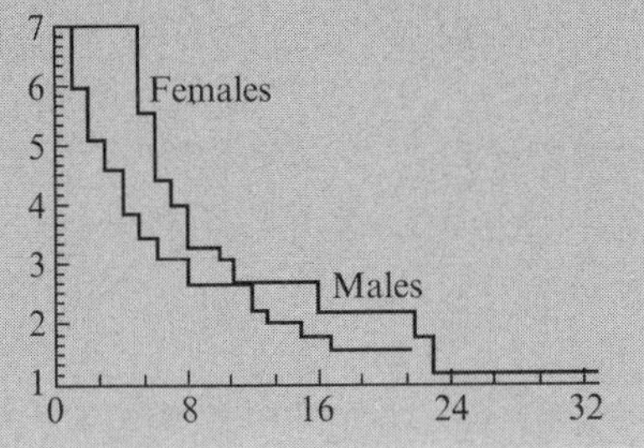

別の例として，log WBCの3つのカテゴリーでの，治療変数(*Rx*)で調整した調整対数(－対数)生存曲線について考えます．この場合の調整生存確率には，*Rx*スコアの全体の平均，つまり全対象者42人中のプラセボ群の割合(対象の半数は$Rx = 1$)である，0.5を使っています．

治療を調整した3つの対数(－対数)曲線を左に示します．このうち2つはフォローアップの早期に交差しますが，全体的には平行とかけ離れていることを示唆するものではありません．すなわち治療で調整したうえでの，log WBCについての比例ハザード仮定が合理的であることを示しています．

3つ目の例として，再び白血病寛解データを使い，モデルを使って治療とlog WBCの両方で調整したうえでの，性別についての比例ハザード仮定を検討します．この過程では，治療とlog WBCの両方を含む比例ハザードモデルを使い，男性と女性別々に対数(－対数)生存曲線を求める必要があります．調整は，生存確率推定値の式に，治療スコアの全体での平均値とlog WBCの全体での平均値を代入して行います．

治療とlog WBCを調整したSexについての推定対数(－対数)生存曲線を左に示します．これらの曲線は明らかに交差するので，治療とlog WBCを調整したうえでの，性別に関する比例ハザード仮定は満たされていないということを意味します．

✓ 1. log–log survival curves
  2. observed versus expected survival curves

ここまでは，比例ハザード仮定を検討するグラフを使う2つの方法の1つ，すなわち対数(－対数)生存曲線を使う方法について説明しました．次のセクションでは，観察生存曲線と予測生存曲線を比べるという，別の方法について説明します．

IV. グラフを使う方法2：観察プロット対予測プロット

Graphical analog of GOF test

比例ハザード仮定を検討するのに，観察プロットと予測プロットを使うことは，後で説明する適合度検定に対応するグラフを使う方法といえます．すなわち，これは，対数(－対数)生存曲線とは別の合理的な方法です．

Two strategies:

1. One-at-a-time: uses KM curves to obtain observed plots
2. Adjusting for other variables: uses stratified Cox PH model to obtain observed plots (see Chapter 5)

対数(－対数)曲線を使う方法と同様に，観察曲線に対する予測曲線の方法も，2つの方法，すなわち(1)変数についての比例ハザード仮定を一度に1つずつ検討，(2)他の変数で調整して比例ハザード仮定を検討，のどちらか，または両方を使って行うことができます．他の変数で調整する方法では観察プロットを求めるのに，層化Cox比例ハザードモデルを使います．この場合，比例ハザードモデルには調整に用いる変数を含み，層化変数は，検討する予測変数です．層化Cox法については第5章で述べます．

ここでは，一度に1つの変数を検討する方法についてだけ説明しますが，この場合には観察プロットを求めるのにKM曲線を用います．

One-at-a-time:

- stratify data by categories of predictor
- obtain KM curves for each category

この方法では，まず，検討する予測変数のカテゴリーによってデータを層別する必要があります．次にカテゴリーごとにKM曲線を求めることで，観察プロットを得ます．

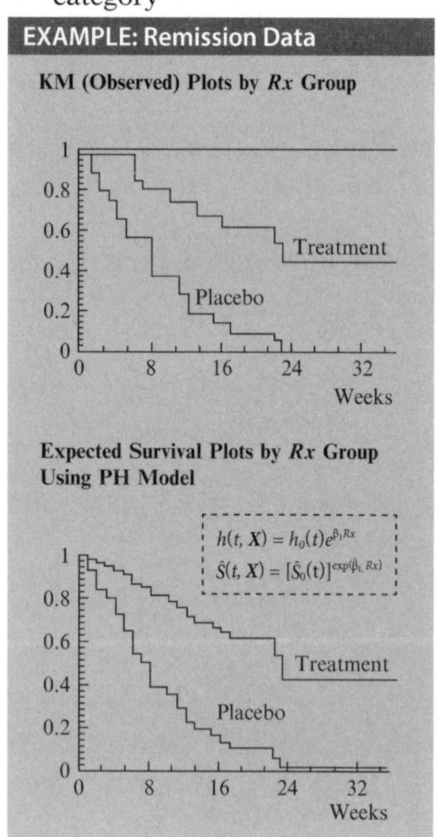

例として先に説明した42人の白血病患者の寛解データについて，それぞれ21人が含まれる治療群とプラセボ群のKM曲線をここに示します．これらは「観察」プロットです．

「予測」プロットを求めるには，検討する予測変数を含むCox比例ハザードモデルをあてはめます．推定生存曲線の式に，検討する予測変数の各カテゴリー値を代入し，カテゴリー別の推定生存曲線を求めることで，予測曲線を得ます．

例として再び白血病寛解データを使い，*Rx*を唯一の変数として含むCox比例ハザードモデルをあてはめます．左の囲みに示した，このCoxモデルに対応する生存曲線の式に，0(治療群)と1(プラセボ群)を代入して，それぞれの予測プロットを左図に示します．

EXAMPLE: Remission Data

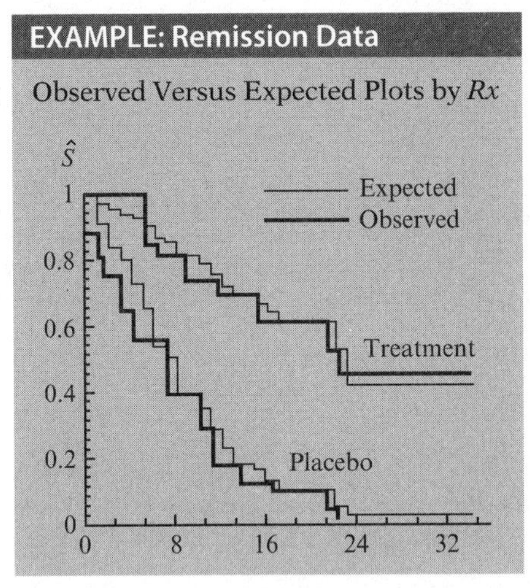

観察プロットと予測プロットを比べるには，両方のプロットをここに示すように，同じグラフ上に表示します．

If observed and expected plots are:

- **close**, complies with PH assumption
- **discrepant**, PH assumption violated

もし検討している予測変数の各カテゴリーにおいて，観察プロットと予測プロットがお互いに「近ければ」，比例ハザード仮定は成立していると結論することができます．しかし1つあるいは複数のカテゴリーにおいて，観察プロットと予測プロットが著しく離れていれば，比例ハザード仮定は成立していないと考えます．

Example: Remission Data (continued)

Observed and expected plots are close for each treatment group.
Conclude PH assumption not violated.

例えば上のグラフは，各治療群において，観察曲線と予測曲線はきわめて近いようにみえます．ゆえに，このグラフを使う方法からは，治療変数は比例ハザード仮定が成立していると考えます．

Drawback: How close is close?

Recommend: PH not satisfied *only* when plots are strongly discrepant.

このグラフを使う方法の明らかな欠点は，あるカテゴリーについて観察曲線と予測曲線を比べる時，「どれくらい近ければ近いのか」をどう決めるかです．これは対数(－対数)生存曲線を比べる時に，「どれくらい平行ならば平行と言えるのか」を決めることと同様です．ここでは，観察プロットと予測プロットが著しく離れている場合にのみ，比例ハザード仮定は成立していないとみなすことを勧めます．

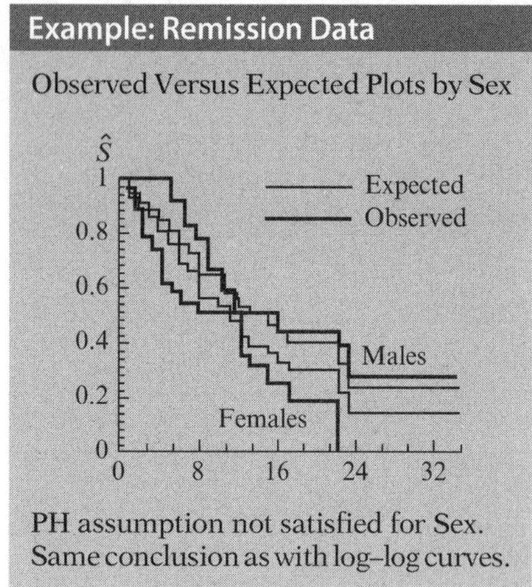

別の例として再び白血病寛解データを使い，ここに示すような性別ごとの，観察プロットと予測プロットについて考えます．男性と女性の観察プロットは太い線で表されていますが，約12週で交差しています．しかし予測プロットは実際には交差することなく，女性のプロットが期間全体で，男性より下にあることに注目してください．さらに男性と女性それぞれで，観察プロットと予測プロットは，きわめて異なります．

すなわち上記のプロットからは，変数Sexについての比例ハザード仮定は成立していないことが示唆されます．対数(−対数)生存曲線を使う場合にもこれらは交差し，明らかに平行ではなく，同様の結論となりました．

Continuous variable:

- form strata from categories
- observed plots are KM curves for each category

連続変数についての比例ハザード仮定を検討するために，観察プロットと予測プロットを使う際には，連続変数をカテゴリー化してデータを層別し，各カテゴリーでのKM曲線を求めることで，カテゴリー変数の場合と同様に観察プロットが得られます．

- two options for expected plots
  1. Use PH model with $k-1$ dummy variables X_c for k categories, i.e.,

     $$h(t,\mathbf{X}) = h_0(t)\exp\left(\sum_{i=1}^{k-1}\beta_i X_{ci}\right)$$

     Obtain adjusted survival curve:

     $$\hat{S}(t,\mathbf{X}_c) = \left[\hat{S}_0(t)\right]^{\exp\left(\sum \hat{\beta}_i X_{ci}\right)}$$

     where $\mathbf{X}_c = (X_{c1}, X_{c2}, \ldots, X_{c,k-1})$ gives values of dummy variables for category c.

一方，連続変数の予測プロットの計算には，2つの選択肢があります．1つ目の選択肢は，k個のカテゴリーを表すための$k-1$個のダミー変数を含んだCox比例ハザードモデルを使うものです．あるカテゴリーでの予測プロットは，推定された生存曲線の式に，そのカテゴリーを表すダミー変数の値を代入することで，調整生存曲線として求められます．左の表記では，カテゴリー変数はXcとcを付けています．

Options for a continuous variable:

2. Use PH model:
   $h(t, \mathbf{X}) = h_0(t)\exp(\beta X)$
   so $\mathbf{X} = X$ ↖ Continuous
   Obtain adjusted survival curve:
   $$\hat{S}(t, \overline{X}_c) = \left[\hat{S}_0(t)\right]^{\exp(\hat{\beta}\overline{X}_c)}$$

where $\overline{X}_c$ denotes the mean value for the variable X within category c.

2つ目の選択肢は，検討する連続予測変数(X)を含むCox 比例ハザードモデルを使うものです．予測プロットは，カテゴリーを区別する予測変数の値，例えば各カテゴリーでの平均値を使って，調整生存曲線を求めることができます．

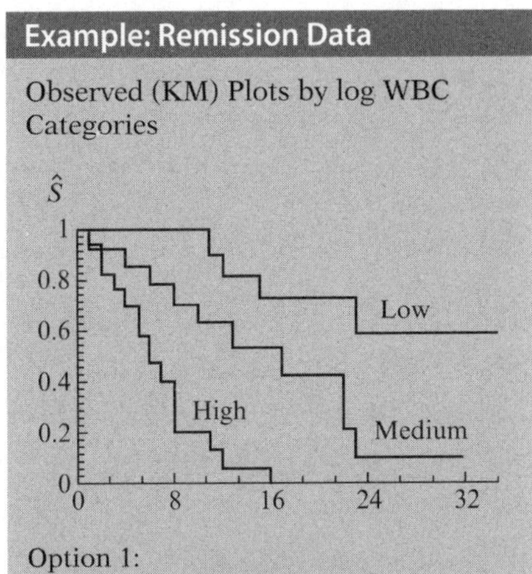

Option 1:
$h(t, \mathbf{X}) = h_0(t)\exp(\beta_1 X_1 + \beta_2 X_2)$

where $X_1 = \begin{cases} 1 & \text{if high} \\ 0 & \text{if other} \end{cases}$ $X_2 = \begin{cases} 1 & \text{if medium} \\ 0 & \text{if other} \end{cases}$

so that
high = (1, 0); medium = (0, 1); low = (0, 0)
Expected survival plots:

$X_1 = 1, X_2 = 0: \hat{S}(t, X_{\text{high}}) = \left[\hat{S}_0(t)\right]^{\exp(\hat{\beta}_1)}$

$X_1 = 0, X_2 = 1: \hat{S}(t, X_{\text{medium}}) = \left[\hat{S}_0(t)\right]^{\exp(\hat{\beta}_2)}$

$X_1 = 0, X_2 = 0: \hat{S}(t, X_{\text{low}}) = \left[\hat{S}_0(t)\right]$

両方の選択肢をわかりやすく説明するための例として，白血病寛解データの例で，連続変数log WBCについて考えます．この変数についての比例ハザード仮定を検討するためには，まずlog WBCを例えば3つのカテゴリー，低，中，高に層別します．観察プロットは，ここに示すように，3つの層それぞれのKM曲線として求められます．

選択肢1を使うと，予測プロットは2つのダミー変数X_1とX_2を含んだCox 比例ハザードモデルをあてはめることで求められます．ここでX_1は高なら1で，それ以外なら0であり，X_2は中なら1で，それ以外なら0となります．つまりlog WBCが高なら，X_1とX_2の値はそれぞれ1と0で，log WBCが中の場合はその値はそれぞれ0と1であり，log WBCが低ならどちらの値も0となります．

高，中，低のカテゴリーでの予測生存プロットは，推定生存曲線の式で，X_1とX_2に各カテゴリーを表す値をそれぞれ代入し，その3つの曲線をプロットすることで得られます．

EXAMPLE: (continued)

Expected Plots for log WBC Using Option 1 (Dummy Variables)

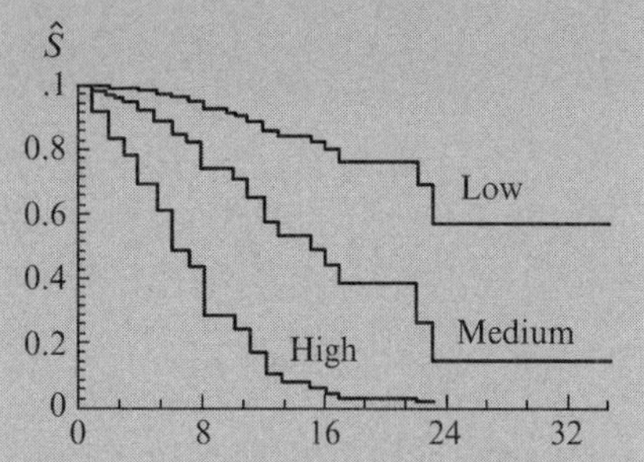

選択肢1（ダミー変数を使う方法）を使う，log WBCの3つのカテゴリーについての予測プロットをここに示します．

Observed Versus Expected Plots Using Option 1

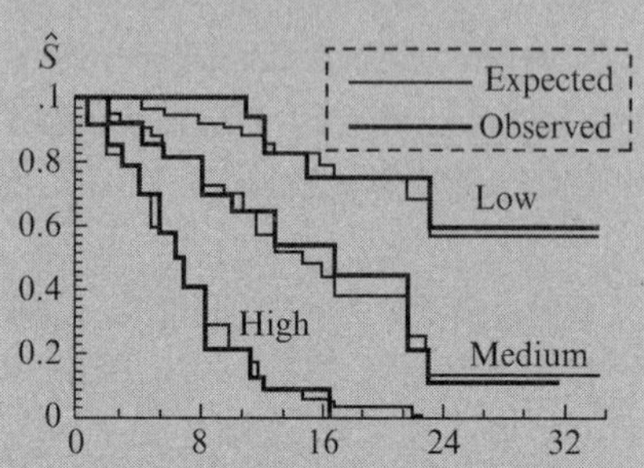

観察プロットと予測プロットを同じグラフ上に示します．いくらかの乖離，特にフォローアップ早期のlog WBC低値カテゴリーでいくらかの乖離がありますが，全体としてこれらのプロットからは，比例ハザード仮定がlog WBCについて成立していることが示唆されます．

Option 2: Treat log WBC as continuous
$h(t, \mathbf{X}) = h_0(t)\exp[\beta(\log \text{WBC})]$

$\overline{\log \text{WBC}}_{\text{high}} = 3.83$:

$$\hat{S}(t, X_{\text{high}}) = [\hat{S}_0(t)]^{\exp[3.83\hat{\beta}]}$$

$\overline{\log \text{WBC}}_{\text{med}} = 2.64$:

$$\hat{S}(t, X_{\text{med}}) = [\hat{S}_0(t)]^{\exp[2.64\hat{\beta}]}$$

$\overline{\log \text{WBC}}_{\text{low}} = 1.71$:

$$\hat{S}(t, X_{\text{low}}) = [\hat{S}_0(t)]^{\exp[1.71\hat{\beta}]}$$

選択肢2を使って，予測プロットを求めるには，まず，ここに示すように連続変数log WBCを含むCox 比例ハザードモデルをまずあてはめることから始めます．

次に，観察された曲線を求めるのに使う3つのカテゴリーを要約するようなlog WBCの特定の値について，調整生存曲線を求めます．log WBCの3つのカテゴリー，低，中，高におけるlog WBCの平均値はそれぞれ，1.71，2.64，3.83です．これらの値を推定された生存曲線の式に代入します．

Observed Versus Expected Plots for log WBC Using Option 2.

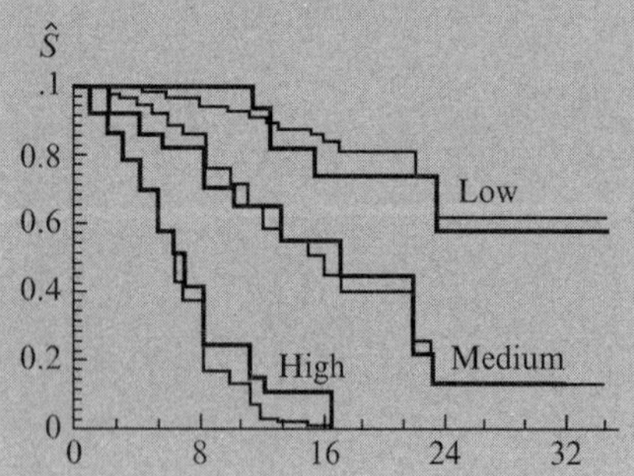

これが選択肢2を使う，観察プロットと予測プロットです．選択肢1と同様にカテゴリー内でいくらかの乖離はありますが，全体としてはこれらのプロットから，比例ハザード仮定がlog WBCについて成立していることが示唆されます．

V. 適合度(goodness-of-fit:GOF)検定法

Statistical test appealing

- Provides p-value
- More objective decision than when using graphical approach

GOF検定では，興味ある予測変数についての比例ハザード仮定を検討するための，検定統計量とp値が求められるので魅力的です．すなわち統計的検定を使うことで，先に述べた2つのグラフを使う方法のどちらかを使う場合よりも，より客観的な判断を下すことができます．

Test of Harrel and Lee (1986)

- Variation of test of Schoenfeld
- Uses Schoenfeld residuals

比例ハザード仮定を検討するための，さまざまな検定が文献に示されています．ここでは，もともとSchoenfeld (1982)により提案され，現在ではSchoenfeld残差と呼ばれる残差に基づいた検定の変形である，Harrel and Lee (1986)の検定を紹介します．

Schoenfeld residuals defined for

- Each predictor in model
- Every subject who has event

Consider Cox PH model

$h(t,\mathbf{X}) = h_0(t)\exp(\beta_1 RX + \beta_2 \log WBC + \beta_3 SEX)$

3 predictors → 3 Schoenfeld residuals for each subject who has event

モデルの各予測変数について，イベントのある対象ごとにSchoenfeld残差が定義されます．例えば3つの予測変数，Rx，log WBC，Sexを含むCox比例ハザードモデルについて考えると，イベントのある対象それぞれに，各変数についての3つのSchoenfeld残差，つまり1つの変数につき1つの残差が定義されます．

Schoenfeld residual for i-th subject for log WBC:

Observed log WBC
– log WBC weighted average

Weights are other subjects' hazard (from subjects still at risk)

例えば対象iは時間tにイベントがあったとします．そうすると，この対象のlog WBCについてのSchoenfeld残差は，この対象の観察されたlog白血球数の値から，時間tでまだat risk集団に含まれる他の対象のlog白血球数の重み付け平均値(weighted average)を引いたものです．重みはそれぞれの対象のハザードです．

Underlying idea of test
If PH holds then Schoenfeld residuals uncorrelated with time

この統計的検定の背後にある考えは，**もしある共変数について比例ハザード仮定が成立するならば，その共変量のSchoenfeld残差は，生存時間と相関しないということです．**

Steps for test implementation

1. Obtain Schoenfeld residuals
2. Rank failure times
3. Test correlation of residuals to ranked failure time H_0: $\rho = 0$

検定を実行するには，3つのステップがあります．

ステップ1．Cox比例ハザードモデルを実行し，各予測変数についてSchoenfeld残差を求めます．

ステップ2．failure時間の順序変数を作成します．1番目に(最初に)イベントがあった対象の値は1となり，次の対象は2というようになります．

ステップ3. 最初のステップと2番目のステップで作成した変数の間に相関があるかを検定します．帰無仮説はSchoenfeld残差とfailure時間の順序との相関係数は0であるということです．

H_0 rejected
Conclude PH assumption violated

帰無仮説が棄却されれば，比例ハザード仮定が破綻しているという結論になります．

PH test in Stata, SAS, SPSS, R shown in Computer Appendix

Stata uses scaled Schoenfeld residuals rather than Schoenfeld residuals (typically similar results)

Stata，SAS，SPSS，Rを使う比例ハザード仮定の検定については，「Computer Appendix」(http://www.scientist-press.com/11_327.html)を参照してください．Stataでは先に述べた検定を少し変形したものを用いており，Schoenfeld残差ではなく，scaled Schoenfeld残差を使います(Grambsch and Therneau，1994)．これらの検定は通常(しかし常にではない)，同様の結果となります．

EXAMPLE: Remission Data

Column name.	Coeff.	StErr.	*P*(*PH*)
Rx	1.294	0.422	0.917
log WBC	1.604	0.329	0.944

Both variables satisfy PH assumption.

Note: *P*(*PH*) = 0.917 assesses PH for *Rx*, assuming PH OK for log WBC.

この統計的検定をわかりやすく示すために，白血病寛解データの例に戻ります．左の出力には，治療とlog WBCの2つの変数を含むCox比例ハザードモデルにおける，変数の比例ハザード仮定に関するp値，$P(PH)$が示されています．

$P(PH)$の値は両変数ともきわめて大きいので，両方とも比例ハザード仮定が成立しているということが示唆されます．各変数に関するp値は，他の予測変数がモデルに含まれるという条件下で，比例ハザード仮定に関する検定をしていることに注意してください．例えば$P(PH) = 0.917$はRxについての比例ハザード仮定を検討していますが，そこではlog WBCの比例ハザード仮定が成立しているものと仮定しています．

EXAMPLE: Remission Data

Column name	Coeff.	StErr.	$P(PH)$
Rx	1.391	0.457	0.935
log WBC	1.594	0.330	0.828
Sex	0.263	0.449	0.038

log WBC and *Rx* satisfy PH.

Sex does not satisfy PH.

(Same conclusions using graphical approaches).

別の例として，log WBCと*Rx*に加えて，Sex変数を含むCox比例ハザードモデルの，左に示すコンピュータ出力について考えます．log WBCと*Rx*の$P(PH)$の値はやはり有意ではありません．しかしSexの$P(PH)$の値は0.05レベル以下で有意です．この結果からlog WBCと*Rx*は比例ハザード仮定を満たすが，Sexは満たさないということが示唆されます．これらの変数については，先に述べたグラフを使う方法からも，同様の結論が得られました．

Statistical Tests

Null is never proven

- May say not enough evidence to reject

p-value can be driven by sample size

- Small sample – gross violation of null may not be significant
- Large sample – slight violation of null may be highly significant

検定を使う方法での重要なポイントは，統計的検定では帰無仮説は決して証明されないということです．帰無仮説を棄却するのに十分な証拠がない，と言えるだけです．*p*値は標本の大きさに影響されます．帰無仮説からの著しい乖離があっても，標本が非常に小さければ統計的に有意とならないかもしれません．反対に帰無仮説からのわずかな乖離でも，標本が非常に大きければ，きわめて有意となるかもしれません．

Test – more objective
Graph – more subjective, but can detect specific violations
Recommend – Use both graphs and tests

比例ハザード仮定を検討する際の統計的検定では，グラフを使う方法が主観的であるのと比べて，より客観的な方法で行うことができます．しかしグラフを使う方法では，比例ハザード仮定からの特異的な乖離を検出することができます．また，グラフから何が起こっているのかを見ることができるのです．そのため，比例ハザード仮定を検討する場合には，最終的な判断を下す前に，グラフを使う方法と統計的検定，の両方を行うことが推奨されます．

VI. 時間依存性共変量を使う比例ハザード仮定の検討

Extended Cox model:
contains product terms of the form $X \times g(t)$, where $g(t)$ is a function of time.

時間と独立な変数についての比例ハザード仮定を検討するために，3つ目の時間依存性変数を使う場合には，拡張Coxモデルを使用し，検討する変数と何らかの時間の関数との積（すなわち交互作用）項を用います．

One-at-a-time model:
$h(t,\mathbf{X}) = h_0(t)\exp[\beta X + \delta(X \times g(t))]$

予測変数を1つずつ検討する場合には，拡張Coxモデルは予測変数Xについて，左に示したような一般式になります．

Some choices for $g(t)$:

$g(t) = t$

$g(t) = \log t$

$$g(t) = \begin{cases} 1 & \text{if } t \geq t_0 \\ 0 & \text{if } t < t_0 \end{cases} \quad \text{(Heaviside function)}$$

関数$g(t)$の選択肢の1つは，$g(t)$を単純にtとするもので，そうすると積項は$X \times t$となります．$g(t)$の別の選択肢も可能で，例えば左に示すように$\log t$やHeavisideの階段関数が考えられます．

H_0: $\delta = 0$
Under H_0, the model reduces to:

$h(t,\mathbf{X}) = h_0(t)\exp[\beta X]$

上記の1つずつ検討するモデルを用いて，積項が有意かどうかで比例ハザード仮定が検討できます．つまり帰無仮説は「$\delta = 0$」ということです．もし帰無仮説が真ならば，モデルは変数Xだけを含んだCox比例ハザードモデルに帰着します．

Use either Wald statistic or likelihood ratio statistic:
χ^2 with 1 df under H_0

この検定はWald統計量，あるいは尤度比統計量のいずれかを用いて行われます．どちらの検定でも，検定統計量は帰無仮説下で自由度1のχ^2分布に従います．

Example

$h(t,\mathbf{X}) = h_0(t)\exp[\beta_1\text{Sex} + \beta_2(\text{Sex} \times t)]$
$\beta_2 \neq 0 = \text{PH assumption violated}$

例えば，Sexについて比例ハザード仮定を検定する場合，拡張Coxモデルは，Sexに加えてSex × tという変数を用います．もし交互作用項の係数が有意であるとわかれば，Sexについての比例ハザード仮定は破綻していると結論できます†．

Strategies for assessing PH:

- one-at-a-time
- several predictors simultaneously
- for a given predictor adjusted for other predictors

一度に1つずつの方法の他に，拡張Coxモデルを使って複数の変数の比例ハザード仮定を同時に検討したり，モデルの他の変数を調整して，ある予測変数についての比例ハザード仮定を検討することができます．

†：対照的に，もしH_0: $\beta_2 = 0$についての検定が有意でなければ，検討されたある特定の拡張Cox モデルが，データにより支持されないと結論できるだけです．

Several predictors simultaneously:

$$h(t,\mathbf{X}) = h_0(t)\ \exp\left(\sum_{i=1}^{p}[\ \beta_i X_i + \delta_i(X_i \times g_i(t))]\right)$$

$g_i(t)$ = function of time for ith predictor

複数の予測変数についての比例ハザード仮定を同時に検討するための，拡張モデルの式をここに示します．このモデルは，検討する複数の予測変数を，主効果の項として，また何らかの時間の関数との積項として含んでいます．予測変数ごとに異なった時間の関数が必要かもしれないことに注意してください．したがって，$g_i(t)$という記号は，i番目の予測変数に対する時間の関数を表しています．

H_0: $\delta_1 = \delta_2 = \ldots = \delta_p = 0$

$$LR = -2\ \ln L_{\text{PH model}} - (-2\ \ln L_{\text{ext. Cox model}}) \mathrel{\dot\sim} \chi^2_p \text{ under } H_0$$

Cox PH (reduced) model:

$$h(t,\mathbf{X}) = h_0(t)\ \exp\left(\sum_{i=1}^{p}\ \beta_i X_i\right)$$

前述のモデルを使って，比例ハザード仮定を同時に検定するには，すべてのδ_i係数が0であるという帰無仮説について検討します．これには自由度pの尤度比χ^2統計量を用いますが，ここでpは検討される予測変数の数を表します．尤度比統計量は，比例ハザードモデルと拡張Coxモデルの対数尤度統計量（すなわち－2 ln L）の差から求められます．帰無仮説下ではモデルがCox 比例ハザードモデルに帰着することに注意してください．

EXAMPLE: Remission Data

$$h(t,X) = h_0(t)\exp[\ \beta_1(Rx) + \beta_2(\text{log WBC}) + \beta_3(\text{Sex}) + \delta_1(Rx \times g(t)) + \delta_2(\text{log WBC} \times g(t)) + \delta_3(\text{Sex} \times g(t))]$$

$$\text{where } g(t) = \begin{cases} 1 & \text{if } t \geq 7 \\ 0 & \text{if } t < 7 \end{cases}$$

H_0: $\delta_1 = \delta_2 = \delta_3 = 0$

$LR \sim \chi^2$ with 3 df under H_0

If test is significant, use backward elimination to find predictors not satisfying PH assumption.

例として，先に扱った白血病寛解データの予測変数Rx，log WBC，Sexの比例ハザード仮定を検討します．拡張Coxモデルをここに示しますが，ここで$g_i(t)$には同じHeavisideの階段関数を選んでおり，これは7週以降では$g(t) = 1$で，7週より前なら$g(t) = 0$と定義されます．帰無仮説は，3つのδ係数がすべて0ということです．この検定統計量は自由度3の尤度比χ^2統計量となります．

もし上の検定が有意であるとわかれば，モデルの中の少なくとも1つの予測変数について比例ハザード仮定が満たされないと結論できます．どの予測変数が比例ハザード仮定を満たさないのかを判断するには，最終モデルが得られるまで，有意でない交互作用項を変数減少法（backward elimination）で除いていくことで検討することができます．

Heaviside function:

$$g(t) = \begin{cases} 1 & \text{if } t \geq 7 \\ 0 & \text{if } t < 7 \end{cases}$$

$h(t,\mathbf{X})$ differs for $t \geq 7$ and $t < 7$.

Properties of heaviside functions and numerical results are described in Chapter 6.

上記の例で$g(t)$にHeavisideの階段関数を用いると，tが7週以降であるか，7週より前であるかにより，ハザード関数の式が異なるということに注意してください．第6章でHeavisideの階段関数の特性についてのより詳しい説明と，拡張Coxモデルをあてはめた時の結果の具体例を示します．

Assessing PH for a given predictor adjusted for other predictors:

$$h(t,\mathbf{X}) = h_0(t)\exp\left[\sum_{i=1}^{p-1} \beta_i X_i + \beta^* X^* + \delta^*\left(X^* \times g(t)\right)\right]$$

X^* = Predictor of interest
H_0: $\delta^* = 0$
Wald or LR statistic $\dot{\sim}\chi^2$ with 1 df

ここに，ある予測変数についての比例ハザード仮定を，**すでに仮定を満たしている予測変数で調整**して検討する場合の，拡張Coxモデルを示します．興味のある予測変数をX^*と表し，比例ハザード仮定を満たしているとみなされる予測変数をX_iと表します．帰無仮説は積項$X^* \times g(t)$の係数δ^*が0であるということです．検定統計量はWald統計量でも尤度比統計量でも良く，どちらの統計量も帰無仮説下で自由度1のχ^2分布に従います．

EXAMPLE: Remission Data

for Sex, adjusted for Rx and log WBC:

$$h(t,\mathbf{X}) = \exp[\beta_1 Rx + \beta_2 \log\ \text{WBC} + \beta^* \text{Sex} + \delta^* (\text{Sex} \times g(t))]$$

例として，再び白血病寛解データについて考え，変数Sexについての比例ハザード仮定を，すでに仮定を満たしていると前提されるRx, log WBCを調整して検討するとします．そうすると，この場合の拡張Coxモデルは左に示すようになります．

Two models for LR test of PH:

1. Cox PH model
2. extended Cox model

See Computer Appendix for SAS, Stata, SPSS, and R

上で述べた尤度比検定のための計算を行う場合は，2種類のモデル，比例ハザードモデルと拡張Coxモデルをあてはめる必要があります．SAS, Stata, SPSS, Rを使って，どのように拡張Coxモデルをあてはめるかについての詳細は，「Computer Appendix」(http://www.scientist-press.com/11_327.html)を参照してください．

Drawback: choice of $g_i(t)$

Different choices may lead to different conclusions about PH assumption.

比例ハザード仮定を拡張Coxモデルを使って検討する際の一番の問題点は，モデルの中の時間依存性の積項を作る$g_i(t)$の選択にあります．その選択によって，例えばt, log t, Heavisideの階段関数のどれを選ぶかによって，比例ハザード仮定が満たされるかについての結論が異なるかもしれません．

Chapter 6: Time-dependent covariates

拡張Coxモデルで時間依存性共変量を使うことについてのより詳しい説明は，第6章にあります．

This presentation:
Three methods for assessing PH.

i. graphical
ii. GOF
iii. time-dependent covariates

Recommend using at least two methods.

これでこの章の解説は終了です．この章では比例ハザード仮定を検討するための，3つの方法，つまり，グラフを使う方法，適合度検定，時間依存性共変量の方法について説明しました．それぞれの方法には，利点と欠点があります．比例ハザード仮定を検定する際は，少なくとも2つの方法を適用することをお勧めします．

章の進行

1. Introduction to Survival Analysis
2. Kaplan–Meier Survival Curves and the Log–Rank Test
3. The Cox Proportional Hazards Model and Its Characteristics
✓4. Evaluating the Proportional Hazards Assumption

Next:

5. The Stratified Cox Procedure
6. Extension of the Cox Proportional Hazards Model for Time-Dependent Variables

これでこの章の解説は終わりです. 後に続く「詳細なまとめ」を読んで, この章の内容を復習してください．それから練習問題とテストに挑戦してください．

次の第5章は「層化Cox法」です．その中では, 1つあるいは複数の予測変数が比例ハザード仮定を満たさない場合に，どうやって層化を行い，比例ハザードモデルをあてはめるのかについて説明します．

詳細なまとめ

I. 背景(164〜165ページ)

A. Cox比例ハザードモデルの式：

$$h(t,\mathbf{X}) = h_0(t)\ \exp\left[\sum_{i=1}^{p} \beta_i X_i\right]$$

B. 2人を比べるハザード比の式：

$\mathbf{X}^* = \left(X_1^*, X_2^*, \ldots, X_p^*\right)$ and $\mathbf{X} = (X_1, X_2, \ldots, X_p)$:

$$\frac{h(t,\mathbf{X}^*)}{h(t,\mathbf{X})} = \exp\left[\sum_{i=1}^{p} \beta_i\left(X_i^* - X_i\right)\right]$$

C. Cox比例ハザードモデルを使う調整生存曲線：

$$S(t,\mathbf{X}) = [S_0(t)]^{\exp[\sum \beta_1 X_1]}$$

i. $S(t,\ \mathbf{X})$のグラフを描くには，$\mathbf{X} = (X_1,\ X_2,\ \ldots,\ X_p)$の値を指定する必要がある．

ii. 調整生存曲線を求めるには通常，調整に用いるXの全体での平均値を用いる．

D. 比例ハザード仮定の意味．

i. ハザード比の式から，ハザード比は時間と独立であるのがわかる．

$$\frac{\hat{h}(t,\mathbf{X}^*)}{\hat{h}(t,\mathbf{X})} = \hat{\theta}$$

ii. 2つのXのハザード比は比例：

$$\hat{h}(t,\mathbf{X}^*) = \hat{\theta}\hat{h}(t,\mathbf{X})$$

II. 比例ハザード仮定の検討：概要(165〜167ページ)

A. 比例ハザード仮定を検討する3つの方法．

i. グラフを使う：対数(−対数)生存曲線，または観察生存曲線と予測生存曲線を比べる．

ii. 適合度検定：大標本を仮定したZ近似統計を用いる．

iii. 時間依存性共変量：$X \times g(t)$という積(すなわち交互作用)項を用いる．

B. 各方法を簡単に説明．

III. グラフを使う方法1：対数(−対数)プロット(167〜175ページ)

A. 対数(−対数)曲線は生存曲線推定値を変換したもの．対数(−対数)曲線の範囲は$-\infty$から$+\infty$．

B. Coxモデルの生存曲線の対数(−対数)の式は以下のようになる.

$$\ln[-\ln \mathcal{S}(t, \mathbf{X})] = \sum_{i=1}^{p} \beta_i X_i + \ln[-\ln S_0(t)]$$

C. Coxモデルでは，個人$\mathbf{X}_1$の対数(−対数)生存曲線は，個人$\mathbf{X}_2$の対数(−対数)生存曲線と，時間tと独立である線形和の項の和として表せる．この式は以下のようになる.

$$\ln[-\ln \mathcal{S}(t, \mathbf{X}_1)]$$

$$= \ln[-\ln \mathcal{S}(t, \mathbf{X}_2)] + \sum_{i=1}^{p} \beta_i (X_{1i} - X_{2i})$$

D. 上記の対数(−対数)曲線を使って，比例ハザード仮定を以下のように検討することができる．もし経験生存曲線のプロットが平行ならば，比例ハザードモデルは適切.

E. 対数(−対数($\hat{S}$))の2種類の経験プロット.

  i. $\hat{S}$ はKM曲線

  ii. $\hat{S}$ は調整生存曲線で，検討されている予測変数はCox回帰モデルに含まれない.

F. 対数(−対数)生存プロットについての例をいくつか，白血病患者の臨床治験での寛解データを使って示した.

G. 対数(−対数)曲線の問題.

  i. どれくらい平行か.

  ii. 連続変数をどのようにカテゴリー化するか.

  iii. 複数の変数をどのように同時に検討するか.

H. 問題に対する推奨.

  i. 少数の，臨床的に意味があるバランスの良いカテゴリーを用いる.

  ii. 複数の変数では2つの選択肢.

    a. カテゴリーの組み合わせを作り，対数(−対数)曲線を比べる.

    b. 比例ハザード仮定をすでに満たしている予測変数で調整する.

IV. グラフを使う方法2：観察プロット対予測プロット

(175〜180ページ)

A. 適合度検定のグラフ版.

B. 2つの作戦.

  i. 一度に1つずつ：KM曲線を使って観察曲線を求める.

  ii. 他の変数を調整：層化Cox 比例ハザードモデルを使って，観察曲線を求める.

C. 検討する予測変数を含むCoxモデルをあてはめ，予測プロットを求める．各カテゴリーについて予測値を得るために，あてはめたモデルに各カテゴリーでの予測変数の値を代入する．
D. もし観察プロットと予測プロットが近ければ，比例ハザード仮定は合理的であると結論する．
E. 欠点：どれくらい近ければ，近いか．
F. 推奨：プロットが著しく離れている場合に限り，比例ハザード仮定が成立していないと結論する．
G. 別の欠点：連続変数を検討するにはどうするか．
H. 連続変数についての推奨．
   i. カテゴリー化から層別を行う．
   ii. 観察プロットは，各カテゴリーでのKM曲線．
   iii. 予測プロットでは2つのオプション．
      a. kのカテゴリーに対して$k-1$のダミー変数を持つ比例ハザードモデルを使う．
      b. 連続の予測変数を含む比例ハザードモデルを用い，カテゴリーを代表する予測変数の値を代入する．

V. 適合度(goodness-of-fit：GOF)検定法(181〜183ページ)

A. 以下の理由から魅力的な方法．
   i. 検定統計量(p値)が得られる．
   ii. 明快な判断ができる．
B. 参考文献
   i. 方法論：Schoenfeld(1982)，Harrel and Lee(1986)．
   ii. SASとStataは別のGOF式を使う．
C. 方法
   i. 各予測変数のSchoenfeld残差では自由度1のχ^2検定を用いる．
   ii. Schoenfeld残差と順位failure時間との相関係数．
   iii. もしp値が小さければ，比例ハザード仮定からの乖離．
D. 白血病寛解データを使う例
E. 欠点
   i. 包括的な検定：比例ハザード仮定からの特異的な乖離を検出できないかもしれない．グラフを使う方法と適合度検定の両方を行うことを勧める．
   ii. 複数の方法の選択肢があり，どの方法も明らかに好ましいとはいえない(一度に1つずつ，全変数，他の変数を調整)．

VI. 時間依存性共変量を使う比例ハザード仮定の検討(183〜187ページ)

A. 拡張Coxモデルを使う：$X \times g(t)$という積項を含む．ここで$g(t)$は時間の関数，例えば，$g(t) = t$，$\log t$，Heavisideの階段関数など．

B. 一度に1つずつのモデル：

$$h(t, \mathbf{X}) = h_0(t) \exp[\beta X + \delta X g(t)]$$

H_0: $\delta = 0$をWaldまたは尤度比検定(χ^2 自由度1)で検定．

C. 複数の変数を同時に検討：

$$h(t, \mathbf{X}) = h_0(t) \exp\left(\sum_{i=1}^{p} [\beta_i X_i + \delta_i X_i g_i(t)]\right)$$

ここで$g_i(t)$はi番目の予測変数に対する時間の関数．

H_0: $\delta_1 = \delta_2 = \cdots = \delta_p = 0$を自由度$p$の尤度比検定($\chi^2$)で検定．

D. 白血病寛解データを使う例．

E. 検定には2つの統計ソフトウェアが必要．

  i. Cox比例ハザードモデルのプログラム．

  ii. 拡張Coxモデルのプログラム．

F. 欠点：$g(t)$の選択はいつも明らかとは限らない；何を選んだかにより，比例ハザード仮定に関する結論が異なるかもしれない．

練習問題

データセット「vets.dat」は，Kalbfleisch and Prenticeが彼らのテキスト(*The Statistical Analysis of Survival Time Data*, Wiley, 2002)で引用した，退役軍人援護局肺がん試験の137人の患者の生存時間の日数についてです．興味のある曝露変数は治療(標準的 = 1，試験的 = 2)です．制御変数として興味のある他の変数は細胞型(4種類，ダミー変数で定義)，パフォーマンスステイタス(PS)，罹病期間，年齢，治療歴です．failureについては打ち切り変数(打ち切り = 0，死亡 = 1)で定義されます．変数の全一覧は下のようになります．

列1：治療(標準的 = 1，試験的 = 2)
列2：細胞型1(大 = 1，その他 = 0)
列3：細胞型2(アデノ = 1，その他 = 0)
列4：細胞型3(小 = 1，その他 = 0)
列5：細胞型4(扁平 = 1，その他 = 0)
列6：生存時間(日)
列7：PS(最悪 = 0，...，最良 = 100)

列8：罹病期間(月)
列9：年齢
列10：治療歴(なし = 0, あり = 10)
列11：打ち切り(打ち切り = 0, 死亡 = 1)

Q 1. 治療の効果を説明するCox比例ハザードモデルのハザード関数の式を述べてください．細胞型，PS，罹病期間，年齢，治療歴を調整してください．このモデルを述べる際に，細胞型についてはダミー変数を使ってください．モデルの中での交互作用は考えないでください．

Q 2. Q1で答えたモデルの中に含まれる変数について，比例ハザード仮定が成立しているかを判断するための一般的な方法3つを述べてください．

Q 3. 下の出力は，Cox比例ハザードモデルをこのデータにあてはめて得られたものです．この情報を用いると，モデルに使われた変数が比例ハザード仮説を満たしているかどうか，どのように結論できますか．簡単に述べてください．

Cox regression	Coef.	Std. Err.	p > |z|	Haz. Ratio	[95% Conf.	Interval]	$P(PH)$
Treatment	0.290	0.207	0.162	1.336	0.890	2.006	0.628
Large cell	0.400	0.283	0.157	1.491	0.857	2.594	0.033
Adeno cell	1.188	0.301	0.000	3.281	1.820	5.915	0.081
Small cell	0.856	0.275	0.002	2.355	1.374	4.037	0.078
Performance status	−0.033	0.006	0.000	0.968	0.958	0.978	0.000
Disease duration	0.000	0.009	0.992	1.000	0.982	1.018	0.919
Age	−0.009	0.009	0.358	0.991	0.974	1.010	0.198
Prior therapy	0.007	0.023	0.755	1.007	0.962	1.054	0.145

Q 4. Q1で使う比例ハザードモデルの変数について，対数(−対数)生存曲線を使い，検討している変数についての比例ハザード仮定を一度に1つずつ判断する方法について説明してください．

Q 5. 再びQ1で使う比例ハザードモデルの変数について，対数(−対数)生存曲線を使い，検討している変数についての比例ハザード仮定を，モデルの他の変数を調整して判断する方法について説明してください．

Q 6. PSの変数について，観察プロット 対 予測生存プロットを使い，比例ハザード性をどのように判断するか説明してください．

Q 7. PSの変数について，その高(≥50)と低(<50)を比較した対数(－対数)プロットは下のようなグラフになります．このグラフによれば，この変数の比例ハザード仮定について，どのような結論になりますか．

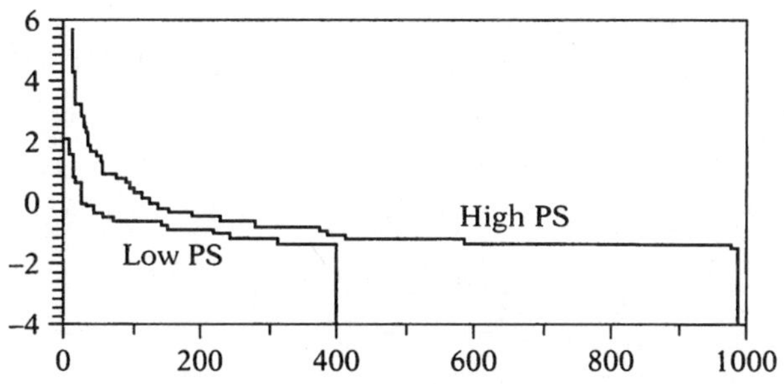

Q 8. 比例ハザード仮定を検討するのに，対数(－対数)アプローチを使う方法を用いることの欠点は何ですか．またこれらの欠点の対策として，どのようなことを勧めますか．

Q 9. PSの変数について，高(≥50)と低(<50)の，観察プロットと予測プロットは下のグラフのようになります．このグラフによれば，この変数の比例ハザード仮定について，どのような結論になりますか．

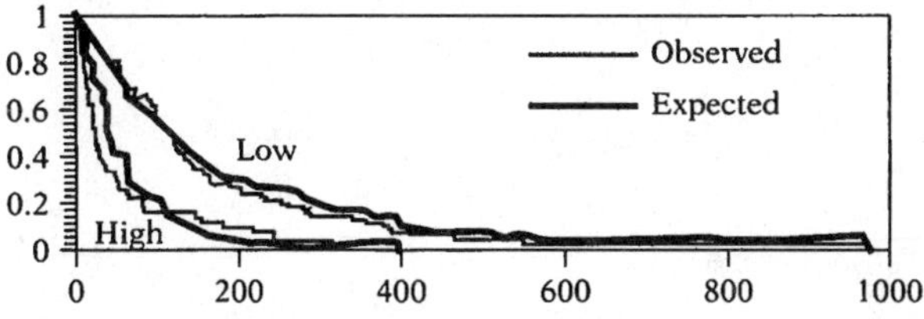

Q 10. PSの変数についての比例ハザード仮定を，一度に1つずつ検討するための，拡張Coxモデルの式を述べてください．またこの変数の比例ハザード仮定についての統計的検定を，どのように行うかを説明してください．

Q 11. 治療，細胞型，PS，罹病期間，年齢，治療歴についての比例ハザード仮定を，同時に検討するための拡張Coxモデルの式を述べてください．このモデルを使って，これらの変数の比例ハザード仮定についての統計的検定を，どのように行うかを説明してください．また拡張Coxモデルのアプローチを使い，どの変数が比例ハザード仮定を満たし，どれが満たさないのかを検討するための作戦について述べてください．

Q 12. 上記に示した情報や，あなたがこのデータセットを使って行ったその他の解析を用いると，どの変数が比例ハザード仮定を満たし，どれが満たさないかについて，どのように結論しますか．この問題に答える際に行った他の解析について要約してください．

テスト

次の問題ではCaplehorn *et al.* の研究("Methadone Dosage and Retention of Patients in Maintenance Treatment", *Med J Aust*, 1991)のデータセットについて考えます．これらのデータは，ヘロイン常用者が，2つのメタドンクリニックのどちらかに入院してから退院するまでの日数からなります．収監歴と最大メタドン量という2つの共変数は，生存時間に影響すると考えられています．データセットの名前は「**addicts.dat**」です．変数の一覧は以下の通りです．

列1：対象者ID
列2：クリニック(1または2)
列3：生存状態(打ち切り = 0，クリニックからの退院 = 1)
列4：生存日数
列5：収監歴(なし = 0，あり = 1)
列6：最大メタドン量(mg/day)

Q 1. このデータにCox比例ハザードモデルをあてはめて，下の編集を加えた出力を得ました．

Cox regression Analysis time_t: survt	Coef.	Std. Err.	p > |z|	Haz. Ratio	[95% Conf. Interval]		*P(PH)*
Clinic	−1.009	0.215	0.000	0.365	0.239	0.556	0.001
Prison	0.327	0.167	0.051	1.386	0.999	1.924	0.332
Dose	−0.035	0.006	0.000	0.965	0.953	0.977	0.347

No. of subjects: 238　　Log likelihood = −673.403

この出力に基づくと，どの変数が比例ハザード仮定を満たし，どれが満たさないかについてどう結論しますか．簡単に説明してください．

Q 2. Q1であてはめたモデルで，収監歴とメタドン量で調整した，各クリニックの対数(－対数)生存曲線を同じグラフにプロットするとします．これらの曲線は，推定生存曲線の式に，各クリニックの値と，収監歴とメタドン量の全体での平均値を代入して求めたとします．下にこれらの2つの曲線を示します．これらは平行ですか．説明してください．

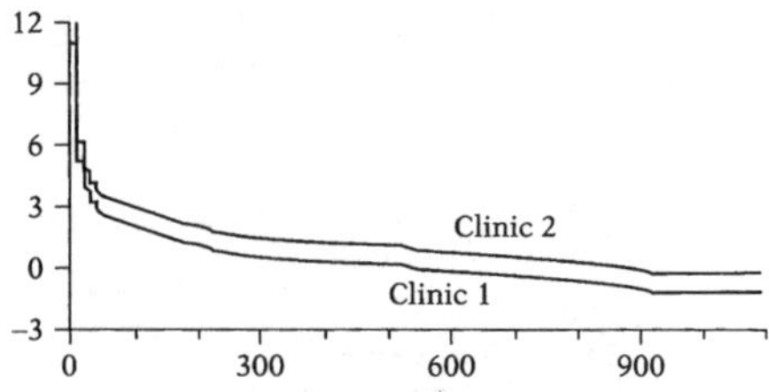

Q 3. 下の出力は，層化Cox比例ハザードモデルをこのデータにあてはめて求められたものです．層化に用いられた変数はクリニックです．

Stratified Cox regression Analysis time.t: survt (in days)	Coef.	Std. Err.	p > |z|	Haz. Ratio	[95% Conf. Interval]	
Prison	0.389	0.169	0.021	1.475	1.059	2.054
Dose	−0.035	0.006	0.000	0.965	0.953	0.978

No. of subjects = 238　Log likelihood = −597.714　Stratified by clinic

上記のあてはめたモデルを使い，下のような収監歴とメタドン量を調整した，各クリニックの(すなわちクリニックで層化した)，対数(－対数)生存曲線を求めることができます.これらの曲線によると，クリニックの変数が比例ハザード仮定を満たしているかどうか，どう結論を出しますか．簡単に説明してください．

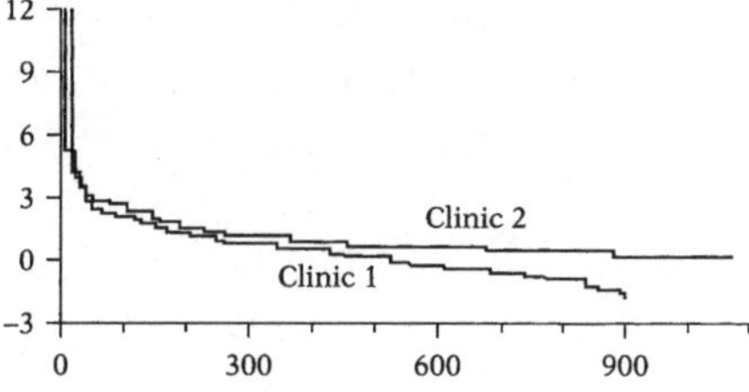

Q 4. 下に示す，他の変数を無視した，収監歴についての対数(－対数)生存曲線と，クリニックとメタドン量で調整した収監歴についての対数(－対数)生存曲線を比べてください．これらの曲線から，収監歴の変数が比例ハザード仮定を満たすかどうかについて，どう結論しますか．簡単に説明してください．

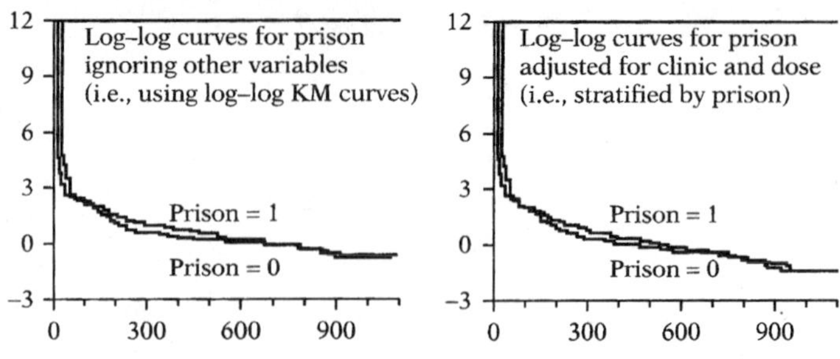

Q 5. Q1の答えとQ4の答えを比べるとどうですか．もし結論が異なる場合，どちらが好ましいですか．説明してください．

Q 6. 最大メタドン量の変数についての比例ハザード仮定は，観察プロット対予測プロットを使ってどのように検討できるか，簡単に説明してください．

Q 7. クリニック，収監歴，最大メタドン量についての比例ハザード仮定を同時に検討するための，拡張Coxモデルを示してください．このモデルについて，比例ハザード仮定の検定の帰無仮説と，どのように尤度比統計量が求められるか，帰無仮説下の自由度を述べてください．

Q 8. Q7で述べた，拡張Coxモデルを使うアプローチを行う欠点を，少なくとも1つ挙げてください．

Q 9. 収監歴と最大メタドン量はすでに比例ハザード仮定を満たしているとして，クリニック変数についてだけの比例ハザード仮定を検討するための，拡張Coxモデルを示してください．このモデルについて，比例ハザード仮定の検定の帰無仮説と，どのように尤度比統計量が求められるか，帰無仮説下の自由度を述べてください．

Q 10. Q9の収監歴と最大メタドン量はすでに比例ハザード仮定を満たしているとして，クリニック変数についてだけの比例ハザード仮定を検討するための，拡張Coxモデルを使う場合について考えます．次のような拡張Coxモデルを使うとします．

$$h(t,\mathbf{X}) = h_0(t)\exp[\beta_1(\text{prison}) + \beta_2(\text{dose}) + \beta_3(\text{clinic}) + \delta_1(\text{clinic})g(t)]$$

ここで$g(t)$は次のように定義されます：

$$g(t) = \begin{cases} 1 & \text{if } t > 365 \text{ days} \\ 0 & \text{if } t \leq 365 \text{ days} \end{cases}$$

上のモデルを使うと，tが365日よりも後の場合に，クリニック2に対するクリニック1のハザード比の式はどうなりますか．tが365日以前の場合はどうですか．そのハザード比の式に関して，帰無仮説が$H_0: \delta_1 = 0$であるとすると，比例ハザード仮定からのどのような特異的な乖離が検定されますか．

練習問題の解答

A 1. $h(t,\mathbf{X}) = h_0(t)\exp[\beta_1(\text{treatment}) + \beta_2(\text{CT1}) + \beta_3(\text{CT2}) + \beta_4(\text{CT3}) + \beta_5(\text{PS}) + \beta_6(\text{DD}) + \beta_7(\text{Age}) + \beta_8(\text{PT})]$

ここでCTiは細胞型iのダミー変数，PSはパフォーマンスステイタスを表す変数，DDは罹病期間を表す変数，PTは治療歴を表す変数です．

A 2. 上記のモデルで比例ハザード性を検討するための一般的な3つのアプローチは，

(a) 対数(－対数)プロット，あるいは観察プロット対予測プロットによるグラフを使う方法

(b) 統計的検定

(c) 検討している変数と，何らかの時間の関数からなる積項を含む，拡張Coxモデル

A 3. 出力の中の$P(PH)$により，モデルの各変数について，他の変数で調整した適合度検定を行うことができます．$P(PH)$の値から，大細胞型の変数とPSの変数は比例ハザード仮定を満たさないが，治療，年齢，罹病期間，治療歴の変数は比例ハザード仮定を満たし，アデノと小細胞型の変数はボーダーラインであることが示されています．

A 4. 対数(－対数)生存曲線を使って，検討する変数についての比例ハザード仮定を一度に1つずつ確認するための方法は次のようです．

各変数について別々に，その変数のカテゴリーごとの対数(－対数)KM曲線を求めます．細胞型の変数については，各細胞型について1つ，合計4つの対数(－対数)KM曲線を求める必要があります．(これはモデルの各ダミー変数に対応する，2つの対数(－対数)曲線を4種類，別々に求めることとは異なることに注意してください．) PS, DD, Ageの変数は間隔変数であり，これらはそれぞれ複数群にカテゴリー化する必要があります．例えば低値と高値などです．そして各群についてKM曲線を求めます．二値変数であるPTについては，「なし」対「あり」群の2つの対数(－対数)曲線が求めます．

各プロットについて(すなわち各変数について1つ)，平行でないことがきわめて明らかな場合には，その変数が比例ハザード仮定を満たしていないことを示唆します．残りの変数は比例ハザード仮定を満たしているとみなされます．

A 5. 各変数について，他の変数で調整して比例ハザード性を検討する方法の1つは，モデルの各変数について別々のKM曲線を求める代わりに，調整対数(－対数)生存曲線を使うことです．すなわち，各変数についてその変数で層化を行い、他の変数で調整した層化Coxモデルをあてはめます．調整対数(－対数)プロットが平行でないことがきわめて明らかな変数は，比例ハザード仮定を満たしていないと考えられます．残りの変数は比例ハザード仮定を満たしているとみなされます．

上記の方法の変法は，比例ハザード仮定が確認されていない変数を一度に1つずつ，比例ハザード性がすでに確認された変数(一度に1つずつの方法で)すべてを調整した調整対数(－対数)曲線を使うものです．繰り返し作業において，検討した変数については結果を記していきます．各作業の度に，仮定を満たしているのがわかった変数は，次の計算のためにすでに仮定が確認された変数リストに加えていきます．

A 6. パフォーマンスステイタスの変数PSについての**観察プロット**は，変数を層別し(例えば，2層：低 対 高)，各層についてKM生存曲線を求めることにより得られます．

予測プロットは，（連続変数である）PS変数を含むCoxモデルをあてはめ，PS変数に，先に定義した各群を代表する記述的統計値を代入して求めます．もし2群が高（PS>50）と低（PS≤50）ならば，高い群の人および低い群の人には，各群のPSスコアの平均値か中央値を使用します．

予測プロットを求める別の方法では，はじめにPS変数を高い群と低い群といった二値変数にします．そして連続変数の代わりに，二値変数にしたPS変数を含むCoxモデルをあてはめます．各群の予測生存プロットは，二値変数であるPS変数の，それぞれの値について推定した生存曲線です．

PS変数の各群について，観察プロットと予測プロットが求められたら，同じグラフ上で比較して，それらが「近い」かどうかを判断します．もし全体として，各群においてそれらが近いと判断されれば，その変数は比例ハザード仮定を満たしていると結論します．どれくらい近ければよいかに関しては，研究者は観察プロットと予測プロットがきわめて違っていなければ近いと判断すべきです．

A 7. （他の変数を考慮しない）PSの高い群と低い群の対数（－対数）プロットは，フォローアップの早期には平行と判断できますが，400日より後では2群の生存時間は重ならないので，比較できません．これらのプロットでは，変数PSについて比例ハザード性が破綻しているとは強くは示唆されていません．これは先に得られた$P(PH)$に基づいたPS変数についての結論と相反します．

A 8. 対数（－対数）法の欠点は，
- どれくらい平行なら平行かがわかりにくい．
- 連続変数をどのようにカテゴリー化するか．
- 複数の変数をどのように同時に検討するか．

問題に対する推奨：
- 明らかに平行でない場合を探す．そうでなければ比例ハザード仮定は満たされているとする．
- 連続変数については，カテゴリー化を行い，小数の意味のあるカテゴリーを選び，カテゴリー間の標本の大きさのバランスがとれたものにする．

- 変数が複数ある場合，選択肢が2つある．
  i. カテゴリーの組み合わせごとに，対数(－対数)曲線を比べる．
  ii. すでに比例ハザード仮定を満たしている予測変数で調整する．

A 9. 観察プロットと予測プロットは，それぞれ，高い群間と低い群間で比較的接近しているが，高い群と低い群間は相対的にある程度の乖離が認められます．これらのプロットで，どれくらい近ければ近いとするのかは，きわめて主観的な判断です．しかし低い群間にも高い群間でも大きな乖離はないので，この変数は比例ハザード仮定を満たしているとみなします．

A 10. $h(t,\mathbf{X}) = h_0(t)\exp[\beta_1(\mathrm{PS}) + \delta(\mathrm{PS})g(t)]$
ここで$g(t)$は何らかの時間の関数で，例えば$g(t) = t$，$g(t) = \log t$あるいはステップ関数などです．比例ハザード仮定はH_0:$\delta = 0$について，自由度1のWald統計量または最尤統計量を使って検定されます．

A 11. $$\begin{aligned} h(t,\mathbf{X}) = h_0(t)\exp[&\beta_1(\mathrm{treatment}) + \beta_2(\mathrm{CT1}) + \beta_3(\mathrm{CT2}) \\ &+ \beta_4(\mathrm{CT3}) + \beta_5(\mathrm{PS}) + \beta_6(\mathrm{DD}) + \beta_7(\mathrm{Age}) + \beta_8(\mathrm{PT}) \\ &+ \delta_1(\mathrm{treatment} \times g(t)) + \delta_2(\mathrm{CT1} \times g(t)) + \delta_3(\mathrm{CT2} \times g(t)) \\ &+ \delta_4(\mathrm{CT3} \times g(t)) + \delta_5(\mathrm{PS} \times g(t)) + \delta_6(\mathrm{DD} \times g(t)) \\ &+ \delta_7(\mathrm{Age} \times g(t)) + \delta_8(\mathrm{PT} \times g(t))] \end{aligned}$$

ここで$g(t)$は何らかの時間の関数で，例えば$g(t) = t$，$g(t) = \log t$あるいはHeavisideの階段関数などです．すべての変数について比例ハザード仮定を同時に検定する場合の帰無仮説はH_0:$\delta_1 = \delta_2 = \cdots = \delta_8 = 0$です．検定統計量は尤度比統計量で下の式になります．
$= -2\ln L_R - (-2\ln L_F)$
ここでRはすべてのδが0の時に得られる縮小(比例ハザード)モデルを，Fは上に示した完全モデルです．H_0下には，最尤統計量は自由度8のχ^2に近似します．

A 12. この問題はいくらか無制限であり，読者はさらにグラフやGOF，拡張Coxモデルのアプローチを使ってモデルの変数について比例ハザード性を検討することができます．Q3の適合度検定から得られる結論は，さらに検討しても支持されそうなので，合理的な結論は細胞型とPSは比例ハザード仮定を満たさず，他の変数は満たしているということです．

第5章

層化Cox法

はじめに

まず，比例ハザード仮定を満たさない1つの予測変数について，層化Cox法を使う例から始めます．次に，層化Coxモデルをあてはめる一般的な方法を，モデルのパラメータ推定に使う（部分）尤度関数の式を含めて説明します．

次に，通常，層化Cox法を統計ソフトウェアで実行する際の，交互作用がないという仮定について説明します．また，どのように交互作用がないという仮定を検定するのか，交互作用が見つかった場合に何ができるかも説明します．

最後に，複数の変数で層化を行う，層化Cox法の2つ目の例を説明します．

本章の要点

本章のプレゼンテーションで取り上げる内容は，以下の通りです．復習のための「詳細なまとめ」は，プレゼンテーションの後にあります．

本章の目的

この章では，以下を習得することを目的とします．

1. 層化Cox法のコンピュータ出力の理解．
2. 生存時間解析のシナリオや，そのシナリオに沿ったモデルのコンピュータ出力が与えられた時の，層化Coxモデルのハザード式の理解．
3. 層化Cox法で得られたコンピュータ出力から，興味のある予測変数の効果を評価．
4. 生存時間解析のシナリオや，層化Coxモデルのコンピュータ出力が与えられた時に，
   - 与えられたモデルに交互作用がないという仮定の説明．
   - 交互作用がないという仮定に対する検定の理解と実行．
   - 交互作用がないという仮定が満たされていない場合の解析の理解と実行．

プレゼンテーション

I. 復習

Stratified Cox model:

- modification of Cox PH model
- Stratification of predictor not satisfying PH
- includes predictors satisfying PH

「層化Coxモデル(Stratified Cox model)」は，Cox比例ハザード(PH)モデルの変形で，比例ハザード性を示さない予測変数を「層化」によって調整するものです．比例ハザード性を満たすとみなされる予測変数はモデルの中に含め，層化変数としては用いません．

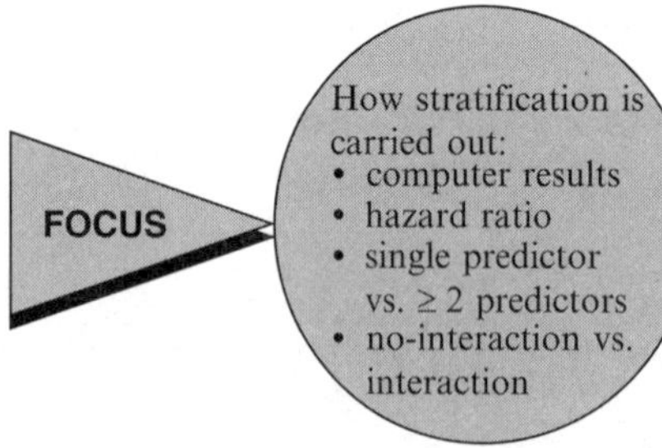

ここでは，コンピュータ出力と，層化Coxモデルのハザード関数式を説明しながら，どのように層化を行うのかに焦点を当てます．はじめは1つの予測変数での層化について考え，その後，複数の変数による層化を考えます．さらに「交互作用のない」層化Coxモデルの使用法と，交互作用も許容する使用法の区別を説明します．

II. 例

EXAMPLE

Response-days in remission

	Coef.	Std. Err.	$P(PH)$
log WBC	1.594	0.330	0.828
Rx	1.391	0.457	0.935
Sex	0.263	0.449	0.031

- log WBC and Rx satisfy PH
- Sex does not satisfy PH

(Same conclusions using graphical approaches)

3つの変数，log WBC，Rx(治療)，Sexを含む比例ハザードモデルに関する，左に示したコンピュータ出力例について考えます．この結果は42人の白血病患者の臨床試験から得られたもので，興味のある結果変数は寛解日数です．

出力結果を見ると，log WBCとRxの$P(PH)$の値は有意ではありません．しかしSexの$P(PH)$の値は0.05水準以下で有意です．これらの結果からlog WBCと治療グループは比例ハザード仮定を満たすが，Sexは満たさないことが示唆されます．先に述べたグラフを使った方法でも，これらの変数の比例ハザード性について同じ結論が得られます．

Stratified Cox (SC):

- control for Sex(stratified);
- simultaneously include log WBC and Rx in the model

変数の1つが比例ハザード仮定を満たさないので，解析には層化Cox(SC)法を行います．これを用いれば，比例ハザード仮定を満たすlog WBCとRxの変数をモデルに入れると同時に，比例ハザード仮定を満たさない変数Sexを用いた層化によって調整することができます．

EXAMPLE: (continued)

STATA OUTPUT USING SC:
Stratified Cox regression
Analysis time_t: survt

	Coef.	Std. Err.	p > |z|	Haz. Ratio	[95% Conf. Interval]	
log WBC	1.390	0.338	0.000	4.016	2.072	7.783
Rx	0.931	0.472	0.048	2.537	1.006	6.396

No. of subjects = 42 Log likelihood = −57.560 Stratified by sex

層化Cox法のコンピュータ出力結果を左に示します．この結果はStataから得られたものです．（Stata，SAS，SPSS，Rを使ったSCプロシジャについては，「Computer Appendix」（http://www.scientist-press.com/11_327.html）を参照してください．

Appendix A illustrates SC procedures using Stata, SAS, SPSS, and R

- Log WBC and *Rx* are included in SC model.
- SC model is stratified by Sex.

コンピュータ出力結果では，log WBCと*Rx*はモデルの表に含まれますが，変数Sexは含まれず，下に記されているように，モデルは変数Sexで層化されています．log WBCは*Rx*とともにモデルに入れることで調整に用いていますが，変数Sexは層化によって調整に用いていることに注意してください．

Effect of *Rx* adjusted for log WBC and Sex.

- Hazard ratio: 2.537 = $e^{0.931}$
- Interpretation: Placebo group (*Rx* = 1) has 2.5 times the hazard as the treatment group (Rx = 0)

上の出力で，log WBCとSexの両方で調整した変数*Rx*の効果を評価するのに重要な情報を〇で囲みました．log WBCとSexで調整した*Rx*の効果についてのハザード比は2.537であるのがわかります．この値は変数*Rx*の係数である0.931の指数変換値です．このハザード比の値を解釈すると，プラセボ群（*Rx* = 1）の寛解から再発するハザードは，治療群（*Rx* = 0）の2.5倍ということになります．

Stratified Cox regression
Analysis time_t: survt

	Coef.	Std. Err.	p > |z|	Haz. Ratio	[95% Conf. Interval]	
log WBC	1.390	0.338	0.000	4.016	2.072	7.783
Rx	0.931	0.472	0.048	2.537	1.006	6.396

No. of subjects = 42 Log likelihood = −57.560 Stratified by sex

95% CI for *Rx* (1.006, 6.396) indicates considerable variability.
CI formula: exp(0.931 ± 1.96 × 0.472)

またこの出力から，変数*Rx*の効果についての95%信頼区間は1.006から6.396だということもわかります．これはかなり区間幅が広いので，ハザード比2.537はかなりばらつきを持った点推定値であることがわかります．これらの信頼限界は，0.931 ± 1.96 × 標準誤差0.472を指数変換して求めることに注意してください．

Wald test: P = 0.048 (two-tailed), significant at the 0.05 level.

上の出力で，log WBCとSexで調整した後の，変数*Rx*が有意であるかの検定は，Wald検定の*p*値である0.048を使います．これは両側検定の*p*値で，検定は有意水準0.05で，かろうじて有意です．

EXAMPLE: (continued)

LR test: Output for reduced model
Stratified Cox regression
Analysis time _t: survt

	Coef.	Std. Err.	p > |z|	Haz. Ratio	[95% Conf. Interval]	
log WBC	1.456	0.320	0.000	4.289	2.291	8.03

No. of subjects = 42, Log likelihood = −59.648, Stratified by Sex

$$LR = (-2 \times -59.648) - (-2 \times -57.560)$$
$$= 119.296 - 115.120 = 4.179\ (P < 0.05)$$

LR and Wald give same conclusion.

Hazard function for stratified Cox model:

$h_g(t,\mathbf{X}) = h_{0g}(t)\exp[\beta_1 Rx + \beta_2 \log \text{WBC}]$
$g = 1,2;$

g denotes stratum #.

SC model for males and females:
Females ($g = 1$):

$h_1(t,\mathbf{X}) = h_{01}(t)\exp[\beta_1 Rx + \beta_2 \log \text{WBC}]$

Males ($g = 2$):

$h_2(t,\mathbf{X}) = h_{02}(t)\exp[\beta_1 Rx + \beta_2 \log \text{WBC}]$

Rx and log WBC in the model
Sex *not* in the model (stratified)

$\widehat{HR}$ for effect of *Rx* adjusted for log WBC and Sex:

$e^{\hat{\beta}_1}$

where β_1 is the coefficient of *Rx*.

別の検定では，上記のモデル（フルモデル）と変数*Rx*を含まない縮小モデルを比べる，尤度比（*LR*）統計量を使います．縮小モデルについての出力をここに示します．縮小モデルの対数尤度統計量は（－2）×（－59.648）で，フルモデルの対数尤度統計量である（－2）×（－58.560）と比べます．

すなわち尤度比統計量は119.296 － 115.120 = 4.179になります．H_0下でこの統計量は自由度1のχ^2分布に従い，*p*値は有意水準0.05で有意です．すなわち，尤度比検定とWald検定では同じ結論になります．

ここまで，使われたモデルの式を示すことなく，層化Cox法の結果を示してきました．白血病寛解データの例について，ここに層化Coxモデルのハザード関数の式を示します．このハザード関数の式は*g*番目の層を表す，下付きの*g*を持ちます．

すなわち，白血病寛解データの例では，Sexで層化していますので，*g*は2つのうちの1つの値を取り，男性と女性で基準ハザードが異なります．

ハザード関数の式には変数*Rx*とlog WBCが含まれますが，変数Sexは含まれないことに注意してください．Sexは比例ハザード仮定を満たさないので，モデルに含まれません．その代わりに変数Sexを層化することで調整します．

変数*Rx*とlog WBCはモデルに含まれるので，標準的なハザード比の指数式を使って，それぞれの変数の効果を，残りの変数とSexで調整して推定することができます．例えばlog WBCとSexで調整した*Rx*の効果についてのハザード比の推定値は，*e*の$\hat{\beta}_1$乗で求められ，ここでβ_1は変数*Rx*の係数です．

EXAMPLE: (continued)

Cannot estimate *HR* for Sex variable (Sex doesn't satisfy PH).

しかしながら，変数Sexはモデルに含まれないので，他の2つの変数で調整したSexの効果を表すハザード比の値は求めることができません．これが，変数Sexで層化を行うことの代償です．もしSexが比例ハザード仮定を満たさないならば，ハザード比は時間によって変わるので，Sexについて1つの値のハザード比を求めることは適切でないことに注意してください．

Different baseline hazard functions:

$h_{01}(t)$ for females and $h_{02}(t)$ for males.

Same coefficients β_1 and β_2 for both female and male models.

男性と女性のハザード関数は，基準ハザードが女性では$h_{01}(t)$，男性では$h_{02}(t)$という点でのみ，異なっているということにも注意してください．しかし係数β_1とβ_2は男女のモデルとも同じです．

$$\text{Different baselines}\begin{cases} h_{01}(t) \Rightarrow \text{Survival curve for females} \\ h_{02}(t) \Rightarrow \text{Survival curve for males} \end{cases}$$

基準ハザード関数が異なるということは，あてはめた層化Coxモデルでは，男女で異なった推定生存曲線を与えることです．これらの曲線については，少し後で説明します．

Females and males:
same β_1 and $\beta_2 \Rightarrow$ same $\widehat{HR}$'s, e.g., $e^{\hat{\beta}_1}$

No interaction assumption (see Section IV)

しかし*Rx*とlog WBCの係数は男女で等しいので，eの$\hat{\beta}_1$乗といったハザード比の推定値は，男女で等しいことに注意してください．この層化Coxモデルの特徴を，「交互作用がない」仮定と呼びます．この仮定の成立を評価して，成立しない時は解析方法を修正することもできます．この仮定については，本章のIVでさらに説明します．

Estimates of β_1 and β_2

Maximize partial likelihood (L), where $L = L_1 \times L_2$
L_1 is the likelihood for females derived from $h_1(t)$,
and L_2 is the likelihood for males derived from $h_2(t)$.

β_1とβ_2の推定値を求めるには，このモデル式にデータをあてはめた（部分）尤度関数（L）を求め，コンピュータによる繰り返し計算によって部分尤度を最大化します．層化Coxモデルの尤度関数（L）は，層化のないCoxモデルとは異なります．層化Coxモデルでは，Lは各層の尤度関数を掛け算して求めます．すなわちLは，女性と男性の尤度関数を表すL_1とL_2の積に等しくなります．L_1とL_2は対応するハザード関数$h_1(t)$，$h_2(t)$から導かれます．

EXAMPLE: (continued)

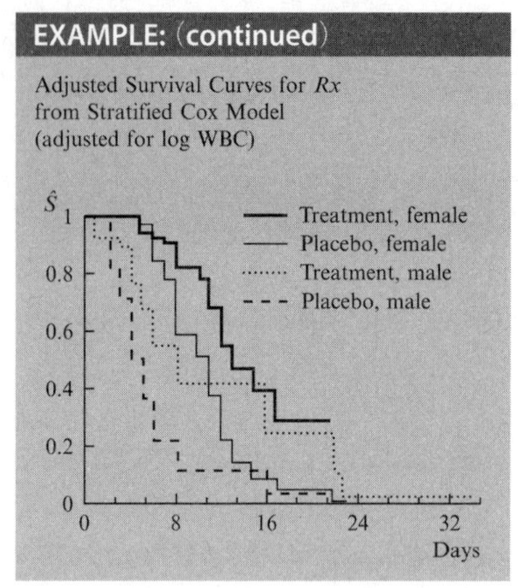

先に述べたように，調整生存曲線は，ここに示すように各層について求められます．ここでは2群の生存を，2つの層のそれぞれで比べたいので，4つの生存曲線で示しています．

性別ごとに治療群とプラセボ群を比べると，女性，男性それぞれにおいて，治療群がプラセボ群より一貫して生存予後が良いのがわかります．これは，先に示した層化Coxモデルのコンピュータ出力における治療効果のハザード比の知見を支持します．

III. 一般層化Cox（SC）モデル

Example: one binary predictor
↓
General: several predictors, several strata

前の例では，比例ハザード仮定を満たさない，1つの二値予測変数における層化Coxモデルを説明しました．ここでは数個の予測変数の層を組み合わせた層化に拡張した，層化Coxモデルの一般式について説明します．

$Z_1, Z_2, \ldots, Z_k$, do not satisfy PH
$X_1, X_2, \ldots, X_p$, satisfy PH

比例ハザード仮定を満たさないk個の変数と，仮定を満たすp個の変数があるとします．比例ハザード仮定を満たさない変数をZ_1，Z_2，...，Z_k，仮定を満たす変数をX_1，X_2，...，X_pと表します．

Define a single new variable Z^*:

1. categorize each Z_i
2. form combinations of categories (strata)
3. the strata are the categories of Z^*

層化Cox法を行うには，層化に使われる複数のZから，Z^*と呼ぶ，新しい1つの変数を定義します．これを行うには，まず，間隔変数であるZ_iを含めて，各Z_iについてカテゴリーを作ります．次に，それらのカテゴリーの組み合わせを作り，この組み合わせが層となります．これらの層が，新しい変数Z^*のカテゴリーとなります．

EXAMPLE: (continued)

		Age		
		Young	Middle	Old
Treatment status	Placebo	1	2	3
	Treatment	4	5	6

Z^* = new variable with six categories stratify on Z^*

例えばkが2の場合を考えます．2つのZが年齢（間隔変数）と治療（二値変数）であるとします．まず年齢を，例えば3つのグループ，若年，中年，老年にカテゴリー化します．左に示すように，年齢と治療との組み合わせで，6つのグループを作ります．この6つの組み合わせが新しい1つの変数のそれぞれのカテゴリーとなり，それを用いて層化Coxモデルで層化を行います．この新しい変数をZ^*と書くことにします．

Z^* has k^* categories where k^* = total # of combinations (strata), e.g., $k^* = 6$ in above example.

一般に層化変数Z^*はk^*個のカテゴリーを持ちます．ここでk^*は，各Z変数のカテゴリーの組み合わせ(あるいは層の)の合計個数です．前頁の例ではk^*は6です．

The general SC model:
$$h_g(t, \mathbf{X}) = h_{0g}(t)\exp[\beta_1 X_1 + \beta_2 X_2 + \ldots + \beta_p X_p]$$
$g = 1, 2, \ldots, k^*$, strata defined from Z^*

ここで層化Coxモデルのハザード関数の一般式を示します．この式には下付きのgが含まれ，これはg番目の層を表します．層は層化変数Z^*の各カテゴリーにより定められ，層の個数はk^*です．

Z^* not included in the model

$X_1, X_2, \ldots, X_p$ included in the model

変数Z^*は明示的にはモデルに含まれませんが，比例ハザード仮定を満たすと考えるX変数はモデルに含まれることに注意してください．

Different baseline hazard functions: $h_{0g}(t), g = 1, 2, \ldots, k^*$
Same coefficients: $\beta_1, \beta_2, \ldots, \beta_p$

また基準ハザード関数$h_{0g}(t)$は，各層で異なることにも注意してください．しかし係数β_1，β_2，...，β_pは各層で共通です．

$$\text{Different baselines}\left\{\begin{array}{ccc} \hat{h}_{01}(t) & \Rightarrow & \hat{S}_1(t) \\ \hat{h}_{02}(t) & \Rightarrow & \hat{S}_2(t) \\ \vdots & & \\ \hat{h}_{0k}(t) & \Rightarrow & \hat{S}_k(t) \end{array}\right\}\text{Different survival curves}$$

先に例を使って説明したように，基準ハザードが各層で異なるため，あてはめた層化Coxモデルから層ごとに異なる生存曲線が推定されます．

$\widehat{HR}$ same for each stratum

(no-interaction assumption, Section IV)

しかしXの係数はどの層でも共通なので，ハザード比の推定値はどの層でも同じです．この層化Coxモデルの特徴が，「交互作用がない」という仮定であり，本章のIVでさらに説明します．

(Partial) likelihood function:

$$L = L_1 \times L_2 \times \ldots \times L_{k^*}$$

Strata:	1	2	…	k^*
Likelihood:	L_1	L_2	…	L_{k^*}
Hazard:	$h_1(t, \mathbf{X})$	$h_2(t, \mathbf{X})$	…	$h_{k^*}(t, \mathbf{X}^*)$

回帰係数β_1，β_2，...，β_pを求めるには，ここに示すように各層の尤度関数を掛け合わせて得られた(部分)尤度関数Lを最大にするようにします．すなわちLは$L_1 \times L_2$から$L_k{}^*$までの積からなります．下付き文字のついたLは各層の尤度関数で，これは対応するハザード関数から求められます．

IV. 交互作用がないという仮定とその検定法

Stratified Cox model
$h_g(t,\mathbf{X}) = h_{0g}(t)\exp[\beta_1 X_1 + \beta_2 X_2 + \ldots + \beta_p X_p]$
β coefficients do not vary over strata (no-interaction assumption)

- how to evaluate
- what to do if violated

先に層化Coxモデルは，層間で共通なβと表される回帰係数を持つことを指摘しました．モデルのこの特徴を，「交互作用がない」という仮定と呼びました．ここでは，この仮定が何を意味するのかを説明します．またどのようにこの仮定を検定し，もし仮定が満たされない時は，どうするかも説明します．

EXAMPLE

Stratified Cox regression
Analysis time_t: survt

	Coef.	Std. Err.	p>|z|	Haz. Ratio	[95% Conf. Interval]	
log WBC	1.390	0.338	0.000	4.016	2.072	7.783
Rx	0.931	0.472	0.048	2.537	1.006	6.396

No. of subjects = 42, Log likelihood = −57.560, Stratified by Sex

Interaction by fitting separate models:
Cox regression (Females)
Analysis time _t: survt

Column name	Coeff.	StErr.	p-value	*HR*	0.95	CI	*P (PH)*
log WBC	1.639	0.519	0.002	5.150	1.862	14.242	0.228
Rx	1.859	0.729	0.011	6.418	1.537	26.790	0.603

No. of subjects = 20, Log likelihood = −22.100

Cox regression (Males)
Analysis time _t: survt

Column name	Coeff.	StErr.	p-value	*HR*	0.95	CI	*P (PH)*
log WBC	1.170	0.499	0.019	3.222	1.213	8.562	0.674
Rx	0.267	0.566	0.637	1.306	0.431	3.959	0.539

No. of subjects = 22 Log likelihood = −33.736

Which model is more appropriate statistically?

先に示した層化Coxモデルの出力に戻ります.男性と女性の2つの層がありますが，1組の係数，つまりlog WBCの1.390と*Rx*の0.931だけが示されていることに注目してください．この結果は，変数Sexとlog WBC，変数Sexと*Rx*のどちらの間にも交互作用がないと仮定しています．

もし交互作用があるとしたら，Sexの各層で異なった係数が得られるはずです．そしてそれは男性と女性別々に，log WBCと*Rx*を含むハザードモデルをあてはめれば，確認できます．ここに，別々にモデルをあてはめた場合のコンピュータ出力を示します．

log WBCの係数は女性では1.639ですが，男性では1.170であることに注目してください．また*Rx*の係数は女性では1.859ですが，男性では0.267です．これらの結果から，男性と女性では係数が異なり，特に変数*Rx*については顕著であることがわかります．

しかしこれらの係数は統計的に異なっているのでしょうか．つまり交互作用がないモデルと，交互作用があるモデルでは，どちらが統計的により適切でしょうか．この問題に答えるには，まず交互作用がある場合のハザード関数モデルに着目します．

EXAMPLE: (continued)

Interaction model:
(◆) $h_g(t,\mathbf{X})$
$= h_{0g}(t)\exp[\beta_{1g} \log \text{WBC} + \beta_{2g} Rx]$
where $g = 1$ (females), $g = 2$ (males)

No-interaction model:
$h_g(t,\mathbf{X})$
$= h_{0g}(t)\exp[\beta_1 \log \text{WBC} + \beta_2 Rx]$
where $g = 1$ (females), $g = 2$ (males)

Alternative interaction model:

$$(\star) h_g(t,\mathbf{X}) = h_{0g}(t)\exp\left[\beta_1^* \log \text{WBC} + \beta_2^* Rx + \beta_3^* (\text{SEX} \times \log \text{WBC}) + \beta_4^* \times (\text{SEX} \times Rx)\right]$$

$$\text{where SEX} = \begin{cases} 1 & \text{if female} \\ 0 & \text{if male} \end{cases}$$

$h_{0g}(t)$ are different for $g = 1, 2$
β^* coefficients do not involve g

交互作用がある場合のハザードモデル式を記述する1つの方法を，ここに示します(◆)．このモデルの各変数は，男性と女性で異なる係数を持ち，それが係数β_{1g}とβ_{2g}の下付きのgによって表されているのに注意してください．

対照的に，**交互作用がない**モデルでは，log WBCの係数(β_1)は，男女とも同じです．同様にRxの係数(β_2)も，男女で同じです．

交互作用モデルを記述する別の方法をここに示します(*)．この式は，log WBCとRxの主効果の他に，2つの交互作用項Sex × log WBCとSex × Rxを含みます．変数Sexは，女性では1，男性では0とコード化しています．

この後者のモデルでは，基準ハザード$h_{0g}(t)$は性別で異なりますが，β^*係数は下付きのgを含まず，男女で共通なことに注意してください．

Equivalence of models (◆) and (⋆):
$g = 1$ (females), so that sex = 1:

$$h_1(t,\mathbf{X}) = h_{01}(t)\exp\left[\beta_1^* \log \text{WBC} + \beta_2^* Rx + \beta_3^*(1 \times \log \text{WBC}) + \beta_4^*(1 \times Rx)\right]$$

$$= h_{01}(t)\exp\left[\boxed{(\beta_1^* + \beta_3^*)} \log \text{WBC} + \boxed{(\beta_2^* + \beta_4^*)} \text{Rx}\right]$$

$g = 2$ (males), so that sex = 0:

$$h_2(t,\mathbf{X}) = h_{02}(t)\exp\left[\beta_1^* \log \text{WBC} + \beta_2^* Rx + \beta_3^*(0 \times \log \text{WBC}) + \beta_4^*(0 \times Rx)\right]$$

$$= h_{02}(t)\exp\left[\boxed{\beta_1^*} \log \text{WBC} + \boxed{\beta_2^*} Rx\right]$$

しかしこの式(*)は先に示した交互作用の式(◆)と同等です．このことを$g = 1$(女性)の場合と，$g = 2$(男性)の場合のモデルを特定することによって示します．

log WBCの係数はそれぞれの式で異なること，つまり女性では($\beta_1^*+\beta_3^*$)で，男性ではβ_1^*であることに注意してください．

同様にRxの係数も異なり，女性では($\beta_2^*+\beta_4^*$)で，男性ではβ_2^*です．

Interaction models in same format:

Females ($g = 1$): $h_1(t,\mathbf{X})$

$$(◆) = h_{01}(t)\exp[\beta_{11} \log \text{WBC} + \beta_{21} Rx]$$
$$(\star) = h_{01}(t)\exp\left[(\beta_1^* + \beta_3^*) \log \text{WBC} + (\beta_2^* + \beta_4^*) Rx\right]$$

Males ($g = 2$): $h_2(t,\mathbf{X})$

$$(◆) = h_{02}(t)\exp[\beta_{12} \log \text{WBC} + \beta_{22} Rx]$$
$$(\star) = h_{02}(t)\exp\left[\beta_1^* \log \text{WBC} + \beta_2^* Rx\right]$$

これらの式から，異なって見える2つの交互作用モデルの式(◆)と(*)を，統一した形式で書くことができます．男性と女性に関する式をそれぞれ左に示します．

EXAMPLE: (continued)

$$\text{Females } (g=1):\ \beta_{11} \overset{(\blacklozenge)}{=} \overset{(\star)}{\beta_1^* + \beta_3^*}$$
$$\beta_{21} = \beta_2^* + \beta_4^*$$

女性について，モデル(*)の係数β_{11}は，モデル(◆)の係数$(\beta_1^* + \beta_3^*)$と等しいはずだ，ということに注意してください．というのは2つのモデルは同じ形式を持ち，β_{11}と$(\beta_1^* + \beta_3^*)$は同じ変数log WBCの係数だからです．同様にモデル(*)のβ_{21}は，モデル(◆)の$(\beta_2^* + \beta_4^*)$と同じです．両方とも同じ変数*Rx*の係数だからです．

$$\text{Males } (g=2):\ \beta_{12} \overset{(\blacklozenge)}{=} \overset{(\star)}{\beta_1^*}$$
$$\beta_{22} = \beta_2^*$$

男性でも同様に，係数β_{21}は，β_1^*と等しく，係数β_{22}は，β_2^*と等しくなります．

Stratified Cox regression
Analysis time _t: survt

	Coef.	Std. Err.	p>|z|	Haz. Ratio	[95% Conf.	Interval]
log WBC	1.170	0.499	0.019	3.222	1.213	8.562
Rx	0.267	0.566	0.637	1.306	0.431	3.959
Sex × log WBC	0.469	0.720	0.515	1.598	0.390	6.549
Sex × *Rx*	1.592	0.923	0.084	4.915	0.805	30.003

No. of subjects = 42 Log likelihood = −55.835 Stratified by sex

左に交互作用モデル(*)をあてはめた時の，コンピュータ出力を示します．推定した回帰係数$\hat{\beta}^*_1$，$\hat{\beta}^*_2$，$\hat{\beta}^*_3$，$\hat{\beta}^*_4$を囲っています．

Females:

$$\text{log WBC}\begin{cases}\beta_{11} = \boxed{1.639}\\ \hat{\beta}_1^* + \hat{\beta}_3^* = 1.170 + 0.469 = \boxed{1.639}\end{cases}$$

$$Rx\begin{cases}\beta_{21} = \boxed{1.859}\\ \hat{\beta}_2^* + \hat{\beta}_4^* = 0.267 + 1.592 = \boxed{1.859}\end{cases}$$

$\beta_1^* + \beta_3^*$と$\beta_2^* + \beta_4^*$が，それぞれ最初の交互作用の女性のモデルのβ_{11}とβ_{21}に数値的に等しいことを左に示します．

Males:

$$\text{log } WBC\ \hat{\beta}_{12} = \boxed{1.170} = \hat{\beta}_1^*$$
$$Rx\quad \hat{\beta}_{22} = \boxed{0.267} = \hat{\beta}_2^*$$

同様にβ_1^*とβ_2^*は，それぞれ最初の交互作用の男性のモデルのβ_{11}とβ_{21}に数値的に等しいことを左に示します．性別がlog WBC, *Rx*と交互作用を持つとの仮定を裏付けるように，log WBCと*Rx*の係数は男女で異なっています．

Interaction model:

$$h_g(t,\boldsymbol{X}) = h_{0g}(t)\exp\left[\beta_1^* \log\text{WBC} + \beta_2^* Rx + \beta_3^* (\text{SEX} \times \log\text{WBC}) + \beta_4^* \times (\text{SEX} \times Rx)\right]$$

交互作用のモデルは，層化に使う変数Sexと，層化に使わない変数のそれぞれとの交互作用項を含んだ式を使って表せることがわかりました．この交互作用項を含むモデルをここに再び示します．このモデルを使って，交互作用がない仮定の検定について説明します．

EXAMPLE: (continued)

Testing the no-interaction assumption:

$LR = -2 \ln L_R - (-2 \ln L_F)$
R = reduced (no-interaction) model
F = full (interaction) model

検定は尤度比(LR)検定で，交互作用があるモデルと交互作用がないモデルの対数尤度統計量を比べます．すなわち尤度比検定統計量は$(-2 \ln L_R) - (-2 \ln L_F)$となります．ここで下付き文字$R$は縮小モデル，この場合は交互作用がないモデルを，$F$はフルモデル，この場合は交互作用があるモデルを表します．

$LR \,\dot\sim\, \chi^2_{2\,df}$ under H_0: no interaction
(2 df because two product terms tested in interaction model)

この尤度比統計量は，交互作用がないモデルが正しいという帰無仮説下に，自由度2のχ^2分布に近似します．交互作用モデルの中の2つの交互作用項が検定されているので，自由度は2です．

No interaction (reduced model):

Output: −2 log L: 115.120

$-2 \ln L_R$

縮小モデルの対数尤度統計量は，交互作用がないモデルのコンピュータの出力から求め，
$(-2) \times (-57.560) = 115.120$です．

Interaction (full model):

Output: −2 log L: 111.670

$-2 \ln L_F$

フルモデルの対数尤度統計量は，交互作用があるモデルのコンピュータの出力から求め，$(-2) \times (-55.835) = 111.60$です．

$LR = 115.120 - 111.670 = 3.45$
($P > 0.05$ not significant).
Thus, the no-interaction model is acceptable.

尤度比統計量は$115.120 - 111.670 = 3.45$です．この値は，自由度2で，有意水準0.05において有意ではありません．つまり，男性と女性で係数の数値は異なりますが，統計的に有意な違いはないということです．よって，このデータについては，交互作用がないモデルが(少なくとも有意水準0.05では)受け入れられると結論します．

Remission data example:

- described no-interaction assumption
- evaluated assumption using LR test
- provided interaction model if needed

Now, we generalize this process.

白血病寛解データの例を使って，交互作用がないという仮定と，この仮定を尤度比検定でどのように評価するのかについて説明しました．また，交互作用がないという仮定が成立しない場合に使う交互作用モデルの式を示しました．次にあらゆる層化Coxモデルに対応するように，このプロセスをより一般化して説明します．

No-interaction SC model:

$$h_g(t,\mathbf{X}) = h_{0g}(t)\exp[\beta_1 X_1 + \beta_2 X_2 + \ldots + \beta_p X_p]$$
$g = 1, 2, \ldots, k^*$, strata defined from Z^*

ここに示す層化Cox法の交互作用がないモデルの一般式を，もう一度思い出してください．このモデルでは，新しく定義されたZ^*という変数を使い，複数の変数による層化を行うことができます．ここで層は，層化変数のカテゴリーの組み合わせによって定められます．

SC model allowing interaction:

$$h_g(t,\mathbf{X}) = h_{0g}(t)\exp[\beta_{1g} X_1 + \beta_{2g} X_2 + \ldots + \beta_{pg} X_p]$$
$g = 1, 2, \ldots, k^*$, strata defined from Z^*

もし対照的に，変数Z^*とモデルの中の変数Xとの交互作用を考慮するならば，モデルは左に示すようになります．この交互作用のモデルでは，各回帰係数は各層を表す下付きのgを持ち，Z^*の層が異なると回帰係数が異なることを表します．

Alternative SC interaction model:

- uses product terms involving Z^*
- define $k^* - 1$ dummy variables $Z_1^*, Z_2^*, \ldots, Z_{k^*-1}^*$, from Z^*
- products of the form $Z_i^* \times X_j$, where $i = 1, \ldots, k^* - 1$ and $j = 1, \ldots, p$.

交互作用モデルを記述する別の方法では，変数Z^*と各予測変数との交互作用項を使います．しかしこのモデルを正しく書くためには，Z^*のk^*個のカテゴリーを区別するのに$k^* - 1$個のダミー変数を使う必要があります．またZ^*_1, Z^*_2, …, $Z^*_{k^*-1}$と表されるダミー変数のそれぞれが，各Xと積項を作る必要があります．

$$\begin{aligned}h_g(t,\mathbf{X}) = h_{0g}(t)\exp\big[&\beta_1 X_1 + \cdots + \beta_p X_p \\ &+ \beta_{11}(Z_1^* \times X_1) + \cdots + \beta_{p1}(Z_1^* \times X_p) \\ &+ \beta_{12}(Z_2^* \times X_1) + \cdots + \beta_{p2}(Z_2^* \times X_p) \\ &+ \cdots + \beta_{1,k^*-1}(Z_{k^*-1}^* \times X_1) + \cdots \\ &+ \beta_{p,k^*-1}(Z_{k^*-1}^* \times X_p)\big]\end{aligned}$$
$g = 1, 2, \ldots, k^*$, strata defined from Z^*

このモデルのハザード式をここに示します．この式の1行目は変数Xのみからなり，2行目はX_jとZ^*_1との積項を，3行目はZ^*_2との積項を，最後の行は$Z^*_{k^*-1}$との積項からなることに注意してください．また，下付きのgは基準ハザード関数$h_{0g}(t)$にだけ含まれ，β係数には明示的には使われていないことにも注意してください．

EXAMPLE: (Remission Data)

$Z^* = \text{sex}, k^* = 2,$
$Z_1^* = \text{sex}(0,1),$
$X_1 = \log \text{WBC}, X_2 = Rx\ (p=2)$

$$\begin{aligned} h_g(t,\mathbf{X}) &= h_{0g}(t)\exp[\beta_1 X_1 + \beta_2 X_2 \\ &\quad + \beta_{11}(Z_1^* \times X_1) \\ &\quad + \beta_{21}(Z_1^* \times X_2)] \\ &= h_{0g}(t)\exp[\beta_1^* \log \text{WBC} \\ &\quad + \beta_2^* \text{RX} + \beta_3^*(\text{sex} \times \log \text{WBC}) \\ &\quad + \beta_4^*(\text{sex} \times Rx)] \end{aligned}$$

$g = 1, 2.$

$\beta_1 = \beta_1^*, \beta_2 = \beta_2^*, \beta_{11} = \beta_3^*,$ and $\beta_{21} = \beta_4^*$

白血病寛解データを使った先ほどの例では，層化変数(Z^*)は変数Sexで，k^*は2でした．つまりたった1つのダミー変数Z_1^*しかなく，性別を表すのに(0，1)というコードを使いました．また2つの予測変数($p=2$)しかなく，X_1がlog WBCで，X_2がRxでした．交互作用があるモデルは，ここに示したどちらの式を使っても表すことができます．

先ほど，白血病寛解データの例を後者の交互作用モデルで示しました．二つのモデルは同等であるので，$\beta_1 = \beta^*_1$，$\beta_2 = \beta_2^*$，$\beta_{11} = \beta_3^*$，$\beta_{21} = \beta_4^*$となります．

交互作用があるモデルは，層化変数のダミー変数(つまりZ^*_i)に層化に使われない予測変数(つまりX_i)を掛けた，積項を含む式で表すことができます．このモデルを使って，交互作用がないという仮説の検定を説明します．

Testing the no-interaction assumption:

$LR = -2 \ln L_R - (-2 \ln L_F)$
R = reduced (no-interaction) model
F = full (interaction) model contains product terms

この検定は尤度比検定で，交互作用があるモデルと交互作用がないモデルの対数尤度統計量を比べます．つまり尤度比検定統計量は$(-2\ln L_R)-(-2\ln L_F)$で，ここでRは縮小モデル，この場合交互作用がないモデルを，Fはフルモデル，この場合は交互作用があるモデルを表します．

$$H_0: \begin{cases} \beta_{11} = \cdots = \beta_{p1} = 0 \\ \beta_{12} = \cdots = \beta_{p2} = 0 \\ \vdots \\ \beta_{1,k^*-1} = \cdots = \beta_{p,k^*-1} = 0 \end{cases}$$

交互作用がないモデルと交互作用があるモデルの違いは，後者には積項が余分に含まれることです．つまり交互作用がないという帰無仮説を表す方法の1つは，これらの交互作用項の係数がすべて0であるということです．

$LR \dot\sim \chi^2_{p(k^*-1)\ \text{df}}$
under H_0 : no interaction

$p(k^*-1)$ gives number of product terms being tested in interaction model

この尤度比統計量は，帰無仮説下に，自由度$p(k^*-1)$のχ^2分布に近似します．自由度が$p(k^*-1)$であるのは，これが交互作用モデルの中で検定される交互作用項の数だからです．

EXAMPLE: (Remission Data)

$Z^* = \text{sex}, k^* = 2,$

$Z_1^* = \text{sex}(0, 1)$

$X_1 = \log \text{WBC}, X_2 = \text{Rx}\ (p = 2)$

$p(k^* - 1) = 2$, so

$LR \sim \chi^2_{2\,\text{df}}$ under H_0: no interaction

白血病寛解データの例に戻ると，$p = 2$，$k^* = 2$で，$p(k^* - 1)$は$2 \times (2 - 1)$となり，これは2です．つまり変数Sexとlog WBC，変数Rxとに交互作用があるかを検討する場合，先に述べたように尤度比検定統計量の自由度は2です．

V. 複数の層化変数がある2つ目の例

EXAMPLE: (Remission Data)

vets.dat: survival time in days, $n = 137$

Veteran's Administration Lung Cancer Trial
Column 1: Treatment (standard = 1, test = 2)
Column 2: Cell type 1 (large = 1, other = 0)
Column 3: Cell type 2 (adeno = 1, other = 0)
Column 4: Cell type 3 (small = 1, other = 0)
Column 5: Cell type 4 (squamous = 1, other = 0)
Column 6: Survival time (days)
Column 7: Performance status (0 = worst,..., 100 = best)
Column 8: Disease duration (months)
Column 9: Age
Column 10: Prior therapy (none = 0, some = 10)
Column 11: Status (0 = censored, 1 = died)

データセット「vets.dat」は，Kalbfleisch and Prenticeが彼らのテキスト（*The Statistical Analysis of Survival Time Data*，Wiley，pp. 223–224，1980）で参照した，退役軍人援護局肺がん試験の137人の患者の生存日数に関するものです．興味のある曝露変数は治療で，調整変数として興味のある変数は，細胞型（4種類，ダミー変数で表される），パフォーマンスステイタス（PS），罹病期間，年齢，治療歴です．failureは，状態変数で表されます．変数の全リストを示します．

Cox regression
Analysis time_t: survt

	Coef.	Std. Err.	p > |z|	Haz. Ratio	[95% Conf.	Interval]	*P* (*PH*)
Treatment	0.290	0.207	0.162	1.336	0.890	2.006	0.628
Large cell	0.400	0.283	0.157	1.491	0.857	2.594	0.033
Adeno cell	1.188	0.301	0.000	3.281	1.820	5.915	0.081
Small cell	0.856	0.275	0.002	2.355	1.374	4.037	0.078
Perf. Stat	−0.033	0.006	0.000	0.968	0.958	0.978	0.000
Dis. Durat.	0.000	0.009	0.992	1.000	0.982	1.018	0.919
Age	−0.009	0.009	0.358	0.991	0.974	1.010	0.198
Pr. Therapy	0.007	0.023	0.755	1.007	0.962	1.054	0.145

No. of subjects = 137 Log likelihood = −475.180

Cox比例ハザードモデルをこのデータにあてはめて得られるコンピュータ出力を左に示します．最後の列の$P(PH)$の情報を使うと，少なくとも4つの変数では$P(PH)$の値が0.100以下です．その4つの変数とは，この出力では，大細胞（0.033），アデノ細胞（0.081），小細胞（0.078），PS（0.000）です．3つの変数，大細胞，アデノ細胞，小細胞は，細胞型の4つのカテゴリーを区別するための，ダミー変数であることに注意してください．

Variables not satisfying PH:

- cell type (3 dummy variables)
- performance status
- prior therapy (possibly)

つまり$P(PH)$の結果から，細胞型（ダミー変数を使って定義される）とPSは，比例ハザード仮定を満たさないようです．

SC model: stratifies on cell type and performance status

この比例ハザード性に関する考察から，細胞型とPSの変数で層化を行う，層化Cox解析について説明します．

EXAMPLE: (continued)

Z^* given by combinations of categories:

- cell type (four categories)
- performance status (interval) change to
- PSbin (two categories)

Z^* has $k^* = 4 \times 2 = 8$ categories

ここでは2つの変数で層化を行うので，2つの変数のカテゴリーの組み合わせを表す新しい1つのカテゴリー変数Z^*を作る必要があります．細胞型の変数は，定義上4つのカテゴリーがあります．しかしPSの変数は0が最低で，100が最高という間隔尺度変数なので，カテゴリー化する必要があります．ここではこの変数を60という境界値を使い2つのグループに分け，この二値変数をPSbinと表します．つまり変数Z^*のカテゴリーの数は4×2すなわち$k^* = 8$です．

Four other variables considered as X's:

- treatment status
- disease duration
- age
- prior therapy

2つの層化変数，細胞型とPSの他に，層化Coxモデルで予測変数として考慮し得る変数が4つあります．それらは治療，罹病期間，年齢と治療歴です．

Here, we use treatment status and age as X's

ここでは説明をわかりやすくするために，治療と年齢だけを予測変数として使います．他の2つの変数，罹病期間と治療歴は，この講義の後にある練習問題で考えます．

Stratified Cox regression
Analysis time_t: survt

	Coef.	Std. Err.	p>|z|	Haz. Ratio	[95% Conf.	Interval]
Treatment	0.125	0.208	0.548	1.134	0.753	1.706
Age	−0.001	0.010	0.897	0.999	0.979	1.019

No. of subjects = 137 Log likelihood = −262.020 Stratified by Z^*

No-interaction model

$\widehat{HR} = 1.134 (P = 0.548)$

Treatment effect (adjusted for age and Z^*) is nonsignificant

細胞型とPSを，8カテゴリーの層化変数Z^*を使って層化した，層化Coxモデルをあてはめて得られるコンピュータ出力を左に示します．このモデルは予測変数として治療と年齢を含みます．これらの結果は交互作用がないモデルについてであり，治療と年齢の予測変数に対して，回帰係数が1つだけ示されています．年齢とZ^*で調整した治療のハザード比は1.134で，Z^*は層化によって調整に用いていることに注意してください．この調整された治療の効果のp値は0.548で，これは有意ではありません．

No-interaction model:

$$h_g(t,\mathbf{X}) = h_{0g}(t)\exp[\beta_1 \text{ Treatment} + \beta_2 \text{ Age}]$$

$g = 1, 2, \ldots, 8$ (=# of strata defined from Z^*)

今述べた，交互作用がないモデルのハザード関数の式は，左に示すようになります．

Interaction model:

$$h_g(t,\mathbf{X}) = h_{0g}(t)\exp[\beta_{1g} \text{ Treatment} + \beta_{2g} \text{ Age}]$$

$g = 1, 2, \ldots, 8$

交互作用がないモデルが妥当かどうか判断するためには，各層で回帰係数が異なり得る，交互作用モデルを定義する必要があります．交互作用モデルの1つの記述形式を左に示します．

EXAMPLE: (continued)

Alternative interaction model:

$$h_g(t,X) = h_{0g}(t)\exp[\beta_1 \text{Treatment} + \beta_2 \text{Age} + \beta_{11}(Z_1^* \times \text{Treatment}) + \cdots + \beta_{17}(Z_7^* \times \text{Treatment}) + \beta_{21}(Z_1^* \times \text{Age}) + \cdots + \beta_{27}(Z_7^* \times \text{Age})]$$

$g = 1, 2, \ldots, 8$

交互作用項を含む交互作用モデルの別の形を左に示します．この形では，層化変数Z^*の8つのカテゴリーを区別するのに，7つのダミー変数，Z^*_1，$Z^*_2 ... Z^*_7$を使っています．モデルには治療と年齢の主効果の他に，7つの各ダミー変数と2つの各予測変数からなる交互作用項が含まれます．

Another version of interaction model:
Replace $Z_1^*, \ldots, Z_7^*$ by

Z_1^* = large cell (binary)
Z_2^* = adeno cell (binary)
Z_3^* = small cell (binary)
Z_4^* = PSbin (binary)
$Z_5^* = Z_1^* \times Z_4^*$
$Z_6^* = Z_2^* \times Z_4^*$
$Z_7^* = Z_3^* \times Z_4^*$

交互作用モデルのさらに別の形では，7つのダミー変数Z^*_1からZ^*_7を，ここに列挙したような7つの変数に置き換えます．その7つの変数とは細胞型を表す3つの二値変数，PSを表す1つの二値変数と，各細胞型のダミー変数とPSbinのダミー変数(Z^*_4)からなる3つの交互作用項です．

$$h_g(t,\mathbf{X}) = h_{0g}(t)\exp[\beta_1 \text{Treatment} + \beta_2 \text{Age} + \beta_{11}(\text{tr } Z_1^*) + \beta_{12}(\text{tr } Z_2^*) + \beta_{13}(\text{tr } Z_3^*) + \beta_{14}(\text{tr } Z_4^*) + \beta_{15}(\text{tr } Z_1^* Z_4^*) + \beta_{16}(\text{tr } Z_2^* Z_4^*) + \beta_{17}(\text{tr } Z_3^* Z_4^*) + \beta_{21}(\text{AGE } Z_1^*) + \beta_{22}(\text{AGE } Z_2^*) + \beta_{23}(\text{AGE } Z_3^*) + \beta_{24}(\text{AGE } Z_4^*) + \beta_{25}(\text{AGE } Z_1^* Z_4^*) + \beta_{26}(\text{AGE } Z_2^* Z_4^*) + \beta_{27}(\text{AGE } Z_3^* Z_4^*)]$$

後者を使った交互作用モデルをここに示します．このモデルでは変数tr Z^*_1は治療と大細胞のダミー変数Z^*_1の積を表し，変数tr Z^*_2は治療とアデノ細胞のダミー変数Z^*_2の積を表し，以下も同様です．また変数tr $Z^*_1 Z^*_4$は治療と大細胞のダミー変数Z^*_1とPSbinの変数Z^*_4からなる3次の積項で，治療を含む他の3次の積項も以下同様です．同様に年齢を含む項では，Age Z^*_1は年齢とZ^*_1の積を表し，Age $Z^*_1 Z^*_4$は年齢×Z^*_1×Z^*_4の3次の積を表します．

ここでは層化変数と予測変数の間の交互作用しか考慮していないことに注意してください．2つの予測変数，治療と年齢の間の交互作用を(ここではしませんが)考慮することもできます．

EXAMPLE: (continued)

Stratified Cox Regression Analysis on Variable: Z^*
Response: Surv. Time

	Coef.	Std. Err.	p > |z|	Haz. Ratio	[95% Conf.	Interval]
Treatment	0.286	0.664	0.667	1.331	0.362	4.893
Age	0.000	0.030	0.978	0.999	0.942	1.060
tr Z_1^*	2.351	1.772	0.184	10.495	0.326	337.989
tr Z_2^*	−1.158	0.957	0.226	0.314	0.048	2.047
tr Z_3^*	0.582	0.855	0.496	1.790	0.335	9.562
tr Z_4^*	−1.033	0.868	0.234	0.356	0.065	1.950
tr $Z_1^*Z_4^*$	−0.794	1.980	0.688	0.452	0.009	21.882
tr $Z_2^*Z_4^*$	2.785	1.316	0.034	16.204	1.229	213.589
tr $Z_3^*Z_4^*$	0.462	1.130	0.683	1.587	0.173	14.534
Age Z_1^*	0.078	0.064	0.223	1.081	0.954	1.225
Age Z_2^*	−0.047	0.045	0.295	0.954	0.873	1.042
Age Z_3^*	−0.059	0.042	0.162	0.943	0.868	1.024
Age Z_4^*	0.051	0.048	0.287	1.053	0.958	1.157
Age $Z_1^*Z_4^*$	−0.167	0.082	0.042	0.847	0.721	0.994
Age $Z_2^*Z_4^*$	−0.045	0.068	0.511	0.956	0.838	1.092
Age $Z_3^*Z_4^*$	0.041	0.061	0.499	1.042	0.924	1.175

No. of subjects = 137 Log likelihood = −249.972 Stratified by Z^*

いま説明した交互作用モデルにあてはめたコンピュータ出力をここに示します．並びの最初の2つの変数は，治療と年齢の主効果です．次の7つの変数は，治療とZ^*の7つのカテゴリー間の交互作用を表す積項です．最後の7つの変数は，年齢とZ^*の7つのカテゴリー間の交互作用を表す積項です．前のページで定義したように，Z^*を定義するために使った7つの変数は，細胞型を表す3つのダミー変数Z^*_1，Z^*_2，Z^*_3と，PSを表す二値変数Z^*_4と，Z^*_4とZ^*_1，Z^*_2，Z^*_3それぞれとの積です．一度Z^*_1，Z^*_2，Z^*_3，Z^*_4が指定されれば，3つの積項は自動的に決まります．

Eight possible combinations of Z_1^* to Z_4^*:

$g=1:\ Z_1^*=Z_2^*=Z_3^*=Z_4^*=0$
$g=2:\ Z_1^*=1,\ Z_2^*=Z_3^*=Z_4^*=0$
$g=3:\ Z_2^*=1,\ Z_1^*=Z_3^*=Z_4^*=0$
$g=4:\ Z_3^*=1,\ Z_1^*=Z_2^*=Z_4^*=0$
$g=5:\ Z_1^*=\ Z_2^*=Z_3^*=0,\ Z_4^*=1$
$g=6:\ Z_1^*=1,\ Z_2^*=Z_3^*=0,\ Z_4^*=1$
$g=7:\ Z_2^*=1,\ Z_1^*=Z_3^*=0,\ Z_4^*=1$
$g=8:\ Z_3^*=1,\ Z_1^*=Z_2^*=0,\ Z_4^*=1$

これらの出力から，あてはめたモデルでは，層化変数Z^*の8つのカテゴリー（下付きのgで表される）のそれぞれで，回帰変数が異なることを示すことができます．これらの8つのカテゴリーはここに示すように，4つの変数Z^*_1からZ^*_4に関する，可能な組み合わせを表します．

$g=1:\ Z_1^*=\ Z_2^*=Z_3^*=Z_4^*=0$
(Squamous cell type and PSbin = 0)

All product terms are zero:
$h_1(t,\mathbf{X})$
$=h_{01}(t)\exp[\beta_1\ \text{Treatment}+\beta_2\ \text{Age}]$,
where $\hat{\beta}_1=0.286$,
$\hat{\beta}_2=0.000$, so that
$\hat{h}_1(t,\mathbf{X})=\hat{h}_{01}(t)\exp[(0.286)\ \text{Treatment}]$

Z^*_1からZ^*_4がすべて0である場合のハザード関数を考えます．この層は扁平細胞かつ，二値のPSbin値が0であるという組み合わせで定義されます．この場合，積項はすべて0となり，ハザードモデルには治療と年齢の主効果の項しか含まれません．この層のハザード関数には，治療の係数0.286と，年齢の係数0.000を使い，ここに示す式になります．年齢の係数は小数第3位まで0なので，年齢の項は式から消えます．

$g=2:\ Z_1^*=1,\ Z_2^*=Z_3^*=Z_4^*=0$
(Large cell type and PSbin = 0)

Nonzero product terms	Coefficients
Age Z_1^* = Age	β_{21}
tr Z_1^* = Treatment	β_{11}

次に変数Z^*_1が1で，Z^*_2からZ^*_4が0である場合のハザード関数を考えます．この層は大細胞かつ，PSbinの値が0である組み合わせで定義されます．この場合，0でない積項はAge Z^*_1とtr Z^*_1だけで，この係数はそれぞれβ_{21}とβ_{11}です．

EXAMPLE: (continued)

$h_2(t,\mathbf{X}) = h_{02}(t)\exp[(\beta_1 + \beta_{11})\,\text{Treatment} + (\beta_2 + \beta_{21})\,\text{Age}]$

$\hat{\beta}_1 = 0.286,\ \hat{\beta}_2 = 0.000$
$\hat{\beta}_{11} = 2.351,\ \hat{\beta}_{21} = 0.078$

この2番目の層のハザード関数をここに示します．治療と年齢の係数はそれぞれ$(\beta_1+\beta_{11})$と$(\beta_2+\beta_{21})$です．これらの係数の推定値を左に示します．

Hazard functions for interaction model:

$g=1: (Z_1^*=Z_2^*=Z_3^*=Z_4^*=0):$
$\hat{h}_1(t,\mathbf{X}) = \hat{h}_{01}(t)\exp[(0.286)\,\text{Treatment}]$

$g=2: (Z_1^*=1, Z_2^*=Z_3^*=Z_4^*=0):$
$\hat{h}_2(t,\mathbf{X}) = \hat{h}_{02}(t)\exp[(2.637)\,\text{Treatment} + (0.078)\text{Age}]$

$g=3: (Z_2^*=1, Z_1^*=Z_3^*=Z_4^*=0):$
$\hat{h}_3(t,\mathbf{X}) = \hat{h}_{03}(t)\exp[(-0.872)\,\text{Treatment} + (-0.047)\text{Age}]$

$g=4: (Z_3^*=1, Z_1^*=Z_2^*=Z_4^*=0):$
$\hat{h}_4(t,\mathbf{X}) = \hat{h}_{04}(t)\exp[(0.868)\,\text{Treatment} + (-0.059)\text{Age}]$

$g=5: (Z_1^*=Z_2^*=Z_3^*=0, Z_4^*=1):$
$\hat{h}_5(t,\mathbf{X}) = \hat{h}_{05}(t)\exp[(0.747)\,\text{Treatment} + (-0.051)\text{Age}]$

$g=6: (Z_1^*=1, Z_2^*=Z_3^*=0, Z_4^*=1):$
$\hat{h}_6(t,\mathbf{X}) = \hat{h}_{06}(t)\exp[(0.810)\,\text{Treatment} + (-0.038)\text{Age}]$

$g=7: (Z_2^*=1, Z_1^*=Z_3^*=0, Z_4^*=1):$
$\hat{h}_7(t,\mathbf{X}) = \hat{h}_{07}(t)\exp[(0.880)\,\text{Treatment} + (-0.041)\text{Age}]$

$g=8: (Z_3^*=1, Z_1^*=Z_2^*=0, Z_4^*=1):$
$\hat{h}_8(t,\mathbf{X}) = \hat{h}_{08}(t)\exp[(0.297)\,\text{Treatment} + (0.033)\text{Age}]$

2番目の層（すなわち$g = 2$）の推定ハザード関数をここに示します．比較のために1番目の層の推定ハザード関数を再び示します．

残りの層の推定ハザード関数をここに示します．この式の確認は読者のみなさんが行ってみてください．治療の係数は8つの層ですべて異なり，年齢の係数も8つの層ですべて異なることに着目してください．

LR test to compare no-interaction model with interaction model:

交互作用がないモデルと，交互作用があるモデル両方のコンピュータ出力を示しました. 交互作用がないという仮定が満たされているか判断するためには，これらの2つのモデルを比べる，尤度比検定を行う必要があります．

H_0: no-interaction model acceptable, i.e., Treatment: $\beta_{11} = \beta_{12} = \cdots = \beta_{17} = 0$ and Age: $\beta_{21} = \beta_{22} = \cdots = \beta_{27} = 0$

検定する帰無仮説は，交互作用がないモデルを支持するというものです．この帰無仮説を，交互作用モデルの中のすべての交互作用項の係数が0であると言い換えることもできます．すなわちここに示すように，治療を含む7つの積項と，年齢を含む7つの積項の係数が0であるということです．

14 coefficients $\Rightarrow$ df = 14

$LR = -2\ln L_R - (2\ln L_F)$

R = reduced (no-interaction) model

F = full (interaction) model

帰無仮説では14個の係数を0としますので，尤度比χ^2統計量の自由度は14です．検定統計量は通常の，縮小モデルとフルモデルの対数尤度統計量の差からなる式になり，縮小モデルは交互作用がないモデルで，フルモデルは交互作用があるモデルです．

EXAMPLE: (continued)

$LR \sim \chi^2_{14\,\mathrm{df}}$ under H_0: no interaction

$LR = (-2 \times -262.020) - (-2 \times -249.972)$
$= 524.040 - 499.944 = 24.096$

$P = 0.045$ (significant at 0.05)

Conclusion:
Reject H_0: interaction model is preferred.

すなわち帰無仮説下に，尤度比統計量の分布は自由度14のχ^2分布に近似されます．

交互作用がないモデルと交互作用があるモデルのコンピュータ出力から，対数尤度統計量はそれぞれ524.040と499.944と求められます．その差は24.096です．自由度14のχ^2統計量24.096から，p値は0.045となり，検定の結果は有意水準0.05において有意です．このことから，交互作用がないモデルは適切でなく，交互作用があるモデルが好ましいということがわかります．

Might use further testing to simplify interaction model, e.g., test for seven products involving treatment or test for seven products involving age.

しかし，さらに統計学的検定を行って，交互作用モデルが14より少ない積項を持つように簡略化できる可能性があります．例えば治療を含む7つの積項だけ，あるいは年齢を含む7つの積項だけについて検定を行うことができます．

VI. 層化Cox法のグラフ的考察

ここでは，層化Coxモデルの基礎にある仮定を説明するために，交互作用の有無に対応した4つの対数(－対数)生存曲線の例について考えます．4つの各モデルは，2つの二値変数である予測変数を持ちます．治療(プラセボはRX = 1，新しい治療はRX = 0)とSEX(女性 = 0，男性 = 1)です．4つのモデルは下のようになります(左記参照)．

a. $h(t) = h_0(t)\exp(\beta_1 RX + \beta_2 SEX)$
$\ln(-\ln S(t)) = \ln(-\ln S_0(t)) + \beta_1 RX + \beta_2 SEX$

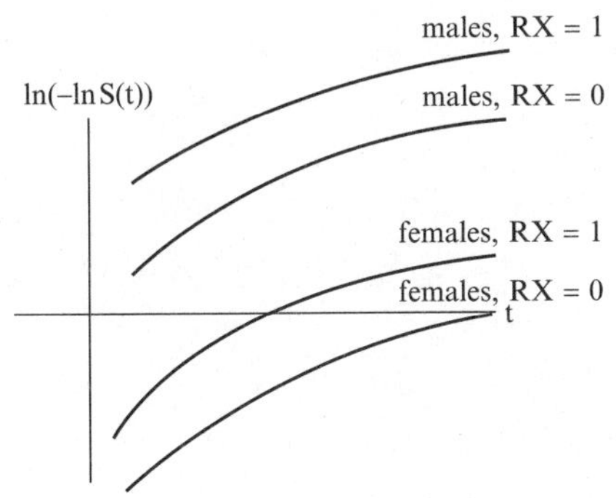

a. このモデルではRXとSEX両方について比例ハザード性が成立していると仮定し，またRXとSEXの間に交互作用がないと仮定しています．4つの対数(－対数)曲線は平行で(比例ハザード仮定)，治療の効果は男女で同じ(交互作用なし)であることに注目してください．(SEXで調整した)治療の効果は，男女それぞれ，RX = 1とRX = 0の対数(－対数)曲線の間の距離として解釈することができます．

b. $h(t) = h_0(t)\exp(\beta_1 RX + \beta_2 SEX + \beta_3 RX \times SEX)$
$\ln(-\ln S(t)) = \ln(-\ln S_0(t)) + \beta_1 RX + \beta_2 SEX + \beta_3 RX \times SEX$

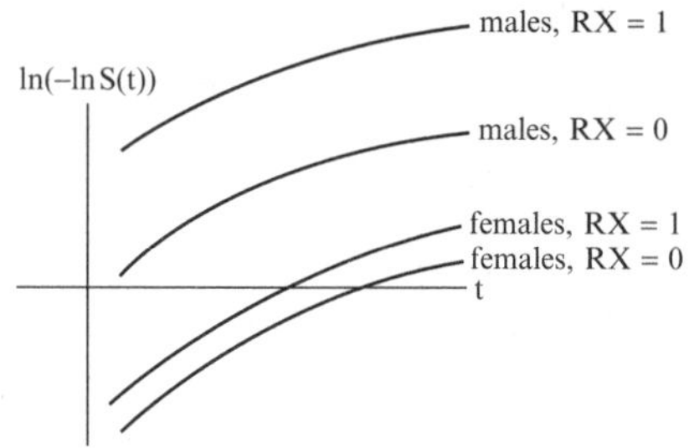

b. このモデルではRXとSEX両方について比例ハザード性が成立していると仮定し，またこれらの変数間の交互作用を仮定しています．4つの対数(−対数)曲線は平行ですが(比例ハザード仮定)，RX = 1とRX = 0の間の距離は男性の方が大きいので，治療の効果は女性よりも男性で大きくなっています．

c. $h(t) = h_{0g}(t)\exp(\beta_1 RX)$
(g = 1 for males, g = 0 for females)
$\ln(-\ln S(t)) = \ln(-\ln S_{0g}(t)) + \beta_1 RX$

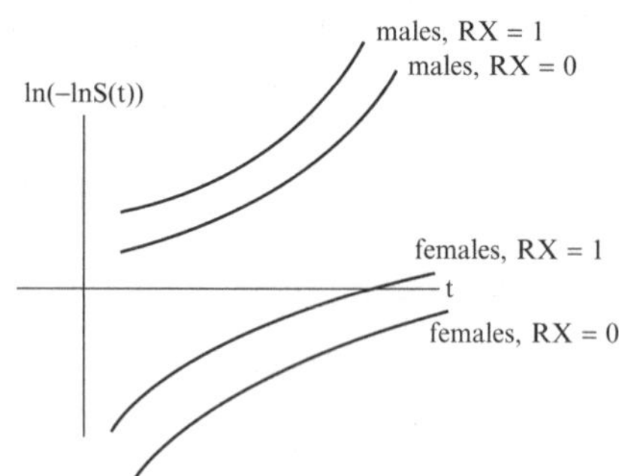

c. この層化Coxモデルでは，SEXについて比例ハザード仮定が満たされていません，男性と女性の曲線が平行でないことに注目してください．しかしRXについての曲線は，SEXの各層で平行であり，比例ハザード仮定がRXについては満たされているのがわかります．RX = 1とRX = 0の対数(−対数)曲線の間の距離は男女とも同じであり，RXとSEXの間に交互作用がないことを表しています．

d. $h(t) = h_{0g}(t)\exp(\beta_1 RX + \beta_2 RX \times SEX)$
(g = 1 for males, g = 0 for females)
$\ln(-\ln S(t)) = \ln(-\ln S_{0g}(t)) + \beta_1 RX + \beta_2 RX \times SEX$

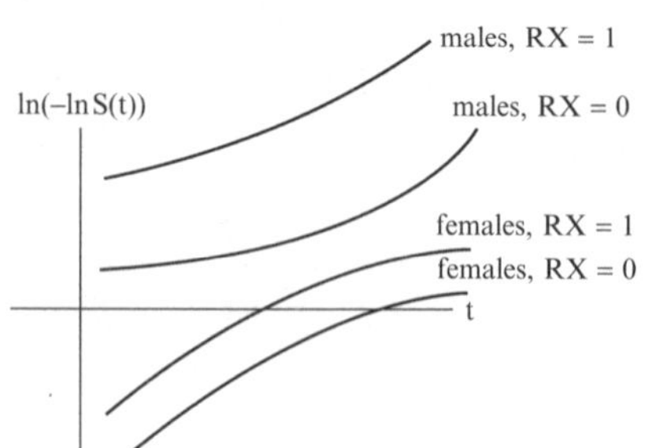

d. このモデルではRXとSEXの間の交互作用を仮定しています．SEXの各層でRXについての比例ハザード仮定は満たされていますが，女性と男性の曲線は平行ではありません．RX = 1とRX = 0の対数(−対数)曲線の間の距離は女性よりも男性で大きく，RXとSEXの間に交互作用があることを表しています．

VII. 層化Cox尤度

- Cox PH Likelihood (L) described in Chapter 3, Section VIII
- L now extended for SC model

ID	TIME	STATUS	SMOKE
Barry	2	1	1
Gary	3	1	0
Harry	5	0	0
Larry	8	1	1

TIME = Survival time (in years)
STATUS = 1 for event, 0 for censorship
SMOKE = 1 for a smoker, 0 for a non-smoker

第3章のVIIIで，左に示したデータセットを使ってCox尤度を説明しました．ここでは，これを層化Coxモデルの尤度の説明に展開します．

復習：このデータでは，BarryにはTIME = 2年でイベントがありました．Garyには3年でイベントがあり，Harryは5年で打ち切られ，Larryには8年でイベントがありました．さらにBarryとLarryは喫煙者ですが，GaryとHarryは非喫煙者です．

Cox PH model: $h(t) = h_0(t)e^{\beta_1 SMOKE}$

Cox PH Likelihood:

$$L = \left[\frac{h_0(t)e^{\beta_1}}{h_0(t)e^{\beta_1} + h_0(t)e^0 + h_0(t)e^0 + h_0(t)e^{\beta_1}}\right]$$

$$\times \left[\frac{h_0(t)e^0}{h_0(t)e^0 + h_0(t)e^0 + h_0(t)e^{\beta_1}}\right] \times \left[\frac{h_0(t)e^{\beta_1}}{h_0(t)e^{\beta_1}}\right]$$

第3章では，モデルの中に1つの予測変数SMOKEだけがある場合のCox尤度を組み立てました．そのモデルと尤度を左に示します．

尤度は3つの項の積からなり，各項は，各イベント時間t_f(TIME = 2，3，8)に対応します．それぞれの項の分母は打ち切られた対象者Harryを含む，時間t_fにリスクセットに含まれる対象者のハザードの合計です．各項の分子は，時間t_fでイベントのあった対象者のハザードです．読者は必要があれば，第3章のVIIIを再度読んでください．

Stratified Cox model:

$h_g(t) = h_{0g}(t)e^{\beta_1 SMOKE}$

g=1 history of hypertension
g=2 no history of hypertension

次に層化Coxモデルについて考えます．ここで層化変数は対象者に高血圧の既往があるかないかについての二値変数とします．予測変数であるSMOKEは今回もモデルに含めます(左記参照)．

PH assumption:

- Violated overall
- Assumed to hold within categories of stratified variable

このモデルは，高血圧に関しては比例ハザード仮定が成立しないが，高血圧の各カテゴリー内では，SMOKEの比例ハザード仮定が満たされていると仮定しています．

ID	TIME	STATUS	SMOKE	HT
Barry	2	1	1	1
Gary	3	1	0	2
Harry	5	0	0	1
Larry	8	1	1	2

HT = History of hypertension
(1=yes, 2=no)

左に示したデータにおいて，加えられた変数は高血圧の既往HTで，これは層化に使いたい変数です．BarryとHarryには，高血圧の既往があり(HT = 1)，GaryとLarryには高血圧の既往がありません(HT = 2)．

Formulate likelihood in pieces:
Data for HT=1

ID	TIME	STATUS	SMOKE	HT
Barry	2	1	1	1
Harry	5	0	0	1

層化Cox尤度の式は，層ごとに組み立てられます．層ごとに，Cox比例ハザードモデルの尤度式と同様な尤度式が形成されます．

Data for HT=2

ID	TIME	STATUS	SMOKE	HT
Gary	3	1	0	2
Larry	8	1	1	2

1番目の層の尤度は，HT = 1のオブザベーションで形成されます．2番目の層の尤度は，HT = 2のオブザベーションで形成されます．

Stratified Cox model:

$h_g(t) = h_{0g}(t)e^{\beta_1 SMOKE}$

g=1 history of hypertension
g=2 no history of hypertension

わかりやすく示すために，左にこのデータでの層化Coxモデルを再び示します．

Among HT=1
Barry has only event
Barry and Harry at risk at TIME=2

$$L_1 = \frac{h_{01}e^{\beta_1}}{h_{01}e^{\beta_1} + h_{01}e^{0}}$$

1番目の層(HT = 1)では，BarryにTIME = 2でイベントがあります．Barryにイベントがあった時，BarryとHarryがリスクセットに含まれます．HarryはTIME = 5で打ち切りなので，この層ではBarryだけにイベントがあります．つまりこの層の尤度L_1(左記参照)は，1つの項だけを持ちます．その項は分子にBarryのハザードを持ちます．分母はBarryとHarryのハザードの和です．

Among HT=2
Gary and Larry both get events
Gary and Larry at risk at TIME=3
Larry at risk at TIME=8

$$L_2 = \frac{h_{02}e^{0}}{h_{02}e^{0} + h_{02}e^{\beta_1}} \times \frac{h_{02}e^{\beta_1}}{h_{02}e^{\beta_1}}$$

2番目の層(HT = 2)では，GaryにTIME = 3でイベントがあります．Garyにイベントがあった時，GaryとLarryがリスクセットに含まれます．LarryにはTIME = 8でイベントがあり，この時Larryだけがリスクセットに含まれます．つまり，この層の尤度L_2(左記参照)は，2つの項の積になります．2つの項のそれぞれは，各イベントに対応しています．

$$L = L_1 \times L_2$$
$$= \left[\frac{h_{01}e^{\beta_1}}{h_{01}e^{\beta_1} + h_{01}e^{0}}\right]\left[\frac{h_{02}e^{0}}{h_{02}e^{0} + h_{02}e^{\beta_1}} \times \frac{h_{02}e^{\beta_1}}{h_{02}e^{\beta_1}}\right]$$

層化Cox尤度は，各尤度（L_1とL_2）の積で形成されます．各尤度は層内のオブザベーションをもとに形成されます．

The baseline hazard cancels in L

$$L = \left[\frac{e^{\beta_1}}{e^{\beta_2} + e^{0}}\right] \times \left[\frac{e^{0}}{e^{0} + e^{\beta_1}} \times \frac{e^{\beta_1}}{e^{\beta_1}}\right]$$

基準ハザードは尤度から打ち消されることに注目してください．Cox比例ハザードモデルと同様に，層化尤度は（基準ハザードではなく）イベントの順番で決定されます．

$$L = \left[\frac{e^{\beta_1}}{e^{\beta_2} + e^{0}}\right] \times \left[\frac{e^{0}}{e^{0} + e^{\beta_1}} \times \frac{e^{\beta_1}}{e^{\beta_1}}\right]$$

Same β_1 in each piece

No interaction model:

Effect of smoking is same for those with or without hypertension

他にこのモデルについて重要なのは，1番目の尤度（L_1）の中のβ_1は，2番目の尤度（L_2）の中のβ_1と共通ということです．言い換えれば，これは交互作用がないモデルであるということです．喫煙の効果（β_1として表される）は，高血圧の既往に左右されないのです．

VIII. まとめ

ここで，これまでに説明した，層化Cox（SC）モデルの最も重要な特徴についてまとめます．

Stratified Cox (SC) model:

- stratification of predictors not satisfying PH assumption
- includes predictors satisfying PH
- does not include stratified variables

層化CoxモデルはCox比例ハザードモデルの変形であり，比例ハザード仮定を満たさない予測変数を「層化」により調整に用いることが可能です．比例ハザード仮定を満たすと想定する変数は，予測変数としてモデルに入れます．層化変数はモデルには含めません．

Computer Results

Stratified Cox regression
Analysis time _t: survt

	Coef.	Std. Err.	p > |z|	Haz. Ratio	[95% Conf.	Interval]
log WBC	1.390	0.338	0.000	4.016	2.072	7.783
RX	0.931	0.472	0.048	2.537	1.006	6.396

No. of subjects = 42   Log likelihood = −57.560   Stratified by sex

層化Coxモデルから得られるコンピュータ出力は，層化のないCox比例ハザードモデルから得られる出力と，本質的には同様の形式を持ちます．白血病寛解データを使った層化Coxの出力例をここに示します．予測変数としてモデルに含まれる変数は1列目に示されており，係数の推定値，標準誤差，p値，ハザード比，95%信頼区間が続きます．このような情報は層化に使われた変数については示されません．それらの変数は明示的にはモデルに含まれないからです．

Hazard function for no-interaction stratified Cox model:

$$h_g(t,\mathbf{X}) = h_{0g}(t)\exp[\beta_1 X_1 + \beta_2 X_2 + \ldots + \beta_p X_p]$$

$g = 1, 2, \ldots, k^*$, strata defined from Z^*

Z^* has k^* categories

$X_1, X_2, \ldots, X_p$ satisfy PH

交互作用がない層化Coxモデルのハザード関数の一般式をここに示します．この式には下付きのgが含まれ，これはg番目の層を表します．層とは，層化変数Z^*の各カテゴリーであり，層の数はk^*です．基準ハザードが層ごとに異なることに注意してください．

Stratification variable Z^*:

- identify $Z_1, Z_2, \ldots, Z_k$ not satisfying PH
- categorize each Z
- form combinations of categories (strata)
- each combination is a stratum of Z^*

変数Z^*を定義するには，まず比例ハザード仮定を満たさない変数Z_iを特定することから始めます．次に各Zをカテゴリー化し，各Z変数のカテゴリーの組み合わせを作ります．各組み合わせが，Z^*を形成する各層となります．

No-interaction model:
Same coefficients $\beta_1, \beta_2, \ldots, \beta_p$ for each g, i.e., Z^* does not interact with the X's.

上記のモデルは，モデル内のβがどの下付きのgについても等しいので，「交互作用がない」モデルです．交互作用がないという仮定とは，層化に使われる変数とモデルの中のX変数との間に交互作用がないと仮定することを意味します．

$$\text{Different baselines}\left\{\begin{array}{ccc} h_{01}(t) & \Rightarrow & \hat{S}_1(t) \\ h_{02}(t) & \Rightarrow & \hat{S}_2(t) \\ & \vdots & \\ h_{0k}(t) & \Rightarrow & \hat{S}_{k^*}(t) \end{array}\right\}\text{Different survival curves}$$

交互作用がないモデルでは，各層で基準ハザードが異なるので，あてはめられた層化Coxモデルからは層ごとに異なった生存曲線が推定されます．

$\widehat{HR}$ same for each stratum

しかしXの係数はどの層でも共通なので，ハザード比の推定値$\widehat{HR}$はどの層も等しくなります．

(Partial) likelihood function:

$$L = L_1 \times L_2 \times \ldots \times L_{k^*}$$

層化Coxモデルの回帰係数は，各層の尤度関数を掛け合わせて求められる，部分尤度関数を最大にすることで推定されます．

Stratified Cox model allowing interaction:

$$h_g(t,\mathbf{X}) = h_{0g}(t)\exp[\beta_{1g} X_1 + \beta_{2g} X_2 + \ldots + \beta_{pg} X_p]$$

$g = 1, 2, \ldots, k^*$, strata defined from Z^*.

交互作用がないという仮定を評価するためには，比較を行う交互作用があるモデルを定義する必要があります．交互作用モデルの1つの表し方をここに示します．この式は，回帰係数は層ごとに異なる下付き番号を持つ，すなわち各β係数には下付きのgが付いていることを示しています．

Alternative stratified Cox interaction model:

- uses product terms involving Z^*
- define $k^* - 1$ dummy variables from Z^*
- products of the form $Z_i^* \times X_j$

交互作用モデルを表す別の方法では，Z^*変数と各予測変数との積項を使います．このモデルではZ^*のk^*個のカテゴリーを区別するのに，$k^* - 1$個のダミー変数を使います．各ダミー変数は，各X変数との積項として，モデルに入れられます．

Testing the no-interaction assumption:

$LR = -2 \ln L_R - (-2 \ln L_F)$
R = reduced (no-interaction) model
F = full (interaction) model contains product terms
$LR \mathrel{\dot\sim} \chi^2_{p(k^*-1)\text{df}}$ under H_0: no interaction

交互作用がないという仮説の評価は，交互作用がない（縮小）モデルと，交互作用がある（フル）モデルを比べる，尤度比検定で行うことができます．帰無仮説は，交互作用がないということです．検定統計量は，交互作用がないモデルと交互作用があるモデルの，対数尤度統計量の差で求められます．この統計量は帰無仮説下にχ^2分布に近似します．自由度は$p(k^* - 1)$で，pは変数Xの数を，k^*はZ^*のカテゴリーの数です．

章の進行

1. Introduction to Survival Analysis
2. Kaplan–Meier Survival Curves and the Log–Rank Test
3. The Cox Proportional Hazards Model and Its Characteristics
4. Evaluating the Proportional Hazards Assumption

✓5. The Stratified Cox Procedure

Next:

6. Extension of the Cox Proportional Hazards Model for Time-Dependent Variables

これでこの章の解説は終わりです．後に続く「詳細なまとめ」を読んで，この章の内容を復習してください．それから練習問題とテストに挑戦してください．

次の第6章のタイトルは「時間依存性変数のためのCox比例ハザードモデルの拡張」です．次章では1つ以上の予測変数が比例ハザード仮定を満たさない場合に，層化Coxモデルに替わって，拡張Coxモデルをどのように用いることができるのかを示します．また時間依存性変数とは何かということについて，より一般的な説明を行い，そのような変数を拡張Coxモデルを使ってどのように評価することができるのかを示します．

詳細なまとめ

I. 復習(204ページ)

A. 層化Cox(SC)法がどのように行われるかに焦点を当てる：
- 層化Cox法のコンピュータ出力の分析.
- 層化Coxモデルのハザード関数.
- 1つの予測変数で層化 対 複数の予測変数で層化.
- 交互作用がないモデル 対 交互作用があるモデル.

II. 例(204〜208ページ)

A. 白血病寛解データのCox比例ハザードはSexの$P(PH) = 0.031$

B. 層化Coxモデルを使う：Sexで調整(層化により)：Log WBCとRxをモデルに入れる.

C. 層化Coxの結果から得られるRxの効果の解析
$\widehat{HR} = 2.357$；95％信頼区間：(1.006, 6.396)；尤度比検定とWald検定：$P < 0.05$.

D. ハザードモデル：$h_g(t, \mathbf{X}) = h_{0g}(t)\exp[\beta_1 \log \mathbf{WBC} + \beta_2 Rx]$, $g = 1,2$
- 男性と女性で基準ハザード関数と生存曲線がそれぞれ異なる
- 男女とも同じ係数β_1とβ_2(交互作用がないという仮定)
- 部分尤度$L = L_1 \times L_2$を最大にすることで推定値を求める.

E. Rxについての4つの調整生存曲線(log WBCを調整)のグラフ

III. 一般層化Cox (SC)モデル(208〜209ページ)

A. $h_g(t,\mathbf{X}) = h_{0g}(t)\exp[\beta_1 X_1 + \beta_2 X_2 + \ldots + \beta_p X_p]$,
$g = 1, 2, \ldots, k^*$
ここで，層は層化変数Z^*で定義される.

B. Z^*は比例ハザード仮定を満たさない，変数Z_1, Z_2, ..., Z_kより定義される：
- 各Z_iをカテゴリー化.
- カテゴリーの組み合わせを作る.
- 各組み合わせがZ^*の層.

C. 各層で基準ハザード関数と生存曲線が異なる.

D. 交互作用がないという仮定：どのgについても係数β_1, β_2, ..., β_pが等しい；つまりZ^*とX変数の間に交互作用がない；つまりハザード比の推定値はどの層でも等しい.

E. 部分尤度$L = L_1 \times L_2 \times \ldots \times L_k$を最大にすることで推定値を求める，$L_i$は$_i$番目の層の尤度.

IV.　交互作用がないという仮定とその検定法(210～216ページ)

A.　各gに対して同じ係数β_1, β_2, ..., β_pを想定

B.　交互作用モデル：

$$h_g(t,X) = h_{0g}(t)\exp[\beta_{1g}X_1 + \beta_{2g}X_2 + \ldots + \beta_{pg}X_p],$$

$g = 1$, 2, ..., k^*　Z^*により定義される層.

C.　層化Cox交互作用モデルの別の表し方：

- Z^*を含む積項を使う.
- Z^*から，$k^* - 1$個のダミー変数Z^*_1, Z^*_2, ..., $Z^*_{k^*-1}$を定義する.
- $Z^*_i \times X_j$からなる積項．ここで $i = 1$, ..., $k^* - 1; j = 1$, ..., p
- ハザード関数：$g = 1$, 2, ...k^*　Z^*により定義される層

$$h_g(t,\mathbf{X}) = h_{0g}(t)\exp\big[\beta_1X_1 + \cdots + \beta_pX_p + \beta_{11}(Z_1^* \times X_1) + \cdots + \beta_{p1}(Z_1^* \times X_p) + \beta_{12}(Z_2^* \times X_1) + \cdots + \beta_{p2}(Z_2^* \times X_p) + \cdots + \beta_{1,k^*-1}(Z_{k^*-1}^* \times X_1) + \cdots + \beta_{p,k^*-1}(Z_{k^*-1}^* \times X_p)\big]$$

D.　交互作用のない仮定の検定：$LR = -2\ln L_R - (-2\ln L_F)$で求められる尤度比統計量を使う

ここでRは縮小(交互作用のない)モデルで，Fはフル(交互作用)モデル

$LR \sim \chi^2_{p(k^*-1)df}$　交互作用がないというH_0下に　つまり，

$\beta_{11} = \beta_{12} = \ldots = \beta_{p,\ k^*-1} = 0$

V.　複数の層化変数がある2つ目の例(216～221ページ)

A.　退役軍人援護局肺がん試験のデータセット「vets.dat」; n = 137; 生存日数

B.　変数：治療，細胞型(4型)，PS，罹病期間，年齢，治療歴

C.　[$P(PH)$を使った]Cox比例ハザードの結果から，細胞型とPSが比例ハザード仮定を満たさないことがわかる.

D.　細胞型とPSによる層化の例で4つの細胞型のカテゴリーと2つのPSカテゴリーを使うので，Z^*には$k^* = 8$層ある.

E.　モデルに入れる変数Xは治療と年齢.

F.　交互作用がないモデルのコンピュータ出力：年齢とZ^*で調整した治療の効果についてのハザード比の推定値は，1.134(p値 = 0.584)；有意でない.

G. 交互作用がないモデルのハザード関数：

$h_g(t,\mathbf{X}) = h_{0g}(t)\exp[\beta_1 \text{ Treatment} + \beta_2 \text{ Age}],$
$g = 1, 2, \ldots, 8$

H. 交互作用モデルのハザード関数：

$h_g(t,\mathbf{X}) = h_{0g}(t)\exp[\beta_{1g} \text{ Treatment} + \beta_{2g} \text{ Age}],$
$g = 1, 2, \ldots, 8$

I. 交互作用モデルの別の表し方：

$$h_g\,(t,\mathbf{X}) = h_{0g}(t)\exp[\beta_1 \text{ Treatment} + \beta_2 \text{ Age} \\ +\beta_{11}\left(Z_1^* \times \text{Treatment}\right) + \cdots + \beta_{17}\left(Z_7^* \times \text{Treatment}\right) \\ +\beta_{21}\left(Z_1^* \times \text{Age}\right) + \cdots + \beta_{27}\left(Z_7^* \times \text{Age}\right)], \\ g = 1, 2, \ldots 8$$

Z^*_1 = 大細胞（2値），Z^*_2 = アデノ細胞（2値），Z^*_3 = 小細胞（2値），
Z^*_4 = PSbin（2値），$Z^*_5 = Z^*_1 \times Z^*_4$，$Z^*_6 = Z^*_2 \times Z^*_4$，$Z^*_7 = Z^*_3 \times Z^*_4$

J. 交互作用モデルの後の式（I）は，交互作用のはじめの式（H）と同等であることを，後の式のコンピュータ出力を使って示した．

K. 交互作用がないという仮説の検定：

- 帰無仮説：$\beta_{11} = \beta_{12} = \ldots = \beta_{17} = 0$ および $\beta_{21} = \beta_{22} = \ldots = \beta_{27} = 0$
- 尤度比～$\chi^2_{14\text{df}}$　交互作用がないという H_0 のもと．
- 尤度比 = 524.040 − 499.944 = 24.096
  （p 値 = 0.045）
  結論：帰無仮説を棄却；
  交互作用モデルが好ましい．

VI. 層化Cox法のグラフ的考察（221～222ページ）

対数（−対数）生存曲線の比較

1. *Rx* と Sex の交互作用を示す．
2. Sex に関して比例ハザード性が成立しない場合を示す．

VII. 層化Cox尤度（223～225ページ）

VIII. まとめ（225～227ページ）

練習問題

以下の問題はこの章で扱った，退役軍人援護局肺がん試験についての「vets.dat」データセットに関するものです．生存時間は日数で，試験には137人の患者が含まれています．興味のある曝露変数は治療(treatment status)（標準的 = 1，試験的 = 2)です．調整変数として興味のある他の変数は，細胞型(cell type)（4型，ダミー変数を使って定義される)，PS(performance status)，罹病期間(disease duration)，年齢(age)，治療歴(prior therapy status)です．failure状態は状態変数（打ち切り = 0，死亡 = 1)で表されます．

Q 1. このデータにCox 比例ハザードモデルをあてはめた，2つの出力について考えます．

Cox regression
Analysis time _t:

survt	Coef.	Std. Err.	p > |z|	Haz. Ratio	[95% Conf.	Interval]	*P*(*PH*)
Treatment	0.290	0.207	0.162	1.336	0.890	2.006	0.628
Large cell	0.400	0.283	0.157	1.491	0.857	2.594	0.033
Adeno cell	1.188	0.301	0.000	3.281	1.820	5.915	0.081
Small cell	0.856	0.275	0.002	2.355	1.374	4.037	0.078
Perf.Stat	−0.033	0.006	0.000	0.968	0.958	0.978	0.000
Dis.Durat.	0.000	0.009	0.992	1.000	0.982	1.018	0.919
Age	−0.009	0.009	0.358	0.991	0.974	1.010	0.198
Pr.Therapy	0.007	0.023	0.755	1.007	0.962	1.054	0.145

No. of subjects = 137　　Log likelihood = −475.180

Cox regression
Analysis time _t:

survt	Coef.	Std. Err.	p > |z|	Haz. Ratio	[95% Conf.	Interval]	*P*(*PH*)
Treatment	0.298	0.197	0.130	1.347	0.916	1.981	0.739
Small cell	0.392	0.210	0.062	1.481	0.981	2.235	0.382
Perf.Stat	−0.033	0.005	0.000	0.968	0.958	0.978	0.000
Dis.Durat.	−0.001	0.009	0.887	0.999	0.981	1.017	0.926
Age	−0.006	0.009	0.511	0.994	0.976	1.012	0.211
Pr.Therapy	−0.003	0.023	0.884	0.997	0.954	1.042	0.146

No. of subjects = 137　　Log likelihood = −487.770

比例ハザード仮定を確認する*P*(*PH*)の情報について，これら2つの出力でどの変数に違いがみられますか．

Q 2. 先の情報に基づき，もし細胞型の変数で層化を行うならば，層をどのように定義しますか．説明してください．

Q 3. 変数Z_1 =「小細胞」とZ_2 =「PS」で層化を行う解析について考えます．小細胞の変数は，上記の細胞型を定義するダミー変数の中の1つです．PSの変数は高(60より高い)と，低(60以下)の二値に分けられ，これをPSbinとします．Z_1とZ_2のカテゴリーを組み合わせた層化変数をSZ^*とし，これは4つのカテゴリーからなります．解析に含まれる(層化しない)予測変数は治療，罹病期間，年齢，治療歴です．コンピュータ出力は以下のようになります．

Stratified Cox regression
Analysis time _t:

survt	Coef.	Std. Err.	p > |z|	Haz. Ratio	[95% Conf.	Interval]
Treatment	0.090	0.197	0.647	1.095	0.744	1.611
Dis.Durat.	0.000	0.010	0.964	1.000	0.982	1.019
Age	0.002	0.010	0.873	1.002	0.983	1.021
Pr.Therapy	−0.010	0.023	0.656	0.990	0.947	1.035

No. of subjects = 137　Log likelihood = −344.848　Stratified by SZ*

この出力の中から，SZ^*を含め，他の変数で調整した治療の効果のハザード比の点推定値と区間推定値を示してください．このハザード比は意味がありますか，あるいは統計的に有意ですか．説明してください．

Q 4. Q3であてはめたモデルのハザード関数の式を述べてください．なぜこのモデルは層化変数とモデルの中の予測変数との交互作用がないと仮定しているといえますか．

Q 5. 層化変数と治療との交互作用だけを考慮し，他のタイプの交互作用はないと仮定した「交互作用モデル」のハザード関数を2つの表し方で示してください．

Q 6. 層化変数(小細胞とPS)と，治療，罹病期間，年齢，治療歴という各予測変数との交互作用を考慮した交互作用モデルのハザード関数を2つの表し方で示してください．

Q 7. Q6で述べた交互作用モデルで，他の変数を調整した治療の効果についてのハザード比の式はどうなりますか．この式から，層により異なったハザード比が求められますか．説明してください．

Q 8. 層化Coxモデルの，交互作用がないという仮定が満たされるかどうかの検定の帰無仮説を，2つの表し方で示してください．その1つには，一連の回帰係数が0であるということを含めてください．

Q 9. 交互作用がないという仮定を評価するための尤度比検定の式を述べてください．帰無仮説下の統計量の分布と，自由度はどうなりますか．

Q 10. 下のコンピュータ出力は，Q6の交互作用モデルをあてはめたものです．この出力で，Z^*_1は小細胞の変数を，Z^*_2はPSbin変数を表しています．変数DDZ^*_1はZ^*_1と罹病期間との積項で，他の積項も同様に定義されています．

Stratified Cox regression Analysis time _t: survt	Coef.	Std. Err.	p > |z|	Haz. Ratio	[95% Conf. Interval]	
Treatment	0.381	0.428	0.374	1.464	0.632	3.389
Dis.Durat.	0.015	0.021	0.469	1.015	0.975	1.057
Age	0.000	0.017	0.994	1.000	0.968	1.033
Pr.Therapy	0.023	0.041	0.571	1.023	0.944	1.109
DDZ_1^*	−0.029	0.024	0.234	0.971	0.926	1.019
$AgeZ_1^*$	−0.055	0.037	0.135	0.946	0.880	1.018
PTZ_1^*	0.043	0.075	0.564	1.044	0.901	1.211
DDZ_2^*	0.025	0.032	0.425	1.026	0.964	1.092
$AgeZ_2^*$	0.001	0.024	0.956	1.001	0.956	1.049
PTZ_2^*	−0.078	0.054	0.152	0.925	0.831	1.029
$DDZ_1 Z_2^*$	−0.071	0.059	0.225	0.931	0.830	1.045
$AgeZ_1Z_2^*$	0.084	0.049	0.084	1.088	0.989	1.196
$PTZ_1Z_2^*$	−0.005	0.117	0.963	0.995	0.791	1.250
trZ_1^*	0.560	0.732	0.444	1.751	0.417	7.351
trZ_2^*	−0.591	0.523	0.258	0.554	0.199	1.543
$trZ_1Z_2^*$	−0.324	0.942	0.731	0.723	0.114	4.583

No. of subjects = 137　　Log likelihood = −335.591　　Stratified by SZ^*

上記のコンピュータ出力を使って，層化変数SZ^*の4つの層それぞれについて，**推定された**ハザードモデルを述べてください．また各層について，罹病期間，年齢，治療歴を調整した治療のハザード比を計算してください．

Q 11. Q4で述べた交互作用がないモデルについて評価するための尤度比検定を行ってください．この検定を行う際には，Q10であてはめた交互作用モデルで，回帰係数を0とする帰無仮説を記述してください．またこの検定のp値を求め，検定が有意であるか，および交互作用がないモデルと交互作用があるモデルのどちらが好ましいかについて，結論を述べてください．

Q 12. 層化変数SZ^*によって定義される4つの層それぞれの調整対数(−対数)生存曲線(治療，罹病期間，年齢，治療歴で調整)は下記のようになります．

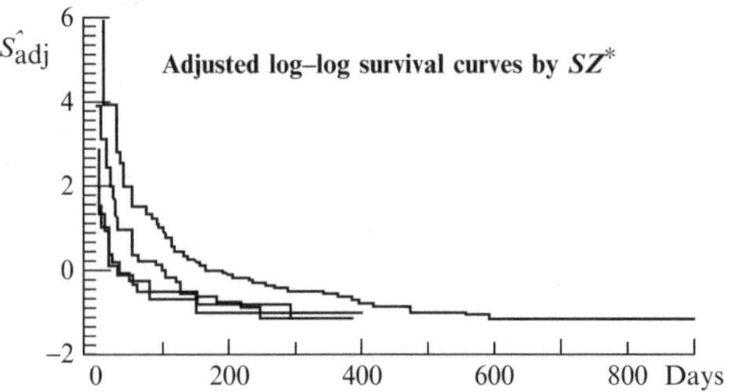

このグラフから，これらの変数，小細胞とPSbinについて比例ハザード仮定が満たされるかについてどのような結論を出しますか．

Q 13. SZ^*の4つの層それぞれについて，2つの治療群を比べる調整生存曲線のグラフを描くと，何がわかると思いますか．説明してください．

テスト

次の問題ではCaplehorn *et al.*の研究（"Methadone Dosage and Retention of Patients in Maintenance Treatment", *Med J Aust*, 1991）のデータセットについて考えます．これらのデータは，ヘロイン常用者が，2つのメタドンクリニックのどちらかに入院してから退院するまでの日数からなります．収監歴と最大メタドン量という2つの共変数は，生存時間に影響すると考えられています．データセットの名前は「**addicts.dat**」です．変数の一覧は以下の通りです．

列1：対象者ID
列2：クリニック（1または2）

列3：生存状態(打ち切り＝0，クリニックからの退院＝1)
列4：生存日数
列5：収監歴(なし＝0，あり＝1)
列6：最大メタドン量(mg/day)

Q 1. 以下の出力は，このデータにCox比例ハザードモデルをあてはめたものです：

Cox regression
Analysis time _t:

survt	Coef.	Std. Err.	p > |z|	Haz. Ratio	[95% Conf. Interval]		$P(PH)$
Clinic	−1.009	0.215	0.000	0.365	0.239	0.556	0.001
Prison	0.327	0.167	0.051	1.386	0.999	1.924	0.332
Dose	−0.035	0.006	0.000	0.965	0.953	0.977	0.341

No. of subjects = 238　　Log likelihood = −673.403

上の出力の$P(PH)$の情報から，クリニックは比例ハザード仮定を満たさないようです．この結論は，2つのクリニックの対数(−対数)生存曲線を比べると，明らかに平行でないとわかることによっても支持されます．クリニック変数で層化した，層化Coxモデルをあてはめることで何がわかるでしょうか．クリニックの変数で層化を行うことの欠点は何ですか．

Q 2. 下の出力はこのデータに層化Cox比例ハザードモデルをあてはめたものです．クリニック変数で層化が行われています．

Stratified Cox regression
Analysis time _t:

survt	Coef.	Std. Err.	p > |z|	Haz. Ratio	[95% Conf. Interval]	
Prison	0.389	0.169	0.021	1.475	1.059	2.054
Dose	−0.035	0.006	0.000	0.965	0.953	0.978

No. of subjects = 238　　Log likelihood = −597.714　　Stratified by clinic

上記にあてはめたモデルを使って，次のような収監歴と最大メタドン量で調整した，各クリニックの調整生存確率を比べる(つまりクリニックで層化した)調整生存曲線を求めることができます．

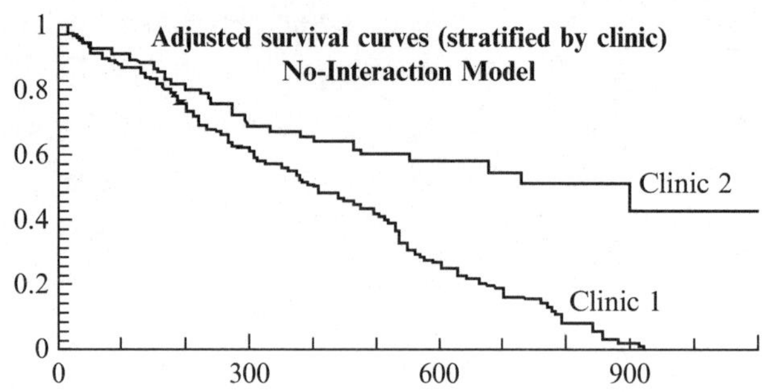

これらの調整生存曲線から，2つのクリニックで生存に差があるかどうかについてどんな結論を出しますか．説明してください．

Q 3. 前述のコンピュータ出力において，推定されたハザード関数を記述してください．なぜこのモデルは交互作用がないモデルなのでしょうか．

Q 4. 前述のコンピュータ出力を使い，クリニックとメタドン量で調整した収監歴の効果の点推定値と区間推定値を述べてください．この調整された収監歴の効果は有意ですか．説明してください．

Q 5. 以下のコンピュータ出力は，層化変数であるクリニックと，収監歴，メタドン量のそれぞれとの交互作用を考慮した層化Coxモデルです．モデルの中の積項はclinpr = クリニック × 収監歴(prison)，clindos = クリニック × メタドン量(dose)です．

Stratified Cox regression
Analysis time _t:

survt	Coef.	Std. Err.	P > |z|	Haz. Ratio	[95% Conf.	Interval]
prison	1.087	0.539	0.044	2.966	1.032	8.523
dose	−0.035	0.020	0.079	0.966	0.929	1.004
clinpr	−0.585	0.428	0.172	0.557	0.241	1.290
clindos	−0.001	0.015	0.942	0.999	0.971	1.028

No. of subjects = 238 Log likelihood = −596.779 Stratified by clinic

上記の出力で推定している交互作用モデルを，2つの方法で表してください．その1つには，上記の出力の中の積項を使ってください．

Q 6. 上記のコンピュータ出力を使って，各クリニックについて推定されたハザードモデルを述べてください(クリニックは1または2とコードされています)．

Q 7. 上記の交互作用モデルの出力から求めた，各クリニックの調整生存曲線を下に示します．これらの曲線は収監歴とメタドン量で調整しています．

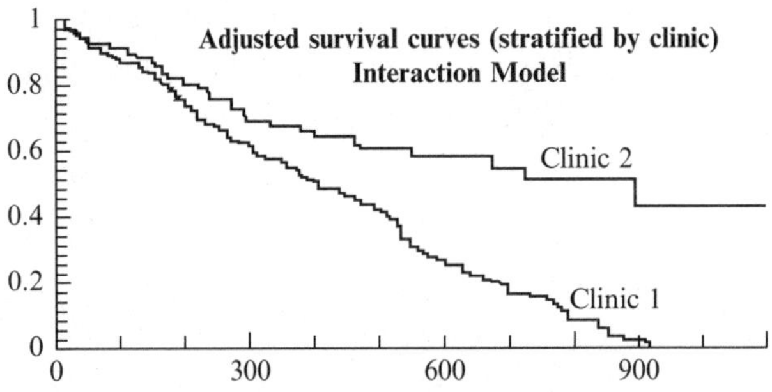

交互作用モデルから得られたクリニックごとの生存曲線と，先に示した交互作用がないモデルから得られた生存曲線とを比較してください．両グラフともクリニックの効果について同様の結論を示していますか．説明してください．

Q 8. 交互作用がないモデルが適切かどうかを判断するための，尤度比検定を行ってください．その時，前述のコンピュータ出力を使い，帰無仮説，尤度比統計量の式と帰無仮説下の分布を述べ，尤度比統計量を計算し，有意であるかどうか判断してください．結論はどのようになりますか．

練習問題の解答

A 1. 最初の出力から，大細胞，アデノ細胞，小細胞，PSの変数は有意水準0.10において，比例ハザード仮定を満たさないことがわかります．2番目の出力は大細胞とアデノ細胞の変数を含まないモデルについてです．この後者の出力では，最初の出力と異なり，小細胞は比例ハザード仮定を満たしていることがわかります．しかしPSの変数は，最初の出力と同様に仮定を満たしていません．

A 2. 細胞型は4つのカテゴリーで定義されており，最初の出力では3つのダミー変数を使って表されています．2番目の出力では，小細胞の変数は細胞型を小細胞とそれ以外の2区分に分けたものです．この出力では小細胞の変数は比例ハザード仮定を満たしているようにみえます．この結果は，一番目の出力結果である細胞型を4区分した場合は有意水準0.10において比例ハザード仮定を満たしていない，と相反します．

つまり，4つの層を使う層化Cox法を用いるのがより適切であると考えられます．しかし4つの層を使う場合の欠点は，描かれる生存曲線の数が2つの層を使う場合と比べて増えることです．その結果多くの曲線がある場合には，2つしか曲線がない場合と比べて，グラフを使って解釈することがより難しくなります．したがって解釈の際の利便性から，4つの層を使うよりも二値の細胞型変数を使うことを選択するかもしれません．小細胞の変数以外の二値を考えることもできます．例えば小細胞の代わりに，アデノ細胞あるいは大細胞を使って二値にするかもしれません．代わりにカテゴリーを合体させて，例えば大細胞とアデノ細胞の組み合わせと，小細胞と扁平細胞の組み合わせを比べるかもしれません．しかしカテゴリーを合体させるかどうかの決断は，単に統計的に決めるのではなく，生物学的考慮に基づいて決めるべきです．

A 3. $\widehat{HR}_{\text{adj}} = 1.095$，95％ 信頼区間：(0.744，1.611)，両側検定のp値は0.647で有意ではありません．治療のハザード比の推定値は，意味のある，あるいは統計的に有意なものではありません．点推定値はほとんど1に近く，このことは，モデルの中の予測変数と層化変数SZ^*で調整してみれば，意味のある治療の効果はみられないということです．

A 4. $h_g(t,\mathbf{X}) = h_{0g}(t)\exp[\beta_1 \text{Treatment} + \beta_2 DD + \beta_3 \text{Age} + \beta_4 PT]$, $g = 1, \ldots, 4$, ここで層は層化変数SZ^*で定義され，DD = 罹病期間，PT = 治療歴です．このモデルの各予測変数の係数には下付きのgがない，すなわちどの層でも回帰係数が同じであるので，このモデルは交互作用がないと仮定しています．

A 5. 1つ目の式：$h_g(t,\mathbf{X}) = h_{0g}(t)\exp[\beta_{1g} \text{Treatment} + \beta_2 DD + \beta_3 \text{Age} + \beta_4 PT]$，$g = 1，\ldots，4$.

2つ目の式：$h_g(t,\mathbf{X}) = h_{0g}(t)\exp[\beta_1 \text{Treatment} + \beta_2 DD + \beta_3 \text{Age} + \beta_4 PT] + \beta_5 (Z_1^* \times \text{Treatment}) + \beta_6 (Z_2^* \times \text{Treatment}) + \beta_7 (Z_1^* \times Z_2^* \times \text{Treatment})]$,

ここでZ^*_1 = 小細胞型(0,1)，Z_2^* = PSbin (0,1)，$g = 1, \ldots, 4$.

A 6. 1つ目の式: $h_g(t,\mathbf{X}) = h_{0g}(t)\exp[\beta_{1g}\ \text{Treatment} + \beta_{2g}\ DD + \beta_{3g}\ \text{Age} + \beta_{4g}\ PT],\ g = 1,\ldots, 4.$

2つ目の式: $h_g(t,\mathbf{X}) = h_{0g}(t)\exp[\beta_1\ \text{Treatment} + \beta_2 DD + \beta_3\ \text{Age} + \beta_4\ PT + \beta_5(Z_1^* \times \text{Treatment}) + \beta_6(Z_1^* \times DD) + \beta_7(Z_1^* \times \text{Age}) + \beta_8(Z_1^* \times PT) + \beta_9(Z_2^* \times \text{Treatment}) + \beta_{10}(Z_2^* \times DD) + \beta_{11}(Z_2^* \times \text{Age}) + \beta_{12}(Z_2^* \times PT) + \beta_{13}(Z_1^* \times Z_2^* \times \text{Treatment}) + \beta_{14}(Z_1^* \times Z_2^* \times DD) + \beta_{15}(Z_1^* \times Z_2^* \times \text{Age}) + \beta_{16}(Z_1^* \times Z_2^* \times PT)],$

$g = 1, \ldots, 4.$

A 7. 1つ目のモデルの式を使うと$HR_g = \exp(\beta_{1g})$. この式からは，層によって異なるハザード比が得られます．ハザード比の値が，下付きのgによって変わるからです．

A 8. H_0:交互作用のない仮定を満たすもの．

1つ目の式では H_0: $\beta_{11} = \beta_{12} = \beta_{13} = \beta_{14}, \beta_{21} = \beta_{22} = \beta_{23} = \beta_{24}, \beta_{31} = \beta_{32} = \beta_{33} = \beta_{34}, \beta_{41} = \beta_{42} = \beta_{43} = \beta_{44}$

2つ目の式では H_0: $\beta_5 = \beta_6 = \beta_7 = \beta_8 = \beta_9 = \beta_{10} = \beta_{11} = \beta_{12} = \beta_{13} = \beta_{14} = \beta_{15} = \beta_{16} = 0$

A 9. 尤度比 = $(-2\ln L_R) - (-2\ln L_F)$. ここで$R$は縮小(交互作用のない)モデルを，$F$はフル(交互作用)モデルを表します．帰無仮説下に尤度比の分布は自由度12のχ^2分布に近似します．

A 10. 各層の推定ハザードモデル:

$g = 1;\ Z_1^* = Z_2^* = 0:$
$\hat{h}_1,\mathbf{X}) = \hat{h}_{01}(t)\exp[(0.381)\text{Treatment} + (0.015)DD + (0.000)\text{Age} + (0.023)PT]$

$g = 2;\ Z_1^* = 1,\ Z_2^* = 0:$
$\hat{h}_2(t,\mathbf{X}) = \hat{h}_{02}(t)\exp[(0.941)\text{Treatment} + (-0.014)DD + (-0.055)\text{Age} + (0.066)PT]$

$g = 3;\ Z_1^* = 0,\ Z_2^* = 1:$
$\hat{h}_3(t,\mathbf{X}) = \hat{h}_{03}(t)\exp[(-0.210)\text{Treatment} + (0.040)DD + (0.001)\text{Age} + (-0.055)PT]$

$g = 4;\ Z_1^* = 1,\ Z_2^* = 1:$
$\hat{h}_4(t,\mathbf{X}) = \hat{h}_{04}(t)\exp[(0.026)\text{Treatment} + (-0.060)DD + (0.030)\text{Age} + (-0.017)PT]$

DD，Age，PTを調整した治療の効果についてのハザード比の推定値：

$$g = 1 : HR_1 = \exp(0.381) = 1.464$$
$$g = 2 : \widehat{HR}_2 = \exp(0.941) = 2.563$$
$$g = 3 : \widehat{HR}_3 = \exp(-0.210) = 0.811$$
$$g = 4 : \widehat{HR}_4 = \exp(0.026) = 1.026$$

A 11. H_0: $\beta_5 = \beta_6 = \beta_7 = \beta_8 = \beta_9 = \beta_{10} = \beta_{11} = \beta_{12} = \beta_{13} = \beta_{14} = \beta_{15} = \beta_{16} = 0$
尤度比 = 689.696 − 671.182 = 18.514，この分布は自由度12のχ^2分布に近似．
$P = 0.101$であり有意水準0.05において有意ではありません．
結論：帰無仮説を採択し，交互作用がないモデルが交互作用があるモデルより好ましいという結論を出します．

A 12. グラフの下の3つの生存曲線は，明らかに平行でないようにみえます．すなわち比例ハザード仮定は，小細胞型とPSbinの変数の片方，あるいは両方で満たされていません．しかし両方の変数が一緒に層化されているので，これらの片方だけが比例ハザード仮定を満たさないのかどうかは，グラフからは明らかではありません．

A 13. もし2群を比べる調整生存曲線を，4つの層のそれぞれについてグラフに描けば，各層において治療の効果がもしあるならば，それが時間経過によりどのように変化するかをグラフから見ることができます．しかしこの方法で難しいのは，8つの調整生存曲線が描かれるので，それらが同じグラフ上に描かれた場合，何が起こっているのかを見極めるのは簡単ではないということです．

第6章

時間依存性変数のためのCox比例ハザードモデルの拡張

はじめに

ここでは，まず時間依存性変数を定義し，その例をいくつか挙げます．次に，時間依存性変数が扱えるように拡張されたCoxモデルの一般式を示し，ハザード比を含めた，このモデルの特徴について説明します．

後半では，時間依存性変数を取り扱ったモデルの例を示し，時間と独立な変数についての比例ハザード性を検討するためのモデルを示します．特に時間と独立な変数の比例ハザード性を検討するのに，Heavisideの階段関数を使う方法について説明します．また拡張Coxモデルを使った2つのコンピュータ解析例，ヘロイン常用者の治療に関する試験とスタンフォード心臓移植試験についても説明します．

本章の要点

本章のプレゼンテーションで取り上げる内容は，以下の通りです．復習のための「詳細なまとめ」は，プレゼンテーションの後にあります．

本章の目的

この章では，以下を習得することを目的とします．

1. 時間依存性変数のための拡張Coxモデルの一般式の理解．
2. 1つ以上の時間依存性変数がある生存時間解析のシナリオにおいて，適切な解析のための拡張Coxモデル式の理解．
3. 拡張Coxモデルを使った生存時間解析のシナリオにおいて，興味のあるハザード比の式の理解．
4. 時間と独立な変数を含む生存時間解析のシナリオにおいて，1つ以上の時間と独立な変数の比例ハザード性を検討するための，拡張Coxモデル式の理解．
5. 時間と独立な変数を含む生存時間解析のシナリオにおいて，1つ以上の時間と独立な変数について，Heavisideの階段関数を使って比例ハザード性を検討するための，拡張Coxモデル式の理解．
6. 拡張Coxモデル中のHeavisideの階段関数で指定される時間区間ごとのハザード比の式の理解．
7. 時間依存性変数を含む生存時間解析の解析において，1つ以上の説明変数の効果を評価するための適切なデータ解析の実行．その解析には以下のような事項が含まれます．
   - 興味のあるハザード比の計算と解釈．
   - 興味のある効果に関して，適切な仮説検定の実施と解釈．
   - 興味のあるハザード比の信頼区間の算出．
   - 1つまたは複数の共変量についての交互作用と交絡の検討．

プレゼンテーション

I. 復習

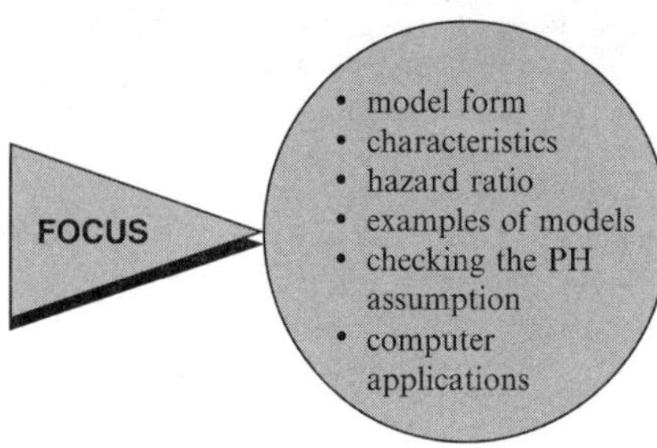

FOCUS
• model form
• characteristics
• hazard ratio
• examples of models
• checking the PH assumption
• computer applications

ここでは，予測変数として時間依存性変数を用いることができるように，Cox比例ハザードモデルをどのように拡張するのかを説明します．ここではモデルの式，モデルの特徴，ハザード比の式と解釈，拡張Coxモデルの例に焦点を当てます．また拡張Coxモデルを使って，時間と独立な変数の比例ハザード性をどのように検討するのかを示します．異なるタイプの時間依存性変数について説明するための，ソフトウェア適用例も示します．最後に拡張Cox尤度を示し，それがCox比例ハザード尤度とどのように異なるかを説明します．

II. Cox比例ハザードモデルの復習

$$h(t,\mathbf{X}) = h_0(t)\exp\left[\sum_{i=1}^{p}\beta_i X_i\right]$$

$\mathbf{X} = (X_1, X_2, \ldots, X_{\mathrm{p}})$
Explanatory/predictor variables

Cox比例ハザードモデルの一般式をここに示します．このモデルは，太字の**X**で表される，説明変数の特定の値の組み合わせを持つある個人の，時間tにおけるハザードを表しています．つまり太字の**X**は，個人のハザードを予測するためにモデルに含まれる予測変数の集まり(ときに｢ベクトル｣と呼ばれる)を表します．

$$h_0(t) \times \exp\left[\sum_{i=1}^{p}\beta_i X_i\right]$$

Baseline hazard	Exponential
Involves t but not X's	Involves X's but not t (X's are time-independent)

Coxモデルの式から，時間tでのハザードは2つの項の積であることがわかります．最初の項 $h_0(t)$は，**基準ハザード**関数と呼ばれます．2つ目は指数関数で，p個の説明変数Xに関する$\beta_i X_i$の線形和の指数関数です．

この式の重要な特徴は，比例ハザード仮定にかかわるものですが，基準ハザード関数はtの関数であるが変数Xを含まず，指数式にはXを含むがtを含まないということです．ここでのXは**時間と独立**なXと呼ばれます．

X's involving t: time-dependent

Requires extended Cox model (no PH)

しかし, tを含む変数Xを考えることも可能です．そのような変数Xを**時間依存性**変数と呼びます．時間依存性変数を考える場合も，Coxモデルの式を使うことができますが，そのようなモデルはもはや比例ハザード仮定を満たさず，**拡張Coxモデル**と呼ばれます．時間依存性変数と，対応する拡張Coxモデルについては，次で説明します．

Hazard ratio formula:

$$\widehat{HR} = \exp\left[\sum_{i=1}^{p} \hat{\beta}_i \left(X_i^* - X_i\right)\right]$$

where $\mathbf{X}^* = \left(X_1^*, X_2^*, \ldots, X_p^*\right)$ and $\mathbf{X} = (X_1, X_2, \ldots, X_p)$ denote the two sets of X's.

ここに示すように，Cox比例ハザードモデルから，変数Xの特定の2組の値，$\mathbf{X}^*$と$\mathbf{X}$を比較したハザード比を推定するための一般式が得られます．

PH assumption:

$$\frac{\hat{h}(t, \mathbf{X}^*)}{\hat{h}(t, \mathbf{X})} = \hat{\theta} \text{ (a constant over } t\text{)}$$

i.e., $\hat{h}(t, \mathbf{X}^*) = \hat{\theta}\hat{h}(t, \mathbf{X})$

Cox比例ハザードモデルの基礎にある比例ハザード仮定とは，予測変数$\mathbf{X}$のいかなる特定の2つの値を比較したハザード比も, 時間によらず一定だということです．言い換えれば，ある人のハザードは他のすべての人のハザードに比例し，個々の比例定数は時間に依存しないということです．

Hazards cross $\Rightarrow$ PH not met

Hazards don't cross $\not\Rightarrow$ PH met

比例ハザード性が成立していない1つの例は，複数群のハザード－時間グラフが交差するような場合です．しかしハザード関数が交差しなくても，比例ハザード性が成立していない可能性はあります．

Three approaches:

- graphical
- time-dependent variables
- goodness-of-fit test

第4章で詳しく述べたように，比例ハザード性を検討するには，以下の3つの一般的な方法があります．

- グラフを使った方法
- 拡張Coxモデルで時間依存性変数の使用
- 適合度検定

Time-dependent covariates used to assess PH for time-indep. X's

⇓

Extend Cox model: add product term(s) involving function of t

時間と独立な変数について比例ハザード性を検討するために，時間依存性変数を使う場合，検討している時間と独立な変数と, 何らかの時間の関数との**積**(つまり交互作用)**項**を含むようにCoxモデルを拡張します．

EXAMPLE

$h(t,\mathbf{X}) = h_0(t)\exp[\beta_1\text{sex} + \beta_2(\text{sex} \times t)]$
H_0: $\beta_2 = 0 \Rightarrow$ PH assumption satisfied

例えば，もし性別について比例ハザード性を検討するなら，性別に加えて性別×tという変数を含むようにCoxモデルを拡張します．性別×tという変数が時間依存性変数として適切な選択であるなら，積項の係数が有意でなければ，性別は比例ハザード仮定を満たしていると結論することができます．

Options when PH assumption not satisfied:

- Use a stratified Cox (SC) model.
- Use time-dependent variables.

モデルの中の1つ以上の予測変数が比例ハザード性を示さない場合，考えられる解析方法が2つあります．第5章では，層化Coxモデルを使う方法について説明しました．層化Coxモデルでは，比例ハザード仮定を満たさない予測変数で層化を行い，仮定を満たす予測変数はモデルに入れます．この章ではもう1つの方法である，時間依存性変数を使う方法について説明します．

Time-dependent variables may be:

- inherently time-dependent
- defined to analyze a time-independent predictor not satisfying the PH assumption.

次に示すように，ある種の試験においては，本質的に時間依存性であると定義される予測変数を扱うことがあります．したがって，比例ハザード性を示さない時間と独立な変数を解析するための選択肢として時間依存性変数を使うことのほかに，本質的に時間依存性であると定義される予測変数についても説明します．

III. 時間依存性変数の定義と例

Definition:

Time-dependent	Time-independent
Value of variable differs over time	Value of variable is constant over time
Example: Race × t	Race

時間依存性変数とは，対象者の変数値が時間(t)とともに変わる変数と定義されます．対照的に時間と独立な変数とは，対象者の変数値が時間によらず一定である変数と定義されます．

簡単な例を挙げると，人種は時間と独立な変数ですが，人種× timeは時間依存性変数です．

EXAMPLE OF DEFINED VARIABLES

Defined variable: Race × t

Time-independent
Race = 1 ⇒ Race × $t = t$
Race = 0 ⇒ Race × $t = 0$ (at any t)

$E \times \underbrace{(\log t - 3)}$
Function of t
[E denotes a (0,1) exposure variable].

$E \times g(t)$ where $g(t) = \begin{cases} 1 & \text{if } t \geq t_0 \\ 0 & \text{if } t < t_0 \end{cases}$

Heaviside function

$t \geq t_0 : E \times \overset{\boxed{1}}{g(t)} = E$

$t < t_0 : E \times \overset{\boxed{0}}{g(t)} = 0$

Heaviside functions used when PH assumptions not met.

変数(人種×time)はいわゆる「定義された」時間依存性変数(定義変数)の一例です．ほとんどの定義変数は，時間と独立な変数(定義変数例えば人種)と時間との積，あるいは何らかの時間関数との積の形式となっています．ある対象者の人種が決まれば，(人種×time)という変数の値は，どの時点においても特定できることに留意してください．

定義変数の2つ目の例として，$E \times (\log t - 3)$があります．Eは例えば，対象者が試験にエントリーした時に決まっている曝露状態の(0, 1)変数です．ここでtは単独ではなく，$\log t - 3$という時間の関数となっていることに注意してください．

定義変数の別の例としては，やはり時間の関数を含む，$E \times g(t)$があります．ここで$g(t)$は，もしtがある特別の値t_0以上なら1という値を，tがt_0より小さい場合は0という値を取ると定義します．

この関数$g(t)$をHeavisideの階段関数と呼びます．tがt_0以上なら常に$g(t)$は1であるので，$E \times g(t) = E$であり，tがt_0より小さい場合は常に$g(t) = 0$なのでE × $g(t)$は0であることに留意してください．Eのような時間と独立な変数が比例ハザード性を示さない場合の解析方法の1つとして，Heavisideの階段関数をどのように使うことができるかは，後ほど説明します．

Internal variable:

EXAMPLES OF INTERNAL VARIABLES

$E(t)$, $EMP(t)$, $SMK(t)$, $OBS(t)$,

Values change because of “internal” characteristics or behavior of the individual.

「内的(internal)」変数と呼ぶ，別のタイプの時間依存性変数もあります．そのような変数の例としては時間tでの曝露レベルEや，時間tでの雇用状況(EMP)，時間tでの喫煙状況(SMK)，時間tでの肥満レベル(OBS)などがあります．

これらの例は，対象者のオブザベーションが試験経過中に変化し得る変数を考慮しています．さらに内的変数に関しては，値が変化する理由は，その人の「内的」特徴やその人特有の行動に依存するとしています．

"Ancillary" variable:
Value changes because of "external" characteristics.

対照的に，複数の個人に同時に影響を与える可能性のある，環境のような「外的(external)」要因により主として値が変化する変数は，「付帯(ancillary)」変数と呼ばれます．付帯変数の例には，ある地理的範囲の，時間tにおける大気汚染指数があります．他の例では，誰かが雇用されるかどうかが，個人の特徴よりも社会的な経済状況に依存している場合は，時間tでの雇用状況(EMP)は付帯変数となります．

EXAMPLES OF INTERNAL VARIABLES

Air pollution index at time t; $EMP(t)$

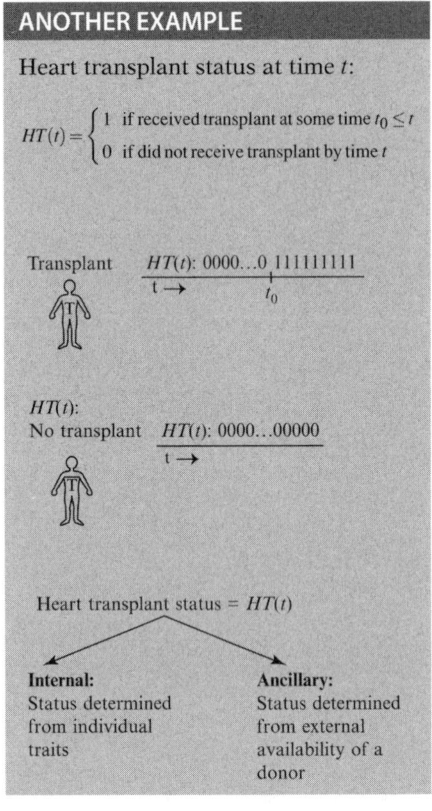

一部が内的で，一部が付帯である変数の例として，心臓状態が重篤な移植の適応症例の，時間tでの心臓移植状況(HT)を考えます．もしその人が時間tよりも早い時間，例えばt_0にすでに移植を受けていれば，時間tでのHTの値は1です．もしその人が時間tまでに移植を受けていなければ，時間tでのHTの値は0です．

その人が時間t_0に移植を受ければ，HTの値はそれ以降常に1です．すなわち移植を受けた人では，HTの値が移植の時までは0で，それ以降は1です．対照的に一度も移植を受けなかった人では，試験期間中常にHTは0です．

移植適応レシピエントの特性が，移植手術を行う決断の重要な決定因子であるので，「心臓移植状況」$HT(t)$という変数は，本質的には内的変数であると考えることができます．しかし，ドナーの臓器がレシピエントと適合するかの前に，ドナーの臓器が入手可能であるかは，レシピエントにとって外的な「付帯的」な特徴であると考えることができます．

Computer commands differ for defined vs. internal vs. ancillary.

But, the form of extended Cox model and procedures for analysis are the same regardless of variable type.

定義変数，内的変数，付帯変数を区別する最大の理由は，使われる統計ソフトウェアによりますが，拡張Coxモデルで変数を定義するときに必要なコマンドが変数のタイプによりいくらか異なるからです．しかし変数のタイプによらず拡張Coxモデルの式は同じです．また回帰係数その他のパラメータを求めるプロシジャや，統計的推定を行う方法もやはり同じです．

IV. 時間依存性変数のための拡張Coxモデル

$$h(t,\mathbf{X}(t)) = h_0(t)\exp\left[\sum_{i=1}^{p_1}\beta_i X_i + \sum_{j=1}^{p_2}\delta_j X_j(t)\right]$$

$$\mathbf{X}(t) = (\underbrace{X_1, X_2, \ldots X_{p_1},}_{\text{Time-independent}}\ \underbrace{X_1(t), X_2(t), \ldots X_{p_2}(t)}_{\text{Time-dependent}})$$

生存時間解析に時間と独立な予測変数と，時間依存性予測変数の両方が含まれる状況で，両者に対応できる拡張Coxモデルを左のように書くことができます．Cox比例ハザードモデルと同様に，拡張モデルには指数関数と基準ハザード関数$h_0(t)$が積の形で含まれます．しかし拡張モデルでは指数関数部分に，変数X_iとして表される時間独立な予測変数と，$X_j(t)$と表される時間依存性予測変数が含まれます．時間tに関するこのすべての予測変数の集まりを太字の$\mathbf{X}(t)$と表します．

EXAMPLE

$h(t,\mathbf{X}(t)) = h_0(t)\exp[\beta E + \delta(E \times t)]$,
$p_1 = 1, p_2 = 1$,
$\mathbf{X}(t) = (X_1 = E, X_1(t) = E \times t)$

拡張Coxモデルの簡単な例として，時間と独立な変数と時間依存性変数を1つずつ持つモデルをここに示します．時間と独立な変数は例えば(0，1)変数である曝露状態Eで，時間依存性変数は積項$E \times t$です．

Estimating regression coefficients:
ML procedure:
Maximize (partial) L.
Risk sets more complicated than for PH model.

より単純なCox比例ハザードモデルと同様に，拡張Coxモデルの回帰係数は，最尤法を使って推定されます．最尤推定値は「部分」尤度関数Lを最大にすることで求められます．しかし拡張Coxモデルの計算はCox比例ハザードモデルよりも複雑です．なぜならば，時間依存性変数では尤度関数を形成するリスクセットがより複雑だからです．拡張Cox尤度についてはこの章の後半で説明します．

Computer programs for the extended Cox model:

Stata (Stcox)
SAS (PHREG) } Computer
SPSS (COXREG) } Appendix
R

拡張Coxモデルを利用できるソフトには，Stata，SAS，SPSS，Rがあります．同じデータセットの解析にStata，SAS，SPSS，Rを使った比較例は，「Computer Appendix」(http://www.scientist-press.com/11_327.html)を参照してください．

Statistical inferences:
Wald and/or *LR* tests
Large sample confidence intervals

統計的推測を行う方法は，本質的には比例ハザードモデルの場合と同じです．つまりWald検定や尤度比検定，大標本信頼区間の方法を使うことができます．

Assumption of the model:
The hazard at time t depends on the value of $X_j(t)$ at that same time.

拡張Coxモデルでの重要な前提は，時間tにおける生存確率への時間依存性変数$X_j(t)$の効果は時間tでの変数の値に依存し，それより早い時間や遅い時間の値には依存しないということです．

$$h(t,\mathbf{X}(t)) = h_0(t)\exp\left[\sum_{i=1}^{p_1}\beta_i X_i + \sum_{j=1}^{p_2}\delta_j X_j(t)\right]$$

One coefficient for $X_j(t)$

変数$X_j(t)$の値は時間とともに変わるかもしれませんが，このハザードモデルでは，モデルの中のそれぞれの時間依存性変数は1つの係数しか持たないことに注意してください．つまり時間tでは，時間tで測定された変数$X_j(t)$の1つの値のみがハザードに影響するということです．

Can modify for lag-time effect

また，時間依存性変数の定義を修正して，「時間差(lag-time)」効果を許容できるようにすることも可能です．

Lag-time effect:

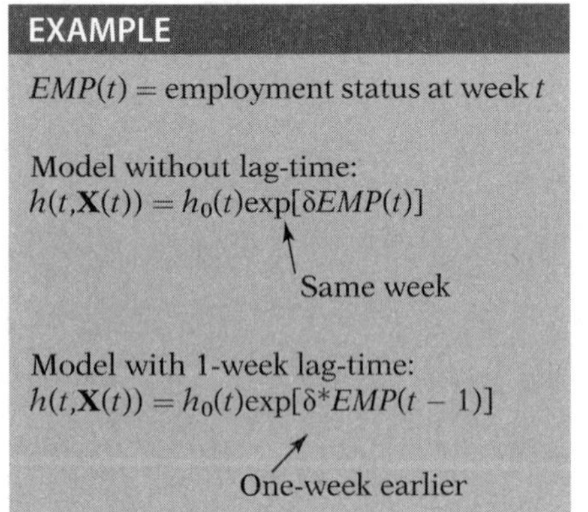

EXAMPLE

$EMP(t)$ = employment status at week t

Model without lag-time:
$h(t,\mathbf{X}(t)) = h_0(t)\exp[\delta EMP(t)]$
Same week

Model with 1-week lag-time:
$h(t,\mathbf{X}(t)) = h_0(t)\exp[\delta^* EMP(t-1)]$
One-week earlier

時間差効果の概念をわかりやすく説明するために，毎週測られる雇用状況$EMP(t)$を時間依存性変数の例として示します．時間差を考慮しない拡張Coxモデルでは，t週での生存確率に対する雇用状態の影響は，同じt週に観察されるこの変数の値に依存し，例えば，それより前の週の値には依存しません．

しかし，例えば1週間の時間差を考え，時間tでのハザードモデルは，$t-1$週での雇用状態によって予想されるというように，雇用状態の変数を修正することができます．つまり，モデルの中の変数$EMP(t)$を$EMP(t-1)$に置き換えます．

General lag-time extended model:

$$h(t,\mathbf{X}(t)) = h_0(t)\exp\left[\sum_{i=1}^{p_1}\beta_i X_i + \sum_{j=1}^{p_2}\delta_j X_j(t-L_j)\right]$$

$X_j(t-L_j)$ replaces $X_j(t)$

より一般化すると，興味のあるあらゆる時間依存性変数について，時間差修正を許容する拡張Coxモデルに書き直すことができます．もし時間と独立な変数jに対する特定の時間差をL_jと表せば，「時間差拡張モデル」の一般式はここに示すようになります．以前の拡張モデルの中の変数$X_j(t)$が，変数$X_j(t-L_j)$に置き換えられていることに注意してください．

V. 拡張Coxモデルのハザード比の式

PH assumption is not satisfied for the extended Cox model.

ここでは拡張Coxモデルから求められる，ハザード比の式について説明します．この式でもっとも重要なことは，拡張Coxモデルを使う場合，比例ハザード仮定はもはや満たされないということです．

$$\widehat{HR}(t) = \frac{\hat{h}(t,\mathbf{X}^*(t))}{\hat{h}(t,\mathbf{X}(t))} = \exp\left[\sum_{i=1}^{p_1}\hat{\beta}_i\left[X_i^* - X_i\right] + \sum_{j=1}^{p_2}\hat{\delta}_j\left[X_j^*(t) - X_j(t)\right]\right]$$

拡張Coxモデルでのハザード比の一般式を示します．この式は特定の時間tでのハザード比を表し，時間tでの2組の予測変数を特定することが要求されます．この2組を，$\mathbf{X}^*(t)$と$\mathbf{X}(t)$で表します．

Two sets of predictors:

$$\mathbf{X}^*(t) = \left(X_1^*, X_2^*, \ldots, X_{p_1}^*, X_1^*(t), X_2^*(t), \ldots, X_{p_2}^*(t)\right)$$

$$\mathbf{X}(t) = \left(X_1, X_2, \ldots, X_{p_1}, X_1(t), X_2(t), \ldots, X_{p_2}(t)\right)$$

2組の予測変数$\mathbf{X}^*(t)$と$\mathbf{X}(t)$は，時間と独立な変数と時間依存性変数の両方を含む予測変数の組を，時間tで2組特定したものです．それぞれの予測変数の組に関する構成要素を左に示します．

EXAMPLE

$$h(t,\mathbf{X}(t)) = h_0(t)\exp[\beta E + \delta(E \times t)]$$

$$E = \begin{cases} 1 & \text{if exposed} \\ 0 & \text{if unexposed} \end{cases}$$

$$\mathbf{X}^*(t) = (E = 1, E \times t = t)$$
$$\mathbf{X}(t) = (E = 0, E \times t = 0)$$

$$\widehat{HR}(t) = \frac{\hat{h}(t, E=1)}{\hat{h}(t, E=0)}$$
$$= \exp\left[\hat{\beta}(1-0) + \hat{\delta}((1\times t) - (0 \times t))\right]$$
$$= \exp\left[\hat{\beta} + \hat{\delta}t\right]$$

$\hat{\delta}_0 \Rightarrow \widehat{HR}(t) \uparrow as\ t \uparrow$

PH assumption not satisfied

簡単な例として，(0，1)変数である曝露状態Eという時間と独立な変数を1つと，$E \times t$という時間依存性変数を1つだけ含むモデルについて考えます．時間tで，$E = 1$の曝露のある人と，$E = 0$の曝露のない人と比べるとき，予測変数の組，太字の$\mathbf{X}^*(t)$は$E = 1$と$E \times t = t$という2つの構成要素を持ち，太字の$\mathbf{X}(t)$は$E = 0$と$E \times t = 0$という2つの構成部分を持ちます．

時間tにおける曝露／非曝露のハザード比を推定する計算式をここに示します．つまり$\widehat{HR}$は$\hat{\beta} + \hat{\delta} \times t$の指数関数です．この式から，ハザード比は時間の関数であることがわかります．また，もし$\hat{\delta}$が正の数ならば，ハザード比は時間とともに増大します．つまりこの例におけるハザード比は一定ではなく，このモデルでは比例ハザード仮定は満たされていません．

$$\widehat{HR}(t) = \exp\left[\sum_{i=1}^{p_1} \hat{\beta}_i\left[X_i^* - X_i\right] + \sum_{j=1}^{p_2} \boxed{\hat{\delta}_j} \boxed{\left[X_j^*(t) - X_j(t)\right]}\right]$$

A function of time

より一般的にいうと，このハザード比の一般式には，時間tの変化に応じて変わる値を持つ時間依存性変数が含まれるので，ハザード比は時間の関数となっています．ゆえに，一般的には，もしδ_jがいずれか1でも0でない場合，拡張Coxモデルは比例ハザード仮定を満たしません．

In general, PH assumption not satisfied for extended Cox model.

$\hat{\delta}_j$ is not time-dependent.

$\hat{\delta}_j$ represents “overall” effect of $X_j(t)$.

ハザード比の式の中で，j番目の時間依存性変数の値の差にかかる係数$\hat{\delta}_j$は，それ自体は時間に依存しません．つまりこの係数は，この変数が試験中に測定されるあらゆる時点を考慮した，時間依存性変数の全般的な(overall)効果を表します．

EXAMPLE

$E(t)$ = chemical exposure status at time t (weekly)

$$= \begin{cases} 0 & \text{if unexposed at time } t \\ 1 & \text{if exposed at time } t \end{cases}$$

ハザード比の式を説明する別の例として，変数を1つだけ含む（例えば週ごとに観察された時間tでの化学物質曝露状態$E(t)$）拡張Coxモデルについて考えます．この変数$E(t)$は，ある週における測定時にその人に曝露が「ない」か「ある」かで，0または1という2つの値のどちらかを取るとします．

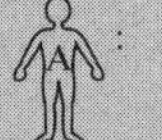

$E(t)$	0 1 0 1 1
t	1 2 3 4 5...

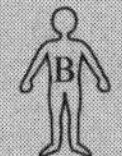

$E(t)$	1 1 0 1 0
t	1 2 3 4 5...

定義上，変数$E(t)$は，対象者ごとに異なる値のパターンを持つことが可能です．例えば5週の間に，Aの値は01011で，Bの値は11010かもしれません．

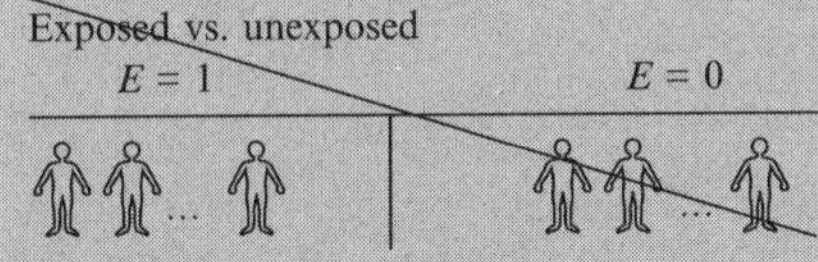

この例では，1つは試験期間中常に曝露のある群，もう1つは常に曝露がない群のような，2群区分を考えているのではありません．2群区分の場合には曝露に関する（0，1）の時間と独立な変数が必要ですが，今回の例では曝露に関する時間依存性の変数を用いています．

$$h(t,\mathbf{X}(t)) = h_0(t)\exp[\delta E(t)]$$

One coefficient

δ represents the overall effect of $E(t)$.

変数$E(t)$だけを持つ拡張Coxモデルを示します．このモデルでは対象者ごとに曝露変数の値が時間によって変わるかもしれませんが，モデルの中の1変数に対応する係数はδの1つだけです．つまりδは，時間依存性変数$E(t)$の生存時間に対する全般的な効果を表しています．

$$\widehat{HR}(t) = \frac{\hat{h}(t, E(t) = 1)}{\hat{h}(t, E(t) = 0)} = \exp\left[\hat{\delta}[1 - 0]\right] = e^{\hat{\delta}}, \text{ a fixed number}$$

時間tにおける，曝露のある人の曝露のない人に対するハザード比の式は，eの$\hat{\delta}$乗になることに注意してください．

But, PH is *not* satisfied:
$\widehat{HR}(t)$ is time-dependent because $E(t)$ is time-dependent.

この結果は定数になりますが，比例ハザード仮定は満たされません．この定数は，ある時点での曝露状態が，分子では1，分母では0であると仮定した，その時点でのハザード比を表します．すなわち，その式から1つの定数が得られるとしても，曝露状態が時間依存性であるので，ハザード比は時間依存性です．

VI. 比例ハザード仮定を満たさない時間と独立な変数の検討

Use an extended Cox model to

- check PH assumption;
- assess effect of variable not satisfying PH assumption.

ここでは拡張Coxモデルを使って，どのように時間と独立な変数の比例ハザード性を検討するか，また比例ハザード性を示さない1つの変数の効果を評価するのかについて説明します.

Three methods for checking PH assumption:

1. graphical
2. extended Cox model
3. GOF test

第4章で説明したように，比例ハザード性を検討するのによく使われる方法が3つあります.

(1)対数(−対数)生存曲線などのグラフを使う,

(2)拡張Coxモデルを使う,

(3)適合度(GOF)検定を使う.

第4章では(1)と(3)について説明しましたが，ここで注目する(2)については簡単に説明しただけでした.

Cox PH model for p time-independent X's:

$$h(t,\mathbf{X}) = h_0(t)\exp\left[\sum_{i=1}^{p}\beta_i X_i\right]$$

もし試験のデータセット中に複数の(例えばp個)時間と独立な変数がある場合，それらすべてを含むCox比例ハザードモデルを考えてみましょう.

Extended Cox model:
Add product terms of the form: $X_i \times g_i(t)$

そのような比例ハザードモデルが適切であるかを検討するために，時間と独立な変数と，何らかの時間の関数からなる積項をモデルに含めることによって，このモデルを拡張することができます．つまりもしi番目の時間と独立な変数をX_iとし，この変数に対する何らかの時間の関数を$g_i(t)$とすれば，$X_i \times g_i(t)$というi番目の積項を定義することができます.

$$h(t,\mathbf{X}(t)) = h_0(t)\exp\left[\sum_{i=1}^{p}\beta_i X_i + \sum_{i=1}^{p}\delta_i X_i g_i(t)\right]$$

興味のある時間と独立な変数のすべてを同時に考える，拡張Coxモデルをここに示します.

EXAMPLE

$g_i(t) = 0$ for all i implies no time-dependent variable involving X_i, i.e.,

$$h(t, \mathbf{X}(t)) = h_0(t) \exp\left[\sum_{i=1}^{p} \beta_i X_i\right]$$

この拡張モデルを使う際に非常に重要なことは，$g_i(t)$関数をどのような式にするかを決めることです．$g_i(t)$のもっとも簡単な形は，すべての$g_i(t)$が常に0であるとするものです．これは，時間依存性変数の項を含まない，元の比例ハザードモデルを表す別の方法です．

EXAMPLE 2

$g_i(t) = t \Rightarrow X_i g(t) = X_\mathrm{i} \times \mathrm{t}$

$$h(t, \mathbf{X}(t)) = h_0(t) \exp\left[\sum_{i=1}^{p} \beta_i X_i + \sum_{i=1}^{p} \delta_i (X_i \times t)\right]$$

$g_i(t)$の別の選択肢は，$g_i(t) = t$とすることです．つまり，モデル中の主効果としての各変数X_iに対して，それに対応する$X_i \times t$という時間依存性の変数をモデルに含めるということです．この場合の拡張Coxモデルの式は，ここに示したようになります．

EXAMPLE 3: one variable at a time

$$X_L \text{ only} \Rightarrow \begin{cases} g_L(t) = t, \\ g_i(t) = 0 \text{ for other } i \end{cases}$$

$$h(t, \mathbf{X}(t)) = h_0(t) \exp\left[\sum_{\substack{\mathrm{i}=1 \\ \mathrm{i} \neq \mathrm{L}}}^{p} \beta_i \mathbf{X}_i + \delta_L (\mathbf{X}_L \times t)\right]$$

特定の時間と独立な変数，例えばX_Lだけに注目したい場合もあります．その場合は，$i = L$では$g_i(t) = t$とし，他のすべてのiでは$g_i(t) = 0$とすることになります．この場合の拡張Coxモデルは，ここに示すように$X_L \times t$という1つの積項しか含まれなくなります．

EXAMPLE 4

$g_i(t) = \ln t \Rightarrow X_i g(t) = X_i \times \ln t$

$$h(t, \mathbf{X}(t)) = h_0(t) \exp\left[\sum_{i=1}^{p} \beta_i X_i + \sum_{i=1}^{p} \delta_i (X_i \times \ln t)\right]$$

また別の$g_i(t)$の選択肢として，単純にtではなく，$\ln t$とすることもできます．そうすると対応する時間依存性の変数は$X_i \times \ln t$となります．

EXAMPLE 5: Heaviside function

$$g_i(t) = \begin{cases} 0 & \text{if } t \geq t_0 \\ 1 & \text{if } t >\leq t_0 \end{cases}$$

さらに別の$g_i(t)$の選択肢は，tがある特定の時間，例えばt_0以上なら$g(t) = 1$，t_0未満なら$g(t) = 0$というHeavisideの階段変数です．これについては，後で詳細に説明します．

Extended Cox model:

$$h(t, \mathbf{X}(t)) = h_0(t) \exp\left[\sum_{i=1}^{p} \beta_i X_i + \sum_{i=1}^{p} \delta_i X_i g_i(t)\right]$$

$g_i(t)$の特定の関数を選び，対応する拡張Coxモデル（ここに一般式を示します）を使って，モデル中の時間と独立な変数の比例ハザード性を検討することができます．またこの拡張Coxモデルを使って，比例ハザード仮定を満たさない変数のハザード比の式を求めることができます．

- Check PH assumption.
- Obtain hazard ratio when PH assumption not satisfied.

H_0: $\delta_1 = \delta_2 = \ldots = \delta_p = 0$

統計的検定を使って比例ハザード仮定を検討するために，モデル中の積項$X_i g_i(t)$の係数δがすべて0であるという帰無仮説H_0について考えます．

Under H_0, the model reduces to PH model:

$$h(t, \mathbf{X}) = h_0(t) \exp\left[\sum_{i=1}^{p} \beta_i X_i\right]$$

帰無仮説H_0の下では，このモデルは比例ハザードモデルに帰着します．

$$LR = -2\ln L_{\text{PH model}} - (-2 \ln L_{\text{ext. Cox model}}) \,\dot{\sim}\, \chi_p^2 \text{ under } H_0$$

この検定は，比例ハザードモデルと拡張Coxモデルの対数尤度統計量$-2\ln L$の差を求め，尤度比検定により行うことができます．そうして求められる検定統計量の分布は，帰無仮説下に自由度pのχ^2分布に近似し，ここでpはH_0で0とするパラメータの数を表します．

EXAMPLE

$h(t,\mathbf{X}(t)) = h_0(t)\exp[\beta E + \delta(E \times t)]$
H_0: $\delta = 0$ (i.e., PH assumption is satisfied)

Reduced model:
$h(t,\mathbf{X}) = h_0(t)\exp[\beta E]$

$LR = -2 \ln L_R - (-2 \ln L_F)$
$\dot{\sim}\, \chi^2$ with 1 df under H_0

F = full (extended), R = reduced (PH)

この検定の例として，Eの主効果に加えて積項$E \times t$を持つ拡張Coxモデルについて考えます．ここでEは時間と独立な(0, 1)の曝露変数です．

このモデルでは，比例ハザード仮定が満たされるか否かを検定することは，$\delta = 0$という帰無仮説を検定することと同じです．帰無仮説下では，縮小モデルは主効果のEだけを含む比例ハザードモデルとなります．ここに示した尤度比統計量はフルモデル(つまり拡張)と縮小モデル(つまり比例ハザード)の対数尤度統計量の差であり，その分布は大標本において自由度1のχ^2分布に近似します．

SAS: **PHREG** fits both PH and extended Cox models.
Stata: **Stcox** fits both PH and extended Cox models.

この検定の計算を行うには，2種類のモデル，比例ハザードモデルと拡張Coxモデルをあてはめる必要があります．SASやStataなどの統計ソフトウェアでは，自動的にこの統計量を計算してくれます．

If PH test significant: Extended Cox model is preferred; HR is time-dependent.

比例ハザード仮定についての検定の結果が有意であれば，拡張Coxモデルが比例ハザードモデルよりも適切で，興味のある曝露変数の効果についてのハザード比の式は，時間依存性変数を含むものが適しています．つまり曝露の結果変数に対する効果は1つのハザード比(HR)の値で表すことはできず，時間の関数を使ってのみ表すことができるのです．

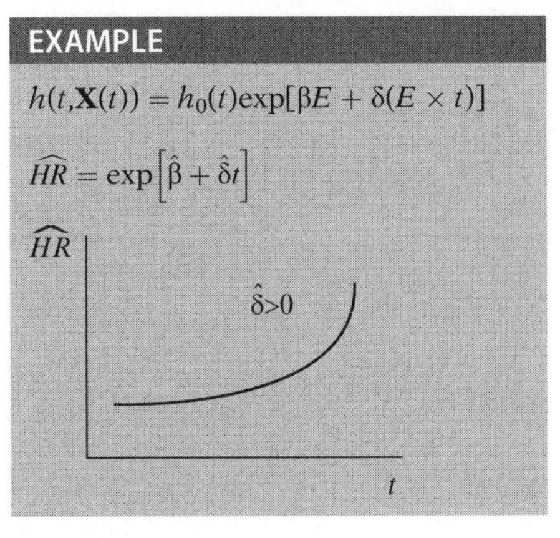

ここに示すような拡張Coxモデルを使った先の例について，もう一度考えます．このモデルでは，曝露の効果についてのハザード比の推定値は，eの$(\hat{\beta}+\hat{\delta}\times t)$乗となります．つまり，$\hat{\delta}$が正であるか負であるかにより，$t$が増加するに従ってハザード比の推定値は指数関数的に増大，あるいは減少します．ここに示したグラフは，$\hat{\delta}$が正の時にハザード比が時間とともにどのように変化するかを表しています．

Heaviside function:

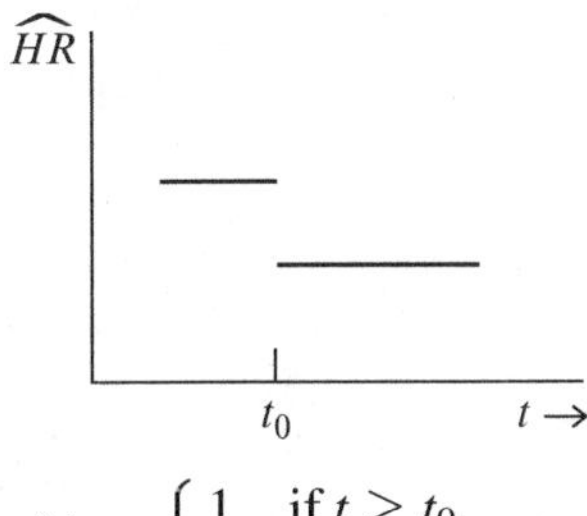

$$g(t) = \begin{cases} 1 & \text{if } t \geq t_0 \\ 0 & \text{if } t < t_0 \end{cases}$$

$$h(t, \mathbf{X}(t)) = h_0(t)\exp[\beta E + \delta E g(t)]$$

次にHeavisideの階段関数を使う場合について説明します．この関数が使われた場合，左のグラフに示すように，ハザード比の式からは異なる時間区間それぞれについて，一定のハザード比が得られます．

Heavisideの階段関数$g(t)$は，tがある特定の値t_0以上では1，tがt_0未満では0であることを思い出してください．1つのHeavisideの階段関数を持つ拡張Coxモデルをここに示します．

$t \geq t_0$: $g(t) = 1 \Rightarrow E \times g(t) = E$

$$h(t, \mathbf{X}) = h_0(t)\exp[(\beta + \delta)E]$$

$$\widehat{HR} = \exp\left[\hat{\beta} + \hat{\delta}\right]$$

$t \geq t_0$ならば$g(t) = 1$で，$E \times g(t) = E$となります．対応するハザード関数は$h_0(t) \times e$の$(\beta+\delta)E$乗であり，Eの効果についてのハザード比の推定値はeの$(\hat{\beta}+\hat{\delta})$乗であることに留意してください．

$t < t_0$: $g(t) = 0 \Rightarrow E \times g(t) = 0$

$$h(t,\mathbf{X}) = h_0(t)\exp[\beta E]$$

$$\widehat{HR} = \exp\left[\hat{\beta}\right]$$

$t < t_0$ならば$g(t) = 0$で，対応するハザード比はeの$\hat{\beta}$乗となります．

A single heaviside function in the model

$$h(t,\mathbf{X}) = h_0(t)\exp[\beta E + \delta(E \times g(t))]$$

yields two hazard ratios:

$t \geq t_0$: $\widehat{HR} = \exp\left[\hat{\beta} + \hat{\delta}\right]$

$t \leq t_0$: $\widehat{HR} = \exp\left[\hat{\beta}\right]$

つまりHeavisideの階段関数を1つ用いると，拡張Coxモデルから2つのハザード比の値が得られ，それぞれの値は指定された区間中は一定であるということがわかります．

Alternative model with two Heaviside functions:

$$h(t,\mathbf{X}) = h_0(t)\exp[\delta_1(E \times g_1(t)) + \delta_2(E \times g_2(t))]$$

$$g_1(t) = \begin{cases} 1 & \text{if } t \geq t_0 \\ 0 & \text{if } t \leq t_0 \end{cases}$$

$$g_2(t) = \begin{cases} 1 & \text{if } t \leq t_0 \\ 0 & \text{if } t \geq t_0 \end{cases}$$

Note: Main effect for E not in model.

このモデルを，1つのモデル中に2つのHeavisideの階段関数を使ったモデル式として記述することもできます．左にそのモデル式の別表現を示します．2つのHeavisideの階段関数を$g_1(t)$と$g_2(t)$とします．これらの関数は曝露変数Eとの積項としてモデルに入ります．このモデルには，曝露の主効果の項がないことに注意してください．

Two *HR*s from the alternative model:

$$t \geq t_0: \ g_1(t) = 1, \ g_2(t) = 0$$

$$h(t,\mathbf{X}) = h_0(t) \exp[\delta_1(E \times 1) + \delta_2(E \times 0)] = h_0(t)\exp[\delta_1 E]$$

so that $\widehat{HR} = \exp\left(\hat{\delta}_1\right)$

1つしかHeavisideの階段関数を持たない先のモデルと同様に，この別表現のモデルからも，2つの時間区間に対して異なったハザード比が求められます．1つ目のハザード比を求めるには，$t \geq t_0$の時のモデルの式を考えます．この場合$g_1(t)$の値は1で，$g_2(t)$の値は0なので，モデルの指数の部分は$\delta_1 \times E$となります．したがって，ハザード比の推定値の式はeの$\hat{\delta}_1$乗となります．

$$t > t_0: g_1(t) = 0, \ g_2(t) = 1$$

$$h(t,\mathbf{X}) = h_0(t)\exp[\delta_1(E \times 0) + \delta_2(E \times 1)] = h_0(t)\exp[\delta_2 E]$$

so that $\widehat{HR} = \exp\left(\hat{\delta}_2\right)$

$t < t_0$の時，$g_1(t)$の値は0で，$g_2(t)$の値は1です．そうすると指数の部分は，$\delta_2 \times E$となり，したがって，ハザード比の推定値の式はeの$\hat{\delta}_2$乗となります．

Alternative model:

$$h(t, \mathbf{X}(t)) = h_0(t)\exp[\delta_1(E \times g_1(t)) + \delta_2(E \times g_2(t))]$$

Original model:

$$h(t, \mathbf{X}(t)) = h_0(t)\exp[\beta E + \delta(E \times g(t))]$$

$$t \geq t_0 : \widehat{HR} = \exp\left(\hat{\delta}_1\right) = \exp\left(\hat{\beta} + \hat{\delta}\right)$$

$$t \leq t_0 : \widehat{HR} = \exp\left(\hat{\delta}_2\right) = \exp\left(\hat{\beta}\right)$$

つまり左に再度示す別表現のモデルを使うと，2つの異なったハザード比を得ることができます．計算上これらのハザード比は，Heavisideの階段関数を1つしか持たない先のモデルから得られたものと同じ値となります．言い換えれば，別表現のモデルの$\hat{\delta}_1$は（1つのHeavisideの階段関数を持つ）先のモデルの$\hat{\beta} + \hat{\delta}$に等しく，別表現のモデルの$\hat{\delta}_2$は元のモデルの$\hat{\beta}$に等しくなります．

Heaviside functions:

- two $\widehat{HR}$s constant within two time intervals
- *extension*: several $\widehat{HR}$s constant within several time intervals

Heavisideの階段関数を使うと，2つの異なる時間区間それぞれの中で一定であるハザード比の推定値が求められることがわかりました．またHeavisideの階段関数の使い方を拡張し，複数の区間のそれぞれの中で一定である複数のハザード比を求めることもできます．

Four time intervals:

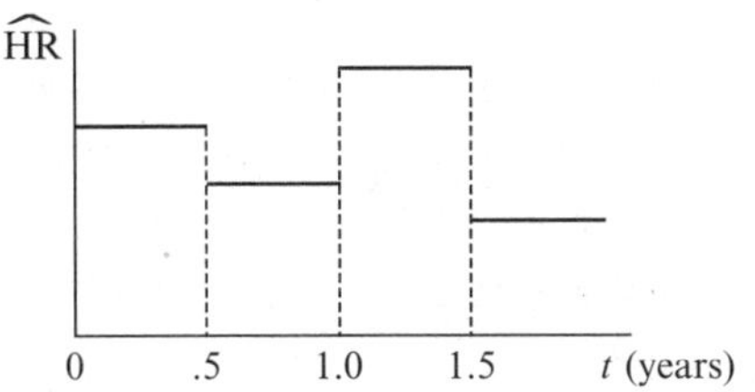

例えばこのグラフに表すように，データを4つの区間に分割し，それぞれの区間に対して異なったハザード比の推定値を求めたいとします．

Extended Cox model contains either

- $E, E \times g_1(t), E \times g_2(t), E \times g_3(t)$ or
- $E \times g_1(t), E \times g_2(t), E \times g_3(t), E \times g_4(t)$

モデルの中に，曝露の主効果と，曝露との積項を構成する3つのHeavisideの階段関数を持つ拡張Coxモデルを使い，4つの異なるハザード比を求めることができます．または，曝露の主効果の項は持たないが，曝露と4つのHeavisideの階段関数との積項を持つモデルを用いることもできます．

| 1 | 2 | 3 | 4 |
0　0.5　1.0　1.5　t (years)

後者のモデルを説明するため，グラフに示すように最初の区間は時間0から0.5年，2番目の区間は0.5年から1年，3番目の区間は1年から1.5年，4つ目の区間は1.5年以降とします．

$$h(t, \mathbf{X}(t)) = h_0(t)\exp[\delta_1 E g_1(t) + \delta_2 E g_2(t) + \delta_3 E g_3(t) + \delta_4 E g_4(t)]$$

where

$$g_1(t) = \begin{cases} 1 & \text{if } 0 \le t < 0.5 \text{ year} \\ 0 & \text{if otherwise} \end{cases}$$

$$g_2(t) = \begin{cases} 1 & \text{if } 0.5 \text{ year } \le t < 1.0 \text{ year} \\ 0 & \text{if otherwise} \end{cases}$$

$$g_3(t) = \begin{cases} 1 & \text{if } 1.0 \text{ year } \le t < 1.5 \text{ years} \\ 0 & \text{if otherwise} \end{cases}$$

$$g_4(t) = \begin{cases} 1 & \text{if } t \ge 1.5 \text{ years} \\ 0 & \text{if otherwise} \end{cases}$$

その場合の，4つのHeavisideの階段関数$g_1(t)$，$g_2(t)$，$g_3(t)$，$g_4(t)$を持つ，適切な拡張Coxモデルをここに示します．このモデルでは，0.5年，1年，1.5年という3つの境界値で分けられる4つの異なるハザード比があると仮定しています．以下に示すようにこの式では，4つのハザード比は4つのそれぞれの係数推定値の指数関数で表されます．

$$4\ \widehat{HR}\text{s} \begin{cases} 0 \le t < 0.5: & \widehat{HR} = \exp\left(\hat{\delta}_1\right) \\ 0.5 \le t < 1.0: & \widehat{HR} = \exp\left(\hat{\delta}_2\right) \\ 1.0 \le t < 1.5: & \widehat{HR} = \exp\left(\hat{\delta}_3\right) \\ t \ge 1.5: & \widehat{HR} = \exp\left(\hat{\delta}_4\right) \end{cases}$$

VII. ヘロイン常用者の治療に関する疫学試験への拡張Coxモデルの適用

EXAMPLE

1991 Australian study (Caplehorn et al.) of heroin addicts

- two methadone treatment clinics
- T = days remaining in treatment (= days until drop out of clinic)
- clinics differ in treatment policies

Dataset name: ADDICTS
Column 1: Subject ID
Column 2: Clinic (1 or 2) ← (E)
Column 3: Survival status (0 = censored, 1 = departed clinic)
Column 4: Survival time in days
Column 5: Prison Record (0 = none, 1 = any) — covariate
Column 6: Maximum Methadone Dose (mg/day)

Caplehorn *et al.* による1991年のオーストラリアでの試験では，ヘロイン常用者の麻薬中毒治療クリニックへの滞在時間を2つのクリニック間で比較しました．患者の生存時間(T)は，患者がクリニック治療から脱落するか，試験の終了により打ち切られるまでの日数と定義しています．2つのクリニックには，全体的な治療方針に違いがありました．

この試験のデータセットに含まれる変数のいくつかをここに示します．データセットの名前は"ADDICTS"で，解析にはStataの生存時間解析プログラムを使いました．生存時間(survival time)の変数は列4に示され，患者がクリニックの治療から脱落したか，打ち切りかを表す生存状態(survival status)の変数は列3に示されています．興味のある主要な曝露変数はクリニック変数(clinic)であり，1あるいは2とコードされています．興味のある他の変数は，列5の収監歴(prison record)(なし = 0，あり = 1)，列6にある最大メタドン量(maximum methadone dose)(mg/day)です．これらの2つの変数は共変量とみなされます．

$$h(t,\mathbf{X}) = h_0(t)\exp[\beta_1(\text{clinic}) + \beta_2(\text{prison}) + \beta_3(\text{dose})]$$

	Coef.	Std. Err.	p > |z|	Haz. Ratio	P (PH)
Clinic	−1.009	0.215	0.000	0.365	0.001
Prison	0.327	0.167	0.051	1.386	0.332
Dose	−0.035	0.006	0.000	0.965	0.347

このデータセットの解析で最初に検討するモデルは，クリニック，収監歴，メタドン量の3つの変数を持つCox比例ハザードモデルです．このモデルの結果の出力を示します．この出力からわかることは，クリニック変数の$P(PH)$が小数第3位まで0であるということで，これはクリニック変数が比例ハザード仮定を満たさないということを示しています．

$P(PH)$ for the variables prison and dose are nonsignificant ⇒ remain in model.

モデル中の他の2つの変数の$P(PH)$は全く有意ではないので，これらの変数，収監歴とメタドン量はモデルに含めてよいということが示唆されます．

EXAMPLE: (continued)

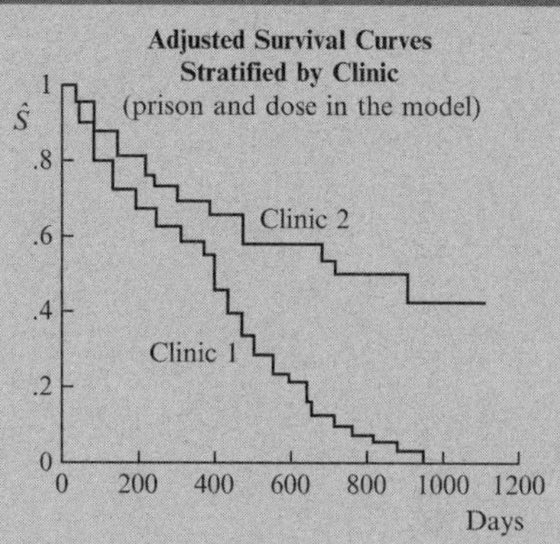

クリニック変数で層化を行い，収監歴変数と最大メタドン量変数をモデルに残した調整生存曲線のグラフから，クリニック変数が比例ハザード性を示さない，さらなる証拠が得られます．2つの曲線は早期，ほぼ1年(つまり365日)までは接近しており，1年以降では大きく離れることに注目してください．このことから，クリニックのハザード比は初期には1に近く，その後は1から大きく離れることが示唆されます．

Results:

- Curve for clinic 2 consistently lies above curve for clinic 1.
- Curves diverge, with clinic 2 being vastly superior after one year.

比例ハザード性は示しませんが，上記のグラフは2つのクリニックの比較に関する重要な結果を提供します．クリニック2の曲線は一貫してクリニック1より上にあり，このことは患者をメタドン治療に留まらせることに関して，クリニック2はクリニック1より優れていることを意味します．さらに2つの曲線は1年以降離れてくるので，1年以降はクリニック2はクリニック1よりも非常に優れているが，1年より前ではわずかしか優れていないようにみえます．

Stratifying by **clinic**: cannot obtain hazard ratio for **clinic**

Hazard ratio for **clinic** requires **clinic** in the model.

この解析ではクリニック変数で層化しているので，収監歴と最大メタドン量で調整したクリニックの効果を表すハザード比の式を求めることは残念ながらできません．そのようなハザード比の式は，クリニック変数がモデルの中にある場合にだけ得ることができます．

Extended Cox model:

$$h(t,\mathbf{X}(t)) = h_0(t)\exp[\beta_1(\text{clinic}) + \beta_2(\text{prison}) + \beta_3(\text{dose}) + \delta(\text{clinic})\,g(t)]$$

where

$$g(t) = \begin{cases} 1 & \text{if } t \geq 365 \text{ days} \\ 0 & \text{if } t < 365 \text{ days} \end{cases}$$

and

$$\text{clinic} = \begin{cases} 1 & \text{if clinic 1} \\ 0 & \text{if clinic 2} \end{cases}$$

None Previously clinic = 2 for clinic 2

$t \geq 365$ days: $HR = \exp(\hat{\beta}_1 + \hat{\delta})$

$t < 365$ days: $HR = \exp(\hat{\beta}_1)$

しかしここに示すように，クリニック変数の他に，Heavisideの階段関数$g(t)$を持つ拡張Coxモデルを使った別の解析を行うことで，ハザード比を求めることができます．先に示したグラフから，Heavisideの階段関数の境界値の合理的な選択肢は1年(すなわち365日)で，そのモデルからは2つのハザード比が得られます．1つは365日以降で一定で，もう1つは365日より前で一定なハザード比です．

この拡張Coxモデルではクリニック変数を，クリニック1では1，クリニック2では0とコード化(以前は2とコードしていた)していることに注意してください．コードを変更した理由は，以下のコンピュータ出力に示すように，1よりも大きなハザード比の推定値を得るためです．

EXAMPLE: (continued)

$$h(t,\mathbf{X}(t)) = h_0(t)\exp[\beta_2(\text{prison}) + \beta_3(\text{dose}) + \beta_1(\text{clinic})g_1(t) + \delta_2(\text{clinic})g_2(t)]$$

このモデルの別の表現形式として，ここに示すように$g_1(t)$，$g_2(t)$の2つのHeavisideの階段関数を使うものがあります．この後者のモデルには，クリニックとそれぞれのHeavisideの階段関数との積項が含まれますが，クリニックの主効果の項は含まれません．

where

$$g_1(t) = \begin{cases} 1 & \text{if } t < 365 \text{ days} \\ 0 & \text{if } t \geq 365 \text{ days} \end{cases}$$

and

$$g_2(t) = \begin{cases} 1 & \text{if } t \geq 365 \text{ days} \\ 0 & \text{if } t < 365 \text{ days} \end{cases}$$

上記のモデルでは，クリニックの効果は2つのハザード比で示されます．1つは365日より前のハザード比で，もう1つは365日以降のハザード比です．これらのハザード比は，各積項の係数を指数変換して求められ，それぞれeの$\hat{\delta}_1$乗と，eの$\hat{\delta}_2$乗となります．

$t < 365$ days: $\widehat{HR} = \exp(\hat{\delta}_1)$
$t \geq 365$ days: $\widehat{HR} = \exp(\hat{\delta}_2)$

	Coef.	Std. Err.	p > |z|	Haz. Ratio	[95% Conf.	Interval]
Prison	0.378	0.168	0.025	1.459	1.049	2.029
Dose	−0.036	0.006	0.000	0.965	0.953	0.977
Clinic × g_1	0.460	0.255	0.072	1.583	0.960	2.611
Clinic × g_2	1.828	0.386	0.000	6.223	2.921	13.259

$t < 365$ days: $\widehat{HR} = e^{0.460} = 1.583$
$t \geq 365$ days: $\widehat{HR} = e^{1.828} = 6.223$

上記の2つのHeavisideの階段関数モデルの出力結果を示します．これらより，365日より前では，クリニック効果のハザード比は1.6（p値は0.072）と傾向は認めるがわずかに有意ではないのに対し，365日を超えると，ハザード比は6.2（p値は0.000）ときわめて有意であることがわかります．

出力中の1.583というハザード比の推定値は，「clinic × $g_1(t)$」という積項の係数の推定値 0.460の指数変換値であり，6.233というハザード比の推定値は，「clinic × $g_2(t)$」という積項の係数の推定値 1.828の指数変換値であることに注意してください．

95% confidence intervals for clinic effect:

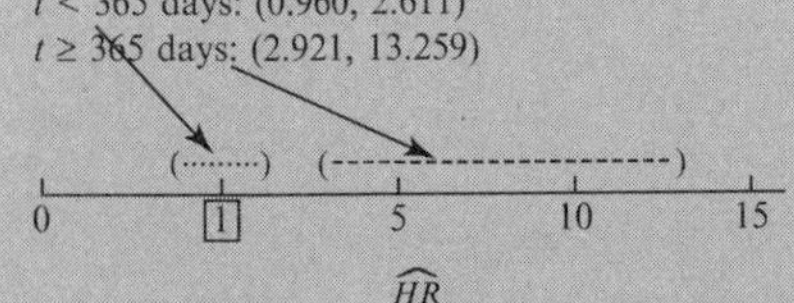

365日より前のクリニック効果の積項「clinic × $g_1(t)$」の推定値の95%信頼区間は0.960から2.611であり，それに対して365日以降の積項「clinic × $g_2(t)$」の推定値の信頼区間は2.921から13.259であることにも着目してください．後者の信頼区間は非常に広く，tが365日を過ぎると精度を欠くことを表します．しかし365日より前では信頼区間はゼロ値である1を含み，この期間では誤差効果しかない可能性を示唆しています．

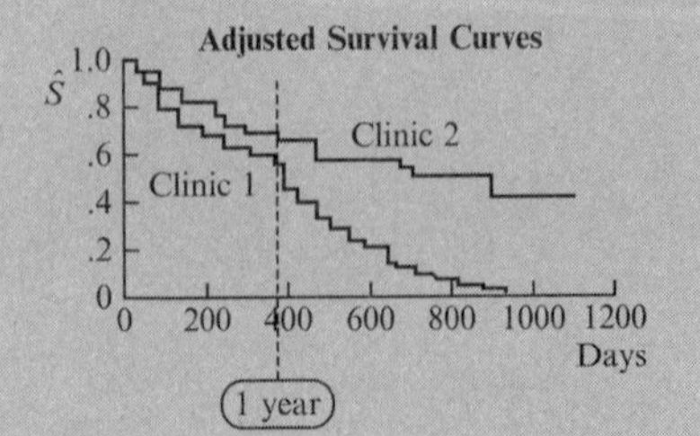

ここで示した結果は，調整生存曲線のグラフから観察された結果を支持するものです．つまりこれらの結果からは，クリニック2はクリニック1よりも常に良好ではあるが，その生存時間の差は1年以降では大きいのに対し，1年より前では小さいということが示唆されます．

EXAMPLE: (continued)

One other analysis:
Use an extended Cox model that provides for diverging survival curves

前述の方法の他にも時間依存性変数を解析する方法があります．これからそれを説明します．その方法は，先のグラフからの考察，各クリニックの生存曲線は1年を超えると乖離が大きくなっていくことを考慮します．言い換えれば，ハザード比が1年の前と後でそれぞれ一定であると仮定するモデルよりも，乖離が大きくなっていくことを許容する拡張Coxモデルのほうが合理的です．

$$h(t,\mathbf{X}(t)) = h_0(t)\exp[\beta_1(\text{clinic}) + \beta_2(\text{prison}) + \beta_3(\text{dose}) + \delta(\text{clinic} \times \text{t})]$$

$$\widehat{\text{HR}} = \exp\left(\hat{\beta}_1 + \hat{\delta}\text{t}\right)$$

生存曲線が離れていくことに対応する拡張Coxモデルを定義する方法の1つをここに示します．このモデルにはクリニック変数そのものに加えて，クリニック変数と時間の積項(clinic × t)で定義される時間依存性変数が含まれます．この積項を入れることによって，任意の特定の時間tにおけるクリニックの生存時間に関する効果，すなわちハザード比を推定することができます．

$\widehat{\text{HR}}$ changes over time.

$t = 91$ days

$$h(t,\mathbf{X}(t)) = h_0(t)\exp[\beta_1(\text{clinic}) + \beta_2(\text{prison}) + \beta_3(\text{dose}) + \delta(\text{clinic})(91)]$$

So

$$\widehat{\text{HR}} = \exp\left(\hat{\beta}_1 + 91\hat{\delta}\right)$$

このモデルにおいてハザード比が時間とともにどのように変化するかを示すために，異なるtの値によって，モデルとそれに対応するハザード比推定値の表現がどうなるかを考えます．

例えば，91日目における生存のクリニック効果に興味があるとすると，$t = 91$であり，モデルの指数部分は収監歴と最大メタドン量の項$+\beta_1 \times$クリニック$+\delta \times$クリニック$\times$91となります．それに対応するクリニック効果のハザード比の推定値は，eの$(\hat{\beta}_1 + \hat{\delta} \times t = 91)$乗となります．

$t = 274$:

$$h(t,\mathbf{X}(t)) = h_0(t)\exp[\beta_1(\text{clinic}) + \beta_2(\text{prison}) + \beta_3(\text{dose}) + \delta(\text{clinic})(274)]$$

$$\widehat{\text{HR}} = \exp\left(\hat{\beta}_1 + 274\hat{\delta}\right)$$

274日では，モデルの指数部分には先ほどと同様の収監歴，最大メタドン量，クリニックの主効果と，$\delta \times$クリニック$\times$274が含まれます．それに応じたクリニックの効果のハザード比はeの$(\hat{\beta}_1 + \hat{\delta} \times 274)$乗となります．

$t = 458.5$:

$$\widehat{\text{HR}} = \exp\left(\hat{\beta}_1 + 458.5\hat{\delta}\right)$$

$t = 639$:

$$\widehat{\text{HR}} = \exp\left(\hat{\beta}_1 + 639\hat{\delta}\right)$$

$t = 821.5$:

$$\widehat{\text{HR}} = \exp\left(\hat{\beta}_1 + 821.5\hat{\delta}\right)$$

$\hat{\delta} > 0 \Rightarrow \widehat{HR}\uparrow$ as time$\uparrow$

他のt(日)におけるハザード比の推定値の式を左に示します．ハザード比の推定値は，フォローアップ時間が長くなるほど増大するように見えることに着目してください．つまり，$\hat{\delta}$が正の数ならば，ハザード比推定値は時間とともに増大します．

EXAMPLE: (continued)

Computer results for extended Cox model involving $T(t)$:

	Coef.	Std. Err.	P>|z|	Haz. Ratio	[95% Conf. Interval]	
prison	0.390	0.169	0.021	1.476	1.060	2.056
dose	−0.035	0.006	0.000	0.965	0.953	0.978
clinic	(−0.0183)	0.347	0.958	0.982	0.497	1.939
clinic × t	(0.003)	0.001	0.001	(1.003)	1.001	1.005

$\widehat{\text{cov}}\left(\hat{\beta}_1, \hat{\delta}\right) = -.000259$ Log likelihood $= -667.642$

$\hat{\beta}_1 = -0.0183 \qquad \hat{\delta} = 0.003$

$\widehat{\text{HR}}$ depends on $\hat{\beta}_1$ and $\hat{\delta}$.

$t = 91.5$: $\widehat{\text{HR}} = \exp\left(\hat{\beta}_1 + \hat{\delta}t\right) = 1.292$

$t = 274$: $\widehat{\text{HR}} = \exp\left(\hat{\beta}_1 + \hat{\delta}t\right) = 2.233$

$t = 458.5$: $\widehat{\text{HR}} = \exp\left(\hat{\beta}_1 + \hat{\delta}t\right) = 3.862$

$t = 639$: $\widehat{\text{HR}} = \exp\left(\hat{\beta}_1 + \hat{\delta}t\right) = 6.677$

$t = 821.5$: $\widehat{\text{HR}} = \exp\left(\hat{\beta}_1 + \hat{\delta}t\right) = 11.544$

$$\exp\left[\hat{\beta}_1 + \hat{\delta}\text{t} \pm 1.96\sqrt{\widehat{\text{var}}\left(\hat{\beta}_1 + \hat{\delta}\text{t}\right)}\right]$$

$$\text{Var}\left(\hat{\beta}_1 + \hat{\delta}\text{t}\right) = s^2_{\hat{\beta}_1} + t^2 s^2_{\hat{\delta}} + 2t\,\widehat{\text{cov}}\left(\hat{\beta}_1, \hat{\delta}\right)$$

$(0.347)^2 \quad (0.001)^2 \quad (-.000259)$

Time (days)	$\widehat{\text{HR}}$	95% CI
91.5	1.292	(0.741, 2.250)
274	2.233	(1.470, 3.391)
458.5	3.862	(2.298, 6.491)
639	6.677	(3.102, 14.372)
821.5	11.544	(3.976, 33.513)

ここに，今説明したクリニックと時間の積項を持つ拡張Coxモデルをあてはめたものの編集結果を示します．表の下にある共分散推定値(covariance estimate)は，信頼区間の計算に使います．

この結果によると，変数クリニックの係数の推定値$\hat{\beta}_1$は−0.0183で，積項の係数の推定値$\hat{\delta}$は0.003です．あてはめられたモデルのハザード比は，$\hat{\beta}_1$と$\hat{\delta}$の両方の値によって決まります．

左には，変数クリニックの効果が，t値の増加に対応して増加する5つのハザード比推定値として示されています．これらの値は91.5日の1.292から，821.5日の11.544までの範囲を持ち，あてはめたモデルにおいてクリニックの効果が時間とともにどのように増加するかを示します．

左に示す大標本を仮定した信頼区間の式を使って，それぞれのハザード比の95%信頼区間を求めることができます．式の中の分散は，上に示したコンピュータ出力から得られる分散と共分散を使って計算します．$\hat{\beta}_1$と$\hat{\delta}$の分散はそれぞれ$(0.347)^2$と$(0.001)^2$で，共分散の値は−0.000259です．

クリニック効果のハザード比の推定値とその信頼区間を表に示します．すべての信頼区間はきわめて広いことに注意してください．

VIII. スタンフォード心臓移植データ解析への拡張Coxモデルの適用

EXAMPLE

Patients identified as eligible for heart transplant:
T = time until death or censorship
65 patients receive transplants
38 patients do not receive transplants
n = 103 patients

Goal: Do patients receiving transplants survive longer than patients not receiving transplants?

ここでは，内的時間依存性変数を含む，拡張Coxモデルの別のアプローチの方法について考えます．スタンフォード心臓移植試験についての1977年の報告（Crowley and Hu, *J Am Stat Assoc*）では，心臓移植の適応症例が，死亡か打ち切りまでフォローアップされました．そのうち65症例はフォローアップ期間中のある時点で心臓移植を受け，38症例は移植を受けませんでした．つまり合計$n = 103$症例です．この試験の目的は，移植を受けた症例が移植を受けなかった症例よりも長く生存したかどうかを検討することです．

One approach:
Compare two separate groups: 65 transplants vs. 38 nontransplants

このデータを解析する方法の1つは，データセットを移植を受けた65症例と，移植を受けなかった38症例の2群に分け，各群の生存時間を比較することです．

Problem:

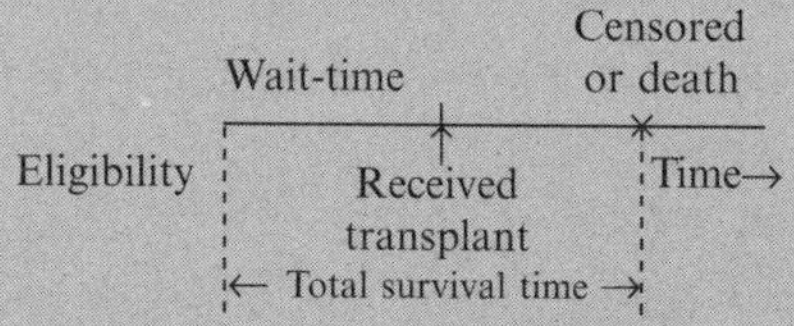

Note: Wait-time contributes to survival time for nontransplants.

しかしこの方法で問題となるのは，移植を受けた症例は，移植が適応であると判定されてから適切なドナーが見つかるまで，待たなければならないということです．この「待ち時間（wait-time）」の間も彼らは死亡についてat riskですが，まだ移植を受けていないのです．つまり移植症例に生じる待ち時間は，移植を受けなかった症例群の生存情報に加味しなければならないのです．もし各症例の生存時間のみを解析に用いれば，この待ち時間の情報は無視されてしまいます．

Covariates:

Tissue mismatch score } prognostic only
Age at transplant } for transplants

Age at eligibility: not considered prognostic for nontransplants

上記の方法で他に問題となる2つの興味のある共変量は，組織不適合スコアと移植時年齢で，移植を受けた症例に限った生存予後因子です．また，移植適応の判定時年齢は，移植を受けなかった群では重要な予後因子とは考えていないことにも注意してください．

EXAMPLE: (continued)

Problems:
- wait-time of transplant recipients
- prognostic factors for transplants only

Alternative approach:
Uses an extended Cox model

移植の待ち時間と，移植症例だけに寄与する予後因子については，単純な生存時間解析とは別のアプローチを勧めます．それは，時間依存性変数を使った拡張Coxモデルです．

Exposure variable:
Heart transplant status at time t, defined as

$$HT(t) = \begin{cases} 0 & \text{if did not receive transplant by time } t\text{, i.e., if } t < \text{wait-time} \\ 1 & \text{if received transplant prior to time } t\text{, i.e., if } t \geq \text{wait-time} \end{cases}$$

この拡張Coxモデルで興味のある曝露変数は，$HT(t)$と表される時間tでの心臓移植状況です．もし時間tにおいて症例が移植を受けていない，つまりtが移植の待ち時間よりも小さければ，この変数は0という値を取ると定義します．もし時間tかそれより前に症例が移植を受けていれば，つまりtが待ち時間と同じか，それよりも大きければこの変数は1という値を取ります．

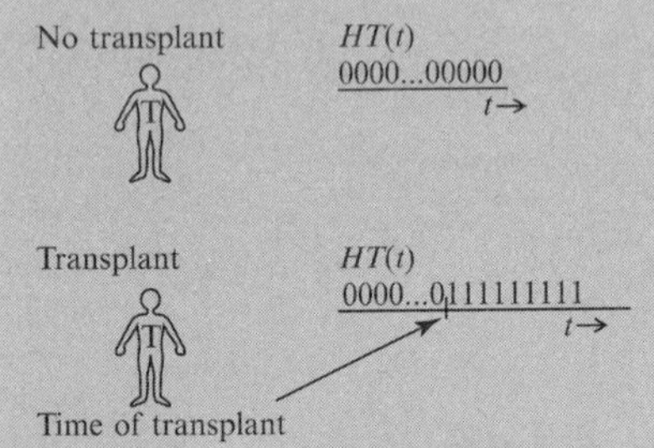

つまり試験期間中に移植を受けなかった症例では，$HT(t)$の値は常に0です．移植を受けた症例では，移植適応判定の時点から$HT(t)$の値は0で始まり，移植を受けるまでは0のままです．移植時に$HT(t)$の値は1になり，残りのフォローアップ期間中は1のままです．

Wait-time for transplants contributes to survival for nontransplants.

変数$HT(t)$の特性として，移植症例の待ち時間は，非移植症例の生存状態に寄与します．言い換えれば，この変数は移植症例を，移植を受けるまでは非移植症例として扱うのです．

In addition to $HT(t)$, two time-dependent covariates included in model.

曝露変数$HT(t)$の他に，2つの時間依存性変数を移植データの拡張Coxモデルに入れます．これらの変数は，$HT(t)$変数の効果を検討する際に調整が必要な共変量です．

EXAMPLE: (continued)

Covariates:

$$TMS(t) = \begin{cases} 0 & \text{if } t < \text{wait-time} \\ TMS & \text{if } t \geq \text{wait-time} \end{cases}$$

$$AGE(t) = \begin{cases} 0 & \text{if } t < \text{wait-time} \\ AGE & \text{if } t \geq \text{wait-time} \end{cases}$$

これらの共変量は$TMS(t)$，$AGE(t)$と記され，以下のように定義します．$TMS(t)$はtが移植の待ち時間よりも小さければ0ですが，tが移植時間と同じかそれよりも大きければ，移植時の「組織不適合スコア」(TMS)の値を取ります．同様に$AGE(t)$は，tが移植の待ち時間よりも小さければ0で，tが移植時間と同じかそれよりも大きければ，移植時のAGEの値を取ります．

$$h(t,\mathbf{X}(t)) = h_0(t)\exp[\delta_1 HT(t) + \delta_2 TMS(t) + \delta_3 AGE(t)]$$

移植データの拡張Coxモデルを示します．モデルには上で説明した3つの時間依存性変数である$HT(t)$，$TMS(t)$，$AGE(t)$が含まれます．

Focus:
Asscesing the effect of $HT(t)$ adjusted for $TMS(t)$ and $AGE(t)$

Note: $HT(t)$ does not satisfy PH assumption.

このモデルでは$HT(t)$が興味のある曝露変数なので，解析の目的は，他の2つの共変量で調整した曝露変数の効果を検討することです．しかし$HT(t)$変数は定義上時間依存性なので，この変数は比例ハザード仮定を満たさず，この変数の推定ハザード比は，時間により値がかわります．

Variable	Coef.	Std. Err.	P>|z|	Haz. Ratio
$HT(t)$	−3.1718	1.1861	0.008	0.0417
$TMS(t)$	0.4442	0.2802	0.112	1.5593
$AGE(t)$	0.0552	0.0226	0.014	1.0567

上記の拡張Coxモデルによるコンピュータ出力結果の要約をここに示します．この結果から，曝露変数$HT(t)$は有意水準1%で有意(両側p値は0.008)であることがわかります．つまり移植状態は生存と有意に関連しているようにみえます．

$$\widehat{\text{HR}} = e^{-3.1718} = 0.0417 = \frac{1}{23.98}$$

$$\widehat{\text{HR}} = \frac{\hat{h}(\text{transplants})}{\hat{h}(\text{nontransplants})} \approx \frac{1}{24}?$$

Not appropriate!

この関連の強さを評価するために，eの$HT(t)$の係数乗が0.0417であることに注目します．1 ÷ 0.0417は23.98であるので，非移植症例は移植症例に対して24倍ものハザードの増加があるようにみえます．しかしハザード比推定値0.0417をこのように解釈することは適切ではありません．これについてさらに説明します．

EXAMPLE: (continued)

23.98 is inappropriate as a *HR*:

- does not compare two *separate* groups
- exposure variable is *not* time-independent
- wait-time on transplants contributes to survival on nontransplants

まず23.98という値は，このハザード比が2群の症例群を比較したもののようにみえますが，それは適切ではありません．この解析での曝露変数は，2つの別々の群を区別するような，時間と独立な変数では<u>ありません</u>．そうではなく，曝露変数は時間依存性で，移植待ち時間の情報を，非移植症例の生存状態に寄与するものとして利用しています．

Alternative interpretation:
At time *t*,
h(“not yet received transplant”)
≈ 24 *h*ˆ (“already received transplant”)

曝露変数は時間依存性なので，ハザード比推定値の別の解釈では，ある時間tにおいて，<u>移植をまだ受けていない</u>(しかし後で受けるかもしれない)症例のハザードは，<u>その時までにすでに移植を受けている</u>症例のハザードの約24倍ということも考えられますが，それも正しくありません．

More appropriate:

Hazard ratio formula should account for *TMS* and *AGE*.

Transplant?	$HT(t)$	$TMS(t)$	$AGE(t)$
Yes	1	*TMS*	*AGE*
No	0	0	0

実際には，移植症例の*TMS*と*AGE*も考慮した，より適切なハザード比の表現が必要になります．適切な表現とは，時間tで，モデル中の3つの時間依存性変数のそれぞれの値を考慮して比べるものです．移植を受けた症例のそれらの値は，$HT(t)$が1で，2つの共変量の値は*TMS*と*AGE*です．移植をまだ受けていない症例では，3つの変数の値はすべて0です．

i denotes *i*th transplant patient

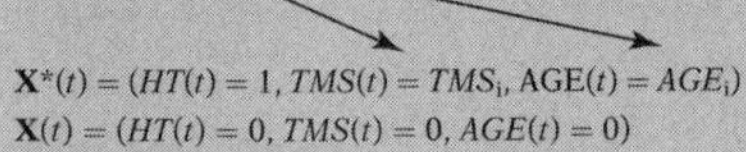

$\mathbf{X}^*(t) = (HT(t) = 1, TMS(t) = TMS_i, \mathrm{AGE}(t) = AGE_i)$
$\mathbf{X}(t) = (HT(t) = 0, TMS(t) = 0, AGE(t) = 0)$

この方法をハザード比の計算に用いると，時間tで移植を受けている症例iの予測変数を特定するベクトル$\mathbf{X}^*(t)$の値は，1とTMS_i，AGE_iです．時間tで移植をまだ受けていない症例の予測変数を特定するベクトル$\mathbf{X}(t)$の値は，3つの予測変数すべて0です．

$$\widehat{HR}(t) = \exp\left[\hat{\delta}_1(1-0) + \hat{\delta}_2(TMS_i - 0) + \hat{\delta}_3(AGE_i - 0)\right]$$
$$= \exp\left[\hat{\delta}_1 + \hat{\delta}_2\, TMS_i + \hat{\delta}_3\, AGE_i\right]$$
$$\boxed{= \exp[-3.1718 + 0.4442\, TMS_i + 0.0552\, AGE_i]}$$

そうするとハザード比の式は，eの$(\hat{\delta}_1 + \hat{\delta}_2 \times TMS_i + \hat{\delta}_3 \times AGE_i)$乗となります．ここで$\hat{\delta}_1$，$\hat{\delta}_2$，$\hat{\delta}_3$は3つの時間依存性変数の係数です．式にこれらの係数の数値を代入することで，枠で囲った指数の式を得ます．

EXAMPLE: (continued)

$\widehat{HR}(t)$ is time-dependent, i.e., its value at time t depends on TMS_i and AGE_i at time t

TMS range: (0–3.05)
AGE range: (12–64)

結果として得られるハザード比の式は時間依存性です．つまり，その値はi番目の症例が移植を受けた時の，*TMS*と*AGE*の値に依存します．それは，症例により移植時の*TMS*と*AGE*の値が異なる可能性があることを意味します．このデータセットでは，*TMS*は0から3.05，*AGE*は12から64の範囲に分布します．

スタンフォード心臓移植試験に関する説明はここで終了とします．このデータセットの解析についてさらに見識を得るには，Crowley and Huによる1977年の文献（*J. Amer. Statist. Assoc.*）を参照してください．

IX. 拡張Cox尤度

- Cox PH likelilhood (L) described in Chapter 3, Section VIII
- L now extended for extended Cox model

第3章のVIIIで，左に示したデータセットを使ってCox尤度を説明しました．ここでは議論を拡張して，時間依存性変数のあるCox尤度について説明します．

ID	TIME	STATUS	SMOKE
Barry	2	1	1
Gary	3	1	0
Harry	5	0	0
Larry	8	1	1

TIME = Survival time (in years)
STATUS = 1 for event, 0 for censorship
SMOKE = 1 for a smoker, 0 for a nonsmoker

復習：データよりBarryにはTIME = 2年でイベントがありました．Garyには3年でイベントがあり，Harryは5年で打ち切られ，Larryには8年でイベントがありました．さらにBarryとLarryは喫煙者ですが，GaryとHarryは非喫煙者です．

Cox PH model: $h(t)=h_0(t)e^{\beta_1 SMOKE}$

第3章ではモデルに1つの予測変数SMOKEを含むCox尤度を組み立てました．そのモデルと尤度を左に示します．

Cox PH Likelihood:

$$L=\left[\frac{h_0(t)e^{\beta_1}}{h_0(t)e^{\beta_1}+h_0(t)e^{0}+h_0(t)e^{0}+h_0(t)e^{\beta_1}}\right] \times\left[\frac{h_0(t)e^{0}}{h_0(t)e^{0}+h_0(t)e^{0}+h_0(t)e^{\beta_1}}\right]\times\left[\frac{h_0(t)e^{\beta_1}}{h_0(t)e^{\beta_1}}\right]$$

尤度は3つの項の積からなり，各イベント時間t_f（TIME = 2，3，8）に対応してそれぞれ1つの項があります．各項の分母は，打ち切りのHarryを含め，時間t_fでまだリスクセットに残っている人のハザードの合計です．各項の分子はt_fでイベントがあった人のハザードです．読者は必要に応じて第3章のVIIIを読み返してください．

Cox extended model:

$$h(t) = h_0(t)e^{\beta_1 SMOKE+\beta_2 SMOKE\times TIME}$$

Time-dependent covariate (its value changes over time)

ここでは予測変数SMOKEと時間依存性の変数であるSMOKE × TIMEを持つ，拡張Coxモデルを考えます．このモデルでは時間とともに基準ハザードが変わるだけでなく，予測変数の値も変わります．それぞれのイベント時間でのLarryのハザードで，それを説明します．

Larry got the event at TIME = 8

Larry's hazard at each event time

TIME	Larry's Hazard
2	$h_0(t)e^{\beta_1+2\beta_2}$
3	$h_0(t)e^{\beta_1+3\beta_2}$
8	$h_0(t)e^{\beta_1+8\beta_2}$

Larryは喫煙者であり，TIME = 8でイベントがあります．しかしTIME = 2，3，8において，共変量SMOKE × TIMEの値は変化し，各イベント時間でのLarryのハザードに影響を与えます(左記参照)．個人のハザードが時間とともにどのように変わるのかを理解するためには，拡張Cox尤度がCox 比例ハザード尤度とどのように異なるかを理解することが重要です．

Cox extended model:

$h(t) = h_0(t)e^{\beta_1 SMOKE+\beta_2 SMOKE\times TIME}$

このデータの拡張Coxモデルを再び左に示します．

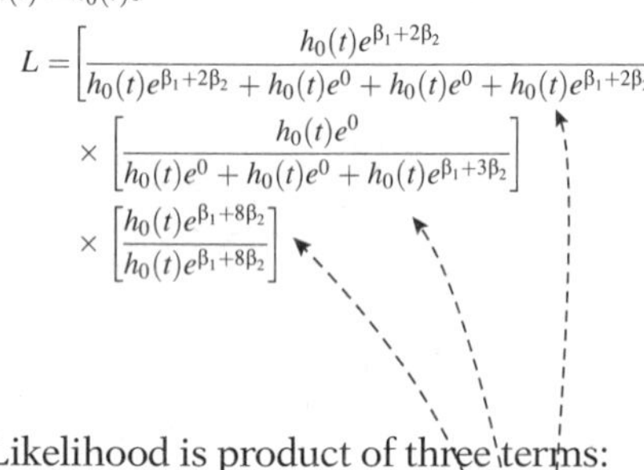
$L = \left[\frac{h_0(t)e^{\beta_1+2\beta_2}}{h_0(t)e^{\beta_1+2\beta_2} + h_0(t)e^0 + h_0(t)e^0 + h_0(t)e^{\beta_1+2\beta_2}}\right]$
$\times \left[\frac{h_0(t)e^0}{h_0(t)e^0 + h_0(t)e^0 + h_0(t)e^{\beta_1+3\beta_2}}\right]$
$\times \left[\frac{h_0(t)e^{\beta_1+8\beta_2}}{h_0(t)e^{\beta_1+8\beta_2}}\right]$

このデータの拡張Cox尤度(L)を左に示します．この尤度はCox 比例ハザードモデルと同様の方法で組み立てられます．異なっているのは，対象者のハザード表現が時間により変わることです．

Likelihood is product of three terms:

$$L = L_1 \times L_2 \times L_3$$

Barry ($t = 2$)　Gary ($t = 3$)　Larry ($t = 8$)

前のページで示したCox 比例ハザード尤度と同様に，拡張Cox尤度も3つのイベント時間に対応する3つの項の積($L = L_1 \times L_2 \times L_3$)です．最初にBarryには$t = 2$でイベントがあり，次にGaryに$t = 3$で，最後にLarryには$t = 8$でイベントがあります．Harryは$t = 5$で打ち切りですが，BarryとGaryにイベントがあった時はまだat riskでした．つまりHarryのハザードはL_1とL_2の分母に含まれます．

SMOKE × TIME = 0 for nonsmokers

SMOKE × TIME changes over time for smokers

Larry's hazard changes over L_1, L_2, L_3.

SMOKEは0とコードされるので，非喫煙者(GaryとHarry)の時間変動型共変量 SMOKE × TIMEのハザードは変化しません．しかし喫煙者(BarryとLarry)では，ハザードは時間とともに変わります．LarryのハザードがL$_1$，L$_2$，L$_3$の分母でどのように変わるのかに注目してください．

$h_0(t)$ cancels in L

$$L = \left[\frac{e^{\beta_1+2\beta_2}}{e^{\beta_1+2\beta_2} + e^0 + e^0 + e^{\beta_1+2\beta_2}}\right] \times \left[\frac{e^0}{e^0 + e^0 + e^{\beta_1+3\beta_2}}\right] \times \left[\frac{e^{\beta_1+8\beta_2}}{e^{\beta_1+8\beta_2}}\right]$$

Cox 比例ハザード尤度と同様に，拡張Cox尤度でも基準ハザードは打ち消されます．すなわち基準ハザードは回帰パラメータを推定するのに何の働きもしないので，特定する必要はありません．

Caution: Incorrect Coding of SMOKE × TIME

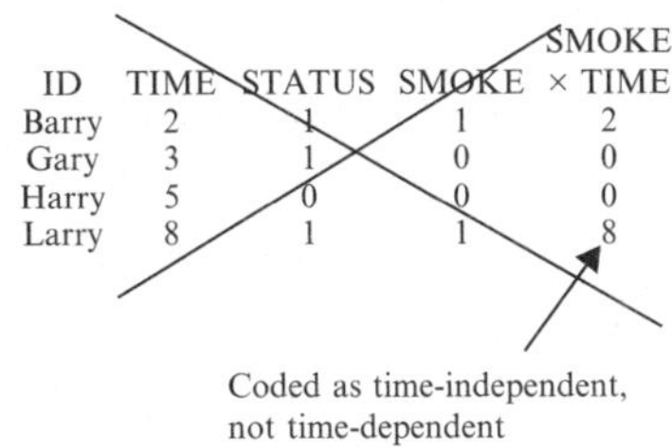

時間変動型共変量を使う場合に注意をしておきたいことがあります．データステップで個人のSMOKE値と生存時間値を掛け合わせ積項を作ることは間違っています．言い換えれば，交互作用項のようにSMOKE × TIMEとコードしてはいけません．もし左に示すようにSMOKE × TIMEとコードすると，SMOKE × TIMEは時間と独立な変数になります．すなわちLarryのSMOKE × TIMEの値を誤って一定の値8とコードすると，SMOKE × TIMEの尤度がL_1，L_2，L_3の時点で変化するのに対応できなくなります．

Incorrectly coded SMOKE×TIME

- Time independent
- Probably highly significant
- Survival time should predict survival time
- But not meaningful

もし誤ってコードした時間独立なSMOKE × TIMEをCoxモデルに入れてしまうと，比例ハザード性の問題はともかく，係数の推定値は非常に有意なものが返ってくるはずです．それは，個人の生存時間との積項が結果変数(生存時間)を予測しているだけなので，意味がありません．しかし，これはよくある誤りです．

Correctly coding SMOKE×TIME

- Time dependent
- Computer packages typically allow definition in the analytic procedure

時間依存性のSMOKE × TIME変数に関しては，解析プロシジャ内で正しく定義できるようになっている統計ソフトウェアもあります．

Alternatively can code using **CP format**

(開始，終了)またはcounting process(CP)データレイアウトを使って，データを時間依存性変数型に明示的に定義する方法もあります．

- CP format introduced in Chapter 1
- Multiple observations per subject
- Time intervals at risk subdivided
- Covariate value can change from interval to interval for the same subject

CPデータ形式については第1章で紹介しました．このデータレイアウトは，同じ人に複数のオブザベーションを持たせることで，時間依存性変数をそのまま表現する方法です．この形式では，各個人の総at riskフォローアップ時間を，時間依存性変数の値が変わるごとに小さな区間に分割します．

CP format with time-dependent variable SMOKE × TIME:

ID	START	STOP	STATUS	SMOKE	SMOKE × TIME
Barry	0	2	1	1	2
Gary	0	2	0	0	0
Gary	2	3	1	0	0
Harry	0	2	0	0	0
Harry	2	3	0	0	0
Harry	3	5	0	0	0
Larry	0	2	0	1	2
Larry	2	3	0	1	3
Larry	3	8	1	1	8

Coded as time dependent

START = Beginning of interval (in months)
STOP = End of interval (in months)
STATUS = 1 for event, 0 for censorship

左のデータレイアウトはCP法によるもので，Barry, Gary, Larryの各イベント時間($t = 2，3，8$)で区切られた(START，STOP)区間が示されています．

最後の3つの観察データを見ると，Larryの総at risk時間が3つの区間に分けられているのがわかります．Larryは$t = 8$ (STOP = 8，STATUS = 1)でイベントがあります．その前の2つのオブザベーションは，区間(0，2)あるいは(2，3)の間にはLarryにイベントがなかったことを表しています．最後の3つのオブザベーションを通して，時間依存性変数SMOKE × TIMEの値はLarryでは2，3，8と変化しています．

Alternative CP format:
Gary and Harry do not need multiple observations since SMOKE × TIME does not vary for them (same info as above)

ID	START	STOP	STATUS	SMOKE	SMOKE × TIME
Barry	0	2	1	1	2
Gary	0	3	1	0	0
Harry	0	5	0	0	0
Larry	0	2	0	1	2
Larry	2	3	0	1	3
Larry	3	8	1	1	8

別のCP形式のデータレイアウトを左下に示します．GaryとHarryは非喫煙者で，非喫煙者ではSMOKE は0とコードされるので，彼らのSMOKE × TIME変数の値は，彼のat risk時間中は0のままです．つまりGaryとHarryに関しては，複数のオブザベーションを持つ必要はありません(持っても誤りではありませんが)．

2 reasons to include time-varying covariate:

1) To account for PH violation
2) The values actually change over time regardless of the PH assumption

時間変動型共変量をCoxモデルに入れる主な理由は2つあります．(1)比例ハザード性を検討するため(通常何らかの時間の関数との積項として式に入る)，そして(2)比例ハザード性とは関係なしに，実際にその共変量の値が時間によって変わる場合です．

SMOKE×TIME
defined to account for PH violation

変数SMOKE × TIMEを使った直近の例は，(1)（比例ハザード性の検討）です．(2)には，投薬量が時間経過で変化するような例があり，以下で説明します．

DOSE changes at 3 time points for Jane

ID	MONTHS	STATUS	DOSE1	TIME1	DOSE2	TIME2	DOSE3	TIME3
Jane	49	1	60	0	120	12	150	30

MONTHS = Survival time (in months)
STATUS = 1 for event, 0 for censorship

左のデータには49ヵ月にイベントがあった(MONTHS = 49，STATUS = 1)Janeの情報が1オブザベーションで示されています．フォローアップ開始時の彼女の投薬量は60 mg(DOSE1 = 60，TIME1 = 0)でした．フォローアップ12ヵ月目に，彼女の投薬量は120 mgに変わりました(DOSE2 = 120, TIME2 = 12)．フォローアップ30ヵ月目に投薬量は150 mgに変わりました(DOSE3 = 150 および TIME3 = 30)．

Same info as above using CP format

(3 observations instead of 1)

ID	START	STOP	STATUS	DOSE
Jane	0	12	0	60
Jane	12	30	0	120
Jane	30	49	1	150

START = Beginning of interval (in months)
STOP = End of interval (in months)
STATUS = 1 for event, 0 for censorship
DOSE = Dose in milligrams

同じ情報をCP形式のデータレイアウトを使って表すことができます．左ではJaneのデータが3つのオブザベーションに作り替えられ，DOSEが時間依存性変数として示されています．最初の区間(START = 0，STOP = 12)では，Janeの投与量は60 mgでした．2つ目の区間(12〜30ヵ月)ではJaneの投与量は120 mgでした．3つ目の区間(30〜49ヵ月)ではJaneの投与量は150 mgでした．データはJaneには49ヵ月(STOP = 49，STATUS = 1)でイベントがあったことを表しています．

Multiple observations per subject: revisited in Chapter 8 (recurrent events)

CP形式のデータレイアウトについては，第8章の「再発イベントの生存時間解析」でさらに説明します．再発イベントのデータでは，被験者はイベントが起きた後も，次のイベントに関してはat riskなままである可能性があります．

Coding SMOKE × TIME as time-dependent

Multiple Observations per Subject

ID	TIME	STATUS	SMOKE	SMOKE × TIME
Barry	2	1	1	2
Gary	2	0	0	0
Gary	3	1	0	0
Harry	2	0	0	0
Harry	3	0	0	0
Harry	5	0	0	0
Larry	2	0	1	2
Larry	3	0	1	3
Larry	5	0	1	5
Larry	8	1	1	8

↑ Coded as time-dependent

Cox解析プロシジャで時間依存性変数を定義する場合は, 自動的に変数が定義されてしまうので, 利用者はデータセットの変数が時間依存性だとはわからない場合もあります. しかし左のデータセットを見れば, SMOKE × TIMEの正しい定義が何であるかがはっきりわかるでしょう. このデータセットでは1対象に付き複数のオブザベーションがあります. Barryは$t = 2$でat riskで, その時にイベントがありました. Garyは$t=2$と$t=3$でat riskでした. Garyは$t = 2$ではイベントがありませんでしたが, $t=3$にイベントがありました. Harryは$t = 2$, $t = 3$, $t = 5$でat riskで, イベントはありませんでした. Larryは$t = 2$, $t = 3$, $t = 5$, $t = 8$でat riskで, $t = 8$でイベントがありました. LarryのSMOKE × TIME変数の値が, 時間によってどのように変わるかに注意してください.

Multiple observations per subject: revisited in Chapter 8 (recurrent events)

1対象に付き複数のオブザベーションがある生存時間解析のデータセットについては, 第8章の「再発イベントの生存時間解析」でさらに説明します. 再発イベントのデータでは, 被験者はイベントが起きた後も, 次のイベントに関してはat riskなままである可能性があります.

X. まとめ

ここで時間依存性変数についてのこのプレゼンテーションのまとめをします. まずCox比例ハザードモデルの主な特徴を復習しました. 次に時間依存性変数を定義し, その3つのタイプ, すなわち, 定義変数, 内的変数, 付帯変数について説明しました.

Review Cox PH model.

Define time-dependent variable: defined, internal, ancillary.

Extended Cox model:

$$h(t, \mathbf{X}(t)) = h_0(t) \exp\left[\sum_{i=1}^{p_1} \beta_i \mathbf{X}_i + \sum_{j=1}^{p_2} \delta_j X_j(t)\right]$$

次にここに再び示した「拡張Coxモデル」の式を示し, この式には時間依存性変数も時間と独立な変数も含めることができることを示しました.

$$\widehat{HR}(t) = \exp\left[\sum_{i=1}^{p_1} \hat{\beta}_i [X_i^* - X_i] + \sum_{j=1}^{p_2} \hat{\delta}_j \left[X_j^*(t) - X_j(t)\right]\right]$$

Function of time

次にこの拡張Coxモデルの, ハザード比の式を含めたさまざまな特徴について説明しました. ハザード比の式は時間依存性なので, 比例ハザード性は成立しません.

Model for assessing PH assumption:

$$h(t, \mathbf{X}(t)) = h_0(t) \exp\left[\sum_{i=1}^{p} \beta_i \mathbf{X}_i + \sum_{i=1}^{p} \delta_i X_i g_i(t)\right]$$

また時間と独立な変数の比例ハザード性を，時間依存性変数を使ってどのように検討するかも示しました．興味のあるすべての時間と独立な変数を同時に検討する，拡張Coxモデルの一般式をここに示します．

Examples of $g_i(t)$:
t, $\log t$, heaviside function

関数$g_i(t)$は，i番目の変数のための時間の関数で，研究者によって決められます．そのような関数の例には$g_i(t) = t$, $\log t$やHeavisideの階段関数があります．

Heaviside functions:

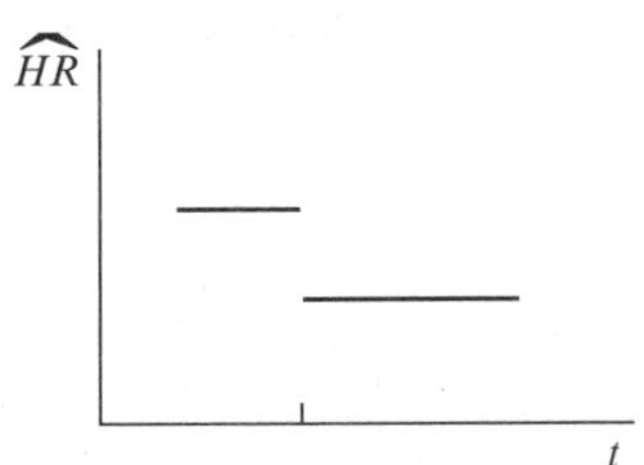

Heavisideの階段関数を使うことについて説明しました．この関数を使うと，区間内では一定であるが区間ごとに異なったハザード比を求めることができます．

$$h(t,\mathbf{X}(t)) = h_0(t) \exp[\beta E + \delta E g(t)]$$

where

$$g(t) = \begin{cases} 1 & \text{if } t \geq t_0 \\ 0 & \text{if } t < t_0 \end{cases}$$

$$h(t,\mathbf{X}(t)) = h_0(t)\exp[\beta_1 E g_1(t) + \beta_2 E g_2(t)]$$

where

$$g_1(t) = \begin{cases} 1 & \text{if } t \geq t_0 \\ 0 & \text{if } < t_0 \end{cases}$$

$$g_2(t) = \begin{cases} 1 & \text{if } t < t_0 \\ 0 & \text{if } t \geq t_0 \end{cases}$$

2区間に関しては，モデルはここに示した2つの同等の式のいずれかで表すことができます．1つ目のモデルには曝露の主効果と，曝露に関するHeavisideの階段関数が1つだけ含まれます．2つ目のモデルには曝露の主効果が含まれず，曝露に関する2つのHeavisideの階段関数が含まれます．2つのモデルからそれぞれ2つのハザード比が得られ，それらは2つのモデルで同じ値となります．

EXAMPLE 1

1991 Australian study of heroin addicts
- two methadone maintenance clinics
- *addicts* dataset file
- clinic variable did not satisfy PH assumption

2つの例を使って時間依存性変数の使い方を示しました．最初の例は，ヘロイン常用者のための2つの麻薬患者治療クリニックを比べるものでした．データセットのファイル名は「*addicts.dat*」でした．この例では，クリニック変数は2値の曝露変数で，比例ハザード仮定を満たしませんでした．

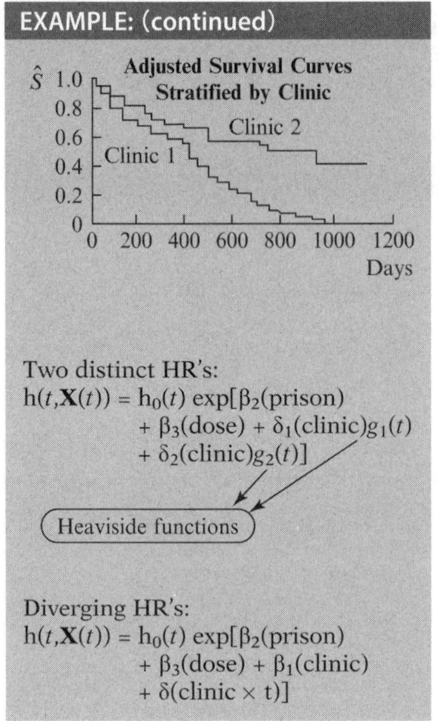

クリニック変数で層化した調整生存曲線では，クリニック2がクリニック1より一貫して生存確率が高く，フォローアップ1年以降，クリニック間の差はより顕著になりました．しかしこのような層化を行うと，クリニックに関するハザード比推定値を求めることができなくなりました．そのような推定値は，クリニックと時間との交互作用項を持つ拡張Coxモデルを使うと，求めることができました．

2つの拡張Coxモデルを考えました．1つ目のモデルではフォローアップ1年目と，1年以降について2つの異なるハザード比を求めるために，Heavisideの階段関数を使いました．モデルを左に示します．

2つ目の拡張Coxモデルでは，2つの生存曲線が経過とともに離れていくことが可能となる時間依存性変数を用いました．このモデルを左に示します．

両方のモデルからは，クリニックで層化した調整生存曲線のグラフとよく整合するハザード比推定値が得られました．

EXAMPLE 2: Stanford Heart Transplant Study

Goals: Do patients receiving transplants survive longer than patients not receiving transplants?

$$h(t,\mathbf{X}(t)) = h_0(t)\exp[\delta_1 HT(t) + \delta_2 TMS(t) + \delta_3 AGE(t)]$$

$HT(t)$ → Exposure variable

2つ目の例では，スタンフォード心臓移植試験で得られた結果について考えました．この試験の目的は，移植を受けた症例が移植を受けなかった症例よりも長く生存したかどうかを検討することでした．

このデータの解析には，3つの時間依存性変数を持つ拡張Coxモデルを使いました．それらのうちの1つ，曝露変数である$HT(t)$は，時間tでの移植状況を表すものでした．他の2つの変数$TMS(t)$と$AGE(t)$は，移植時の組織不適合スコアと年齢で，移植以後の時間tで数値を持ち，移植を行う前は0でした．

EXAMPLE: (continued)

Results: $HT(t)$ highly significant, i.e., transplants have better prognosis than nontransplants.
Hazard ratio estimate problematic:

$$\widehat{HR} = e^{\hat{\delta}_1} = \frac{1}{23.98}$$

More appropriate formula:

$$\widehat{HR} = \exp[-3.1718 + 0.4442\ TMS_i + 0.0552\ AGE_i]$$

上記の拡張Coxモデルをあてはめた結果，曝露変数についてきわめて有意な効果が得られましたが，それは，生存予後は非移植症例よりも移植症例で良いことには単純には結び付きませんでした．

これらのデータについて，まずハザード比推定値が不適切となる場合の式を示しました．不適切な式では曝露変数の係数の指数変換値を用いており，それは23.98分の1という推定値になりました．適切な式は，共変量である$TMS(t)$と$AGE(t)$の時間tでの値を考慮したものでした．適切な式を用いると，各移植症例の組織不適合スコアと年齢によって，曝露効果を推定するハザード比推定値が変わりました．

章の進行

1. Introduction to Survival Analysis
2. Kaplan–Meier Curves and the Log–Rank Test
3. The Cox Proportional Hazards Model
4. Evaluating the Proportional Hazards Assumption
5. The Stratified Cox Procedure
6. ✓ Extension of the Cox Proportional Hazards Model for Time-Dependent Variables

Next:

7. Parametric models

これでこの章の解説は終わりです．後に続く「詳細なまとめ」を読んで，この章の内容を復習してください．それから練習問題とテストに挑戦してください．

Coxモデルの重要な特性は，結果変数，つまり生存時間の分布を特定しなくても良いことです．次の章では基本となる結果変数の分布を指定するパラメトリックモデルを示します．パラメトリックモデルには，指数，Weibull，対数ロジスティックモデルなどがあります．

詳細なまとめ

I. 復習(244ページ)

II. Cox比例ハザードモデルの復習(244〜246ページ)

A. Cox比例ハザードモデルの式:

$$h(t,\mathbf{X}) = h_0(t)\exp\left[\sum_{i=1}^{p}\beta_i X_i\right]$$

B. 2人を比べるハザード比の式:

$$\mathbf{X}^* = \left(X_1^*, X_2^*, \ldots, X_p^*\right) \text{ and } \mathbf{X} = \left(X_1, X_2, \ldots, X_p\right):$$

$$\frac{h(t,\mathbf{X}^*)}{h(t,\mathbf{X})} = \exp\left[\sum_{i=1}^{p}\beta_i\left(X_i^* - X_i\right)\right]$$

C. 比例ハザード仮定の意味:

- ハザード比の式からハザード比は時間と独立であることがわかる:

$$\frac{h(t,\mathbf{X}^*)}{h(t,\mathbf{X})} = \theta$$

- 2つのXのハザード比は比例する:

$$h(t,\mathbf{X}^*) = \theta h(t,\mathbf{X})$$

D. 比例ハザード性を検討する3つの方法:

i. グラフを使う: 対数(−対数)生存曲線を比べる，または観察曲線と予測曲線を比べる.

ii. 時間依存性共変量: X × g(t)形式の積項(つまり交互作用)を使う.

iii. 適合度検定: 大標本のZ統計量を使う.

E. 比例ハザード仮定が満たされない場合の選択肢:

i. 層化Cox法を使う.

ii. X × g(t)形式の時間依存性変数を含む拡張Coxモデルを使う.

III. 時間依存性変数の定義と例(246〜249ページ)

A. 定義: 時間とともに値が変わる任意の変数.

B. 定義，内的，付帯の時間依存性変数の例.

IV. 時間依存性変数のための拡張Coxモデル（249〜251ページ）

A. $$h(t,\mathbf{X}(t)) = h_0(t)\exp\left[\sum_{i=1}^{p_1}\beta_i X_i + \sum_{j=1}^{p_2}\delta_j X_j(t)\right]$$

ここで$\mathrm{X}(t) = (X_1, X_2, ..., X_{p_1}, X_1(t), X_2(t), ..., X_{p_2}(t))$は時間$t$での全予測変数の組を表し，Xi はi番目の時間と独立な変数，$X_j(t)$はj番目の時間依存性変数を表す．

B. 回帰係数の推定には最尤法が使われる．

C. 拡張Coxモデルのための統計ソフトウェア．

D. モデルでは，時間tでのハザード比は同じ時間での$X_j(t)$の値に依存すると仮定．

E. 時間差効果に対応するモデルに修正可能．

V. 拡張Coxモデルのハザード比の式（251〜253ページ）

A. $$HR(t) = \exp\left[\sum_{i=1}^{p_1}\beta_i\left[X_i^* - X_i\right] + \sum_{j=1}^{p_2}\delta_j\left[X_j^*(t) - X_j(t)\right]\right]$$

B. $HR(t)$ は時間の関数なので，比例ハザード仮定は満たさない．

C. $X_j(t)$の係数推定値は時間と独立であり，$X_j(t)$の「全般的な」効果を表す．

VI. 比例ハザード仮定を満たさない時間と独立な変数の検討（254〜259ページ）

A. 比例ハザード仮定を検討する一般式:

$$h(t,\mathbf{X}(t)) = h_0(t)\exp\left[\sum_{i=1}^{p}\beta_i X_i + \sum_{i=1}^{p}\delta_i X_i g_i(t)\right]$$

B. $g_i(t)$ はX_i に対する時間の関数．

C. 検定 $H_0: \delta_1 = \delta_2 = ... = \delta_p = 0$

D. Heavisideの階段関数:

$$g(t) = \begin{cases} 1 & \text{if } t \geq t_0 \\ 0 & \text{if } t < t_0 \end{cases}$$

E. Heavisideの階段関数を1つ持つモデル:

$$h(t, \mathbf{X}(t)) = h_0(t)\exp[\beta E + \delta Eg(t)]$$

F. Heavisideの階段関数を2つ持つモデル:

$$h(t, \mathbf{X}(t)) = h_0(t)\exp[\delta_1 Eg_1(t) + \delta_2 Eg_2(t)]$$

ここで

$$g_1(t) = \begin{cases} 1 \text{ if } t \geq t_0 \\ 0 \text{ if } t < t_0 \end{cases} \text{ および } g_2(t) = \begin{cases} 1 \text{ if } t < t_0 \\ 0 \text{ if } t \geq t_0 \end{cases}$$

G. ハザード比:

$$t \geq t_0 : \widehat{HR} = \exp\left[\hat{\beta} + \hat{\delta}\right] = \exp\left[\hat{\delta}_1\right]$$

$$t < t_0 : \widehat{HR} = \exp\left[\hat{\beta}\right] = \exp\left[\hat{\delta}_2\right]$$

H. 複数のHeavisideの階段関数:4つの期間がある例:

- 拡張Coxモデルはどちらかを含む

$\{E, E \times g_1(t), E \times g_2(t), E \times g_3(t)\}$ or

$\{E \times g_1(t), E \times g_2(t), E \times g_3(t), E \times g_4(t)\}$

- 4つの積項を持ち,Eの主効果を持たないモデル:

$$h(t, \mathbf{X}(t)) = h_0(t)\exp[\delta_1 Eg_1(t) + \delta_2 Eg_2(t) + \delta_3 Eg_3(t) + \delta_4 Eg_4(t)]$$

ここで

$$g_i(t) = \begin{cases} 1 & \text{if } t \text{ is within interval } i \\ 0 & \text{if otherwise} \end{cases}$$

VII. ヘロイン常用者の治療に関する疫学試験への拡張Coxモデルの適用(260〜264ページ)

A. ヘロイン常用者についての1991年のオーストラリアの試験

- 2つの麻薬患者治療クリニック
- データセットファイル「*addicts.dat*」
- クリニック変数は比例ハザード性を示さない.

B. クリニック2はクリニック1よりも患者維持確率が一貫して高く,1年以降ではクリニック間の差はより顕著になる.

C. 2つの拡張Coxモデル:

- 1つは1年未満,もう1つは1年以降の2つの異なるハザード比を求めるために,Heavisideの階段関数を使う.
- 2つの生存曲線時間が経過とともに離れていくような時間依存性変数を使う.

VIII. スタンフォード心臓移植データ解析への拡張Coxモデルの適用（265～269ページ）

A. この試験の目的は，移植症例は移植を受けない症例よりも長く生存するかを検討すること．

B. 3つの時間依存性変数を含んだ拡張Coxモデルの説明．
$h(t,\ \mathbf{X}(t)) = h_0(t)\exp[\delta_1 HT(t) + \delta_2 TMS(t) + \delta_3 AGE(t)]$

C. 曝露変数$HT(t)$は，時間tでの移植状態を表した．他の2つの変数$TMS(t)$と $AGE(t)$は組織不適合スコアと移植時年齢であり，移植以後の時間tで0以外の数値を持つ．

D. 曝露変数の効果はきわめて有意であるという結果になったが，

E. このデータで，1つのハザード比の推定値を使うことには問題があった．
- $HT(t)$の係数の指数変換値は1/23.98となるが，これは不適切な式である．
- 適切な式は，共変量である$TMS(t)$と$AGE(t)$の時間tでの値を考慮したものである．

IX. 拡張Cox尤度（269～274ページ）

A. 比例ハザード尤度の復習（第3章）．

B. Cox尤度のBarry，Gary，Larryの例．

X. まとめ（274～277ページ）

練習問題

下記のデータセット「anderson.dat」は，半数が新しい治療を，半数が標準的な治療を受けた42人の白血病患者のデータで，寛解生存時間を含みます（Freireich *et al.*, *Blood*, 1963）．興味のある曝露変数は治療（新しい治療では$Rx = 0$，標準的治療では$Rx = 1$）です．調整に用いる他の2つの変数はlog 白血球数（すなわちlog WBC）と性別（Sex）です．failure状態はrelaplse変数（打ち切り = 0，failure = 1）で表されます．データセットは以下のようになっています．

Subj	Surv	Relapse	Sex	log WBC	*Rx*
1	35	0	1	1.45	0
2	34	0	1	1.47	0
3	32	0	1	2.2	0
4	32	0	1	2.53	0
5	25	0	1	1.78	0
6	23	1	1	2.57	0

（次ページに続く）

(Continued)

Subj	Surv	Relapse	Sex	log WBC	*Rx*
7	22	1	1	2.32	0
8	20	0	1	2.01	0
9	19	0	0	2.05	0
10	17	0	0	2.16	0
11	16	1	1	3.6	0
12	13	1	0	2.88	0
13	11	0	0	2.6	0
14	10	0	0	2.7	0
15	10	1	0	2.96	0
16	9	0	0	2.8	0
17	7	1	0	4.43	0
18	6	0	0	3.2	0
19	6	1	0	2.31	0
20	6	1	1	4.06	0
21	6	1	0	3.28	0
22	23	1	1	1.97	1
23	22	1	0	2.73	1
24	17	1	0	2.95	1
25	15	1	0	2.3	1
26	12	1	0	1.5	1
27	12	1	0	3.06	1
28	11	1	0	3.49	1
29	11	1	0	2.12	1
30	8	1	0	3.52	1
31	8	1	0	3.05	1
32	8	1	0	2.32	1
33	8	1	1	3.26	1
34	5	1	1	3.49	1
35	5	1	0	3.97	1
36	4	1	1	4.36	1
37	4	1	1	2.42	1
38	3	1	1	4.01	1
39	2	1	1	4.91	1
40	2	1	1	4.48	1
41	1	1	1	2.8	1
42	1	1	1	5	1

3つの予測変数Rx, log WBC, Sexを持つCox 比例ハザードモデルのコンピュータ出力結果を編集したものを下に示します.

Cox regression Analysis time_t: survt	Coef.	Std. Err.	p > |z|	Haz. Ratio	[95% Conf. Interval]		*P*(*PH*)
Sex	0.263	0.449	0.558	1.301	0.539	3.139	0.042
log WBC	1.594	0.330	0.000	4.922	2.578	9.397	0.714
Rx	1.391	0.457	0.002	4.018	1.642	9.834	0.500

No. of subjects = 42　　Log likelihood = −72.109

Q 1. 上記のモデルの変数のうち，どれが時間と独立で，どれが時間依存性ですか．

Q 2. この出力によると，あてはめたモデルは比例ハザード仮定を満たしますか．簡単に説明してください．

Q 3. 拡張Coxモデルを使って，上記のモデル中の3つの変数すべての比例ハザード仮定を検討したいとします．これが可能であるような拡張Coxモデルの一般式を示してください．

Q 4. フォローアップ15週より前と，15週以降でそれぞれ一定のハザード比が得られるような，Heavisideの階段関数を使った方法で，Sex変数の比例ハザード仮定を検討したいとします．この方法を行うための同等な拡張Coxモデルを2つ述べてください．1つのモデルはHeavisideの階段関数を1つ含み，もう1つのモデルはHeavisideの階段関数を2つ含みます．

Q 5. 以下はHeavisideの階段関数を2つ含む拡張Coxモデルをあてはめて得られた結果の出力を編集したものです．

時間依存性Cox回帰分析

Analysis time_t: survt	Coef.	Std. Err.	p > |z|	Haz. Ratio	[95% Conf.	Interval]
log WBC	1.567	0.333	0.000	4.794	2.498	9.202
Rx	1.341	0.466	0.004	3.822	1.533	9.526
0–15 wks	0.358	0.483	0.459	1.430	0.555	3.682
15+ wks	−0.182	0.992	0.855	0.834	0.119	5.831

No. of subjects = 42　　Log likelihood = −71.980

上記の出力結果を使って，log WBCと時間依存性のSex変数で調整した治療効果について，仮説を検定し，ハザード比と95％信頼区間を推定してください．治療の効果についてどのような結論を出しますか．

Q 6. 今度は拡張Coxモデルを使った別の方法を用いてSexで調整することを考えます．生存曲線が時間とともに離れていくことを許容するSexと時間の交互作用項を定義します．

いま述べた方針に沿って，*Rx*, log WBC, Sexを主効果とし，さらに積項Sex × timeを含む拡張Coxモデルを示してください．

Q 7. Q6のモデルを使って，*Rx*とlog WBCで調整した，8週と16週でのSexの効果についてのハザード比を表現してください．

Q 8. 以下はQ6のモデルをあてはめたモデルに関するコンピュータ出力結果を編集したものです．

時間依存性Cox回帰分析

Analysis time_t: survt	Coef.	Std. Err.	p > |z|	Haz. Ratio	[95% Conf.	Interval]
Sex	1.820	1.012	0.072	6.174	0.849	44.896
log WBC	1.464	0.336	0.000	4.322	2.236	8.351
Rx	1.093	0.479	0.022	2.984	1.167	7.626
Sex × Time	−0.345	0.199	0.083	0.708	0.479	1.046

No. of subjects = 42 Log likelihood = −70.416

上記の結果に基づいて，モデルの他の変数で調整した治療効果のハザード比の推定値を示し，検定結果とこのハザード比の区間推定値についてまとめてください．これらの結果と，先のHeavisideの階段関数を使った結果とを比較してみてください．この比較から，比例ハザード仮定を満たさない変数で調整するために拡張Coxモデルを使う場合の問題点について，何が示唆されていますか．

Q 9. 以下は*Rx*とlog WBCをモデルに含み，Sexで層化した層化Cox法を使ったコンピュータ出力結果を編集したものです．

層化Cox回帰

Analysis time_t: survt	Coef.	Std. Err.	p > |z|	Haz. Ratio	[95% Conf.	Interval]
log WBC	1.390	0.338	0.000	4.016	2.072	7.783
Rx	0.931	0.472	0.048	2.537	1.006	6.396

No. of subjects = 42 Log likelihood = −57.560 Stratified by sex

*Rx*の効果のハザード比に関して，先に示された結果と，上記の出力の結果とを比較してください．どちらの結果がより適切であるかを決める方法が何かあるかを説明してください．

テスト

以下の問題は胃がんの臨床試験データ解析についてです．この臨床試験では90人の患者が，化学療法単独（=2）か，化学療法と放射線療法の組み合わせ（=1）のどちらかにランダムに割付られました．（Stablein *et al.*, "Analysis of survival data with nonproportional hazard functions." *Control Clin Trials*, 1981を参照してください．）

Q 1. 各治療群の対数（−対数）Kaplan-Meier（KM）曲線のプロットを下に示します．このプロットに基づき，治療群変数の比例ハザード性についてどのような結論を下しますか．説明してください．

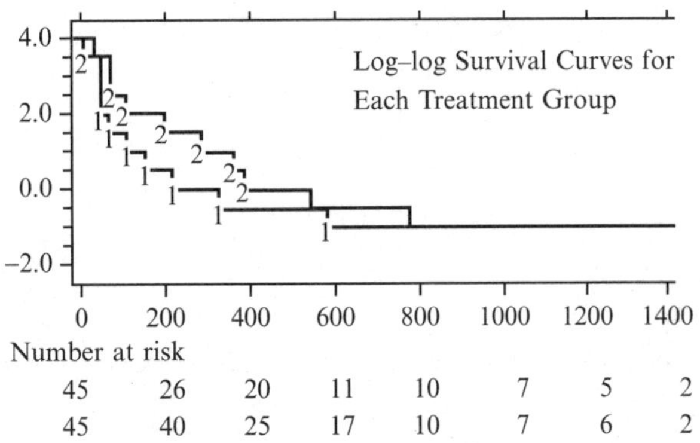

Number at risk

45	26	20	11	10	7	5	2
45	40	25	17	10	7	6	2

Q 2. 以下は治療群変数だけを含む比例ハザードモデルのコンピュータ出力結果を編集したものです．この結果に基づき，治療群変数の比例ハザード仮定について，どのような結論を出すか，説明してください．

Cox regression Analysis time_t: survt	Coef.	Std. Err.	p > |z|	Haz. Ratio	[95% Conf. Interval]		*P*(*PH*)
Tx	−0.267	0.233	0.253	0.766	0.485	1.21	0.042

No. of subjects 90　　Log likelihood = −282.744

Q 3. 次頁の出力は，これらデータにHeavisideの階段関数を使った拡張Coxモデルを適用した結果を示しています．モデルでは治療群変数（*Tx*）と，3つのHeavisideの階段関数のそれぞれからなる積項を用いています．最初の積項（Time1と呼ぶ）は0から250日までの区間についてのHeavisideの階段関数を含み，2つ目の積項（すなわちTime2）は250から500日までの区間を，3つ目の積項（すなわちTime3）は500日以降の区間に対応します．使用した拡張Coxモデルのハザード関数の式を，含まれるHeavisideの階段関数の定義を明確にして記述してください．

時間依存性Cox回帰分析

Analysis time_t: survt	Coef.	Std. Err.	p > |z|	Haz. Ratio	[95% Conf.	Interval]
Time1	−1.511	0.461	0.001	0.221	0.089	0.545
Time2	0.488	0.450	0.278	1.629	0.675	3.934
Time3	0.365	0.444	0.411	1.441	0.604	3.440

No. of subjects = 90　　Log likelihood = −275.745

Q 4. 出力結果に基づき，3つの区間のそれぞれでのハザード比を述べ，それらが有意であるかを評価し，3つの区間での治療の効果の大きさについて結論を述べてください．

Q 5. Q3で示された出力をよく見ると，2つ目と3つ目の区間の治療効果は非常に類似しているようにみえます．ゆえに，0から250日までと250日以降の2つの区間だけを使う別の解析を検討しました．この方針に応じた（すなわち2つのHeavisideの階段関数を持つ）拡張Coxモデルのハザード関数の式を記述してください．また治療群の主効果と1つのHeavisideの階段関数項を持つ別形式のハザード関数の式を記述してください．

Q 6. Q5で示した方針に基づくコンピュータ出力結果を下に示します．これらの結果に基づき，250日以前と以降での治療の効果についてのハザード比を示し，各ハザード比の推定結果をまとめ，各区間での治療効果についての結論を述べてください．

時間依存性Cox回帰分析

Analysis time_t: survt Column name	Coeff	StErr	p-value	*HR*	0.95	CI
Time1	−1.511	0.461	0.001	0.221	0.089	0.545
Time2	0.427	0.315	0.176	1.532	0.826	2.842

No. of subjects = 90　　Log likelihood = −275.764

練習問題の解答

A 1. モデル中の3つの変数はすべて時間と独立な変数.

A 2. コンピュータ出力結果から，Sex変数の$P(PH)$値は0.042なので，これは有意水準0.05で有意であり，この変数は比例ハザード仮定を満たしません.

A 3.
$$h(t,\mathbf{X}(t)) = h_0(t)\exp[\beta_1(\text{sex}) + \beta_2(\log\ \text{WBC}) + \beta_3(Rx) + \delta_1(\text{sex})g_1(t) + \delta_2(\log\ \text{WBC})g_2(t) + \delta_3(Rx)g_3(t)]$$

ここで$g_i(t)$ は時間の関数.

A 4. Model 1（1つのHeavisideの階段関数）

$$h(t,\mathbf{X}(t)) = h_0(t)\exp[\beta_1(\text{sex}) + \beta_2(\log\ \text{WBC}) + \beta_3(Rx) + \delta_1(\text{sex})g_1(t)]$$

ここで

$$g_1(t) = \begin{cases} 1 \text{ if } 0 \le t < 15 \text{ weeks} \\ 0 \text{ if } t \ge 15 \text{ weeks} \end{cases}$$

Model 2（2つのHeavisideの階段関数）:

$$h(t,\mathbf{X}(t)) = h_0(t)\exp[\beta_2(\log\ \text{WBC}) + \beta_3(Rx) + \delta_1(\text{sex})g_1(t) + \delta_2(\text{sex})g_2(t)]$$

ここで

$$g_1(t) = \begin{cases} 1 \text{ if } 0 \le t < 15 \text{ weeks} \\ 0 \text{ if } t \ge 15 \text{ weeks} \end{cases}$$

および

$$g_2(t) = \begin{cases} 0 \text{ if } t \ge 15 \text{ weeks} \\ 1 \text{ if } 0 \le t < 15 \text{ weeks} \end{cases}$$

A 5. Rx効果の推定ハザード比は3.822です．この推定値は, log WBCと，2つのHeavisideの階段関数を使った時間依存性変数で定義したSex変数により調整しています．RxについてのWald検定のp値は0.004で，これはきわめて有意です．治療効果の95％信頼区間は1.533から9.526の範囲をとり，これはとても広いので3.822という点推定値があまり信頼できないことを示しています．広いとはいっても，約3.8の統計学的に有意な治療効果の推定結果です.

A 6.
$$h(t,\mathbf{X}(t)) = h_0(t)\exp[\beta_1(\text{sex}) + \beta_2(\log\ \text{WBC}) + \beta_3(Rx) + \delta_1(\text{sex} \times \text{t})]$$

A 7. 各区間での*Rx*とlog WBCで調整したSex効果のハザード比は以下です.

$t=8$ weeks $\widehat{HR}=\exp\left[\hat{\beta}_1+8\hat{\delta}_1\right]$

$t=16$ weeks $\widehat{HR}=\exp\left[\hat{\beta}_1+16\hat{\delta}_1\right]$

A 8. Sex, log WBC, *Rx*, Sex × Timeを含むモデルを使って推定される治療効果のハザード比は2.984で, そのp値は0.022で, 95%信頼区間は1.167から7.626です. 2.984という点推定値は, Heavisideの階段関数を使ったモデルの点推定値3.822とかなり異なっています. しかし両モデルの信頼区間はともに広いので, お互いの点推定値を含みます. このように点推定値のモデルによる乖離は, 比例ハザード仮定を満たさない変数に対応するために時間依存性変数を使う場合には, 時間依存性変数の選び方によって得られる結果が違う可能性があることを示しています.

A 9. 層化Cox解析からは, 2.537というハザード比が得られ, そのp値は0.048で95%信頼区間は1.006から6.396です. この点推定値は, 2つのHeavisideの階段関数を持つモデルの3.822よりも, Sex × Timeの積項を持つモデルの2.984により近い値です. モデルを選択する方法の1つは, 各モデルの適合度検定統計量を比べることです. 別の方法は各モデルの調整生存曲線のグラフを比べて, どの生存曲線がデータにより合うかを目で見て判断することです.

第7章

パラメトリック生存モデル

はじめに

Coxモデルは健康科学の分野でもっとも広く利用されている生存モデルですが，これ以外にも利用されているモデルはあります．本章では，生存モデルの1つで，結果変数（例えば，イベントまでの時間）の分布を未知パラメータで指定する，パラメトリックモデルを紹介します．パラメトリックモデルの多くは，生存時間が予測変数の関数で表される加速モデルです．そこで加速モデルの基礎となる仮定を説明し，加速係数を関連する指標のハザード比と比較検討します．例として指数モデル，Weibullモデル，対数ロジスティックモデルを取り上げ，他のパラメトリックモデルに関しても簡単に紹介します．またパラメトリック尤度を構築し，左側，右側，区間打ち切りデータとの関連について説明します．さらに区間打ち切り結果変数をモデル化するもう1つのアプローチとして，二値回帰を紹介します．最後にfrailtyモデルについての説明により本章を締めくくります．

本章の要点

本章のプレゼンテーションで取り上げる内容は，以下の通りです．復習のための「詳細なまとめ」は，プレゼンテーションの後にあります．

本章の目的

この章では，以下を習得することを目的とします.

1. パラメトリック生存モデルの式をCoxモデルと対比して理解すること.
2. パラメトリック生存モデルに用いられる共通の分布の理解.
3. 加速モデルと比例ハザードモデルの違いの理解.
4. 指数生存モデルの出力の解釈.
5. Weibull 生存モデルの出力の解釈.
6. 対数ロジスティック生存モデルの出力の解釈.
7. パラメトリック尤度式の記述と理解.
8. 右側打ち切り，左側打ち切り，区間打ち切りデータの記述と理解.
9. frailtyモデル式とfrailty成分を含める目的についての理解.
10. frailtyモデルから得た出力の解釈.

プレゼンテーション

I. 概説

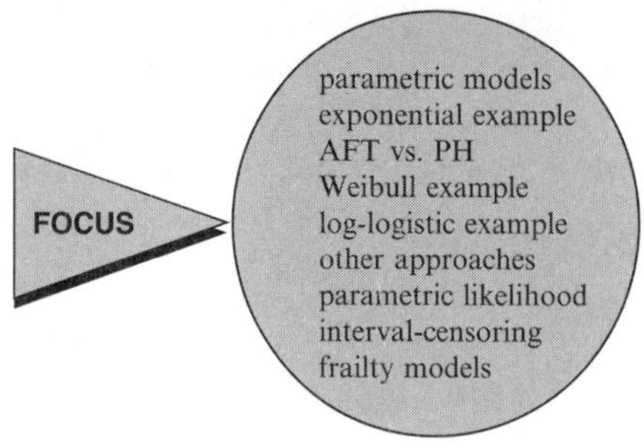

ここではパラメトリック生存モデルと，モデルの根底にある仮定を紹介します．具体的には，加速時間(AFT: accelerated failure time)仮定を検討し，比例ハザード(PH)仮定と比較検討します．パラメトリックモデルとして，指数モデル，Weibullモデル，対数ロジスティックモデルなどいくつかの例を示します．パラメトリック尤度を紹介し，左側打ち切りデータ，右側打ち切りデータ，区間打ち切りデータをどう適切に取り扱うのか解説します．さらに，未観察な要因による不均一性を評価するためのfrailty成分を含んだモデルを検討します．

Parametric Modeling

- Outcome assumed to follow some family of distributions
- Exact distribution is unknown if parameters are unknown
- Data used to estimate parameters
- Examples of parametric models:
  - Linear regression
  - Logistic regression
  - Poisson regression

線形回帰，対数ロジスティック回帰，ポアソン回帰は，健康科学分野で一般に用いられるパラメトリックモデルです．これらのモデルに関しては，**結果変数は何らかの分布に従うものと仮定しています．**例えば先の3例では，正規分布，二項分布，ポアソン分布です．もっと正確にいえば，結果変数は，未知パラメータに関して類似の形式を持つ何らかの分布族に従うということです．正確な分布が完全に特定されるのは，パラメータ値が既知の場合に限られます．例えば，ある分布が正規分布で平均が3，また，別の分布も正規分布で平均が7のとき，この2つの分布は同じ分布族(正規分布)に属しますが，完全に同一な分布という訳ではありません．パラメトリック回帰モデルにおいては，通常，データは分布を完全に特定するパラメータ値の推定に用います．

Distributions commonly used for parametric survival models:

- Weibull
- Exponential
- Log-logistic
- Lognormal
- Generalized gamma

パラメトリック生存モデルは，生存時間(結果変数)が既知の分布に従うと仮定されているモデルです．生存時間解析のために広く利用されている分布には**Weibull**，**指数**(Weibull分布の特殊例)，**対数ロジスティック**，**対数正規**，**一般化ガンマ**などがあり，いずれもSAS，Stata，Rなどのソフトウェアがサポートしています．

Parametric survival models
↘
Distribution specified for time

Cox model is semiparametric:
↘
Baseline survival not specified

一方，Cox比例ハザードモデルは完全なパラメトリックモデルではありません．回帰パラメータ(β)が既知であっても，結果変数の分布は特定しないため，**セミパラメトリックモデル**と呼ばれます．Coxモデルでは基準生存(ハザード)関数は指定しません．

Cox model widely popular:

- No reliance on assumed distribution
- Computer packages can output Cox-adjusted survival estimates using algorithm that generalizes KM
- Baseline not necessary for estimation of hazard ratio

Coxモデルが広く利用されている主な理由は，結果変数に関する分布を仮定しなくても良いことです．Coxモデルでは基準生存関数は推定しませんが，SAS，Stata，SPSS，Rなどのソフトでは，Coxモデルから得た推定回帰係数を利用してKaplan-Meier(KM)法を一般化する複雑なアルゴリズム(KalbfleischとPrentice，1980)を用いて，Cox調整推定生存率を出力することができます(「Computer Appendix」http://www.scientist-press.com/11_327.html参照)．ハザード比の推定において，基準ハザードの推定が必要ないのは，計算過程で基準ハザードが打ち消しあって消去されるためです．

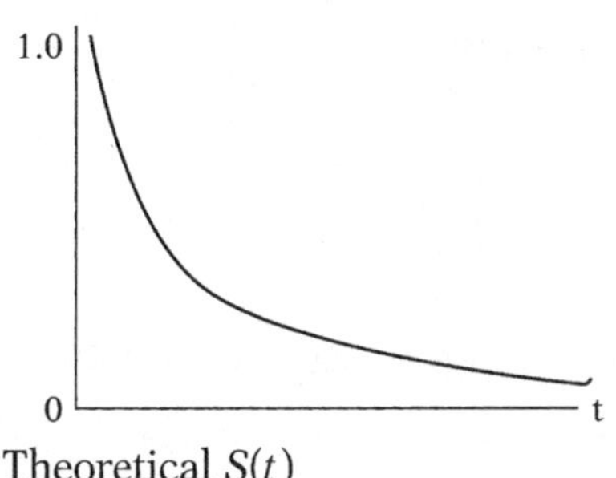

Theoretical $S(t)$

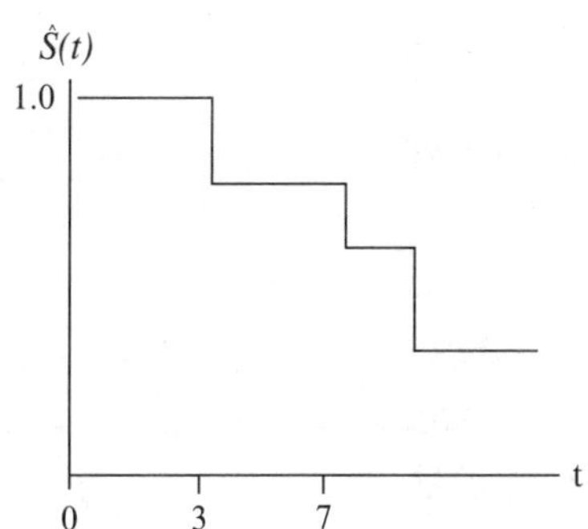

Step function (nondistributional estimates)

理論的には，時間は0から無限大の範囲を持つので，生存関数は$S(0) = 1$から$S(\infty) = 0$まで滑らかな曲線を描くと考えられます(第1章参照)．KM法とCox調整推定生存率は生存時間の分布型に依存しない経験的な方法を利用しているので，グラフは階段型になります．とりわけサンプル数が少ないときはそれが顕著です．これをデータで例示すると，例えば3週目にイベントが起こり，次のイベントが7週目に起こったとすると，分布に基づかない方法では，推定生存曲線はこの2時点間でフラットになります．さらに，試験終了時にat riskである対象者がまだ存在すると，推定生存関数はゼロにまで到達しません．

Appeal of Parametric Survival Models

- More consistent with theoretical S(t) than nondistributional approaches
- Simplicity
- Completeness — h(t) and S(t) specified

パラメトリック生存モデルから得た生存率推定値のプロットは，理論的生存曲線により近くなります．分布の取り扱いを熟知した研究者は，生存関数とハザード関数を完全に特定したパラメータ推定値を得ることができます．理論的生存曲線を直接的に推定するという明快さがパラメトリックモデルを使う主な動機です．

II. ハザード関数と生存関数に関連する確率密度関数

Probability density function known
⇓
Survival and hazard functions

f(t) = dF(t)/dt where
F(t) = Pr(T≤t)

$$S(t) = P(T > t) = \int_t^\infty f(u)du$$

$$h(t) = \frac{-d[S(t)]/dt}{S(t)}$$

パラメトリック生存モデルでは，確率密度関数$f(t)$が未知パラメータで表される何らかの生存時間分布を仮定します．生存時間に関する確率密度関数を特定すれば，対応する生存関数とハザード関数が特定されます．生存関数$S(t) = P(T > t)$は，確率密度関数を時間tから無限大まで積分することにより求められます．ハザード関数は，生存関数を微分して－1を掛け，生存関数で割ることにより求めることができます(左記参照)．

Survival in terms of hazard

$$S(t) = \exp\left(-\int_0^t h(u)du\right)$$

Cumulative hazard: $\int_0^t h(u)du$

生存関数は，累積ハザード関数に－1を掛け，指数関数にするといったハザード関数(第1章参照)により表現可能です．累積ハザード関数は，ハザード関数を0からtまで積分したものです．

$$f(t) = h(t)S(t)$$

最終的に確率密度関数は，ハザード関数と生存関数の積$f(t) = h(t)S(t)$で表すことができます．

Key Point

Specifying one of f(t), S(t), or h(t) specifies all three functions

確率密度関数，生存関数，ハザード関数のいずれか1つが定まると，左の式を使って残りの2関数を求めることができるということが鍵です．

Survival and Hazard Functions for Selected Distributions

Distribution	$S(t)$	$h(t)$
Exponential	$\exp(-\lambda t)$	λ
Weibull	$\exp(-\lambda t^p)$	$\lambda p t^{p-1}$
Log-logistic	$\dfrac{1}{1+\lambda t^p}$	$\dfrac{\lambda p t^{p-1}}{1+\lambda t^p}$

$f(t) = h(t)S(t)$

For example, Weibull:
$f(t) = \lambda p t^{p-1} \exp(-\lambda t^p)$
because $h(t) = \lambda p t^{p-1}$ and
$S(t) = \exp(-\lambda t^p)$

左の表は，生存モデルに広く用いられている分布のうち指数，Weibull，対数ロジスティックの3分布に対する生存関数とハザード関数を示しています．

指数分布はハザードが定数λの1パラメータ分布です．また，Weibull分布と対数ロジスティック分布は2つのパラメータλ，pを含んでいます．$p = 1$のときWeibull分布は指数分布に帰着することに注意してください．3分布に対する確率密度関数は，$h(t)$と$S(t)$の積により表すことができます．一例として，Weibull分布の確率密度関数を左に示します．

Typically in parametric models:

- λ reparameterized for regression
- p held fixed

パラメトリック生存モデルでは，一般的にパラメータλは予測変数と回帰パラメータを用いて再パラメータ化され，パラメータp（形状パラメータと呼ばれることもある）は定数項として扱われます．この点については後で例を使って説明します．

III. 指数モデル例

Simplest parametric survival model:
Hazard function: $h(t) = \lambda$
(where λ is a constant)

EXAMPLE

Remission data (n = 42)

21 patients given treatment (TRT = 1)
21 patients given placebo (TRT = 0)

指数モデルは，時間にかかわらずハザードが一定である（$h(t) = \lambda$）ため，もっとも単純なパラメトリック生存モデルです．白血病患者42名を寛解または打ち切りまでフォローした寛解データ（Freireich *et al.*, 1963）にこのモデルを適用します．被験薬を投与した患者（TRT = 1）は21名，プラセボを投与した患者（TRT = 0）は残りの21名です．そのデータは第1章に掲載しています．変数TRTは，第3章で紹介した変数*Rx*の1，0数値を逆にコード化したものです．

$h(t) = \lambda = \exp(\beta_0 + \beta_1 \text{ TRT})$

$\text{TRT} = 1\text{: } h(t) = \exp(\beta_0 + \beta_1)$
$\text{TRT} = 0\text{: } h(t) = \exp(\beta_0)$

HR(TRT = 1 vs. TRT = 0)

$$= \frac{\exp(\beta_0 + \beta_1)}{\exp(\beta_0)} = \exp(\beta_1)$$

簡略化するため，TRTを唯一の予測変数とした指数モデルを考えます．ハザードλを$\exp(\beta_0 + \beta_1\text{TRT})$と再パラメータ化したモデルを記述します．このモデルでは，治療群のハザードは$\exp(\beta_0 + \beta_1)$であり，プラセボ群のハザードは$\exp(\beta_0)$です．治療群とプラセボ群を比較したハザード比（左記参照）は$\exp(\beta_1)$となります．つまり，指数モデルは比例ハザードモデルです．

Constant Hazards
　$\Rightarrow$ Proportional Hazards

Proportional Hazards
　$\not\Rightarrow$ Constant Hazards

Exponential Model — Hazards are constant

Cox PH Model — Hazards are proportional not necessarily constant

個々の共変量パターンごとにハザードが一定であるという仮定は，比例ハザード仮定より**強い仮定**です．もし，個々のハザードが一定なら，当然それらハザードの比も一定です．しかし，**ハザード比が一定だからといって，個々のハザードが一定であることを意味する訳ではありません．** Cox比例ハザードモデルでは，基準ハザードを定数と仮定している訳ではありません．実際には，基準ハザードの形式すら指定していません．

Remission Data

Exponential regression
log hazard form

_t	Coef.	Std. Err.	z	P>|z|
trt	−1.527	.398	−3.83	0.00
_cons	−2.159	.218	−9.90	0.00

指数モデルを実行した結果を左に出力しました．モデルはStataソフトウェアを用いて実行しました．パラメータ推定値をCoef.（係数）列に記載します．TRTの係数（β_1）のパラメータ推定値は−1.527であり，切片の推定値（consと記載）は−2.159です．また，標準誤差（Std. Err.），Wald検定統計量（z），Wald検定のp値も記しています．この出力から，TRTのz検定統計量は，p値<0.005（出力では丸めて0.00と表示）で統計的に有意なことがわかります．

Coefficient estimates obtained by MLE
↘
asymptotically normal

回帰係数は**最尤法を用いて**推定され，その推定値は**漸近的に正規分布**に従います．

$$\text{TRT} = 1: \hat{h}(t) = \exp(-2.159 + (-1.527)) = 0.025$$

$$\text{TRT} = 0: \hat{h}(t) = \exp(-2.159) = 0.115$$

$$\widehat{HR}\,(\text{TRT} = 1 \text{ vs } .0) = \exp(-1.527) = 0.22$$

$$95\%\text{CI} = \exp[-1.527 \pm 1.96(0.398)] = (0.10, 0.47)$$

Results: suggest treatment lowers hazard

TRT = 1とTRT = 0のハザード推定値を左に示します．ハザード比推定値0.22は，TRT変数の係数推定値(－1.527)を指数変換して得られます．95%信頼区間(CI)は，exp[－1.527 ± 1.96(0.398)]により(0.10, 0.47)と求められます．これらの結果から，被験薬は寛解期間を延ばすことが示唆されます．

Parametric models

- Need not be PH models
- Many are AFT models

Exponential and Weibull

- Accommodate PH and AFT assumptions

本書においては，ここまで生存モデルの重要な仮定は比例ハザード仮定でした．しかし，パラメトリック生存モデルに比例ハザード仮定は必ずしも必要ではありません．**パラメトリック生存モデルの多くは比例ハザードモデルではなく，加速時間(acceleration failure time：AFT)モデルです．**指数分布とWeibull分布は比例ハザード仮定と加速時間仮定の双方に対応します．

Remission Data

Exponential regression accelerated failure-time form

_t	Coef.	Std. Err.	z	p > |z|
trt	1.527	.398	3.83	0.00
_cons	2.159	.218	9.90	0.00

TRTを唯一の予測変数とした指数モデルの，Stataによる加速モデル形式の出力を左に示します．Stataは指数モデルとWeibullモデルに関して，比例ハザード形式，加速モデル形式，いずれも出力可能です(「Computer Appendix」http://www.scientist-press.com/11_327.html参照)．SASは加速モデル形式のパラメトリックモデルのみを実行し，SPSSはまだパラメトリックモデルには対応していません．

AFT vs. *PH*

- Different interpretation of parameters
- AFT applies to comparison of survival times
- PH applies to comparison of hazards

加速モデルと比例ハザードモデルではパラメータの解釈が異なります．加速時間仮定は生存時間の比較に用いますが，比例ハザード仮定はハザードの比較に用います．次に，加速時間仮定を紹介した後に，改めて本例を取り上げ，このモデルの加速モデル形式を検討します．

IV. 加速時間仮定

AFT — Multiplicative effect with survival time
PH — Multiplicative effect with hazard

加速モデルの基本的な仮定は，共変量の効果は**生存時間に乗法的（比例的）に影響**するというものです．一方，比例ハザードモデルの基本的な仮定は，共変量の効果が**ハザードに乗法的に影響**するというものです．

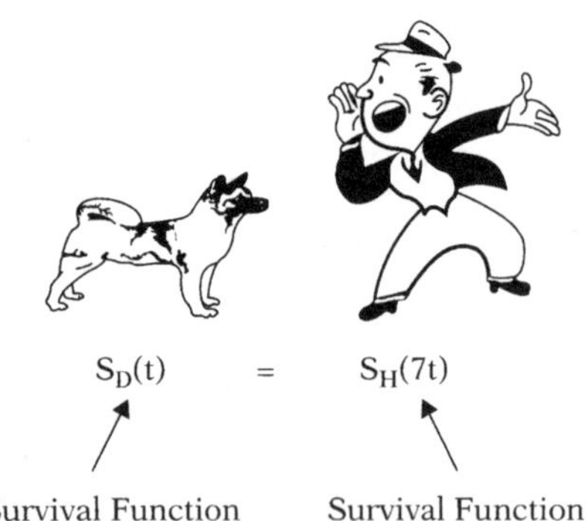

AFT models:
Describe "stretching out" or contraction of survival time

加速時間仮定の基本的な考え方を説明するため，犬の寿命を考えます．犬は人間の7倍の速さで年を取ると言われています．つまり犬の10歳はおおよそ人間の70歳に相当します．加速時間の言葉で説明すると，犬が10歳まで生存する確率は人間が70歳まで生存する確率と等しいということができます．同様に，犬が6歳まで生存する確率は，$6 \times 7 = 42$ より，人間が42歳まで生存する確率と等しいということになります．これを一般化すると，$S_D(t) = S_H(7t)$ となります．ただし，$S_D(t)$ と $S_H(t)$ は犬と人間の生存関数です．この考え方においては，平均的に犬は人間より7倍加速して生きるとみることができます．別の視点からは，平均的に人間の寿命は犬より7倍長いといえます．**加速モデルでは，この生存時間の延長または短縮を予測変数の関数として記述します．**

Second Illustration

$S_1(t)$ — Survival function for smokers
$S_2(t)$ — Survival function for nonsmokers

AFT assumption:
$S_2(t) = S_1(\gamma t)$ for $t \geq 0$
γ is the acceleration factor

If $\gamma = \exp(\beta)$
$S_2(t) = S_1([\exp(\alpha)]t)$
or
$S_2([\exp(-\alpha)]t) = S_1(t)$

加速時間仮定について別の視点から説明をするため，喫煙者の生存関数 $S_1(t)$ と非喫煙者の生存関数 $S_2(t)$ の比較を考えます．加速時間仮定は $t \geq 0$ において，$S_2(t) = S_1(\gamma t)$ と表すことができます．ここで，γ は喫煙者と非喫煙者の比較において**加速係数**（acceleration factor）と呼ばれる定数です．回帰という枠組みの中で加速係数 γ は $\exp(\alpha)$ とパラメータ化することができ，α をデータから推定することになります．このパラメータ化を用いれば，加速時間仮定は $t \geq 0$ において，$S_2(t) = S_1(\exp(\alpha)t)$ または $S_2(\exp(-\alpha)t) = S_1(t)$ と表すことができます．

Suppose $\exp(\alpha) = 0.75$
then
$S_2(80) = S_1(60)$
$S_2(40) = S_1(30)$

More generally
$S_2(t) = S_1(0.75t)$

加速モデルで$\exp(\alpha) = 0.75$とすれば，非喫煙者が80歳まで生存する確率は，喫煙者が80×0.75歳，すなわち60歳まで生存する確率に等しくなります．同様に，非喫煙者が40歳まで生存する確率は喫煙者が30歳まで生存する確率に等しくなります．一般化すると，非喫煙者がt歳まで生存する確率は，非喫煙者が$t \times 0.75$歳まで生存する確率に等しく（すなわち$S_2(t) = S_1(0.75t)$）なります．

T_1 — Survival time for smokers
T_2 — Survival time for nonsmokers

AFT assumption in terms of random variables:
$T_1 = \gamma T_2$

加速時間仮定は，生存関数ではなく生存時間の確率変数を使って表すことも可能です．T_2は非喫煙者の生存時間を表す確率変数（何らかの分布に従っている），T_1は喫煙者の生存時間を表す確率変数としたとき，加速時間仮定は$T_1 = \gamma T_2$と表すことができます．

Acceleration factor
Measure of association on survival time

Hazard ratio
Measure of association on the hazard

加速係数は加速モデルで得られる関連性の主要尺度です．ハザード比が予測変数のハザードへの影響を測る尺度であるように，加速係数は予測変数の生存時間への影響を測る尺度です．

Acceleration factor (γ)

- Describes stretching or contraction of S(t)
- Ratio of times to any fixed value of S(t)

Suppose $\gamma = 2.0$
(Group 2 vs. Group 1)

- Time to $S(t) = 0.50$ (median) is double for Group 2
- Time to $S(t) = 0.20$ is double for Group 2
- Time to $S(t) = 0.83$ is double for Group 2
- Time to $S(t) = 0.98$ is double for Group 2
- Time to $S(t) = \mathbf{q}$ is double for Group 2 (**generalization**)

加速係数は，ある群を他の群と比較したときの生存関数の延長または短縮を記述しています．より正確には，**加速係数は，生存率$S(t)$の任意の値に対応する生存時間の群間比**を表します．例えば，群2の対象者を群1と比較したときの加速係数が$\gamma = 2.0$ならば，群2のメディアン生存時間（$S(t) = 0.5$のときの時間t）は群1のメディアン生存時間の2倍になります．さらに，$S(t)$が0.2，0.83または0.98となるまでの時間も，群2は群1の2倍となります．一般に加速係数は，任意の生存率（$S(t) = \mathrm{q}$）に対応する生存時間の比です．

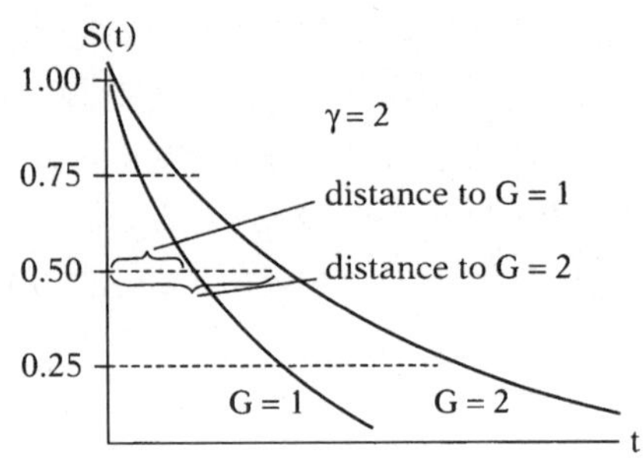

Survival curves for Group 1 (G = 1) and Group 2 (G = 2)

Horizontal lines are twice as long to G = 2 compared to G = 1 because $\gamma = 2$

この考え方は，左図に示す群1（G = 1）と群2（G = 2）の生存曲線の例からグラフを用いて説明することができます．$S(t)$の任意の値において，$S(t)$軸からG = 2の生存曲線までの水平距離はG = 1の距離の2倍です．つまり，G = 2のメディアン生存時間（25，75パーセンタイル値も同様）はG = 1の2倍になります．**加速モデルでは，この生存時間の比は$S(t)$の値すべてにおいて一定であると仮定されています．**

V. 指数モデル例の再検討

Remission data (n = 42)

21 patients given treatment (TRT = 1)
21 patients given placebo (TRT = 0)

Previously discussed PH form of model
Now discuss AFT form of model

ここで，指数モデルに治療（TRT）を唯一の予測変数とする白血病寛解データを適用した例を再び検討します．本章のIIIでは，比例ハザード形式の指数モデルの結果を検討しましたが，ここでは加速形式のモデルを取り上げます．

Exponential survival and hazard functions:

$S(t) = \exp(-\lambda t)$
$h(t) = \lambda$

Recall for PH model:

$h(t) = \lambda = \exp(\beta_0 + \beta_1\ \mathrm{TRT})$

指数モデルの生存関数とハザード関数を左に示します．指数モデルのハザードは一定であり，比例ハザードモデルとして再パラメータ化できる$h(t) = \lambda = \exp(\beta_0 + \beta_1\mathrm{TRT})$ことは前に示しました．ここでは，加速モデルにおける$S(t)$の再パラメータ化の方法について紹介します．

AFT assumption
(comparing 2 levels of TRT)

- Ratio of times is constant for all fixed S(t)

Strategy for developing the model:

- Solve for t in terms of S(t)
- Scale t in terms of the predictors

加速時間仮定の基礎にあるものは，TRTの2つの水準の値を比較する場合，任意の$S(t)$ = qにおける時間の比は生存率qにかかわらず一定であるということです．$S(t)$の式をtに対して解くことにより，生存関数による加速モデル式を展開します．そして，予測変数とtとの関係を導きます．

$$S(t) = \exp(-\lambda t)$$

$$t = [-\ln(S(t)] \times \frac{1}{\lambda}$$

$$\text{let } \frac{1}{\lambda} = \exp(\alpha_0 + \alpha_1\text{TRT})$$

$$t = [-\ln(S(t)] \times \exp(\alpha_0 + \alpha_1\text{TRT})$$

Scaling of t

Median survival time, S(t) = 0.5:

$$t_m = [-\ln(0.5)] \times \exp(\alpha_0 + \alpha_1\text{TRT})$$

指数モデルの生存関数は$S(t) = \exp(-\lambda t)$です．これをtについて解くと，$S(t)$とtとの関連を示す式が得られます．まず，両辺の自然対数をとり，－1を掛け，さらにλの逆数を乗じると，左に示すようなtを求める式が得られます．$1/\lambda = \exp(\alpha_0 + \alpha_1\text{TRT})$，あるいは$\lambda = \exp[-(\alpha_0 + \alpha_1\text{TRT})]$のように再パラメータ化すると，任意の固定値$S(t)$における予測変数TRTと時間$t$との関係を表すことができます．例えば，メディアン生存時間t_mを求める式は，$S(t) = 0.5$を代入して求めます（左記参照）．

Let S(t) = q

$$t = [-\ln(q)] \times \exp(\alpha_0 + \alpha_1\text{TRT})$$

Acceleration Factor:
γ(TRT = 1 vs. TRT = 0)

$$\gamma = \frac{[-\ln(q)]\exp(\alpha_0 + \alpha_1)}{[-\ln(q)]\exp(\alpha_0)} = \exp(\alpha_1)$$

tに関する式を，任意の生存率値$S(t)$ = qによる式に書き換えたものを左に示します．TRT = 1とTRT = 0について，それぞれの$S(t)$ = qまでの時間の比を取ると，加速係数γが得られます．分母分子を整理すると，$\gamma = \exp(\alpha_1)$となります．

$$S_{TRT=0}(t) = S_{TRT=1}(\gamma t)$$
where $\gamma = \exp(\alpha_1)$

したがって，TRT(0，1)を唯一の予測変数とした白血病寛解データにおいては，指数型ハザード関数は左に示すように加速モデルの仮定を満たします．

$$\text{AFT}: \frac{1}{\lambda} = \exp(\alpha_0 + \alpha_1\text{TRT})$$

$$\text{PH}: \lambda = \exp(\beta_0 + \beta_1\text{TRT})$$

加速モデル形式のλの式と，比例ハザードモデル形式のλの式を左で対比しています．

Remission Data

Exponential regression accelerated failure-time form

_t	Coef.	Std. Err.	z	P>|z|
trt	1.527	.398	3.83	0.00
_cons	2.159	.218	9.90	0.00

$\hat{\gamma} = \exp(1.527) = 4.60$

95% CI: $\exp[1.527 \pm 1.96(0.398)] = (2.11, 10.05)$

Stataによる，TRTを唯一の予測変数とした指数モデルの加速モデル形式の出力を左に示します．TRT係数の推定値は1.527，標準誤差は0.398です．治療の加速係数推定値は$\hat{\gamma} = \exp(1.527) = 4.60$です．$\gamma$の95%信頼区間(CI)は$\exp(1.527 \pm 1.96 \times 0.398)$により，(2.11，10.05)となります．

$$t = [-\ln(q)] \times \exp(\alpha_0 + \alpha_1 \text{TRT})$$
$$\hat{t} = [-\ln(q)] \times \exp(2.159 + 1.527(\text{TRT}))$$

Estimated Survival Times by S(t) Quartiles for TRT = 1 and TRT = 0 (Exponential Model)

S(t) = q	$\hat{t}_{\text{TRT}=0}$	$\hat{t}_{\text{TRT}=1}$
0.25	12.0	55.3
0.50	6.0	27.6
0.75	2.5	11.5

このパラメータ推定値は，任意の$S(t) = q$に対応する時間$\hat{t}$の推定に用いることができます．左の表は，治療群とプラセボ群双方に関し，上記の$\hat{t}$式を用いて求めた$S(t)$の第1，第2(メディアン)，第3四分位数に対応する時間推定値(週)を示しています．この例では，生存時間は白血病患者の寛解終了までの時間です．

$\hat{\gamma} = 4.60$ (for TRT = 1 vs. TRT = 0)

Ratio of survival times:

$$\frac{55.3}{12.0} = \frac{27.6}{6.0} = \frac{11.5}{2.5} = 4.60$$

Effect of treatment:

- Stretches survival by a factor of 4.6
- Interpretation of γ has intuitive appeal

表中のそれぞれの行でTRT = 1とTRT = 0を比較した生存時間比は4.60であり，必然的に加速係数の推定値と一致します(左記参照)．この加速係数の推定値からは，被験薬は効果的であり，生存時間を4.6倍延ばす，すなわち，寛解期間を延長することが示唆されます．健康科学分野の研究者にとっては，関連性の尺度としてはハザード比の方が馴染み深いでしょうが，加速係数は特に生存に対する治療効果を記述するうえでは，直観的でわかりやすいでしょう．

HR and γ are reciprocals in exponential models:

$$\widehat{HR}(\text{TRT} = 1 \text{ vs. } 0) = \exp(-1.527) = 0.22$$

$$\hat{\gamma}(\text{TRT} = 1 \text{ vs. } 0) = \exp(1.527) = 4.60$$

In general

$\gamma > 1 \Rightarrow$ exposure benefits survival
HR $> 1 \Rightarrow$ exposure harmful to survival

$\gamma > 1 \Rightarrow$ exposure harmful to survival
HR $< 1 \Rightarrow$ exposure benefits survival

$\gamma =$ HR $= 1 \Rightarrow$ no effect from exposure

本章のIIIでは，比例ハザード形式の指数モデルを使い治療効果のハザード比をexp(－1.527)＝0.22と推定しました．この結果は指数モデルの重要な点を示唆します．すなわち，対応する加速係数とハザード比(例えば，TRT＝1対 TRT＝0)は，互いに逆数の関係にあるということです．これは指数モデルに固有な性質です．一般化できることは，**加速係数が1より大きければ曝露効果，すなわち曝露「あり」(TRT＝1)は生存に有利に働きますが，ハザード比が1より大きい場合は曝露「あり」は生存に不利に働く(逆も真)ということです．**

Exponential PH and AFT models:

- Same model
- Different parameterization
- Same estimates for
  - Survival function
  - Hazard function
  - Median survival

指数比例ハザードモデルと指数加速モデルは異なる仮定に基づいていますが，実際には**同じモデル**であり，パラメータ化だけが異なっています．生存関数，ハザード関数，メディアン生存時間の推定結果は両モデル間で違いはありません(Q 6，7参照)．

For those experienced with Poisson regression:

Exponential and Poisson models

- Assume a constant rate
- Different data structure
  - Poisson — aggregate counts
  - Exponential — individual level
- Use different outcomes
  - Poisson — number of cases
  - Exponential — time to event
- Yield equivalent parameter estimates
  - With same data and same covariates in the model

使用した人ならわかりますが，指数モデルとポアソンモデルの間には密接な関係が存在します．両モデルとも一定な単位時間発生率を仮定しています．実際に，イベント総数とat risk合計時間を共変量パターン別(例えば，TRT = 1とTRT = 0)に集計し，at risk人・時間の対数をオフセットに用いると，ポアソンモデルは指数比例ハザードモデルと等価なパラメータ推定値が得られます．異なるのは，ポアソンモデルのランダム結果変数がat risk単位時間あたりのイベント数であるのに対し，指数モデルはイベントまでのat risk時間である点です．

Exponential model is special case of Weibull model

以後も引き続き白血病寛解データ例を用いて，より一般的なWeibullモデルの説明をします．指数モデルはWeibullモデルの特殊な例です．その次では，グラフを用いてWeibullモデルの適合性を評価する方法(指数モデルにも対応できる)を紹介します．

VI. Weibullモデル例

Weibull Model:

Hazard function: $h(t) = \lambda p t^{p-1}$ (where $p > 0$ and $\lambda > 0$)

p is a shape parameter

- $p > 1$ hazard increases over time
- $p = 1$ constant hazard (exponential model)
- $p < 1$ hazard decreases over time

Additional shape parameter offers greater flexibility

Weibullモデルはパラメトリック生存モデルの中でもっとも使用されています．そのハザード関数は$h(t) = \lambda p t^{p-1}$と表され，$p > 0$かつ$\lambda > 0$です．指数モデルと同様に，λを回帰係数で再パラメータ化します．新たなパラメータpは**形状パラメータ**と呼ばれ，ハザード関数の形状を決定します．$p > 1$のとき，ハザードは時間とともに増加します．$p = 1$のときはハザードは一定で，Weibullモデルは指数モデル($h(t) = \lambda$)に帰着します．$p < 1$のとき，ハザードは時間とともに減少します．この形状パラメータを追加することにより，Weibullモデルは指数モデルよりも柔軟性が増しますが，ハザード関数は比較的簡素なままです(tに関する項が定数乗されハザードは拡大縮小します)．

Unique property for Weibull model
AFT ⇒ PH and PH ⇒ AFT
Holds if p is fixed

HR vs. AFT

Hazard ratio ⇒ Comparison of rates

Acceleration factor ⇒ Effect on survival

Weibullモデルには，**加速時間仮定が成り立てば比例ハザード仮定も成り立つ**（逆も真）という性質があります．この**性質はWeibullモデルに固有**のもので（Cox and Oakes, 1984），共変量の値にかかわらずpが一定なときに保持されます．比例ハザード仮定を満たすことから，ハザード比の推定が可能となり，集団間の単位時間発生率の比較が可能となります．また加速時間仮定を満たすことから加速係数の推定が可能となり，生存時間に関する曝露効果の直接的な記述が可能となります．

Useful Weibull property:

- ln[−ln S(t)] is linear with ln(t)
- Enables graphical evaluation using KM survival estimates

Weibullモデルにはもう1つ重要な特徴があります．それは，**ln[− ln(*S*(*t*))]が時間の対数と直線関係にある**というものです．この特徴を使って**KM推定生存率のln[− ln]を時間の対数に対してプロットする**ことにより，グラフからWeibullモデルの適合性を評価することができます．

Linearity of ln(t)

$$S(t) = \exp(-\lambda t^{p})$$
$$\Rightarrow \ln[-\ln S(t)] = \ln(\lambda) + p \ln(t)$$

Intercept = ln(λ), Slope = p

この直線関係を確認するため，Weibull生存関数を$S(t) = \exp(-\lambda t^{p})$とおき，両辺の対数をとり，−1を掛け，もう一度両辺の対数をとります（左記参照）．Weibull分布において，ln[− ln(*S*(*t*))]はln(t)と，傾きp，切片p ln(λ)の直線関係になります．傾きが1のとき，tは指数分布に従います．

Remission data: evaluate Weibull assumption for TRT = 1 and TRT = 0

ln[−ln $\hat{S}(t)$] plotted against ln(t)

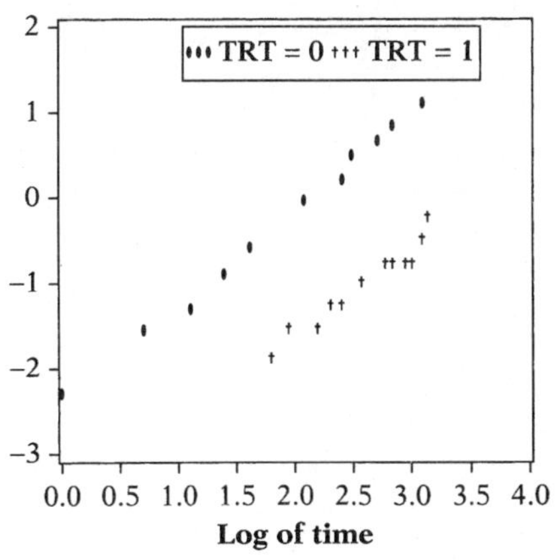

再び白血病寛解データに戻り，治療群（TRT = 1）とプラセボ群（TRT = 0）に関するWeibull仮定の適合性を評価します．TRT = 1とTRT = 0に関するKM推定生存率のln(−ln)と時間の対数とのプロットは左図のようになります．両プロットとも概ね直線性を示しており，Weibull仮定が合理的であることを示唆しています．さらに，両線の傾きがほぼ一致しており（平行，pが等しい），比例ハザード仮定（したがって加速時間仮定も）が成立していることが示唆されます．両者に共通のこの傾きが1のとき（すなわち$p = 1$），生存時間は指数分布に従います．Weibullモデルの出力には，パラメータ推定値，帰無仮説$p = 1$あるいは$\ln(p) = 0$に対応する統計学的検定（指数分布の仮定に対する検定）の結果が含まれます．これは，後で検討します．

Summary of possible results for plot of $\ln[-\ln \hat{S}(t)]$ against ln(t)

1. Parallel straight lines ⇒ Weibull, PH, and AFT assumptions hold
2. Parallel straight lines with slope of 1 ⇒ Exponential. PH and AFT
3. Parallel but not straight lines ⇒ PH but not Weibull, not AFT (can use Cox model)
4. Not parallel and not straight ⇒ Not Weibull, PH violated
5. Not parallel but straight lines ⇒ Weibull holds, but PH and AFT violated, different p

共変量の水準が2つ以上ある場合に，KM推定生存率のln(－ln)を時間の対数に対してプロットしたときに考えられる結果5つを左にまとめました．重要なポイントは，**直線性はWeibull仮定を支持**し，**曲線の平行性は比例ハザード仮定を支持**するということです．つまり，プロットが平行ではあるが直線的ではないときは，比例ハザード仮定は成立しますが，Weibull仮定は成立しません．曲線が平行であるかどうかの評価方法は，Coxモデルの比例ハザード仮定の評価に用いた方法です（第4章と「Computer Appendix」http://www.scientist-press.com/11_327.html参照）．直線的ではあるが平行ではない場合は興味深いシナリオが生じます．この場合，Weibull仮定は支持されますが，比例ハザード仮定と加速時間仮定は成立しません．平行ではないとは，異なる共変量の値に対してpは一定ではないことを意味します．「IX. その他のパラメトリックモデル」で，形状パラメータpを予測変数の関数としてモデル化する方法を紹介していますが，一般的にはpを固定値と想定します．

Previous plot suggests Weibull and PH assumption reasonable for TRT

前ページのプロットの検討から，治療(TRT)に関するWeibull仮定と比例ハザード仮定が合理的であることが示唆されます．まず，比例ハザード形式のモデルを示し，次に加速モデル形式を取り上げます．

Weibull PH model:

$$h(t) = \lambda p t^{p-1}$$
where $\lambda = \exp(\beta_0 + \beta_1 \text{ TRT})$.

Hazard ratio (TRT = 1 vs. TRT = 0)

$$\text{HR} = \frac{\exp(\beta_0 + \beta_1) p t^{p-1}}{\exp(\beta_0) p t^{p-1}} = \exp(\beta_1)$$

Weibullハザード関数は$h(t) = \lambda p t^{p-1}$です．Weibull比例ハザードモデルはλを$\exp(\beta_0 + \beta_1 \text{ TRT})$と再パラメータ化することで定義します．ハザード比はTRT = 1とTRT = 0をハザード関数に代入して求めます（左記参照）．分母分子を整理して，見慣れた結果である$\exp(\beta_1)$が得られます．ただし，この結果はTRT = 1とTRT = 0とでpが同じ値である時にのみ得られ，異なるときは，比例ハザード式の時間(t)はキャンセルされません（比例ハザード仮定が成立しません）．

Remission Data

Weibull regression log relative-hazard form

_t	Coef.	Std. Err.	z	pr> |z|
trt	−1.731	0.413	−4.19	0.000
_cons	−3.071	0.558	−5.50	0.000
/ln_p	0.312	0.147	2.12	0.034
p	1.366	0.201		
1/p	0.732	0.109		

比例ハザード形式のWeibullモデルをStataで実行したときの出力を左に示します．TRT係数，切片（_consと表記）および形状パラメータの3形式(p，$1/p$，$\log(p)$)のパラメータ推定値があります．pの推定値は1.366であり，生存時間とともにハザードが増加していくことが示唆されます($\hat{p}>1$だから)．$H_0: \log(p)=0$に対する検定結果は，p値 = 0.034です．有意水準を0.05とすると，この帰無仮説は棄却され，pは1に等しくないと判定されます．これは，指数モデルが適切ではないことを示唆しています．

Weibull PH

$\widehat{HR}(\text{TRT} = 1 \text{ vs. } 0) = \exp(-1.731)$
$= 0.18$
$95\%\ \text{CI} = \exp[-1.731 \pm 1.96(0.413)]$
$= (0.08, 0.40)$

Weibull: $\widehat{HR} = 0.18$
Exponential: $\widehat{HR} = 0.22$
Suggests preventive effect of TRT

TRT変数の係数推定値(− 1.731)の指数変換から，ハザード比推定値0.18が得られます．このハザード比の95%信頼区間は(0.08，0.40)となり，治療による再発抑制効果が示唆されます．これらの結果は，指数モデルのハザード比推定値0.22の結果とよく似たものになります．

Comparing Cox and Weibull PH models

Cox: estimate β_1
$h(t) = h_0(t)\exp(\beta_1 \text{TRT})$

↗ baseline hazard unspecified

Coxモデルと Weibull 比例ハザードモデルを比較してみます．治療を唯一の予測変数とするCox比例ハザードモデルを$h_0(t)\exp(\beta_1 \text{TRT})$とします．推定するパラメータは1つ$\beta_1$があり，基準ハザード($h_0(t)$)の分布は指定していません．

Weibull: estimate β_0, β_1, p
$h(t) = \lambda p t^{p-1}$ where
$\lambda = \exp(\beta_0 + \beta_1 \text{TRT})$.
$h(t) = [\exp(\beta_0) p t^{p-1}]\exp(\beta_1 \text{TRT})$.

↗ baseline hazard specified parametrically

少し変形すると，Weibull 比例ハザードモデルも，基準ハザードと$\exp(\beta_1\ \text{TRT})$の積で表すことができます(左記参照)．そして，ハザードを完全に特定する，β_0，β_1，pの3つの推定パラメータが存在します．

$S(t) = \exp(-\lambda t^p)$

solve for t

$$t = [-\ln S(t)]^{1/p} \times \frac{1}{\lambda^{1/p}}$$

$$\text{let } \frac{1}{\lambda^{1/p}} = \exp(\alpha_0 + \alpha_1 \text{RX})$$

$$t = [-\ln S(t)]^{1/p} \times \mathbf{exp(\alpha_0 + \alpha_1 TRT)}$$

Scaling of t

Weibull分布による加速モデルもまた定式化できます．指数モデルのときと同様に，$S(t)$の式をtについて解くことによって加速モデルのパラメータ化を展開します．Weibull生存関数は$S(t) = \exp(-\lambda t^p)$です．両辺の自然対数をとり，$-1$を掛けた後，$1/p$乗し，さらに$\lambda^{1/p}$の逆数を掛けると，左に示すように$t$を求める式が得られます．$1/\lambda^{1/p} = \exp(\alpha_0 + \alpha_1 \text{TRT})$と再パラメータ化すると，任意の$S(t)$値に対して，予測変数TRTの係数$\alpha_1$と時間との関係を記すことができます(左記参照)．

Let $S(t) = q$

$$t = [-\ln(q)]^{1/p} \times \exp(\alpha_0 + \alpha_1 \text{TRT})$$

Median survival time ($q = 0.5$)

$$t_m = [-\ln(0.5)]^{1/p} \times \exp(\alpha_0 + \alpha_1 \text{TRT})$$

今度は，任意の生存率$S(t) = q$を用いたtの式を求め左に示します．例えば，メディアン生存時間t_mを求める式を得るには，$q = 0.5$を代入します(左記参照)．

Acceleration factor, γ (TRT = 1 vs. TRT = 0)

$$\gamma = \frac{[-\ln(q)]^{1/p} \exp(\alpha_0 + \alpha_1)}{[-\ln(q)]^{1/p} \exp(\alpha_0)} = \exp(\alpha_1)$$

加速係数γは，$S(t) = q$におけるTRT = 1のTRT = 0に対する生存時間の比から得られます．分母分子を整理すると，$\gamma = \exp(\alpha_1)$となります．ここでα_1はTRT変数の係数です．比例ハザード形式のモデルを用いた時と同様に，この結果は，pが治療変数の値により変動しないことに依存しています．治療変数の値によりpが変動する場合は，γは生存確率qによって変わります．

Remission Data

Weibull regression accelerated failure-time form

_t	Coef.	Std. Err.	z	P>|z|
trt	1.267	.311	4.08	0.000
_cons	2.248	.166	13.55	0.000
/ln_p	.312	.147	2.12	0.034
p	1.366	.201		
1/p	.732	.109		

Weibull 加速モデルを実行した出力を左に示します．形状パラメータのそれぞれの形式（p, $1/p$, $\ln(p)$）の推定値は，先述した比例ハザード形式のモデルからの結果と等しくなります．

加速係数の推定値3.55は，TRT変数の係数推定値(1.267)の指数変換値です．γ の95％信頼区間は(1.93, 6.53)と求められます．これらの結果は次ページの先頭に示しています．

Weibull AFT:

$\hat{\gamma}(\text{TRT} = 1 \text{ vs. } 0) = \exp(1.267)$
$= 3.55$

95% CI $= \exp[1.267 \pm 1.96(0.311)]$
$= (1.93, 6.53)$

これらの結果では，治療群はプラセボ群に比べてメディアン（またはその他の分位の）生存時間が，3.55倍長いことを示しています．指数モデルを使って加速係数を推定した場合の値は4.60でしたが，指数モデルはハザードが一定であるというより強い仮定を用いています．

Weibull: $\hat{\gamma} = 3.55$
Exponential: $\hat{\gamma} = 4.60$ (assumes $h(t) = \lambda$)

Relating Weibull AFT and PH coefficients

AFT: $\lambda^{1/p} = \exp[-(\alpha_0 + \alpha_1\text{TRT})]$
$(1/p)\ln\lambda = -(\alpha_0 + \alpha_1\text{TRT})$
$\ln\lambda = -p\,(\alpha_0 + \alpha_1\text{TRT})$

PH: $\lambda = \exp(\beta_0 + \beta_1\text{TRT})$
$\ln\lambda = \beta_0 + \beta_1\text{TRT}$

比例ハザード形式と加速モデル形式で対応するWeibullモデルの係数の間には，j番目の共変量に関して$\beta_j = -\alpha_j p$という関係が成り立ちます．この関係は，左に示す通り，比例ハザード形式と加速モデル形式の両モデルにおける$\ln(\lambda)$のパラメータ化の方法を確認すれば簡単に理解することができます．

Relationship of coefficients:

$\beta_j = -\alpha_j\,p$ so that
$\beta = -\alpha$ for exponential ($p = 1$)

Relating estimates for TRT (PH vs. AFT)

$-1.731 = (-1.267)(1.366)$

TRTの係数推定値からも$-1.731 = -1.267 \times 1.366$と，この関係が示されます．指数モデルでは$p = 1$なので，比例ハザードと加速モデルの係数は$\beta = -\alpha$という関係が成り立つことに注意してください．

Next: log-logistic model

- Hazard may be nonmonotonic

Weibull model

- Hazard does not change direction

次のモデル例では，対数ロジスティックモデルを取り上げます．Weibullモデルとは異なり，対数ロジスティック分布のハザード関数はいくぶん単調ではない形状を取ることができます．

VII. 対数ロジスティックモデル例

Log-logistic hazard: $h(t) = \dfrac{\lambda p t^{p-1}}{1 + \lambda t^p}$
(where $p > 0$ and $\lambda > 0$)

対数ロジスティック分布は加速モデルに対応していますが，比例ハザードモデルには対応していません．そのハザード関数は左に示す通りで，$p(>0)$は形状パラメータです．

Shape of hazard function:

$p \leq 1$ hazard decreases over time
$p > 1$ hazard first increases and then decreases over time (unimodal)

$p \leq 1$のとき，ハザードは時間とともに減少しますが，$p > 1$のときは，最大値を取る時点までは増加し，その後減少します．$p > 1$の場合，ハザード関数は**単峰型**(unimodal)です．

Log-logistic modeling assumptions:

AFT ⇎ PH

AFT ⇔ PO

Weibullモデルとは異なり，対数ロジスティック加速モデルは比例ハザードモデルではなく，比例オッズ(proportional odds：PO) モデルです．**比例オッズ生存モデルは，生存オッズ比が経時的に一定であることを仮定したモデルです．** これは，ハザード比が経時的に一定であると仮定した比例ハザードモデルに似ています．

Survival odds

$$\frac{S(t)}{(1-S(t))} = \frac{P(T > t)}{P(T \leq t)}$$

生存オッズとは，時間tを超えて生存するオッズ$(S(t)/(1-S(t))$のことをいいます．つまり，時間tまでにイベントが発生しない確率を発生する確率で除して求めます．

Failure odds by time t

$$\frac{(1-S(t))}{S(t)} = \frac{P(T \leq t)}{P(T > t)}$$

failureオッズは，時間tまでにイベントが発生するオッズ$((1-S(t))/S(t))$であり，生存オッズの逆数です(左記参照)．

Log-logistic survival and failure functions

$$S(t) = \frac{1}{1+\lambda t^p} \quad 1 - S(t) = \frac{\lambda t^p}{1+\lambda t^p}$$

対数ロジスティックモデルの生存関数$(S(t))$とfailure関数$(1-S(t))$を左に示します．

Failure odds

$$\frac{1-S(t)}{S(t)} = \frac{\left(\frac{\lambda t^p}{1+\lambda t^p}\right)}{\left(\frac{1}{1+\lambda t^p}\right)} = \lambda t^p$$

対数ロジスティックモデルでは，failureオッズはλt^pと単純な形で示せます(左記参照)．

Log-logistic PO model:

- Reparameterize λ in terms of Xs and βs

対数ロジスティック比例オッズモデルは，予測変数と回帰パラメータを用いてλを再パラメータ化した式で表すことができます．この点については後述します．

$$SOR = \frac{S_1(t)/(1-S_1(t))}{S_2(t)/(1-S_2(t))}$$

生存オッズ比(survival odds ratio：SOR)は，左に示す通り，2群間の生存オッズの比と定義されます．

- SOR satisfies PO if SOR constant over time
- SOR constant

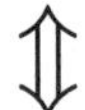

FOR = 1/SOR constant

SORが時間依存性でないならば，SORは比例オッズ仮定を満たします．

また，SORが時間依存性でないならば，failureオッズ比(FOR = 1/SOR)も時間に依存しません．

Log Odds Is Linear with ln(t)

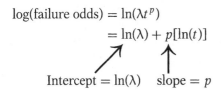

$$\log(\text{failure odds}) = \ln(\lambda t^{p}) = \ln(\lambda) + p[\ln(t)]$$

Intercept $= \ln(\lambda)$　slope $= p$

failureオッズの対数$\ln(\lambda t^p)$は, $\ln(\lambda) + p[\ln(t)]$と展開できます．つまり，**対数failureオッズは時間の対数と直線関係**にあり，傾きはp，切片は$\ln(\lambda)$です．この性質を利用して，対数ロジスティック分布の適合性をグラフから判断することができます．

Evaluate log-logistic assumption graphically

- Plot $\ln\left[\frac{(1-\hat{S}(t))}{\hat{S}(t)}\right]$ against ln(t)
- If log-logistic, then plot is linear with slope $= p$

$\ln(t)$に対し$\ln(1-\hat{S}(t))/(\hat{S}(t))$をプロットすることにより，対数ロジスティック仮定の適合性をグラフから評価することができます．ここで，$\hat{S}(t)$は**KM推定生存率**を用います．生存時間が対数ロジスティック分布に従うならば，プロットは傾きpの直線になります．

Alternatively

- Plot $\ln\left(\frac{((\hat{S}(t))}{(1-\hat{S}(t))}\right)$against ln(t)
- If log-logistic, then plot is linear with slope $= -p$

$\ln(t)$に対し，対数生存オッズ$\ln(\hat{S}(t))/(1-\hat{S}(t))$をプロットすることもできます．対数ロジスティック仮定が正しいならば，プロットは傾き$-p$の直線になります．

Remission Data

WBCCAT: white blood cell count variable medium = 1 vs. high = 2

$\ln\left[\frac{\hat{S}(t)}{(1-\hat{S}(t))}\right]$plotted against ln(t).

次に，白血病寛解データの別の変数を使って検討します．それは，白血球数を二値化した変数WBCCATで，正常＝1，高値＝2とコード化しています．

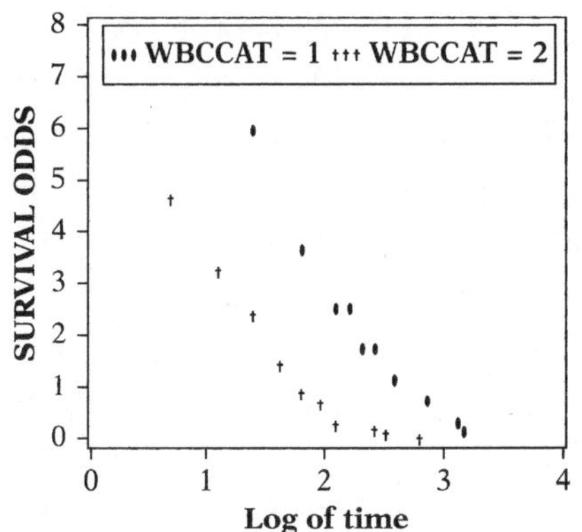

左の図は, KM推定生存率から得た対数生存オッズを時間の対数に対してプロットし, 白血球数**正常**(WBCCAT＝1)と**高値**(WBCCAT＝2)を比較したものです．WBCCAT＝1の点はWBCCAT＝2の点より上方にあり，このことから 白血球数正常群は高値群よりも生存オッズが高いことがわかります．2つのプロット線は，生存オッズ推定値がゼロ近辺になるまでは，概ね直線的で平行なようにみえます．

このプロット線が直線であるとみなせるならば，対数ロジスティック仮定は合理的です．直線は平行的であるので，比例オッズ仮定も合理的です．対数ロジスティックモデルで比例オッズ仮定が成立するのならば，また，加速時間仮定も成立します．

Straight lines ⟹ Log-logistic

Parallel plots ⟹ PO

Log-logistic and PO ⟹ AFT

前述の説明をまとめると次の通りです.

a. **直線は, 対数ロジスティック仮定を支持する.**

b. **平行な曲線は, 比例オッズ仮定を支持する.**

c. **対数ロジスティック仮定と比例オッズ仮定が成立すれば, 加速時間仮定も成立する.**

Log-logistic and Weibull graphical approach analogous

- Check PH for Weibull
- Check PO for log-logistic

対数ロジスティック仮定のグラフを用いた評価は前に紹介したWeibull仮定のグラフを用いた評価と類似しています. ただし, 曲線の平行性の確認で評価するのは比例ハザード仮定ではなく比例オッズ仮定です.

AFT log-logistic model

$$S(t) = \frac{1}{1 + \lambda t^p} = \frac{1}{1 + \left(\lambda^{1/p} t\right)p}$$

次に, 白血球数を唯一の予測変数とする対数ロジスティック加速モデルで, WBCCAT = 2 (高値)とWBCCAT = 1 (正常)の状態を比較することを検討します.

solve for t to obtain

$$t = \left[\frac{1}{S(t)} - 1\right]^{1/p} \times \frac{1}{\lambda^{1/p}}$$

let $\frac{1}{\lambda^{1/p}} = \exp(\alpha_0 + \alpha_1 \text{WBCCAT})$

$$t = \left[\frac{1}{S(t)} - 1\right]^{1/p} \times \mathbf{exp}(\alpha_0 + \alpha_1 \mathbf{WBCCAT})$$

Scaling of t

$S(t)$の式をtについて解くことにより, 加速時間をパラメータ化します. まず, $S(t)$式の両辺の逆数を取り, 1を移項し, 両辺を$1/p$乗します. さらに両辺に$\lambda^{1/p}$の逆数を乗じると, 左に示すようにtを求める式が得られます. これを$1/\lambda^{1/p} = \exp(\alpha_0 + \alpha_1 \text{WBCCAT})$と再パラメータ化すると, $S(t)$の任意の値における予測変数WBCCATの係数α_1と時間tとの乗法的な関係を導くことができます(左記参照).

Let S(t) – q

$$t = [q^{-1} - 1]^{1/p} \times \exp(\alpha_0 + \alpha_1 \text{ WBCCAT})$$

Median survival time (q = 0.5):

$$t_m = [2 - 1]^{1/p} \times \exp(\alpha_0 + \alpha_1 \text{ WBCCAT})$$

$S(t)$に関する任意の値を$S(t) = q$とすれば, tの式は, 左に示すようになります. 例えば, メディアン生存時間t_mを求める式は, q = 0.5を代入します(左記参照).

Acceleration factor,
γ (WBCCAT = 2 vs. WBCCAT = 1)

$$= \frac{[q^{-1}-1]^{1/p}\exp(\alpha_0+2\alpha_1)}{[q^{-1}-1]^{1/p}\exp(\alpha_0+1\alpha_1)}$$
$$= \exp(\alpha_1)$$

加速係数γは$S(t)$ = q におけるWBCCAT = 2とWBCCAT = 1の時間比です．分母分子を整理すると，γはexp(α_1)となります．ここでα_1は，加速モデルにおける変数WBCCATの係数です．

Log-logistic regression accelerated failure-time form

_t	Coef.	Std. Err.	z	P>|z|
wbccat	−.871	.296	−2.94	0.003
_cons	3.495	.498	7.09	0.000
ln_gam	−.779	.164	−4.73	0.000
gamma	.459	0.756		

$$p = 1/(0.459) = 2.18$$

対数ロジスティック加速モデルの実行結果は左に示す通りです．WBCCAT係数の推定値は − 0.871であり，p 値は0.003（一番右側の列）で統計的に有意でした．

Stataはpではなくpの逆数（gamma = $1/p$）の推定値を与えます．gammaの推定値は0.459であるため，pの推定値は1/（0.459）= 2.18です．

WBCCAT = 2 vs. WBCCAT = 1 (log-logistic):

$$\hat{\gamma} = \exp(-0.871) = 0.42$$
$$95\%\ \text{CI for}\ \gamma = \exp[-0.871 \pm 1.96(0.296)] = (0.23,\ 0.75)$$

WBCCAT = 2のWBCCAT = 1に対する加速係数$\hat{\gamma}$は，α_1の推定値 − 0.871の指数変換値，0.42と推定されます．γの95％信頼区間は（0.23，0.75）となります．

Comparing estimated survival

$$\hat{S}_1(t) = \hat{S}_2(0.42t)$$

Survival function for WBCCAT = 1 (→ $\hat{S}_1(t)$)
Survival function for WBCCAT = 2 (→ $\hat{S}_2(0.42t)$)

これらの結果より，白血球数**高値**群は**正常**群に比べて，寛解終了までの時間は，係数の推定値である0.42倍「加速されている」ことが示唆されます．これを推定生存関数で表すと，$\hat{S}_1(t) = \hat{S}_2(0.42t)$となります．ここで，$\hat{S}_1(t)$と$\hat{S}_2(t)$はそれぞれ白血球数正常群，高値群の生存関数です．

Failure odds

$$\frac{1-S(t)}{S(t)} = \frac{\left(\frac{\lambda t^p}{1+\lambda t^p}\right)}{\left(\frac{1}{1+\lambda t^p}\right)} = \lambda t^p$$

where $\lambda = \exp(\beta_0 + \beta_1\ \text{WBCCAT})$

OR (WBCCAT = 2 vs. WBCCAT = 1)

$$= \frac{t^p\exp(\beta_0+2\beta_1)}{t^p\exp(\beta_0+1\beta_1)} = \exp(\beta_1)$$

比例オッズ形式の対数ロジスティックモデルに関してもλを再パラメータ化することで式を表すことができます．対数ロジスティックモデルではfailureオッズがλt^pであることを思い出しましょう．

$\lambda = \exp(\beta_0 + \beta_1$ WBCCAT)とおくと，WBCCAT = 2のWBCCAT = 1に対するfailureオッズ比を求めることができます（左記参照）．分母分子を整理すると，オッズ比ORはexp(β_1)となります．

Comparing AFT and PO (log-logistic)
Relationship of coefficients:

$\beta_j = -\alpha_j p$

Since $\hat{\alpha} = -0.871$ and $\hat{p} = 2.18$
Then,

$\hat{\beta}_1 = -(-0.871)(2.18) = 1.90$

and

$\widehat{OR} = \exp(1.90) = 6.69$

対数ロジスティックの比例オッズモデルと加速モデルとの係数の対応関係は，j番目の共変量に関して$\beta_j = -\alpha_j p$です．この結果は，前のWeibullモデル例での説明と同様の手順で導かれます．

加速モデルでα_1の推定値は-0.871であり，pの推定値は2.18です．したがって，$-(-0.871) \times 2.18$によりβ_1の推定値は1.90となります．オッズ比推定値は，β_1の推定値を指数変換して，$\exp(1.90) = 6.69$となります（残念ながら，StataもSASもモデルの比例オッズ形式の推定値の出力はありません）．

VIII. より一般的な形式の加速モデル

Exponential: $S(t) = \exp(-\lambda t)$

- AFT Form: $\frac{1}{\lambda} = \exp(\alpha_0 + \alpha_1 \text{ TRT})$
- PH Form: $\lambda = \exp(\beta_0 + \beta_1 \text{ TRT})$

Weibull: $S(t) = \exp(-\lambda t^p)$

- AFT Form: $\frac{1}{\lambda^{1/p}} = \exp(\alpha_0 + \alpha_1 \text{ TRT})$
- PH Form: $\lambda = \exp(\beta_0 + \beta_1 \text{ TRT})$

Log-logistic: $S(t) = \frac{1}{1 + \lambda t^p}$

- AFT Form: $\frac{1}{\lambda^{1/p}} = \exp(\alpha_0 + \alpha_1 \text{ WBCCAT})$
- PO Form: $\lambda = \exp(\beta_0 + \beta_1 \text{ WBCCAT})$

ここまでに紹介したモデルを左に示します．これらのモデルは，生存（ハザード）関数を予測変数の回帰パラメータによる再パラメータ化による式の形で表しました．

この形式でモデルを記述することの利点は，それぞれの分布の特徴を踏まえたパラメータの解釈やパラメータ間の関係を説明することができることです．

しかしながら，これらのモデルをもっと一般的に記述する方法が存在します．Cox比例ハザードモデルは，比例ハザードモデルをより一般的に記述する方法です．それと同様に，ここでは，加速モデルのより一般的な形式を取り上げます．

General Form of AFT Model (One Predictor)

$$\ln(T) = \alpha_0 + \alpha_1 \text{TRT} + \epsilon$$

random error

生存時間の確率変数をTとし，予測変数が1つ(TRT)の加速モデルを考えます．このモデルは，左に示す通り対数尺度で表すことができます．この式で，εはある分布に従うランダム誤差です．

With additional parameter

$$\ln(T) = \alpha_0 + \alpha_1 \text{TRT} + \sigma\epsilon$$

σ scales the error

一部の分布はεの分布の記述にパラメータ(σ)を追加しています．この追加パラメータを含むモデルは左のように表すことができます．ここでは，ランダム誤差εにはスケールパラメータσを乗じています．

If $\epsilon \sim N(0, 1)$, then

$$\ln(T) \sim N(\mu = \alpha_0 + \alpha_1 \text{TRT}, \text{sd} = \sigma)$$

Similar to linear regression (except for inclusion of censorships)

εが標準正規分布に従い，かつ$\ln(T) = \alpha_0 + \alpha_1 \text{TRT} + \sigma\varepsilon$ならば，$\ln(T)$は平均$\mu = \alpha_0 + \alpha_1 \text{TRT}$，標準偏差$\sigma$の正規分布に従います．この状況では，モデルは標準的な線形回帰のようにみえます．この生存モデルと標準的な線形回帰との**重要な違いは，データに打ち切り観測値を含むかどうか**です．

In general,

$$\mu_{\ln(T)} \neq (\alpha_0 + \alpha_1 \text{TRT}), \text{sd} \neq \sigma$$

Interpretation of parameters depends on distribution

正規分布以外の分布では一般的に，$\ln(T)$の平均は必ずしも$\alpha_0 + \alpha_1 \text{TRT}$ではなく，また標準偏差は$\sigma$ではありません．言い換えれば，$\varepsilon$の平均が0で標準偏差が1と仮定する必要はないのです．パラメータの解釈は仮定する分布に依存しています．

Let $\sigma = \frac{1}{p}$, then

$$\ln(T) = \alpha_0 + \alpha_1 \text{TRT} + \frac{1}{p}\epsilon$$

$\sigma = 1/p$を用いパラメータ化しているモデルもあります．そのモデルでは$\sigma\varepsilon$を$(1/p)\,\varepsilon$に書き換えて記述することができます．

Additive model in terms of ln(T)
but
multiplicative model in terms of T

$$T = \exp\left(\alpha_0 + \alpha_1 \text{TRT} + \frac{1}{p}\epsilon\right)$$
$$= \exp[(\alpha_0 + \alpha_1 \text{TRT})] \times \exp\left(\frac{1}{p}\epsilon\right)$$

加速モデルは**対数尺度においては加法的ですが，Tに関しては乗法的なモデルです．**

$\ln(T)$の指数をとって，Tに関する式を左に示すように表すことができます．

Collapse α_0 into baseline term

$$T_0 = \exp(\alpha_0)\exp\left(\frac{1}{p}\epsilon\right)$$

このモデルは，切片も基準ランダム項T_0にひとまとめにして表すこともできます(左記参照)．このとき，T_0はプラセボ群(TRT = 0)の生存時間を表す確率変数です．

so that $T = T_0 \exp(\alpha_1 \text{ TRT})$ where T_0 is a random variable for TRT = 0

したがって，加速モデルはCox比例ハザードモデルに似た形式を取りますが，基準項T_0は定数項ではなく確率変数です．

AFT model may be expressed in terms of T or ln(T)

Comparing Distributions: T and ln(T)

T	ln(T)
Exponential	Extreme minimum value
Weibull	Extreme minimum value
Log-logistic	Logistic
Lognormal	Normal

以上をまとめると，加速モデルは特定の分布で再パラメータ化することにより表すことができ，確率変数T(生存時間)やln(T)を用いて，より一般化して表せます．TがWeibull分布に従うとき，ln (T) は最小極値分布(extreme minimum value distribution)と呼ばれる分布に従います(左の表を参照)．同様に，Tが対数ロジスティック分布か対数正規分布に従うとき，ln(T)はそれぞれロジスティック分布か正規分布に従います．ロジスティック分布と正規分布の形状は似ており，両者ともに平均に関して対称です．

IX. その他のパラメトリックモデル

これまでに，指数モデル，Weibullモデル，対数ロジスティックモデル例を紹介しました．ここでは，それ以外のパラメトリック生存モデルをいくつか紹介します．

Generalized Gamma Model

- Supported by SAS and Stata
- S(t), h(t) expressed in terms of integrals
- Contains three parameters
- Weibull, lognormal are special cases

一般化ガンマモデルはSASとStataが対応しているパラメトリック生存モデルです．このモデルのハザードと生存の関数は複雑であり，積分形式でしか表すことができません．一般化ガンマ分布にはパラメータが3つあり，より複雑な形状に柔軟に対応できます．Weibull分布と対数正規分布は一般化ガンマ分布の特殊例です(Q12～14を参照)．

Lognormal Model

Similar to log-logistic
Difference:
Log-logistic: AFT and PO
Lognormal: AFT but not PO

対数正規モデルも積分形式でしか表すことができない比較的複雑なハザードと生存の関数を持っています．対数正規分布の形状は対数ロジスティック分布と非常によく似ており，モデルの結果も近いものが得られます．両者の違いは，対数正規モデルは加速モデルに対応していますが，比例オッズモデルではないことです．

Gompertz Model

- PH model but not AFT
- One predictor (TRT) in model:

$$h(t) = [\exp(\gamma t)] \times \exp(\beta_0 + \beta_1 \text{ TRT})$$

parametrically specified

$$h_0(t) = \exp(\gamma t)$$

$\gamma > 0$ hazard exponentially increases with t
$\gamma < 0$ hazard exponentially decreases with t
$\gamma = 0$ constant hazard (exponential model)

パラメトリックモデルだからといって，加速モデルである必要はありません．**Gompertz**モデルはパラメトリック比例ハザードモデルですが，加速モデルではありません．このモデルは，形状パラメータγを含むGompertz分布のハザードを基準ハザードとすること以外，Cox比例ハザードモデルと同様の形式で表すことができます(左記参照)．

γ>0のとき，ハザードは時間とともに指数関数的に増加し，γ<0のときは，指数関数的に減少します．γ=0のとき，ハザードは一定であり，指数モデルに帰着します．

AFT model: multiplicative

$$T = \exp(\alpha_0 + \alpha_1 \text{ TRT} + \epsilon)$$
$$= \exp(\alpha_0) \times \exp(\alpha_1 \text{ TRT}) \times \exp(\epsilon)$$

but
additive on log scale:
$$\ln(T) = \alpha_0 + \alpha_1 \text{ TRT} + \epsilon$$

加速モデルは**乗法モデル**(failure時間に対しては積の関係)です．対数尺度で表すと，加法モデルとなります(左記参照)．

Additive failure time model

$$T = \alpha_0 + \alpha_1 \text{TRT} + \epsilon$$

T rather than log(T) is linear with TRT

もう1つのパラメトリックモデルは，ln(T)ではなくTに関する**加法failure時間モデル**を定義するものです．$T = \alpha_0 + \alpha_1$ TRT + εというモデルを考えます．ここではln(T)ではなく，Tが回帰パラメータの線形関数として表されます．SASはこれらの加法failure時間モデルに対応しています(「Computer Appendix」http://www.scientist-press.com/11_327.html参照)．

Modeling the Shape Parameter (e.g., Weibull and log-logistic)

Typical Weibull model

$$h(t) = \lambda p t^{p-1}$$

where $\lambda = \exp(\beta_0 + \beta_1 \text{ TRT})$
p unaffected by predictors

多くのパラメトリックモデルが回帰パラメータ以外に形状(補助的)パラメータを含んでいます．例えば，Weibullモデルと対数ロジスティックモデルは形状パラメータpを含んでいます．多くの場合，このパラメータは定数値であり，予測変数値の変化の影響は受けないと考えます．

Alternative Weibull model
models the ancillary parameter p

$h(t) = \lambda p t^{p-1}$

where $\lambda = \exp(\beta_0 + \beta_1 \text{ TRT})$
$p = \exp(\delta_0 + \delta_1 \text{ TRT})$

Not a PH or AFT model if $\delta_1 \neq 0$
but still a Weibull model

形状パラメータを予測変数と回帰係数でモデル化する別のアプローチもあります．左に示したWeibullモデルでは，λ，pとも治療(TRT)の関数としてモデル化されています．δ_1がゼロでなければ，TRTによってpの値は異なることになります．このとき，TRTに関するハザード比の式からt^{p-1}が消去されないため，比例ハザード仮定も，加速時間仮定も成立しません(Q15～17を参照)．

Choosing appropriate model

- Evaluate graphically
  - Exponential
  - Weibull
  - Log-logistic
- Akaike's information criterion
  - Compares model fit
  - Uses −2 log likelihood

最適なパラメトリックモデルを選ぶのは簡単ではありません．グラフを使って指数モデル，Weibullモデル，対数ロジスティックモデルの適合度を評価する方法を紹介してきました．**赤池の情報量基準**(AIC)は，仮定する分布が異なるモデル間の適合度を比較する方法を提供します．そこでは，(−2)×対数尤度という統計量を利用します(Q11と14を参照)．

X. パラメトリック尤度

- Function of observed data and unknown parameters
- Based on outcome distribution f(t)
- Censoring complicates survival data
  - Right-censored
  - Left-censored
  - Interval-censored

どのようなモデルでも，パラメトリックモデルの尤度は，観測データならびにモデルの未知パラメータとの関数です．尤度の式は結果変数の確率密度関数f(t)に基づいています．生存時間データが複雑になる要因の1つに，打ち切り観測値(結果変数の正確な時間が不明の観測値)が含まれる可能性があります．ここでは，右側打ち切り，左側打ち切り，区間打ち切りという3種類の打ち切り観測値を考えます．

Examples of Censored Subjects

Right-censored: ______|_X_ time
10

Left-censored: _X_|______ time
10

Interval-censored: _|_X_|____ time
8 10

右側打ち切り：10年間観察した後にフォローアップ不能となっている対象者がいたとします．イベントは10年を超えた後に発生すると考えられ，イベント発生時間は観測されていません．イベントが10の右側の時間軸($t > 10$)で発生すると考えられるため，この対象者は10年で右側打ち切りとなります．

左側打ち切り：10年までにイベントは発生したが，正確な発生時間が不明である対象者を考えます．この対象者は10年で左側打ち切り($t < 10$)となります．

区間打ち切り：8年目から10年目の区間(正確な時間は不明)にイベントが発生した対象者を考えます．この対象者は区間打ち切り($8 < t < 10$)となります．

Formulating the Likelihood

Barry, Gary, Larry, . . ., Outcome Distribution $f(t)$

Subject	Event Time	Likelihood Contribution
Barry	t = 2	$f(2)$
Gary	$t > 8$ (right-censored)	$\int_8^\infty f(t)dt$
Harry	t = 6	$f(6)$
Carrie	$t < 2$ (left-censored)	$\int_0^2 f(t)dt$
Larry	$4 < t < 8$ (interval-censored)	$\int_4^8 f(t)dt$

左に示す表は，5名のデータを使い尤度の求め方を記述しています．まず，結果変数の確率密度関数を$f(t)$とします．Barryは$t = 2$のときイベントが発生しました．彼の尤度への寄与は$f(2)$です．Garyは$t = 8$で右側打ち切りです．Garyが$t = 8$以後にイベントを発生する確率は$f(t)$を8から無限大まで積分することで表せます．これがGaryの尤度への寄与です．Harryは$t = 6$でイベントが発生しました．彼の尤度への寄与は$f(6)$です．Carrieは$t = 2$で左側打ち切りです．彼女の尤度への寄与は$f(t)$の0から2までを積分したものです．最後のLarryは$t = 4$から$t = 8$までの区間打ち切りであり，尤度への寄与は$f(t)$を4から8まで積分したものです．

Likelihood (L)

Product of individual contributions

$$L = f(2)x \int_8^\infty f(t)dt \times f(6)$$

$$\times \int_0^2 f(t)dt \times \int_0^8 f(t)dt$$

(Barry × Gary × Harry
× Carrie × Larry)

全尤度(L)は，各人の尤度への寄与を掛けることにより求められます．この例の尤度は左に示されています．

Assumptions for formulating L

- No competing risks
  - Competing event does not prohibit event of interest
  - Death of all causes is classic example of no competing risk

この尤度式は競合リスクがないことが前提です．つまり，最終的に起こるはずの対象イベントの発生を妨げるような**競合イベントが存在しない**と仮定しています(第9章参照)．競合リスクが存在しない結果変数の典型的な実例は全死亡です．それ以外の結果変数については，競合リスクが存在しないという仮定は理論的な側面が強く，実際には存在する可能性があります．

- Subjects independent
  - Allows L to be formulated as product of subjects' contributions

他の仮定として，個々の尤度への寄与が独立しているということもあります．この仮定により，個々の寄与の積で尤度を形成することができます．

- Follow-up time continuous
  - No gaps in follow-up

3つ目の仮定は，各個人のフォローアップ期間は連続的で飛びがない(試験中止となった人は再び試験には戻らない)というものです．フォローアップの飛びを認めるときは，そのシナリオに対応するように尤度を修正する必要があります．

Revisit example with Barry, Gary, Larry, . . .
f(t) is Weibull
SMOKE is only predictor

1 = Smoker
0 = Nonsmoker

319ページの例では，確率密度$f(t)$を特に指定しませんでしたし，共変量も指定しませんでした．今度はこの例をWeibull分布を仮定し，1つの予測変数SMOKE(喫煙者 = 1，非喫煙者 = 0)を持つモデルとして考えます．

Weibull: $h(t) = \lambda pt^{p-1}$,
$S(t) = \exp(-\lambda t^p)$

f(t) = h(t)S(t)
f(t) = λpt p−1 exp(−λt p)

where λ = exp(β0 + β1 SMOKE)
(PH form of the model)

Weibull分布のハザード関数と生存関数を左に示します．確率密度関数$f(t)$はハザード関数と生存関数の積で表されます．比例ハザード形式のWeibullモデルのパラメータ化は，$\lambda = \beta_0 + \beta_1$ SMOKEとなります．

Data Layout for Right-, Left-, and Interval-Censoring Using SAS

ID	LOWER	UPPER	SMOKE
Barry	2	2	1
Gary	8	-	0
Harry	6	6	0
Carrie	-	2	0
Larry	4	8	1

Right-censored: UPPER missing
Left-censored: LOWER missing
Interval-censored: LOWER < UPPER
Not censored: LOWER = UPPER

左に示すデータレイアウトは，右側，左側，区間打ち切りデータを含むパラメトリックモデルを実行するSAS PROC LIFEREGプロシジャ（version 8.2)用のものです．時間変数はLOWERとUPPERの2つあります．Barryは$t = 2$でイベント発生なので，LOWER，UPPERとも値は2となります．Garyは8で右側打ち切り($t > 8$)なので，LOWERが8，UPPERは欠測値となります．Carrieは2で左側打ち切り($t < 2$)なので，LOWERが欠測値，UPPERは2となります．Larryは区間打ち切りなので，LOWER = 4，UPPER = 8となります．BarryとLarryは喫煙者，Gary，Harry，Carrieは非喫煙者です．

Product of individual contributions

$$L = f(2) \times \int_{8}^{\infty} f(t)dt \times f(6) \times \int_{0}^{2} f(t)dt \times \int_{4}^{8} f(t)dt$$

$$L = \exp(\beta_0 + \beta_1)p(2)^{p-1} \exp(-\exp(\beta_0 + \beta_1)2^p) \times \int_{8}^{\infty} \exp(\beta_0)p(t)^{p-1} \exp(-\exp(\beta_0)t^p)dt \times \exp(\beta_0)p(6)^{p-1} \exp(-\exp(\beta_0)6^p) \times \int_{0}^{2} \exp(\beta_0)p(t)^{p-1} \exp(-\exp(\beta_0)t^p)dt \times \int_{4}^{8} \exp(\beta_0 + \beta_1)p(t)^{p-1} \times \exp(-\exp(\beta_0 + \beta_1)t^p)dt$$

するとWeibull分布の全尤度は，各人の寄与(左記参照)の積で表すことができます．説明を簡略化するため，小規模なデータセット(5名)を用いてきましたが，この方法はどのような人数にも一般化することができます．

Obtaining maximum likelihood estimates

Solve system of equations:

$$\frac{\partial Ln(L)}{\partial \beta_j} = 0 \quad j = 1, 2, \ldots, N$$

where N = # of parameters

尤度式を形成したら，次の問題は<u>Lを最大化する回帰パラメータの値は何か</u>です．尤度の最大化はLの自然対数の偏微分を0とした一連の偏微分方程式(スコア方程式)を解くことにより行われます．Lを最大にするパラメータ推定値($\hat{p}$, $\hat{\beta}_0$, $\hat{\beta}_1$等)は最尤推定値と呼ばれます．

XI. 区間打ち切りデータ

Parametric likelihood

- Handles right-, left-, or interval-censored data

Cox likelihood

- Designed to handle right-censored data.

Coxモデルと比較したパラメトリックモデルの利点は，パラメトリック尤度は右側，左側，区間の各打ち切りデータに容易に対応できることです．一方，Cox尤度は，右側打ち切りデータの処理は容易ですが，左側または区間打ち切りデータに直接対応することはできません．

Interval-censored study design

- Check for nonsymptomatic outcome once a year
- If outcome newly detected, exact time occurred during previous year
- Left-censoring special case of interval-censoring
  - Zero the lower boundary of the interval

全データが区間打ち切りというような試験デザインも存在します．一例として，医療従事者が年に一度対象者を検査し，無症候性疾患を検討する試験を考えます．3年目にイベントが初めて観測されたとすると，疾患が発生した正確な時間は，2年目と3年目の間となります．この区間打ち切りにおいて，区間の下限境界が0となるような特別な例が左側打ち切りと考えられます．

Parametric model can be fitted

- f(t) specified
- Contribution to likelihood for each subject
  - Integrate f(t) over event interval

パラメトリックモデルでは，前に紹介した方法を使い，簡単に区間打ち切りに対応することができます．結果変数の分布$f(t)$が特定できれば，各対象者の尤度への寄与は，$f(t)$をイベントが存在する区間で積分することにより得ることができます．

Binary regression

- Alternative approach for interval-censored data
- Outcome coded
  - 0 if subject survives interval
  - 1 if subject gets event during interval
- Useful approach if
  - Ample number of events in each interval
  - Prefer not to specify f(t)

二値回帰(binary regression，例えばロジスティック回帰)は，全データが区間打ち切りの場合に検討可能な，もう1つのアプローチです．この方法では，対象者が対象区間で生存している場合は結果変数を0とし，対象区間でイベントが発生した場合は1とします．それぞれの区間でイベントの発生頻度が十分高く，生存時間連続量に特定の分布$f(t)$を仮定したくないときに，このアプローチは特に有用です．

Information on Three Subjects

Subject 1: Gets event in first interval
Subject 2: Survives first interval Survives second interval Gets event in third interval
Subject 3: Survives first interval Gets event in second interval

簡単に説明するため，対象者3名の小規模データセットを考えます．対象者1はフォローアップ期間の第1区間でイベントが発生し，対象者2は第3区間，対象者3は第2区間でそれぞれイベントが発生しています．

Data Layout for Binary Regression

SUBJECT	EVENT	D_1	D_2	D_3	TRT
1	1	1	0	0	1
2	0	1	0	0	0
2	0	0	1	0	0
2	1	0	0	1	0
3	0	1	0	0	1
3	1	0	1	0	1

EVENT: dichotomous outcome coded 1 if event, 0 for no event during the interval

左にデータレイアウトを示します．各オブザベーションはフォローアップ期間の1区間に対応しており，各対象者は複数のオブザベーションを持つことができます．イベントは二値の結果変数です．対象者1は最初の区間でイベントが発生(EVENT = 1)し，ゆえにオブザベーションは1つです．対象者2は3つのオブザベーションを持ち，最初の2区間は生存(EVENT = 0)しましたが，第3区間でイベントが発生しました．D_1は第1区間のオブザベーションにイベントが存在する場合に1，それ以外は0となるダミー変数です．同様に，D_2は第2区間にイベントが存在するオブザベーションに対し1を与え，D_3は第3区間に対し1を与えます．

D_1, D_2, D_3: dummy variables for intervals 1, 2, and 3 coded 1 if in the corresponding interval, 0 otherwise

TRT: Treatment coded 1 for new treatment, 0 for placebo

TRTは注目する予測変数であり，新治療 = 1，プラセボ = 0を与えます．TRTは時間と独立な変数あるいは時間依存性変数どちらでもコード化可能です．この例でTRTは，同一対象者では区間が異なっても値が変動しないため時間と独立です．

Logistic Model

$$\text{Logit } P(Y = 1) = \beta_1 D_1 + \beta_2 D_2 + \beta_3 D_3 + \beta_4 \text{TRT}$$

where $P(Y = 1)$ is the probability of event for a given interval conditioned on survival of previous intervals

ダミー変数3個とTRTを含むロジスティックモデル(左記参照)を，この形式のデータを使い式で表します．

Interpretation of Parameters

β_1: Log odds of event in 1st interval among TRT = 0
β_2: Log odds of event in 2nd interval given survival of 1st interval among TRT = 0
β_3: Log odds of event in 3rd interval given survival of first two intervals among TRT = 0
β_4: Log odds ratio for TRT

パラメータの解釈には注意が必要です．β_1はプラセボ群における第1区間のイベント発生の対数オッズです．β_2はプラセボ群における，第1区間が生存であるという条件下での，第2区間のイベント発生の対数オッズです．β_3はプラセボ群における，第1，第2区間が生存であるという条件下での，第3区間のイベント発生の対数オッズです．β_4はTRTに関する対数オッズ比です．

D_1, D_2, D_3 play similar role as intercept

- Baseline measure when covariates are zero
- 3 parameters rather than 1 intercept
  - Baseline measure may differ for each interval

ダミー変数は従来の回帰分析における切片と同様の役割を果たし，すべての予測変数が0（例えばTRT = 0）の場合の結果変数のベースライン値を与えます．一般に，ベースライン値は区間ごとに異なる可能性があるため，このモデルでは1つの切片ではなく，3つの切片値に対応したダミー変数を含んでいます．

Odds Ratio (TRT = 1 vs. TRT = 0) $= \exp(\beta_4)$

Model uses PO assumption

- OR constant over time
- PO assumption can be tested
  - Include interaction terms with TRT and dummy variables
  - Significant interaction suggests PO violation
  - Need ample data to practically carry out test

TRT = 1のTRT = 0に対するオッズ比は$\exp(\beta_4)$で得られます．このモデルは，経時的にオッズ比が一定（または少なくとも各区間の終点では一定）という**比例オッズ（PO）仮定**を使っています．この仮定は，TRTと2つのダミー変数との交互作用（積）項をモデルに入れることによって検定することができます．交互作用項が統計学的に有意なとき，比例オッズ仮定が成立していない可能性が示唆されます．しかし，特定の区間にわずかなデータしかない場合，それら区間に関してそのような検定を実施することは実用的ではありません．

Alternative Binary Model

$$\log(-\log(1 - P(Y = 1))) = \beta_1 D_1 + \beta_2 D_2 + \beta_3 D_3 + \beta_4 \mathrm{TRT}$$

where $1 - P(Y = 1)$ is the probability of surviving a given interval conditioned on survival of previous intervals

区間打ち切りデータを二値的に回帰する手法は対数ロジスティック回帰だけではありません．他の二値モデル（左記参照）には**cloglogリンク**関数（complementary log-log link function）を使うものがあり，これは対数ロジスティック回帰でおなじみの**ロジットリンク**関数（logit link function）ではありません．

Complementary log–log link

- Log–log survival modeled as linear function of regression parameters

Logit link

- Log odds of failure modeled as linear function of regression parameters

cloglogリンク関数を使うモデルは，log[− log（生存確率）]を回帰パラメータの線形関数で表現します．一方，ロジットリンク関数を使うモデルは，failure対数オッズを回帰パラメータの線形関数で表現します．

Complementary log–log model is PH model

- HR (TRT = 1 vs. TRT = 0) = $\exp(\beta_4)$
- HR constant over time

cloglog二値モデルは比例ハザードモデルです. TRT = 1のTRT = 0に対するハザード比は$\exp(\beta_4)$で表されます.

Log(–log) survival curves:
parallel ⇒ additive effects
⇒ PH

Complementary log(–log) link:
additive effects on log(–log) scale
⇒PH

Coxモデルの比例ハザード性の評価にlog(－log生存曲線)を用いることができたことを思い出してください. 効果が相加的(TRT = 1とTRT = 0が平行)なとき, 比例ハザード性は成立しているとしました. 基本的な考え方はcloglogリンク関数に関しても同じで, log(－log)尺度上で効果は相加的(例えばTRT = 1とTRT = 0の比較)であると仮定していることです.

In theory
- Survival time is continuous

In practice
- Survival time measured in intervals
  - If event occurred in month 7 then event occurred in an interval of time

理論的には, 生存時間解析におけるtime-to-event変数は連続変数と考えられています. しかし, 実際には, 時間変数は時間区間に基づいています. 例えば, 時間が月単位で記録されイベントが7ヵ月後に発生したとしたら, イベントはその1ヵ月の区間に起きたと記録されます.

Discrete survival analysis

- Discrete time
- for example, number of menstrual cycles to pregnancy rather than time to pregnancy
  - Fraction of cycle does not make sense

離散生存時間解析は, 理論的にも実際的にも結果変数が離散的な生存時間解析のことです. 例えば, 経口避妊薬の使用を中止した女性を妊娠までフォローアップする研究を考えます. 結果変数は, 妊娠までの月経周期回数と定義されます. 妊娠までの期間ではなく, 月経周期回数が使用される理由は, 女性により周期が異なり, また1回の周期に1回だけ排卵がある(1周期に妊娠するチャンスは1回)ためです. 周期回数は離散的結果変数です. また周期の一部では意味をなしません.

Analyzing discrete survival data

- Can use binary regression
- Analogous to interval-censored data
  - Discrete outcome — subjects survive discrete units of time
  - Interval outcomes — subjects survive intervals of time

ここで取り上げた二値回帰分析を，区間打ち切り結果変数で説明したときと同様の方法で，離散的生存時間結果変数に応用することができます．この方法を使うと，連続的時間区間を対象者が生存したのと同様に，離散的時間単位を対象者が生存したと考えることができます．

XII. frailtyモデル

Frailty

- Random component
- Accounts for extra variability from unobserved factors

ここでは，frailty（イベント感受性）を生存モデルへ組み込むことを検討します．frailtyとは変量効果成分で，未観察な個体レベルの要因，言い換えると，frailty以外のモデル予測変数では説明されない要因に起因する変動を見積もることを意図したものです．

Conceptualize S(t) two ways:

- For an individual
- Averaging over a theoretical large population

年齢連続変数と喫煙の有無の二値変数だけを予測変数に持つ生存モデルを考えます．このモデルのもとでは，33歳喫煙者の生存関数を概念的にいくつか異なる方法で解釈できます．1つ目の方法は，1人の，33歳喫煙者の生存関数とするものです．2つ目は，33歳喫煙者による理論的な大集団の平均のようなものとすることです．

With Frailty Component

Jake and Blake
1. May have different S(t) due to unobserved factors
2. Extra source of variability in outcome (e.g., more variation than expected under Weibull)

Without Frailty Component

Jake and Blake
1. Have same S(t)
2. May have different event times because event time is random, following some distribution (e.g., Weibull)

ここで，ある"frailty"成分がモデルに含まれていると仮定します．このモデル化では，個人それぞれに特有の生存関数を概念化できます．JakeとBlakeはともに33歳の喫煙者だとしても，観測されるfailure時間が異なる可能性があるのは当然ですが，本モデルでは，**個人の生存関数も異なる可能性があります．**ハザード関数や生存関数における個人レベルの違いが説明できる未観察な要因により，JakeはBlakeより「イベントに感受的である」ことも考えられます．こうした未観測な要因が積み重なって不均一性となり，frailty成分のないモデル（例えばWeibull）で予測されるよりも生存時間のばらつきが大きくなっている可能性があります．

The frailty component α (α > 0)

- Unobserved multiplicative effect on hazard
- Follows distribution g(α) with μ = E(α) = 1
- Var(α) = θ, parameter to be estimated

frailty αは未観察な，ハザード関数に乗法的に影響する効果で，α> 0 かつ平均が1のある分布g(α)に従うと仮定されます．αの分散はパラメータθで表され，一般にデータから推定されます．

Hazard and survival conditioned on frailty

$h(t|\alpha) = \alpha h(t)$

$S(t|\alpha) = S(t)^{\alpha}$

frailtyで条件付けられた個々のハザード関数は，***h*(*t*) のα倍**と表すことができます．生存関数とハザード関数の関係により，対応する条件付き生存関数は***S*(*t*) のα乗**となります．

<u>α > 1</u>

- Increased hazard: $\alpha h(t) > h(t)$
- Decreased survival: $S(t)^{\alpha} < S(t)$

<u>α < 1</u>

- Decreased hazard: $\alpha h(t) < h(t)$
- Increases survival: $S(t)^{\alpha} > S(t)$

α = 1 (average frailty): $\alpha h(t) = h(t)$

平均frailty（α = 1）の個人と比べて，α> 1の個人はハザードが増加し，生存確率が減少します．同様に，α< 1の個人は平均frailty群と比べて，ハザードが減少し，生存確率が増加します．

Survival functions (with frailty models)

1. Conditional, $S(t|\alpha)$, individual level
2. Unconditional, $S_U(t)$, population level

Unconditional survival function $S_U(t)$

$$S_U(t) = \int_0^{\infty} S(t|\alpha) g\{\alpha\} d\alpha$$

$$h_U(t) = \frac{-d[S_U(t)]/dt}{S_U(t)}$$

frailtyモデルでは，個人レベル，すなわち上記で説明した**条件付き生存関数**$S(t|\alpha)$と，集団レベル，すなわち集団平均を表す**無条件生存関数**$S_U(t)$とを区別します．frailty分布g(α)が選択されれば，条件付き生存関数$S(t|\alpha)$とg(α)の積をαについて積分することにより無条件生存関数を得ることができます．対応する無条件ハザード$h_U(t)$は，生存関数とハザード関数の関係から導くことができます（左記参照）．

Frailty distribution $g(\alpha)$, $\alpha > 0$, $E(\alpha) = 1$

どのようなfrailty分布であっても，理論的には$\alpha>0$，平均1の分布条件を利用できます．Stataはfrailtyに関する**ガンマ分布**(gamma distribution)と**逆ガウス分布**(inverse Gaussian distribution)の2分布に対応しています．平均を1に固定すると，両分布とも分散θに関してパラメータ化され，同様の結果が得られます．

Stata offers choices for $g(\alpha)$
1. Gamma
2. Inverse-Gaussian

Both distributions parameterized in terms of θ, where $Var(\alpha) = \theta$

EXAMPLE

Vet Lung Cancer Trial
Predictors:
TX (dichotomous: 1 = standard, 2 = test)
PERF (continuous: 0 = worst, 100 = best)
DD (disease duration in months)
AGE (in years)
PRIORTX (dichotomous: 0 = none, 10 = some)

Model 1. No Frailty

Weibull regression (PH form)
Log likelihood = −206.20418

_t	Coef.	Std. Err.	z	p > |z|
tx	.137	.181	0.76	0.450
perf	−.034	.005	−6.43	0.000
dd	.003	.007	0.32	0.746
age	−.001	.009	−0.09	0.927
priortx	−.013	.022	−0.57	0.566
_cons	−2.758	.742	−3.72	0.000
/ln_p	−.018	.065	−0.27	0.786
p	.982	.064		
1/p	1.02	.066		

frailtyモデルの使用法を説明するため，第5章で取り上げた退役軍人援護局肺がん試験(Veteran's Administration Lung Cancer Trial)のデータを使います．興味ある曝露変数は治療TXです(標準 = 1，試験 = 2)．調整変数はパフォーマンスステイタス(PERF)，罹病期間(DD)，年齢(AGE)，前治療(PRIORTX)であり，そのコーディング方法は左を参照してください．結果変数は死亡までの時間(日)です．

Stataソフトを使い，frailtyを含まないWeibull比例ハザードモデルを実行したときの出力は左の通りです(モデル1)．このモデルは$h(t) = \lambda p t^{p-1}$と表すことができます．ここで

$\lambda = \exp(\beta_0 + \beta_1 TX + \beta_2 PERF + \beta_3 DD + \beta_4 AGE + \beta_5 PRIORTX)$です．

PS，罹病期間，年齢，前治療で調整したTX = 2のTX = 1に比したハザード比推定値は，exp(0.137) = 1.15です．また形状パラメータの推定値は0.982であり，時間とともにハザードがわずかながら減少することがわかります．

EXAMPLE

Model 2. With Frailty

Weibull regression (PH form)
Gamma frailty
Log likelihood = −200.11338

_t	Coef.	Std. Err.	z	P>|z|
tx	.105	.291	0.36	0.719
perf	−.061	.012	−5.00	0.000
dd	−.006	.017	−0.44	0.663
age	−.013	.015	−0.87	0.385
priortx	−.006	.035	−0.18	0.859
_cons	−2.256	1.100	−2.05	0.040
/ln_p	.435	.141	3.09	0.002
/ln_the	−.150	.382	−0.39	0.695
p	1.54	.217		
1/p	.647	.091		
theta	.861	.329		

Likelihood ratio test of theta = 0:
chibar2(01) = 12.18
Prob>=chibar2=0.000

モデル2（左記参照）は，モデル1のWeibullモデルにfrailty成分を組み込んだものです．モデル2のfrailtyは平均が1，分散がシータ（θ）のガンマ分布に従うものと仮定します．θの推定値は0.861です（出力例の最終行）．分散が0（θ = 0）のときは，frailty成分はモデルに寄与しないことを意味します．帰無仮説 θ = 0の尤度比検定の結果はパラメータ推定値のすぐ下に示されており，χ^2値が12.18，自由度が1であり，高度に有意なp値0.000（小数第4位を四捨五入）が得られました．

frailtyを取り入れると，すべてのパラメータ推定値がどの程度変わるのかに着目してください．モデル2の形状パラメータの推定値は1.54となり，モデル1の0.982と大きく異なっています．frailtyが含まれると，パラメータ推定値に影響があるだけでなく，その解釈も複雑になります．

Comparing Model 2 with Model 1

- There is one additional parameter to estimate in Model 2
- The actual values of individuals' frailty are not estimated in Model 2
- The coefficients for the predictor variables in Models 1 and 2 have different estimates and interpretation
- The estimate of the shape parameter is <1.0 for Model 1 and >1.0 for Model 2

frailtyが含まれるとパラメータの解釈にどのような影響があるか詳しく説明する前に，モデル2（frailtyを含む）とモデル1の違いに関する重要なポイントのいくつかを左にまとめます．

モデル2はfrailtyの分散パラメータを1つ余分に含んでいます．しかしながら，各対象者のfrailtyの値を実際に推定する訳ではありません．回帰係数とWeibull形状パラメータもモデル2の解釈とモデル1の解釈は異なります．そこでこれらの点を詳しく説明します．

Model 2

Hazard for jth individual:

モデル2では，ガンマ分布frailtyを含むWeibullモデルでj番目の対象者に関する個人レベルのハザードを表すことができます．

$h_j(t|\alpha_j) = \alpha_j h(t)$ j = 1, 2,..., n

where $h(t) = \lambda p t^{p-1}$
with $\lambda = \exp(\beta_0 + \beta_1 \text{TX} + \beta_2 \text{PERF} + \beta_3 \text{DD} + \beta_4 \text{AGE} + \beta_5 \text{PRIORTX})$
and where $\alpha \sim$ gamma ($\mu = 1$, variance $= \theta$)

j番目の対象者のfrailtyをα_jとすると，対象者のハザード$h_j(t|\alpha_j)$は$\alpha_j h(t)$と表すことができます．ここで$h(t)$は予測変数とその回帰係数でパラメータ化したWeibullハザード関数です(左記参照)．

α_j not estimable

- An α_j associated with each subject
- Too many parameters

個々のα_jは推定することができません．なぜならば，そのレベルの推定は個々の観測点に対応するfrailtyを推定することになるからです．もし個々の対象者のfrailtyを推定しようとすれば，データセットのデータ数を上回る数のパラメータを推定しなければならず，モデルはパラメータ過剰(overparameterized)の状態になります．

Rather, var[g(α)] is estimated

- Gamma is 2-parameter distribution
  - Mean set at 1.0
  - $\theta = \text{Var}(\alpha)$ is estimated

個人レベルではなく集団に関するfrailtyの分散を推定します．ガンマ分布は2パラメータ分布ですが，平均は1に設定されているため，frailty分布を完全に特定するためには分散の推定だけが必要となります．

Interpreting coefficients in Model 2

$\widehat{HR} = \exp\left(\hat{\beta}_1\right) = 1.11$

Estimates HR comparing two individuals

- With same α
- One with TX = 2, other with TX = 1
- With same levels of other predictors

モデル2のときのTXの係数推定値は0.105です．指数変換すると，exp (0.105) = 1.11となります．これは，**frailtyが同じ2名の対象者のハザード比推定値**で，1人は試験治療，別の1人は標準治療を行ったときの，モデルの他の共変量で調整しています．したがって，モデル2の係数推定値を用いて，frailtyが同じである2名に関する，条件付きハザード比を推定することができます．

Recall: $h(t|\alpha) = \alpha h(t)$

さて，個人レベルまたは条件付きのハザード関数は$h(t)$と α の積で表すことができることはすでに説明しました．$h_1(t|\alpha_1)$と$h_2(t|\alpha_2)$はそれぞれ標準治療と試験治療を受けた個人の条件付きハザード関数で，他の共変量は平均値が代入されているとします．もし$h_2(t)$の$h_1(t)$に対する比がexp(β₁)であるとすると，$h_2(t|\alpha_2)$の$h_1(t|\alpha_1)$に対する比は，対象者が同等のfrailtyを持つとき($\alpha_1 = \alpha_2$，左記参照)に限り，exp(β₁)に等しくなります．

TX = 1: $h_1(t|\alpha_1) = \alpha_1 h_1(t)$
TX = 2: $h_2(t|\alpha_2) = \alpha_2 h_1(t)$

If $\dfrac{h_2(t)}{h_1(t)} = \exp(\beta_1)$

then $\dfrac{\alpha_1 h_1(t)}{\alpha_2 h_2(t)} = \exp(\beta_1)$

only if $\alpha_1 = \alpha_2$

Another interpretation for $\exp(\beta_1)$

- Ratio of conditional hazards from the same individual
- Effect for individual taking test rather than standard treatment

TX係数の指数変換値$\exp(\beta_1)$について別の解釈をすると，同一対象者から得た条件付きハザードの比です．この値は，標準治療を受けた対象者が仮に試験治療薬を受けたときの治療効果を推定するのに用いることができます．

Model 1 ($\hat{p}$= 0.982)
Decreasing hazard for individual and population because ($\hat{p}$< 1)

Model 2 ($\hat{p}$= 1.54)
Complication:
Individual level hazard
vs
Population level hazard

モデル1とモデル2の出力において目に付く違いは形状パラメータの推定値です．モデル1 (frailtyなし)から推定されるハザードは，$\hat{p}<1$なので，時間とともに減少すると推定されました．これに対し，モデル2から推定される個人レベルのハザードは，$\hat{p}>1$なので，時間とともに増加すると推定されました．ただし，モデル2の形状パラメータの解釈に関しては，モデル1と直接比較する前に，まだ検討すべき問題があります．frailtyモデルでは，**個人レベル**と**集団レベル**のハザードを区別しなければなりません．

For Model 2
Conditional hazard increases
but
unconditional hazard unimodal

モデル2から推定した個人レベルまたは**条件付き**のハザードは時間とともに増加すると推定されますが，集団レベルまたは**無条件**のハザード推定値は狭義の単調増加ではありません．frailty効果により，無条件ハザードは最初は増加しますが，その後は0まで減少し，結果として**単峰型**の形状になります．次にそのことを説明いたします．

Estimated unconditional hazard Model 2 (TX = 1, mean level for other covariates, $\hat{p} = 1.54$)

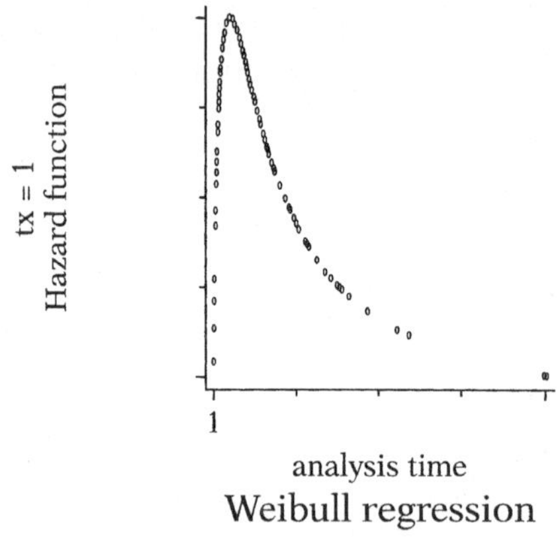

左に，他の共変量に平均値を代入したときの，標準治療群(TX = 1)の無条件ハザード推定値のプロット(モデル2)を示します．グラフは時間の経過とともに最初は増加し，その後減少していく単峰型です．そうすると，対象者個人のハザード推定値は単調増加($\hat{p} = 1.54$)を示しますが，集団平均のハザードは単調増加ではなく単峰型を示します．これはどういうことでしょうか．

その答えは，集団は異なるレベルのfrailtyを持つ個人から構成されているからです．frailtyが大きい個人($\alpha > 1$)ほど大きなハザードを持ち，イベントの発生が早まる傾向にあります．したがって，at risk集団の構成は，時間が経過すればするほどfrailtyのより小さな個人($\alpha > 1$)の割合が増加し，集団平均である無条件のハザードは減少する傾向にあります．

Four increasing individual level hazards, but average hazard decreases from t_1 to t_2

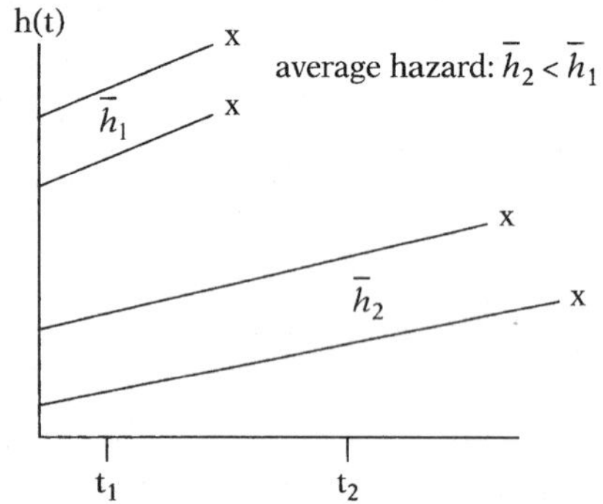

上記の内容をわかりやすく説明するため，イベント発生まで直線的に**4名のハザードが増加**している左のグラフについて考えます．ハザードの大きな2名はt_1とt_2の間にイベントが発生し，ハザードの小さな残りの2名はt_2以後にイベントが発生しました．その結果，t_2でも依然としてat riskの2名の平均ハザード($\bar{h}_2$)は，t_1でat riskの4名の平均ハザード($\bar{h}_1$)より小さくなります．つまり，t_2以後も生存している対象者のfrailtyは，先にイベントが発生した2名よりも小さいため，at risk集団の平均ハザードはt_1からt_2にかけて**減少**します($\bar{h}_2 < \bar{h}_1$)．

Frailty Effect

$h_U(t)$ eventually decreases
because
"at risk group" becoming less frail over time

時間とともに，frailtyのより小さな個人がat risk集団中に占める割合がだんだん増加することにより，結果として無条件ハザードが時間とともに減少する性質を，**frailty効果**と呼びます．

Unconditional hazard $h_U(t)$ with gamma frailty

$$h_U(t) = \frac{h(t)}{1 - \theta \ln[S(t)]}$$

If $\theta = 0$ then $h_U(t) = h(t)$ (no frailty)

For Model 2:

- $h(t)$ and $S(t)$ are Weibull
- At $t = 0$
  - $h_U(t) = h(t)$ (increasing)
- As t gets large
  - If $\theta > 0$ then $h_U(t) \to 0$
- So $h_U(t)$ increases and then decreases (unimodal)

ガンマfrailtyを持つ無条件ハザード関数$h_U(t)$を左に示します．

$\theta = 0$のとき，$h_U(t)$は$h(t)$に帰着し，frailtyはないことになります．

$h_U(t)$式を検討して，無条件ハザード推定値が単峰型になる理由を考えます．$S(t)$と$h(t)$はfrailtyを無視した生存関数とハザード関数であり，モデル2ではそれら関数はWeibull分布です．$t = 0$では，$h_U(t) = h(t)$となり，モデル2のハザード推定値は増加します．$\theta > 0$で，tがだんだん大きくなると，分母はだんだん大きくなり（$\ln[S(t)]$は負だから），最終的に$h_U(t)$は0に近づきます．すなわち，$h_U(t)$は$t = 0$のときは増加していきますが，最終的には0まで減少します．つまり，ある時点$h_U(t)$を境に増加から減少に転じるということです．

Population level hazards (with gamma frailty)

$$h_{U1}(t) = \frac{h_1(t)}{1 - \theta\ \ln[S_1(t)]} \quad \text{for TX} = 1$$

$$h_{U2}(t) = \frac{h_2(t)}{1 - \theta\ \ln[S_2(t)]} \quad \text{for TX} = 2$$

Ratio of unconditional hazards (not PH)

$$\frac{h_{U2}(t)}{h_{U1}(t)} = \frac{h_2(t)}{h_1(t)} \times \frac{1 - \theta\ \ln[S_1(t)]}{1 - \theta\ \ln[S_2(t)]}$$

frailty効果から言えることは，個人レベルのハザード比と集団レベルのハザード比は区別する必要があるということです．集団レベルのハザードに関しては，ガンマ（あるいは逆ガウス）分布のfrailtyが比例ハザードモデルに加わると，**比例ハザード仮定は成立しなくなります**．これをガンマfrailtyで確認します．$h_{U1}(t)$と$h_{U2}(t)$を標準治療群と試験治療薬群の無条件ハザード関数とします（他の共変量は平均値を代入するとします）．このときのハザード比を左に示します．

If

$$\frac{h_2(t)}{h_1(t)} = \exp(\beta_1)$$

then

$$\frac{h_{U2}(t)}{h_{U1}(t)} = \exp(\beta_1) \times \frac{1-\theta\ln[S_1(t)]}{1-\theta\ln[S_2(t)]}$$

not constant over time, PH violated

もし$h_2(t)/h_1(t)$が$\exp(\beta_1)$に等しいならば，無条件ハザード比は$\exp(\beta_1)$と$(1-\theta\ln[S_1(t)]/(1-\theta\ln[S_2(t)])$の積になります．$(1-\theta\ln[S_1(t)]/(1-\theta\ln[S_2(t)])$は時間の関数であり，$t=0$のときにのみ消去（1になる）されます．したがって，無条件ハザード比は経時的に一定ではないため，比例ハザード仮定は成立しません．

Plots of $\hat{S}(t)$

- Generally averaged over population
  - An important consideration for frailty models

一般に，生存率プロットは集団平均を推定するものです（例えばKMプロット）．frailtyを考慮しない比例ハザードモデルに関しては，条件付き生存関数と無条件生存関数を区別する必要はありません．しかしながら，frailtyモデルの場合は区別が必要となります．

Suppose $\ln[-\ln S(t)]$ curves for TX start parallel but then converge over time:

1. It may be effect of TX weakens over time ⇓
   PH model not appropriate
2. It may be effect of TX is constant over time but unobserved heterogeneity is in population ⇓
   PH model with frailty is appropriate

治療間（TX = 2 対 TX = 1）の比例ハザード性を評価するために log(－log)KM生存率推定値をプロットすることを考えます．もし，最初は平行であるが時間とともに収束するときは，時間とともに治療効果が減弱していくというのが1つの解釈です．この解釈だと，比例ハザードモデルは適切ではありません．別の解釈では，治療効果は時間的に一定ですが，集団の未観測な異質性によりプロットは収束するということも考えられます．この場合，frailtyを考慮した比例ハザードモデルが適切になります．

Model 2 (Weibull with frailty)

- Used PH parameterization
- Can equivalently use AFT parameterization

本章のVIでは，Weibull比例ハザードモデルは加速モデルでもあると説明しました．両者の違いはモデルのパラメータ化の方法だけでした．次にモデル2の加速形式を取り上げます．

Unconditional survival function $S_U(t)$ with gamma frailty $g(\alpha)$

$$S_U(t) = \int_0^\infty S(t|\alpha)g(\alpha)d\alpha$$
$$= [[1 - \theta \ln S(t)]^{-1/\theta}$$

モデルを紹介する前に，ガンマfrailtyを使った無条件生存関数を説明します.左に示すように，frailtyについて積分すると無条件生存関数が得られることはすでに述べました.

Model 3 (Weibull AFT with gamma frailty)

$$S_U(t) = [1 - \theta \ln S(t)]^{-1/\theta}$$

where $S(t) = \exp(-\lambda t^p)$ (Weibull) and

$$\frac{1}{\lambda^{1/p}} = \exp(\alpha_0 + a_1 \text{TX} + \alpha_2 \text{PERF} + \alpha_3 \text{DD} + \alpha_4 \text{AGE} + \alpha_5 \text{PRIORTX})$$

モデル3（加速形式のモデル2）は無条件生存関数$S_U(t)$に関しての表現となります．無条件生存関数はWeibull生存関数である$S(t)$の関数です．またWeibull生存関数は，加速時間パラメータ化において，形状パラメータpと回帰係数を用いてパラメータ化されます(左記参照).

Model 3 Output

Weibull regression (**AFT form**)
Gamma frailty
Log likelihood = −200.11338

_t	Coef.	Std. Err.	z	P > |z|
tx	−.068	.190	−0.36	0.721
perf	.040	.005	8.37	0.000
dd	.004	.009	0.44	0.661
age	.008	.009	0.89	0.376
priortx	.004	.023	0.18	0.860
_cons	1.460	.752	1.94	0.052
/ln_p	.435	.141	3.09	0.002
/ln_the	−.150	.382	−0.39	0.695
p	1.54	.217		
1/p	.647	.091		
theta	.861	.329		

Likelihood ratio test of theta = 0:
chibar2(01) = 12.18
Prob>=chibar2 = 0.000

左に示すように，モデル3の出力はモデル2で得られた結果と似ています．θとpの推定値はモデル2と一致します．違いは，モデル3の回帰係数は加速時間パラメータ化を用いていることで，例えば，モデル3で推定した比例ハザード係数に（p = − 1.54)を掛けるとモデル2の推定値になります.

$$\hat{\gamma}(\text{TX} = 2 \text{ vs. } 1) = \exp(-0.068) = 0.93$$

Comparing individuals with same α

frailtyが同じ2人の治療効果(TX = 2 対 TX = 1)を比較した加速係数推定値0.93(他の共変量で調整した)は，TX変数の係数推定値(− 0.068)を指数変換して得られます.

Interpreting $\hat{\gamma}$

- Taking test treatment reduces individual's median survival time by factor of 0.93
- Suggests slightly harmful effect
- $\hat{\alpha}_1$ is not significant ($p = 0.721$)

この推定結果について別の解釈をすれば，標準治療を受けた個人が仮に試験治療を受けたとしたら，メディアン生存時間は係数推定値である0.93倍減ること（個人レベルの生存関数が縮む）となります．この推定結果は，試験治療は標準治療に比べてわずかに有害であることを示唆しますが，TXの係数推定値のp値は0.721で有意ではありません．

PH assumption
Individual level PH $\not\Rightarrow$ Population level PH

AFT assumption
Individual level AFT $\Rightarrow$ Population level AFT

本モデルに関する比例ハザード式と加速時間式の重要な違いは，加速時間式からは加速時間仮定が個人レベルで成立するならば，ガンマ（あるいは，逆ガウス）分布のfrailtyを用いた集団レベルでも成立することが言えますが，比例ハザード式からは，比例ハザード仮定に関してそのようなことは言えないことです．

Population level survival (with gamma frailty)

$S_{U1}(t) = [[1 - \theta \, In \, S_1(t)]^{-1/\theta}$
$S_{U2}(t) = [[1 - \theta \, In \, S_2(t)]^{-1/\theta}$

ガンマfrailtyに関してこのことを確認します．まず，$S_{U1}(t)$と$S_{U2}(t)$はそれぞれ標準治療と試験治療の無条件生存関数で，他の共変量に関しては平均を代入するとします．

If $S_1(t) = S_2(\gamma t)$
then

$$\begin{aligned} S_{U1}(t) &= [[1 - \theta \, In \, S_1(t)]^{-1/\theta} \\ &= [[1 - \theta \, In \, S_2(\gamma t)]^{-1/\theta} \\ &= S_{U2}(\gamma t) \end{aligned}$$

さらにγを治療に関する個人レベルの加速係数とすると$S_1(t) = S_2(\gamma t)$となります，そして，$S_{U1}(t) = S_{U2}(\gamma t)$となります（左記参照）．

Thus,
Individual level AFT
$\Rightarrow$ Population level AFT

つまりガンマfrailtyを持つモデルでは，加速時間仮定が個人レベルで成立するならば，集団レベルでも成立します．

Coefficient estimates from Model 3

- Applies to individual or population
- Interpretation of $\exp(\hat{\alpha}_1) = 0.93$
  - Median survival time for individual reduced by factor of 0.93
  - Median survival time reduced in population by factor of 0.93

したがって，モデル3から求めた係数推定値は個人レベルだけでなく集団レベルでも使えます．ゆえに，治療に関する加速係数推定値のもう1つの解釈として，試験治療が集団のメディアン生存時間を係数推定値である0.93倍だけ減らすと言えます．

Models 2 and 3:
Same model, different parameterization
Same estimates for $S(t)$, $S_U(t)$, $h(t)$, $h_U(t)$

モデル2とモデル3は同じモデルですが，パラメータ化の方法が異なります．両モデルともハザード関数と生存関数の推定値は一致します．

Models 2 and 3: Weibull with gamma frailty

- Unimodal unconditional hazard

Log-logistic model

- Accommodates unimodal hazard without a frailty component

frailtyモデルに基づき推定した無条件ハザード関数は単峰型の形状を示すことはすでに学びました．一方，単峰型形状のハザード関数に対応した対数ロジスティック（あるいは，対数正規）モデルでは，frailtyを考慮しなくても単峰型の生存時間分布の推定が可能です（両者の比較についてはQ8～11を参照）．

Parametric likelihood with frailty

- Uses $f_U(t)$, where $f_U(t) = h_U(t) S_U(t)$
- Formulated similarly to that described in Section X with $f_U(t)$ replacing $f(t)$
- Additional parameter θ

モデル3の尤度は，無条件ハザード関数と生存関数の積である無条件確率密度関数$f_U(t)$を用いて定式化できます．$f(t)$の代わりに$f_U(t)$を使い，本章で先述した方法（X参照）で尤度を構成できます．重要な違いは，frailtyの分散を推定するパラメータが追加されていることです．

Shared Frailty

- Clusters share same frailty
- For example, subjects from same family may share unobserved factors
    - Shared frailty designed to account for such similarities

もう1つ別のタイプのfraiityモデルに**共有frailtyモデル**があります．このモデルでは，クラスターを形成する対象者は同じfrailtyを共有していると仮定します．例えば，同一家系に属する対象者集団は，未観察ではあるが遺伝要因や環境的因子などは似ていると考えられます．同一家系の対象者に同じfrailtyを共有させることにより，そうした類似性を考慮しようということです．

Unshared Frailty

- The type of frailty we have described previous to this point
- Frailty distributed independently among subjects

これとは対照的に，先述したfrailty(**非共有frailty**)は対象者間で独立に分布していると仮定しています．

Shared Frailty Models

- Similar to random effect regression models
- Accounts for within-cluster correlation
- θ is a measure of the degree of correlation

共有frailtyを生存モデルに追加すると，線形回帰でオブザベーション間のクラスター内相関を変量効果を用いて説明するのと同様の役割を果たします(Kleinbaum and Klein 2010)．共有frailtyモデルにおいて分散パラメータθの推定値は相関性を測る尺度と考えることができます．このとき，$\theta = 0$はクラスター内相関が存在しないことを示します．

Hazard conditional on shared frailty (for jth subject in kth cluster)

$$h_{jk}(t|\alpha_k) = \alpha_k h_{jk}(t)$$

where

$$h_{jk}(t) = h(t|\mathbf{X}_{jk})$$

for $j = 1, 2, \ldots, n_k$

and total n_k subjects in k^{th} cluster

If family is the cluster variable, then subjects of same family have same α_k

共有frailtyモデルでは，k番目クラスターのj番目対象者の条件付きハザード関数は$\alpha_k \times \boldsymbol{h_{jk}(t)}$と表すことができます．$h_{jk}(t)$は対象者の共変量$\mathbf{X}_{jk}$に依存する量です．このとき，frailty α_kの下付き文字はkであり，jではありません．これは，同じクラスターの対象者は同じfrailtyを共有することを意味します．例えば，同一家系の対象者をクラスター単位だとすると，同一家系の対象者は同じfrailtyを持つと仮定されます．

Shared and unshared frailty

- Fundamentally the same
  - Accounts for variation due to unobservable factors
- Difference in data to which they are applied
  - Affects interpretation and methods of estimation

共有frailtyモデルにしろ，非共有frailtyモデルにしろ，frailtyは未観察な因子または潜在因子による変動を説明する変量効果であり，**基本的に同じもの**です．**しかしながら，共有frailtyと非共有frailtyでは適用するデータは違い，結果の解釈や推定方法も違います**．

Unshared frailty models
- Subjects assumed independent

Shared frailty models
- Accounts for dependence among subjects who share frailty

非共有frailtyモデルでは，試験集団の対象者間で生存時間は独立していると仮定されますが，共有frailtyモデルでは，同じfrailtyを共有する対象者間のfrailtyは独立ではないとしています．共有frailtyは，対象者クラスター内の未観察の共通要因によるデータの相関を説明する1つのアプローチです．

Likelihood for shared frailty models

- More complicated than for unshared frailty models
- Unconditional contribution of each cluster formulated separately by integrating out $g(\alpha)$
- Full likelihood formed as product of unconditional contribution from each cluster

非共有frailtyモデルに比べて共有frailtyモデルの方が，尤度の構成は複雑になります．共有frailty尤度を構成するには，それぞれの対象者クラスターの無条件寄与を，クラスター内の各対象者の条件付き寄与の積からfrailtyを積分することで定式化します．そして，各クラスターの寄与の積を求めることで全尤度の式が求められます(詳細はGutierrez 2002を参照)．

Shared frailty in Cox model

- Provided by Stata
  - Only gamma distributed shared frailty available
- Accounts for within-group correlation

Cox shared frailty model

$$h_{ij}(t|\alpha_j) = \alpha_k h_0(t) \exp(\beta X_{jk})$$
for $j = 1, 2, \ldots, n_k$
total of n_k subjects in kth cluster

ここまではパラメトリックモデルを使いfrailtyを説明してきました．Stata（version 8）では，クラスター内相関を考慮するために共有frailtyを組み込んだCoxモデルが使用できます．k番目のクラスターのj番目の対象者の条件付きハザード関数は，α_k × 基準ハザード$h_0(t)$ × $\exp(\beta \mathbf{X}_{jk})$と表すことができます．このとき，frailty成分は，モデルの中では指定しないかもしれませんが，何らかの分布に従うと仮定します．Stataで，Coxモデルに含めることができるfrailtyの分布は，ガンマ分布のみです．

PH violation of $h_U(t)$ in Cox model

- if gamma-distributed frailty included
- Interpreting coefficient estimates
  - Only used for HR estimates among those who share same α

ガンマ分布のfrailty成分がCoxモデルに追加されると，無条件ハザードの比例ハザード仮定は成立しなくなります．この場合，Coxモデルのfrailtyは，集団レベルでの比例ハザード性を阻害するランダム誤差と考えることができます．したがって，係数推定値の解釈は慎重に行う必要があります．これらの推定値は，frailtyが同じであるという条件のもとでハザード比を推定する，ということだけに利用できます．

Recurrent events

- Multiple events from same subject
- Events from same subject may be correlated
- Clusters are formed representing each subject
  - Different subjects do not share frailty
  - Observations from same subject share frailty

共有frailtyモデルは再発イベントデータにも適用できます．フォローアップ期間中に同一対象者に生じた複数のイベントには相関性があると考えられます．対象者内相関を処理するため，同一被験者の複数の観察値がクラスターを形成するとします．この設定では，異なる対象者が同じfrailtyを共有するのではなく，同一対象者内の複数の観察値が同じfrailtyを共有することになります．

Recurrent events:

- Topic of next chapter (Chapter 8)

次の第8章「再発イベントの生存時間解析」では，共有frailty を持つWeibullモデルを，再発イベントデータに適用した例を紹介します．

XIII. まとめ

Parametric Models

- Assume distribution for survival time
- Distribution specified in terms of parameters
- Parameters estimated from data

本章では，Coxモデルとは別の選択肢であるパラメトリック生存時間モデルを取り上げました．パラメトリックモデルと呼ばれている理由は，time-to-event変数の分布がデータから推定される未知のパラメータで規定されるためです．一般的に用いられる分布は指数，Weibull，対数ロジスティック，対数正規，一般化ガンマなどです．

f(t) specified ⇒ corresponding S(t), h(t) also determined

Moreover,
Specifying one of f(t), S(t), or h(t) determines all three functions

もう少し詳しく説明すると，パラメトリック生存モデルでは，パラメータで規定されるのは分布の確率密度関数$f(t)$です．$f(t)$が特定されれば，対応する生存関数$S(t)$とハザード関数$h(t)$も決まります．また，確率密度関数，生存関数，ハザード関数のいずれかが特定されれば，残りの2関数も決まります．

Parametric models

- Need not be PH models
- Many are AFT models

比例ハザード（PH）仮定はCox比例ハザードモデルで基本となる仮定ですが，パラメトリック生存モデルは比例ハザードモデルとは限りません．パラメトリックモデルの多くは比例ハザードモデルではなく加速（AFT）モデルです．

Acceleration factor (γ)

- Key measure of association in AFT models
- Describes stretching or contraction of S(t)

加速係数（γ）は加速モデルにおける重要な関連性の指標であり，ある群を他の群と比較したときの生存関数の延長または短縮を表しています．$S_1(t)$と$S_2(t)$をそれぞれ群1，群2の生存関数とすると，加速時間仮定は$S_2(t) = S_1(\gamma t)$と表すことができます．

AFT assumption

$$S_2(t) = S_1(\gamma t)$$

↑ Group 2　↑ Group 1

Detailed examples presented:

- Exponential model
- Weibull model
- Log-logistic model

指数，Weibull，対数ロジスティックモデルを白血病寛解データで詳細に説明しました．

Exponential Model

- h(t) = λ (constant hazard)
- Special case of Weibull model

Weibull Model

- AFT ⇔ PH

Log-logistic Model

- Not a PH model
- AFT ⇔ PO

Weibullモデルの特別な場合である指数モデルの基本仮定は，ハザード関数は経時的に一定($h(t) = \lambda$)です．Weibullモデルには，比例ハザード仮定が成立すれば，加速時間仮定も成立する(逆も真)という特徴があります．対数ロジスティックモデルでは比例ハザード仮定は成立しません．しかし対数ロジスティックモデルで加速時間仮定が成立すると，比例オッズ仮定が成立します(逆も真)．

PO assumption

$$\mathrm{OR} = \frac{S(t,x^*)/[1 - S(t,x^*)]}{S(t,x)/[1 - S(t,x)]}$$

OR is constant over time

比例オッズ仮定の基本概念は，共変量の2水準を比べた生存(またはfailure)オッズ比が経時的に一定であるというものです．

Graphical Evaluation

Weibull and Exponential

- Plot $\ln[-\ln \hat{S}(t)]$ against ln(t)

Log-logistic:

- Plot $\ln\left[\frac{\hat{S}(t)}{(1 - \hat{S}(t))}\right]$ against ln(t).

Check for linearity

KM 生存推定値 $\hat{S}(t)$の関数と時間の対数を両軸にとってプロットし，直線性を検討することにより，指数モデル，Weibullモデル，対数ロジスティックモデルの適合性をグラフ的に評価しました．

指数仮定とWeibull仮定の評価では，$\ln(t)$に対して$\ln[-\ln \hat{S}(t)]$をプロットし，対数ロジスティック仮定の評価では，$\ln(t)$に対して$\hat{S}(t)$のオッズの対数をプロットしました．

Presented other parametric models

- Generalized gamma model
- Lognormal model
- Gompertz model

それ以外の一般化ガンマ，対数正規，Gompertzモデルなどのパラメトリックモデルも簡単に紹介し，補助的(形状)パラメータを予測変数で関数化するモデル構築などの追加的なパラメトリックアプローチも紹介しました．

Contributions to Likelihood

If event at t, contributes f(t)

If censored, integrate over f(t)

$$\int_0^{t_1} f(t)dt: \text{left} - \text{censored at } t_1$$

$$\int_{t_1}^{\infty} f(t)dt: \text{right} - \text{censored at } t_1$$

$$\int_{t_1}^{t_2} f(t)dt: \text{interval} - \text{censored } \textit{from } t_1 \textit{ to } t_2$$

パラメトリック尤度を展開して，左側打ち切り，右側打ち切り，区間打ち切りそれぞれのデータについて説明しました．1人の対象者に時間tでイベントが発生したとき，その対象者の尤度への寄与は$f(t)$です．一方，対象者が打ち切り（正確なイベント発生時間が不明）の場合は，対象者の尤度への寄与は$f(t)$の積分で求められます．積分の範囲は打ち切りの時間およびタイプによって特定されます（左記参照）．

Full likelihood (L)

$$L = \prod_{j=1}^{N} L_j \quad \text{j} = 1, 2, \ldots, \text{N}$$

where L_j is the contribution from jth subject and N = # of subject's

対象者が互いに独立していると仮定すれば，全尤度は各対象者の寄与の積となります．

Binary regression for interval-censored data

- Follow-up divided into intervals
  - Allows for multiple observations per subject
- Binary outcome variable defined
  - Indicates survival or failure over each interval

各フォローアップ期間における対象者の生存またはfailureを示す二値結果変数を定義することにより，二値回帰を区間打ち切りデータに応用する方法を示しました．このタイプの解析のデータレイアウトでは，各対象者につき複数のオブザベーション値（failureあるいは打ち切りまでの複数区間に対応した）を持たせることができます．

Binary regression for discrete survival analysis

- Analogous to interval-censored data
  - Discrete outcome–subjects survive discrete units of time
  - Interval outcomes–subjects survive intervals of time

二値回帰は，“time-to-event”変数が連続量ではなく離散的と考えられるときの，離散的生存解析にも応用ができます．データレイアウトは区間打ち切りデータと似ていますが，違いは時間連続量の区間ではなく，離散的な時間単位と考えることです．

Frailty, α

$h(t|\alpha) = \alpha h(t)$

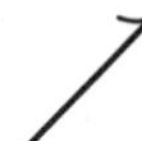

multiplicative from effect on h(t)
mean = 1, varience = θ

θ estimated from data

最後をfrailtyモデルで締めくくりました．Frailty αは，ハザードに関する乗法的な変量効果です．それは，モデルですでに設定されている変動要因以外の，個人レベルの未観察な変動を考慮したものです．一般的にfrailtyは，平均1の分布に従うと仮定され，データから推定される分散θによってパラメータ化されます．

章の進行

1. Introduction to Survival Analysis
2. Kaplan–Meier Curves and the Log-Rank Test
3. The Cox Proportional Hazard Model
4. Evaluating the Proportional Hazards Assumption
5. The Stratified Cox Procedure
6. Extension of the Cox Proportional Hazards Model for Time-Dependent Covariates

✓7. Parametric Survival Models

Next:

8. Recurrent Event Survival Analysis

これでこの章の解説は終了です．復習のための「詳細なまとめ」の後は，練習問題とテストに挑戦してください．

次の第8章「再発イベントの生存時間解析」では，フォローアップ期間中に複数のイベントが発生した個人のデータ解析に対するアプローチを検討します．

詳細なまとめ

I. 概説(292〜294ページ)

A. パラメトリック生存モデル

i. 結果変数は特定の分布に従うと仮定する.

ii. Weibull, 指数(Weibullの特別な場合), 対数ロジスティック, 対数正規, 一般化ガンマの各モデルに関しては, よく利用されているソフトウェア(SASとStata)が対応している.

iii. 基準ハザードと基準生存関数が指定されないCoxモデルとは対照的である.

II. ハザード関数と生存関数に関連する確率密度関数(294〜295ページ)

A. ハザード関数$h(t)$, 生存関数$S(t)$, 確率密度関数$f(t)$のうちいずれか1つが特定されれば, 残りの2関数も特定される.

B. f(t)が特定されると, $S(t) = \int_t^{\infty} f(u)du$

C. $S(t)$が特定されると,

$h(t) = (-d[S(t)]/dt)/S(t)$ かつ

$f(t) = -d[S(t)]/dt$

D. $h(t)$が特定されると, $S(t) = \exp\left(-\int_0^t h(u)du\right)$

かつ $f(t) = h(t)S(t)$

III. 指数モデル例(295〜297ページ)

A. 指数モデルではハザードは一定である(時間の関数ではない).

i. ハザード比が一定とする比例ハザード仮定より強力な仮定である.

B. 指数比例ハザードモデル(1つの予測変数X_1)

i. ハザード:$h(t) = \lambda$, ここで$\lambda = \exp(\beta_0 + \beta_1 X_1)$

II. ハザード比:HR ($X_1 = 1$ 対 $X_1 = 0$) $= \exp(\beta_1)$

IV. 加速時間仮定(298〜300ページ)

A. 基本仮定

i. 加速時間－共変量の効果は生存時間に対し乗法的.

ii. 比例ハザード－共変量の効果はハザードに対し乗法的.

B. 加速係数(γ)は加速時間における重要な関連性の指標.
  i. 加速係数は任意の$S(t)$値における生存時間の比である．すなわちt_A/t_B．ここでAとB，2個人の生存率が等しい($S(t_A) = S(t_B)$)ときの時間がt_Aとt_B.
  ii. $S_2(t) = S_1(\gamma t)$，群1の生存関数$S_1(t)$は群2の生存関数$S_2(t)$のγ倍延長(または短縮)する.
C. 加速時間の図説
  i. 犬は人間より7倍速く年を取ると言われている，
  $S_D(t) = S_H(7t)$

V. 指数モデル例の再検討(300〜304ページ)

A. 指数加速モデル(1つの予測変数X_1)
  i. 生存に関して：
  $S(t) = \exp(-\lambda t)$，ここで　$\lambda = \exp[-(\alpha_0 + \alpha_1 X_1)]$
  ii. 時間に関して：
  $t = [-\ln(S(t))] \times \exp(\alpha_0 + \alpha_1 X_1)$
  iii. 加速係数($X_1 = 1$ 対 $X_1 = 0$)，$\gamma = \exp(\alpha_1)$
B. 指数比例ハザードモデルは指数加速モデル(ただし異なるパラメータ化を行っている)
  i. $\beta_j = -\alpha_j$，ここでβ_jと$-\alpha_j$はj番目の共変量に関する比例ハザードと加速時間のパラメータ.
  ii. ($X_1 = 1$ 対 $X_1 = 0$)において$\alpha > 1$ならば，$X_1 = 1$の効果は生存に有利に働く.
  iii. ($X_1 = 1$ 対 $X_1 = 0$)においてHR>1ならば，$X_1 = 1$の効果は生存に不利に働く.
C. 指数モデルはWeibullモデルの特別な場合
  i. グラフを用いた指数モデルの適合性評価方法をWeibull例のセクションで紹介.

VI. Weibullモデル例(304〜309ページ)

A. 比例ハザード形式のWeibullモデル(1つの予測変数X_1)
  i. ハザードに関しては：
  $h(t) = \lambda p t^{p-1}$，ここで$\lambda = \exp(\beta_0 + \beta_1 X_1)$
  ii. ハザード比：
  HR ($X_1 = 1$ 対 $X_1 = 0$) $= \exp(\beta_1)$

iii. Weibullハザードは単調関数で，増加，減少の方向性は形状パラメータpの値で決まる．
   a. $p > 1$ ならば，ハザードは時間とともに増加．
   b. $p = 1$ ならば，ハザードは一定（指数モデル）．
   c. $p < 1$ ならば，ハザードは時間とともに減少．

A. グラフを使ったWeibullモデルの適合性評価方法
   i. 共変量パターンごとにKM推定生存率のlog(−log)と時間の対数を両軸にとってプロットする．
      a. Weibull仮定が正しいならば，プロットは傾きpの直線になる．
      b. 指数仮定が正しいならば，傾きが1($p = 1$)の直線になる．
      c. プロットが平行な直線ならば，Weibull比例ハザード仮定，加速時間仮定とも成立する．

B. 加速モデル形式のWeibullモデル（1つの予測変数X_1）
   i. 生存に関して：
      $S(t) = \exp(-\lambda t^p) = \exp[-(\lambda^{1/p} t)^p]$
      ここで　$\lambda^{1/p} = \exp[-(\alpha_0 + \alpha_1 X_1)]$
   ii. 時間に関して：
      $t = [-\ln(S(t)]^{1/p} \times \exp(\alpha_0 + \alpha_1 X_1)$
   iii. 加速係数($X_1 = 1$ 対 $X_1 = 0$)，$\gamma = \exp(\alpha_1)$

C. Weibull比例ハザードモデルはWeibull加速モデル（ただし，異なるパラメータ化を行っている）．
   i. Weibullモデルの特徴（指数モデルは$p = 1$の場合の特別な場合）．
   ii. $\beta_j = -\alpha_j p$ ここでβ_jとα_jはそれぞれj番目の共変量に対する比例ハザードと加速時間のパラメータ．

VII. **対数ロジスティックモデル例**（309〜314ページ）

A. 対数ロジスティックハザード関数：$h(t) = \lambda p t^{p-1}/(1 + \lambda t^p)$．
   i. $p \le 1$ ならば，ハザードは時間とともに減少．
   ii. $p > 1$ ならば，ハザードは最初に増加した後，減少する（単峰型）．

B. グラフを使った対数ロジスティックモデルの適合性評価方法
  i. 共変量パターンごとに，時間の対数に対して生存オッズの対数(KM推定値を使う)をプロットする.
    a. 対数ロジスティック仮定が正しいならば，プロットは傾き($-p$)の直線になる.
    b. プロットが平行な直線ならば，対数ロジスティック比例オッズ仮定，加速時間仮定とも成立する.
C. 対数ロジスティック加速モデル(1つの予測変数X_1)：
  i. 生存に関して：
    $S(t) = 1/(1+\lambda t^p) = 1/(1+(\lambda t^{1/p} t)^p)$
    ここで　$\lambda^{1/p} = \exp(-(\alpha_0+\alpha_1 X_1))$
  ii. 時間に関して：
    $$t = \left[\frac{1}{S(t)} - 1\right]^{1/p} \times \exp(\alpha_0 + \alpha_1 X_1)$$
  iii. 加速係数($X_1 = 1$ 対 $X_1 = 0$)，$\gamma = \exp(\alpha_1)$

D. 対数ロジスティック比例オッズ(比例オッズ)モデル (1つの予測変数X_1)
  i. 生存に関して：
    $S(t) = 1/(1+\lambda t^p)$ ここで$\lambda = \exp(\beta_0+\beta_1 X_1)$
  ii. 時間tまでのイベントオッズ(failureオッズ)：
    $(1-S(t))/S(t) = \lambda t^p$
  iii. tを超える生存をイベントとしたときのオッズ(生存オッズ)：$S(t)/(1-S(t)) = 1/\lambda t^p$
  iv. failureオッズ比：HR ($X_1 = 1$ 対 $X_1 = 0$) $= \exp(\beta_1)$
    a. 比例オッズ仮定とはオッズ比が経時的に一定ということ.
  v. 生存オッズ比：HR ($X_1 = 1$ 対 $X_1 = 0$) $= \exp(-\beta_1)$
    a. 生存オッズ比はfailureオッズ比の逆数.

E. 対数ロジスティック加速モデルは対数ロジスティック比例オッズモデル(ただし，異なるパラメータ化を行っている).
  i. 対数ロジスティックモデルは比例ハザードモデルではない.
  ii. j番目の共変量に関して$\beta_j = -\alpha_j p$，ここでβ_jとα_jはそれぞれ比例オッズと加速時間のパラメータ.
    a. Stataでは，形状パラメータはガンマ$=1/p$とパラメータ化している.

VIII. より一般的な形式の加速モデル（314～316ページ）

A. 予測変数が1つ（X_1）の一般形式：$\ln(T) = \alpha_0 + \alpha_1 X_1 + \varepsilon$

B. 追加パラメータσを含む：$\ln(T) = \alpha_0 + \alpha_1 X_1 + \sigma\varepsilon$

C. $\sigma = 1/p \Rightarrow \ln(T) = \alpha_0 + \alpha_1 X_1 + (1/p)\,\varepsilon$

D. $\ln(T)$に関しては加法的，しかしTに関しては乗法的：

$$T = \exp\left(\alpha_0 + \alpha_1 X_1 + \frac{1}{p}\epsilon\right)$$

$$= \exp[\alpha_0 + \alpha_1 X_1] \times \exp\left(\frac{1}{p}\epsilon\right)$$

E. α_0を基準項にまとめると.

$T_0 = \exp(\alpha_0)\exp\left(\frac{1}{p}\epsilon\right)$とすると：

$T = \exp(\alpha_1 X_1) \times T_0$

IX. その他のパラメトリックモデル（316～318ページ）

A. 一般化ガンマモデル
   - i. 形状パラメータが追加されているため，分布形状の柔軟性が増す.
   - ii. Weibull分布と対数正規分布は特別な場合.

B. 対数正規モデル
   - i. $\ln(T)$は正規分布に従う.
   - ii. 加速モデルに対応している.

C. Gompertzモデル
   - i. 比例ハザードモデルであるが，加速モデルではない.

D. 加法モデルとしてfailure時間をモデル化
   - i. 予測変数が1つの加法モデル：
     $T = \alpha_0 + \alpha_1 \mathrm{TRT} + \varepsilon$（対数リンクではない）

E. 補助的パラメータのモデル化
   - i. 形状パラメータpは一定値と考えるのが一般的.
   - ii. 形状パラメータを予測変数と回帰係数によって再パラメータ化することが可能.

X. パラメトリック尤度（318～321ページ）

A. 各対象者の寄与（独立していると仮定）の積.

B. 対象者の寄与には確率密度関数$f(t)$を使用.
   - i. 時間tでイベントを観測したとき対象者の寄与は$f(t)$.

ii. 対象者が打ち切りのとき，$f(t)$を積分.
   a. 対象者が時間tで左側打ち切りのとき，0からtまで積分.
   b. 対象者が時間tで右側打ち切りのとき，tから無限大まで積分.
   c. 対象者が区間打ち切りのとき，当該区間を積分.

XI. 区間打ち切りデータ（321～326ページ）

A. 二値回帰は，データが区間打ち切りのときの，もう1つのアプローチ.

B. 二値結果変数は対象者フォローアップの各区分区間における生存かfailureを示す.

C. 二値回帰を使うときはリンク関数を指定する.
   i. 対数ロジスティック回帰ではロジットリンク関数.
   ii. cloglogリンクを用いた方法は対数ロジスティック回帰の代替法.

D. 離散生存時間解析
   i. time-to-event変数は離散的.
   ii. 区間打ち切りデータと同様の方法で二値回帰を適用可能.

XII. frailtyモデル（326～340ページ）

A. frailty αはハザード関数に及ぼす未観察な乗法的な効果.
   i. frailtyで条件付けられたハザード，$h(t|\alpha) = \alpha h(t)$
   ii. frailtyで条件付けられた生存，$S(t|\alpha) = S(t)^{\alpha}$

B. frailtyは平均1，分散θの分布g(α)に従うと仮定する.
   i. 分散θはデータから推定されるパラメータ.
   ii. ガンマ分布はStataとRソフトウェアが対応.

C. 生存に影響する未観察な個人レベルの要因を考慮するようにデザイン.
   i. 個人レベルと集団レベルのハザードを区別．比例ハザード仮定は個人レベルでは成立しても，集団レベルでは成立しない可能性.

D. 共有 frailty モデルでは複数の個人が同じ frailty を共有する.
  i. 線形回帰に変量効果を加えるのと同様の役割.
  ii. グループ内相関を説明することが可能.

XIII. まとめ(341〜344ページ)

練習問題

正誤問題(TかFに○を付けてください)

T F Q 1. 曝露群と非曝露群を比較する加速係数(E = 1 対 E = 0)は, 各群のメディアン生存時間($S(t)$ = 0.5までの時間)の比であり, 一般化すると任意の$S(t)$の値, $S(t)$ = qまでの時間比です.

T F Q 2. $S_0(t)$を非曝露群(E = 0), $S_1(t)$を曝露群(E = 1)の生存関数とします. $S_0(t) = S_1(3t)$のとき, 非曝露群のメディアン生存時間は曝露群のメディアン生存時間より3倍長い.

T F Q 3. Cox比例ハザードモデルはパラメトリックモデルです.

T F Q 4. Weibullモデルで加速時間仮定が成立すれば, 比例ハザード仮定も成立します.

T F Q 5. 対数ロジスティックモデルではハザードは一定と仮定しています.

Q6と7では, 本章のIIIとVで紹介した指数モデルによる出力例(下に再掲)を使います. この例では治療(実験治療TRT = 1, プラセボ治療TRT = 0)を予測変数に持つ白血病寛解データを用いています. 指数生存関数とハザード関数はそれぞれ$S(t) = \exp(-\lambda t)$と$h(t) = \lambda$, ただし, 加速時間パラメータ化では, $\lambda = \exp[-(\alpha_0 + \alpha_1 \text{TRT})]$, 比例ハザードパラメータ化では$\lambda = \exp(\beta_0 + \beta_1 \text{TRT})$としています. 加速時間, 比例ハザード両形式のモデルの出力を示しています.

指数回帰
加速モデル形式
$\lambda = \exp[-(\alpha_0 + \alpha_1 \text{TRT})]$

_t	Coef.	Std. Err.	z	p>|z|
trt	1.527	.398	3.83	0.00
_cons	2.159	.218	9.90	0.00

指数回帰
対数相対ハザード形式
$\lambda = \exp(\beta_0 + \beta_1 \text{TRT})$

_t	Coef.	Std. Err.	z	p>|z|
trt	−1.527	.398	3.83	0.00
_cons	−2.159	.218	−9.90	0.00

Q6. 本章では，指数モデルで$S(t)$のある値を与えたとき，イベントまでの時間は$t = [-\log(S(t))] \times (1/\lambda)$であることを示しました．加速モデル形式の出力例を使い，治療群(TRT = 1)とプラセボ群(TRT = 0)のメディアン生存時間(単位：週)を推定してください．

Q7. 比例ハザード形式の出力例を使い，治療群(TRT = 1)とプラセボ群(TRT = 0)のメディアン生存時間(単位：週)を推定してください．Q6と7の答えが同じであることから，加速モデル形式と比例ハザード形式の指数モデルは同じモデルでパラメータ化だけが異なることを示してください．

Q8～11は退役軍人援護局肺がん試験(Veteran's Administration Lung Cancer Trial)のデータを使った対数ロジスティック加速モデルを取り上げています．着目する曝露変数は治療TX(標準 = 1，試験 = 2)です．制御変数はパフォーマンスステイタス(PERF)，罹病期間(DD)，年齢(AGE)，前治療(PRIORTX)です．これらの予測変数はfrailtyモデルの説明でも使われています．結果変数は死亡までの期間(日)です．以下に出力を示します．

対数ロジスティック回帰－加速モデル形式

対数尤度 = −200.196　　LR chi2(5) = 61.31　Prob > chi2 = 0.0000

_t	Coef.	Std. Err.	z	p>|z|
tx	−.054087	.1863349	−0.29	0.772
perf	.0401825	.0046188	8.70	0.000
dd	.0042271	.0095831	0.44	0.659
age	.0086776	.0092693	0.94	0.349
priortx	.0032806	.0225789	0.15	0.884
_cons	1.347464	.6964462	1.93	0.053
/ln_gam	−.4831864	.0743015	−6.50	0.000
gamma	.6168149	.0458303		

Q8. $S(t)$に関する加速時間対数ロジスティックモデルを記述してください(注：ガンマ = $1/p$)．

Q9. 試験治療と標準治療(TX = 2 対 TX = 1)を比較した加速係数γを95%信頼区間とともに推定してください．

Q 10. 加速時間対数ロジスティックモデルは比例オッズモデルでもあります．出力例を使い，試験治療と標準治療を比較したオッズ比（死亡オッズ）を推定してください．また，試験治療と標準治療を比較した生存オッズ比も推定してください．

Q 11. 赤池の情報量基準（AIC）は異なるモデルの適合度を比較する方法です．この問題では，同じ5個の予測変数を使った次の3つのモデルを比較します．

1. frailtyを含まないWeibullモデル（「VI. Weibullモデル例」でモデル1として紹介）
2. frailty成分を含んだWeibullモデル（「VI. Weibullモデル例」でモデル2として紹介）
3. 上記の対数ロジスティックモデル

以下の表はモデル別に対数尤度統計量を示しています．

モデル	Frailty	パラメータ数	対数尤度
1. Weibull	No	7	−206.204
2. Weibull	Yes	8	−200.193
3. Log-logistic	No	7	−200.196

この問題の目的は，各モデルのAIC統計量を求め，この基準に基づきモデルを選ぶことにあります．**AIC統計量は「− 2 log尤度 + 2p**（ここで pはモデルのパラメータ数）」で求められます．AIC統計量が小さいほど適合度は良好となります．（2 × p）が加えてあるのは，モデルに予測効果のないパラメータが加えられたときのペナルティと考えることができます．各モデルは共通して，予測変数が5個，切片が1個，形状パラメータが1個含まれます．モデル2はfrailty成分を持つため，分散パラメータ（θ）が含まれます．対数ロジスティックモデルにfrailty成分を含めても，対数尤度に変化はありませんでした（表には示されていません）．

モデル1とモデル2を単純に比較するのであれば，モデル2はモデル1を包含するため，尤度比検定が使えることに留意してください．尤度比検定はモデル比較法としてはAICより優れていると考えられていますが，対数ロジスティックモデルでは異なる分布を使うため，対数ロジスティックモデルを他の2モデルと比較するときには尤度比検定は使用できません．

AIC基準では，この3モデルのうちどれが選択されますか．

Q12〜14は一般化ガンマモデルを取り上げ，Q8〜10のモデルで使用したものと同じ5つの予測変数を持つ退役軍人援護局肺がん試験データを用いています．一般化ガンマ分布は，ハザード形状の柔軟性を高める2つの形状パラメータ(カッパとシグマ)を含んでいます．カッパ = 1のとき，このモデルは$p = 1/$シグマのWeibull分布に帰着します．また，カッパ = 0のとき，対数正規分布に帰着します．以下に出力例を示します．

ガンマ回帰：加速モデル形式

対数尤度 = −200.626		LR chi2(5) = 52.86 Prob > chi2 = 0.0000		
_t	Coef.	Std. Err.	z	p>|z|
tx	−.131	.1908	−0.69	0.491
perf	.039	.0051	7.77	0.000
dd	.0004	.0097	0.04	0.965
age	.008	.0095	0.89	0.376
priortx	.004	.0229	0.17	0.864
_cons	1.665	.7725	2.16	0.031
/ln_sig	.0859	.0654	1.31	0.189
/kappa	.2376	.2193	1.08	0.279
sigma	1.0898	.0714		

Q 12. 試験治療と標準治療(TX = 2 対 TX = 1)を比較する加速係数 γ を95%信頼区間とともに推定してください．

Q 13. この出力例を使い，このモデルには対数正規分布が適合するという帰無仮説を検定してください．

Q 14. 同じ予測変数5個(出力例には非表示)を使い，対数正規モデルを実行すると，上記の一般化ガンマモデルで得た結果と非常に近いパラメータ推定値を得ました．対数正規モデルの対数尤度の値は − 201.210でした．Q11に挙げた一般化ガンマモデル，対数正規モデル，対数ロジスティックモデルのAICを比べ，AIC基準に基づきモデル選択を行ってください．ただし，各モデルは切片1個，予測変数5個を持ちます．一般化ガンマ分布は追加形状パラメータを2個，また対数ロジスティックと対数正規分布は追加形状パラメータを1個持ちます(AICの詳細についてはQ11を参照してください)．

Q15～17はWeibullモデルに関するもので，治療(試験治療TRT = 1，プラセボ治療TRT = 0)を唯一の予測変数とする白血病寛解データを用いています．このモデルでは，λとpはともに予測変数TRTの関数としてモデル化されています．モデルはハザード関数に関して$h(t) = \lambda p t^{p-1}$と記述することができます．ここで$\lambda = \exp(\beta_0 + \beta_1 \text{TRT})$，$p = \exp(\delta_0 + \delta_1 \text{TRT})$です．通常，Weibullモデルでは形状パラメータは共変量の水準によらず一定 ($\delta_1 = 0$)と仮定します．このモデルは「IX. その他のパラメトリックモデル」で取り上げています．以下に，Stataによる出力を示します．

Weibull回帰：対数相対ハザード形式

LR chi2(1) = 1.69

対数尤度 = −47.063396　　Prob > chi2 = 0.1941

_t	Coef.	Std. Err.	z	p>|z|
_t				
trt	−1.682	1.374	−1.22	0.221
_cons	−3.083	.646	−4.77	0.000
ln_p				
trt	−.012	.328	−0.04	0.970
_cons	.315	.174	1.82	0.069

Q 15. 比例ハザードWeibullモデルと同様にλがパラメータ化されていますが，形状パラメータpが治療群間で異なるため，このモデルは比例ハザードモデルではありません．フォローアップ10週後と20週後におけるTRT = 0とTRT = 1間のハザード比を推定して，比例ハザード仮定が成立しないことを示してください．

Q 16. 仮説$\delta_1 = 0$($\ln(p)$の治療項の係数)に対する統計学的検定を実施してください．$\delta_1 = 0$と仮定することは，「VI. Weibullモデル例」で説明したようにWeibull比例ハザードモデル例にモデルが帰着することに注目してください．

Q 17. KM推定生存率のlog(－log)と時間の対数を両軸に取り，TRT = 1とTRT = 0についてプロットしたグラフを考えます．もし$\delta_1 = 0$ならば，このグラフはどうなりますか．

テスト

正誤問題(TかFに○を付けてください)

T F Q 1. 加速モデル，比例ハザードモデルとも加法モデルです．

T F Q 2. 生存関数が既知のとき，ハザード関数が定まります(逆も真)．

T F Q 3. 生存時間がWeibull分布に従うならば，$\ln(t)$ に対する $\ln[-\ln S(t)]$ のプロットは直線になります．

T F Q 4. 対数ロジスティックモデルで加速時間仮定が成立するならば，比例ハザード仮定も成立します．

T F Q 5. 曝露効果(曝露対非曝露)の加速係数が1より大きいならば，曝露は生存にとって有害です．

T F Q 6. $S_0(t)$ を非曝露対象者$(E = 0)$の生存関数，$S_1(t)$ を曝露対象者$(E = 1)$の生存関数とします．γを$E = 1$と$E = 0$を比較した加速係数とするならば，$S_0(t) = S_1(\gamma t)$です．

T F Q 7. frailtyモデルは，未観測な個人レベルの特徴を考慮することを意図しています．

T F Q 8. ガンマ分布のfrailty成分をモデルに加えると，frailtyの分散に関する追加のパラメータ推定値が出力されます．

T F Q 9. 生存時間 T がWeibull分布に従うならば，$\ln(T)$ もWeibull分布に従います．

T F Q 10. 5年後に対象者がフォローアップ不能となったならば，対象者は左側打ち切りです．

Q11～17はWeibullモデルに関するもので「薬物常用者」データセットを使用しています．着目する予測変数はCLINIC (1または2とコード)で，ヘロイン常用者をメタドンで治療する2箇所のクリニックに対応しています．共変量には，メタドン用量(mg/日)を表すDOSE(連続変数)，PRISON(収監歴あり = 1，なし = 0)，収監歴と用量の交互作用項(PRISDOSE)が含まれています．結果変数は対象者がクリニックでの治療から脱落するか，打ち切りまでの時間(日)です．Weibull生存関数とハザード関数はそれぞれ $S(t) = \exp(-\lambda t^p)$，$h(t) = \lambda p t^{p-1}$ です．ここで，加速時間パラメータ化は，

$$\lambda^{1/p} = \exp[-(\alpha_0 + \alpha_1\text{CLINIC} + \alpha_2\text{PRISON} + \alpha_3\text{DOSE} + \alpha_4\text{PRISDOSE})]$$

のように行われ，比例ハザードパラメータ化は，

$$\lambda = \exp[\beta_0 + \beta_1\text{CLINIC} + \beta_2\text{PRISON} + \beta_3\text{DOSE} + \beta_4\text{PRISDOSE}]$$

と行われています．加速時間，比例ハザード両形式のモデルに関するStataの出力は次に示す通りです．

Weibull 回帰
加速時間形式

対数尤度 = −260.74854

_t	Coef.	Std. Err.	z	P > |z|
clinic	.698	.158	4.42	0.000
prison	.145	.558	0.26	0.795
dose	.027	.006	4.60	0.000
prisdose	−.006	.009	−0.69	0.492
_cons	3.977	.376	10.58	0.000

Weibull 回帰
対数相対ハザード形式

対数尤度 = −260.74854

_t	Coef.	Std. Err.	z	P > |z|
clinic	−.957	.213	−4.49	0.000
prison	−.198	.765	−0.26	0.795
dose	−.037	.008	−4.63	0.000
prisdose	.009	.013	0.69	0.491
_cons	−5.450	.702	−7.76	0.000

Q 11. CLINIC = 2 と CLINIC = 1 を比較した加速係数を95%信頼区間とともに推定してください．また，その結果の解釈をしてください．

Q 12. CLINIC = 2 と CLINIC = 1 を比較したハザード比を95%信頼区間とともに推定してください．また, その結果の解釈をしてください．

Q 13. 加速形式のモデル出力に示されている結果を用いて，比例ハザード Weibull モデルにおける CLINIC の係数を推定してください．ヒント：Weibull 比例ハザードと加速モデルの係数には，j 番目の共変量について$\beta_j = -\alpha_j p$という関係が成り立ちます．

Q 14. モデルに含まれる積項 PRISDOSE からは，交互作用または交絡が生存への CLINIC 効果に影響を与えていると思われますか．

Q 15. 収監歴があり，50 mg/日でメタドンを服用している CLINIC = 2 の患者のメディアン生存時間を，出力を用いて推定してください．
ヒント：Weibull モデルの時間－生存関係式 $t = [-\ln S(t)]^{1/p} \times (1/\lambda^{1/p})$ を使用してください．

Q 16. 収監歴があり，50 mg/日でメタドンを服用している CLINIC = 1 の患者のメディアン生存時間を，出力を用いて推定してください．

Q 17. Q15 と 16 の答えの比を求め, 加速係数とどのような関係があるかを答えてください．

Q18と19はWeibullモデル（加速モデル形式）に関するもので，これまでの一連の問題（Q11～17）で用いたものを取り上げています．唯一異なる点は，モデルにfrailty成分が含まれているところです．frailtyには平均1，分散θのガンマ分布を仮定しています．以下に示す出力には，1個のパラメータ推定値（θに関する）が追加されています．

Weibull回帰
加速モデル形式
ガンマfrailty
対数尤度 = −260.74854

_t	Coef.	Std. Err.	z	P > |z|
clinic	.698	.158	4.42	0.000
prison	.145	.558	0.26	0.795
dose	.027	.006	4.60	0.000
prisdose	−.006	.009	−0.69	0.492
_cons	3.977	.376	10.58	0.000
/ln_p	.315	.068	4.67	0.000
p	1.370467			
1/p	.729678			
theta	.00000002	.0000262		

Likelihood ratio test of theta=0:
chibar2(01) = 0.00
Prob>=chibar2 = 1.000

Q 18. frailty成分が追加されたことで，θ以外のパラメータ推定値に変化はありますか．また，対数尤度に変化はありますか．

Q 19. θ = 0という帰無仮説H_0について尤度比検定をすると，p値=1.0となります（出力の最終行）．θのパラメータ推定値は実質的に0です．θ = 0とはどういうことを意味しますか．

練習問題の解答

A 1. T

A 2. F：非曝露群のメディアン生存時間は曝露群のメディアン生存時間の1/3です.

A 3. F：Coxモデルはセミパラメトリックモデルです. Coxモデルにおいて生存時間分布は定まりません.

A 4. T

A 5. F：指数モデルではハザードは一定と仮定しています.

A 6. $t = [-\log(S(t))] \times (1/\lambda)$，ここで $S(t) = 0.5$，および $1/\lambda = \exp(\alpha_0 + \alpha_1 \text{TRT})$. TRT = 0では，メディアン生存時間推定値 = $[-\ln(0.5)] \exp(2.159) = 6.0$ 週.

TRT = 1では，メディアン生存時間推定値 = $[-\ln(0.5)] \exp(2.159 + 1.527) = 27.6$ 週.

A 7. $t = [-\log(S(t))]\ (1/\lambda)$，ここで $S(t) = 0.5$，$\lambda = \exp(\beta_0 + \beta_1 \text{TRT})$ $\Rightarrow 1/\lambda = \exp[-(\beta_0 + \beta_1 \text{TRT})]$.

TRT = 0では，メディアン生存時間推定値 = $[-\ln(0.5)] \exp[-(-2.159)] = 6.0$ 週.

TRT = 1では，メディアン生存時間推定値 = $[-\ln(0.5)] \exp[-(-2.159 - 1.527)] = 27.6$ 週.

A 8. $S(t) = 1/(1 + \lambda t^p)$，ここで　$\lambda^{1/p} = \exp[-(\alpha_0 + \alpha_1 \text{TX} + \alpha_2 \text{PERF} + \alpha_3 \text{DD} + \alpha_4 \text{AGE} + \alpha_5 \text{PRIORTX})]$.

A 9. $$\gamma = \frac{\exp[\alpha_0 + \alpha_1(2) + \alpha_2 PERF + \alpha_3 DD + \alpha_4 AGE + \alpha_5 PRIORTX]}{\exp[\alpha_0 + \alpha_1(1) + \alpha_2 PERF + \alpha_3 DD + \alpha_4 AGE + \alpha_5 PRIORTX]} = \exp(\alpha_1)$$

$\hat{\gamma} = \exp(-0.054087) = 0.95$

95% CI $= \exp[-0.054087 \pm 1.96(0.1863349)] = (0.66,\ 1.36)$

点推定値ならびにその95%信頼区間からは，加速係数 γ は有意ではないと思われます.

A 10. 対数ロジスティック比例オッズと同加速モデルの係数には $\beta_1 = -\alpha_1 p = -\beta_1$/ガンマという関連があります．ただし，$\beta_1$ は比例オッズモデルのTXの係数です.

OR = exp($-\alpha_1$/ガンマ)

推定OR = exp($-$ 0.054087/0.6168149) = 0.92

推定生存OR = 1/[exp($-$ 0.054087/0.6168149)] = 1.09.

A 11. AIC統計量は「− 2 log尤度 + 2p（ここで pはモデルのパラメータ数）」で求められます．AIC統計量が小さいほど適合度は良好となります．3モデルのAIC統計量を以下に示します．

モデル	Frailty	パラメータ数	対数尤度	AIC
1. Weibull	No	7	–206.204	426.408
2. Weibull	Yes	8	–200.193	416.386
3. Log-logistic	No	7	–200.196	414.392

AIC基準に基づけば，AIC統計量が414.392と一番小さい対数ロジスティックモデルが選択されます．

A 12. $$\gamma = \frac{\exp[\alpha_0 + \alpha_1(2) + \alpha_2 PERF + \alpha_3 DD + \alpha_4 AGE + \alpha_5 PRIORTX]}{\exp[\ \alpha_0 +\ \alpha_1(1) +\ \alpha_2 PERF +\ \alpha_3 DD +\ \alpha_4 AGE +\ \alpha_5 PRIORTX]}$$

$$= \exp(\ \alpha_1)$$

$$\hat{\gamma} = \exp(-0.131) = 0.88$$

$$95\%\ \mathrm{CI} = \exp[(-0.131 \pm 1.96(0.1908)] = (0.60,\ 1.28)$$

A 13. カッパ = 0のとき，一般化ガンマ分布は対数正規分布に帰着．

H_0：カッパ = 0

Wald検定統計量：z = 0.2376/0.2193 = 1.08（出力より）

*p*値：0.279（出力より）

結論：有意水準0.05で*p*値は有意差なし．H_0を棄却するには十分な証拠はない．対数正規分布が適切と思われます．

A 14. 以下に一般化ガンマ，対数正規，対数ロジスティック各モデルのAIC統計量を示します．

モデル	パラメータ数	対数尤度	AIC
Generalized Gamma	8	–200.626	417.252
Lognormal	7	–201.210	416.420
Log-logistic	7	200.196	414.392

Q11のようにAIC基準から，AIC統計量が414.392と最小の対数ロジスティックモデルが選ばれます．

A 15. $h(t) = \lambda p t^{p-1}$ のとき $1 = \exp(\beta_0 + \beta_1 \mathrm{TRT})$ かつ $p = \exp(\delta_0 + \delta_1 \mathrm{TRT})$
let $\lambda_0 = \exp[\beta_0 + \beta_1(0)]$, $\lambda_1 = \exp[\beta_0 + \beta_1(1)]$ λ et $p_0 = \exp[\delta_0 + \delta_1(0)]$, $p_1 = \exp[\delta_0 + \delta_1(1)]$ $\hat{\lambda}_0 = 0.0458$, $\hat{\lambda}_1 = 0.0085$,
$\hat{p}_0 = 1.3703$, $\hat{p}_1 = 1.3539$（出力例より計算）

$$\mathrm{HR}\ (\mathrm{TRT}=0 \text{ vs. } \mathrm{TRT}=1) = \frac{\lambda_0 p_0 t^{p_0-1}}{\lambda_1 p_1 t^{p_1-1}}$$

$$\widehat{HR}(t\text{の関数として}) = \frac{(0.0458)(1.3703)t^{0.3703}}{(0.0085)(1.3539)t^{0.3539}}$$

$$\widehat{HR}(\mathrm{t}=10) = \frac{(0.0458)(1.3703)(10^{0.3703})}{(0.0085)(1.3539)(10^{0.3539})} = 5.66$$

$$\widehat{HR}(\mathrm{t}=20) = \frac{(0.0458)(1.3703)(20^{0.3703})}{(0.0085)(1.3539)(20^{0.3539})} = 5.73$$

10週と20週のRXのハザード比推定値は異なっているため，本モデルではハザード比は一定ではありません．ただし，ハザード比推定値の違いはわずかなため，比例ハザード仮定はおそらく合理的であると示唆されます．

A 16. $H_0：\delta_1 = 0$
Wald検定統計量：z = − 0.0123083/0.328174 = − 0.04（出力例より）
p値：0.970（出力例より）
結論：p値は有意差なし．H_0を棄却する証拠はない．比例ハザード仮定は合理的です．

A 17. Weibull仮定が成り立つならば，プロットは傾きpの直線になります．$\delta_1 = 0$ならば，傾きpはTRT = 1, TRT = 0ともに同じ値となり，直線は平行になります．

第8章

再発イベントの生存時間解析

はじめに

本章では，フォローアップ中に1人に複数回起こる可能性があるイベントを考えます．このようなイベントは「再発(recurrent)イベント」と呼ばれています．このタイプのデータのモデル化は，それぞれの対象者のそれぞれのイベントごとに1行のデータを持つデータレイアウトを用いたCox比例ハザードモデルを使って行うことができます．あるいはこのアプローチの変形として，再発イベントの発生順を順位カテゴリーとした層化Cox比例ハザードモデルを用いることもできます．いずれのアプローチを採用しても，モデル係数の分散推定を行う際には対象者内のイベント間相関を考慮(調整)する必要があります.このような調整分散推定値は「ロバスト分散推定値」と呼ばれています．また，再発イベントのデータ解析のために，frailty成分（第7章参照)を組み込んだパラメトリックなアプローチについても記述，説明します．

本章の要点

本章のプレゼンテーションで取り上げる内容は，以下の通りです．復習のための「詳細なまとめ」は，プレゼンテーションの後にあります．

本章の目的

この章では，以下を習得することを目的とします．

1. 再発イベントのデータ例の理解．
2. 互いに相関するデータを考慮したCP(Counting Process)アプローチ実行用のデータレイアウトの形式の理解．
3. 再発イベントのデータが与えられたとき，CPアプローチを用いて解析するために必要なステップの理解．
4. 互いに相関するデータを考慮した層化Coxアプローチ実行用のデータレイアウト形式の理解．
5. 再発イベントのデータが与えられたとき，層化Coxアプローチを用いて解析するために必要なステップの理解．

プレゼンテーション

I. 概説

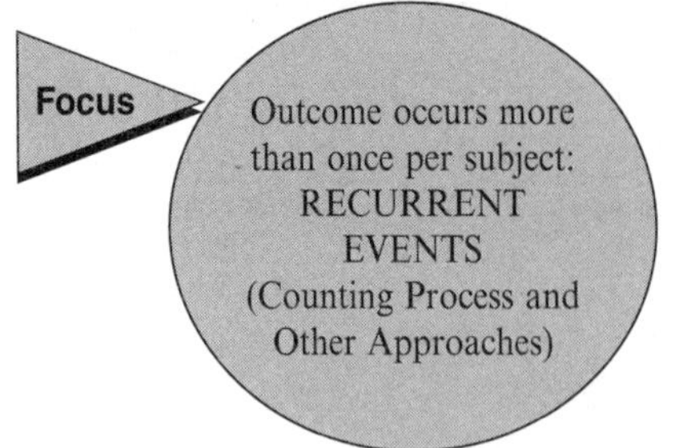

本章では，フォローアップ中に1人に複数回起こる可能性があるイベントを考えます．このようなイベントは「再発(recurrent)イベント」と呼ばれています．再発イベントデータ解析の手法として，**CP(Counting Process)**アプローチを用いたCox比例ハザードモデルに焦点を当てますが，他のアプローチ，層化Cox(Stratified Cox：SC)比例ハザードモデルやfrailtyモデルにも言及します．

II. 再発イベントのデータ例

1. Multiple relapses from remission – leukemia patients
2. Repeated heart attacks – coronary patients
3. Recurrence of tumors – bladder cancer patients
4. Deteriorating episodes of visual acuity – macular degeneration patients

これまでは，1人の対象者に発生する興味のあるイベントは1回のみという想定でした．しかしながら，興味のあるイベントが死亡ではない場合，フォローアップ中に1人の対象者が複数回のイベントを経験することもあります．再発イベントのデータ例には以下が挙げられます．

1. 白血病患者において治療効果を比較するときの，複数回の寛解後の再発．
2. 心疾患治療中の冠動脈疾患患者における繰り返し起こる心臓発作．
3. 2つの治療群のどちらかにランダムに割付られた膀胱がん患者に繰り返し起こる再発．
4. 初期的な黄斑変性症の患者における視力悪化に関する複数回のイベント．臨床的には，以前のイベント状態より悪化するたびに新たなイベントが発生したと考えられる．

Objective

Assess relationship of predictors to rate of occurrence, allowing for multiple events per subject

上記の各例は検討対象のイベントは異なっていますが，各対象者においてイベントが複数回発生する可能性があるところは共通です．このようなデータにおける統計解析の目的は，対象者に複数回発生するイベントにおいて，取り上げた予測因子とイベント発生率の関係を評価することです．

LEUKEMIA EXAMPLE

Do treatment groups differ in rates of relapse from remission?

前述の白血病の例では，2治療群間で，どちらの症例がより再発の発生頻度が高いのかが検討課題となります．

HEART ATTACK EXAMPLE

Do smokers have a higher heart attack rate than nonsmokers?

再発イベントが心臓発作の例では，例えば，喫煙者は非喫煙者よりも心臓発作の発生頻度が高いのかが検討課題となります．

LEUKEMIA AND HEART ATTACK EXAMPLES

All events are of the same type
The order of events is not important
Heart attacks: Treat as identical events;
Don't distinguish among 1st, 2nd, 3rd, etc. attack

上記2例においては，全イベントを同じタイプとみなして取り扱っています．つまり，対象者に発生するイベントは，疾患の重症度やステージなどのより詳細な情報を考慮せずにみな同じ疾患とみなしています．また，イベントが発生する順序も考慮に入れていません．

例えば，すべての心臓発作は，同一対象者に発生しようが異なる対象者に発生しようが，すべて同じタイプのイベントとして取り扱い，同一対象者に発生した1番目のイベントか，2番目のイベントか，あるいは3番目のイベントかについては区別しないということです．

BLADDER CANCER EXAMPLE

Compare overall tumor recurrence rate without considering order or type of tumor

膀胱がんの再発を検討している3番目の例も同様に考えることができます．つまり，腫瘍の発生順序やタイプを区別せずに「全体の」腫瘍再発率を評価することに着目した場合です．

MACULAR DEGENERATION OF VISUAL ACUITY EXAMPLE

All events are of the same type
The order of events is not important
Heart attacks: Treat as identical events;
Don't distinguish among 1st, 2nd, 3rd, etc. attack

しかしながら，4例目の黄斑変性症イベント例は他の例と異なっています．同一対象者の再発イベントが，2番目以後，1段ずつ前のイベントより変性症状が重症化しているという点でイベント間に違いが存在します．

イベントの重症度が違う場合，全再発イベントが同じであるとして取り扱うことに加え，ランク付けされたそれぞれのイベントを別々に解析することが必要かもしれません．

Use a different analysis depending on whether

a. recurrent events are treated as identical
b. recurrent events involve different disease categories and/or the order of events is important

Recurrent events identical

Counting Process Approach
(Andersen et al., 1993)

Recurrent events: different disease categories or event order important

⇓

Stratified Cox (SC) Model Approaches

ゆえに再発イベントデータの解析では，イベントを区別するかどうかを十分検討しなければなりません．同一対象者に繰り返されるイベントがすべて同等とみなせる場合と，繰り返されるそれぞれのイベントが別の疾患カテゴリーである場合，あるいはイベントが起こる順番が重要な場合は，それぞれ違った解析方法が必要です．

複数のイベントを同等として取り扱う場合に用いられる典型的な解析方法は，**CPアプローチ(Counting Process Approach)**と呼ばれています(Andersen *et al.*, 1993)．

複数のイベントが異なる疾患カテゴリーである場合や，イベントの順序が重要と考えられる場合は，層化Coxモデルを含む多くの解析方法が提案されています．

本章では，**CPアプローチ**を中心に取り上げますが，それ以外の層化Coxアプローチも後述します．

III. CP(Counting Process)アプローチの例

Table 8.1. 2 Hypothetical Subjects Bladder Cancer Tumor Events

	Time interval	Event indicator	Treatment group
Al	0 to 3	1	1
	3 to 9	1	1
	9 to 21	1	1
	21 to 23	0	1
Hal	0 to 3	1	0
	3 to 15	1	0
	15 to 25	1	0

CPアプローチについて解説するため，膀胱がんに対し2種類の治療を比較したランダム化試験から，AlとHalという2名の仮想の対象者データを検討します(**Table 8.1**)．

Alは3，9，21ヵ月に膀胱がんが再発しましたが，23ヵ月後では膀胱がんを認めず，それ以後はフォローアップされていません．Alは治療1を受けていました．

一方Halは3，15，25ヵ月に膀胱がんが再発し，それ以後はフォローアップされていません．Halは治療0を受けていました．

	Al	Hal
No. recurrent events	3	3
Follow-up time	23 months	25 months
Event times from start of follow-up	3, 9, 21	3, 15, 25
Additional months of follow-up after last event	2 months	0 months

Alはフォローアップの23ヵ月間に同じタイプのイベント(膀胱がん再発)を3回経験しています．Halもフォローアップの25ヵ月間に同じタイプのイベントを3回経験しています．

Alが経験した3回のイベントは，Halが経験した3回のイベントと異なる生存時間(フォローアップ開始後の)に生じています．

また，Alには，最後の再発イベントからイベント発生を認めない2ヵ月間の追加のフォローアップがあります．一方Halには，最後の再発イベント後の追加のフォローアップはありません．

Table 8.2. Example of Data Layout for Counting Process Approach

Subj	Interval Number	Time Start	Time Stop	Event Status	Treatment Group
Al	1	0	3	1	1
Al	2	3	9	1	1
Al	3	9	21	1	1
Al	4	21	23	0	1
Hal	1	0	3	1	0
Hal	2	3	15	1	0
Hal	3	15	25	1	0

CPアプローチを使った解析用に2例の対象者のデータをセットアップする方法を**Table 8.2**に示しています．それぞれの対象者の，それぞれのイベント区間，あるいはイベントのないフォローアップ区間が1行に割り当てられています．このフォーマットは，第1章VIで，CPデータレイアウト形式としてすでに紹介されています．

Counting process: **Start** and **Stop** times
Standard layout: only **Stop (survival)** times (no recurrent events)

このCPアプローチのデータレイアウトの特徴は，それぞれのデータ行に対応するフォローアップ区間の**開始時間**と**終了時間**があることです．これは，終了(**生存**)時間だけが必要な標準レイアウト(再発イベントではないデータの)とは異なっています．

Subj	Interval Number	Time Start	Time Stop	Event Status	Treatment Group
Sal	1	0	17	1	0
Mal	1	0	12	0	1

さらに2人の対象者を考えます．3番目の対象者Salに1つのイベントがあり，それ以上のイベントやフォローアップがないすると，左に示すように，Salのデータは1行のみであることに注意してください．同様に，フォローアップ期間中にイベントが発生しないまま打ち切られた4番目の対象者Malも1行のみです．

IV. 一般的なデータレイアウト：CPアプローチ

N subjects
r_i time intervals for subject i
d_{ij} event staus (0 or 1) for subject i in interval j
t_{ij0} start time for subject i in interval j
t_{ij1} stop time for subject i in interval j
X_{ijk} value of kth predictor for subject i in interval j
$i = 1, 2, \ldots, N;\ j = 1, 2, \ldots, n_i;\ k = 1, 2, \ldots, p$

CPアプローチの一般的なデータレイアウトを対象者数NのデータセットでTable 8.3に示します．

i番目の対象者はr_i個の再発イベントを持ち，d_{ij}はi番目の対象者のj番目の時間区間のイベント状態(1 = failure, 0 = 打ち切り)を表し，t_{ij0}とt_{ij1}は開始時間と終了時間を表しています．またX_{ijk}はi対象者のj区間におけるk番目の予測因子の値を示しています．

Table 8.3. General Data Layout: CP Approach

Subject	Interval	Status	Start	Stop	Predictors
i	**j**	**d_{ij}**	**t_{ij0}**	**t_{ij1}**	**$X_{ij1} \ldots X_{ijp}$**
1	1	d_{11}	t_{110}	t_{111}	$X_{111} \ldots X_{11p}$
1	2	d_{12}	t_{120}	t_{121}	$X_{121} \ldots X_{12p}$
.	.	.	.	.	.
.	.	.	.	.	.
.	.	.	.	.	.
1	r_1	d_{1r_1}	t_{1r_10}	t_{1r_11}	$X_{1r_11} \ldots X_{1r_1p}$
.	.	.	.	.	.
i	1	d_{i1}	t_{i10}	t_{i11}	$X_{i11} \ldots X_{i1p}$
i	2	d_{i2}	t_{i20}	t_{i21}	$X_{i21} \ldots X_{i2p}$
.	.	.	.	.	.
.	.	.	.	.	.
.	.	.	.	.	.
i	r_i	d_{ir_i}	t_{ir_i0}	t_{ir_i1}	$X_{ir_i1} \ldots X_{ir_ip}$
.	.	.	.	.	.
N	1	d_{N1}	t_{N10}	t_{N11}	$X_{N11} \ldots X_{N1p}$
N	2	d_{N2}	t_{N20}	t_{N21}	$X_{N21} \ldots X_{N2p}$
.	.	.	.	.	.
.	.	.	.	.	.
.	.	.	.	.	.
N	r_N	d_{Nr_N}	t_{Nr_N0}	t_{Nr_N1}	$X_{Nr_N1} \ldots X_{Nr_Np}$

各対象者間の区間数r_1, r_2, …r_Nが等しいというような制限はなく，再発イベント数が等しいという制限もありません．もし，ある対象者の最後の区間が打ち切りで終了した場合($d_{ij} = 0$)，この対象者の再発イベント数は$r_i - 1$となります．ただし，通常その前の区間はfailureで終了します($d_{ij} = 1$)．

さらに，開始時間と終了時間は対象者間で異なります(2名の対象者における例を参照)．

すべての生存データに共通して，共変量(Xs)は時間と独立か時間依存性のいずれかです．例えば，共変量の中の1つが「性別」(1 = 女性，0 = 男性)のとき，この変数の値は任意の対象者において，観測した全区間を通してすべて1または0になります．また，別の変数X，例えば日常のストレスレベルを考えると，変数の値は各区間で変化することが予想されます．

データレイアウトの2列目「区間j」は**CP**解析では不要ですが，後述する他の解析法では必要になります．

Table 8.4 First 26 Subjects: Bladder Cancer Study

id	int	event	start	stop	tx	num	size
1	1	0	0	0	0	1	1
2	1	0	0	1	0	1	3
3	1	0	0	4	0	2	1
4	1	0	0	7	0	1	1
5	1	0	0	10	0	5	1
6	1	1	0	6	0	4	1
6	2	0	6	10	0	4	1
7	1	0	0	14	0	1	1
8	1	0	0	18	0	1	1
9	1	1	0	5	0	1	3
9	2	0	5	18	0	1	3
10	1	1	0	12	0	1	1
10	2	1	12	16	0	1	1
10	3	0	16	18	0	1	1
11	1	0	0	23	0	3	3
12	1	1	0	10	0	1	3
12	2	1	10	15	0	1	3
12	3	0	15	23	0	1	3
13	1	1	0	3	0	1	1
13	2	1	3	16	0	1	1
13	3	1	16	23	0	1	1
14	1	1	0	3	0	3	1
14	2	1	3	9	0	3	1
14	3	1	9	21	0	3	1
14	4	0	21	23	0	3	1
15	1	1	0	7	0	2	3
15	2	1	7	10	0	2	3
15	3	1	10	16	0	2	3
15	4	1	16	24	0	2	3
16	1	1	0	3	0	1	1
16	2	1	3	15	0	1	1
16	3	1	15	25	0	1	1
17	1	0	0	26	0	1	2
18	1	1	0	1	0	8	1
18	2	0	1	26	0	8	1
19	1	1	0	2	0	1	4
19	2	1	2	26	0	1	4
20	1	1	0	25	0	1	2
20	2	0	25	28	0	1	2
21	1	0	0	29	0	1	4
22	1	0	0	29	0	1	2
23	1	0	0	29	0	4	1
24	1	1	0	28	0	1	6
24	2	1	28	30	0	1	6
25	1	1	0	2	0	1	5
25	2	1	2	17	0	1	5
25	3	1	17	22	0	1	5
25	4	0	22	30	0	1	5
26	1	1	0	3	0	2	1
26	2	1	3	6	0	2	1
26	3	1	6	8	0	2	1
26	4	1	8	12	0	2	1
26	5	0	12	30	0	2	1

前述の一般的なデータレイアウトを解説するため，再発膀胱がん試験(Byar, 1980. Wei, Lin and Weissfeld, 1989)の対象者から最初の26名分を選び，そのデータを**Table 8.4**に示します．データセット全体では86名の患者が含まれており，対象者は最大で64ヵ月間，それぞれ異なる期間フォローアップされました．

解析対象の再発イベントは，経尿道的切除術後の膀胱がんの再発です．新たな腫瘍の再発は，診断のたびに切除処置されました．

対象者86名中およそ25％が4回イベントを経験しました．

興味のある曝露変数は薬物治療(**tx**, 0 = プラセボ，1 = チオテパ投与)です．また，共変量は初回腫瘍数(**num**)とcmで表した初回腫瘍サイズ(**size**)です．Wei, Lin, Weissfeld *et al.*の論文では，ここに示したものと異なるデータレイアウトを必要とする異なる解析法(「**周辺**」と呼ばれる)に焦点を当てています.「**周辺**」アプローチとそのレイアウトについては追って紹介します．

このデータでは，対象者中16名(ID番号:1, 2, 3, 4, 5, 6, 7, 8, 9, 11, 17, 18, 20, 21, 22, 23)で再発イベントが観測されず，4名が2回再発イベントを経験し(ID番号：10, 12, 19, 24)，4名が3回再発イベントを経験し(ID番号：13, 14, 16, 25)，2名が4回再発イベントを経験している(ID番号:15, 26)ことがわかります．

さらに，9名の対象者(ID番号：6, 9, 10, 12, 14, 18, 20, 25, 26)では，最後のイベントの後にイベント発生がない区間があります．そのうち4名(ID番号：6, 9, 18, 20)は1回のみのイベントでした(つまり，再発イベントなし)．

V. CPモデルと方法

Cox PH Model

$h(t, \mathbf{X}) = h_0(t)\exp[\Sigma\beta_i X_i]$

Need to

Assess PH assumption for X_i
Consider stratified Cox or extended Cox if PH assumption not satisfied
Use extended Cox for time-dependent variables

CPアプローチを実行するのに使用される典型的なモデルは標準的なCox比例ハザードモデルです．左で再度紹介します．

通常，すべての時間と独立な変数は，比例ハザード仮定を確認する必要があります．1つあるいは複数の変数が比例ハザード仮定を満たさない場合は，層化Coxモデル，あるいは拡張Coxモデルを用いる必要があります．また，本質的に時間依存性変数である場合は，拡張Coxモデルが必要となります．

再発イベントデータと非再発(1回のみ)イベントデータを解析する際の根本的な違いは，Coxモデルの尤度関数を最大化する際に，同一対象者の複数の時間区間を処理するところにあります．

Recurrent event data	Nonrecurrent event data
(Likelihood function formed differently)	
Subjects with > 1 time interval remain in the risk set until last interval is completed	Subjects removed from risk set at time of failure or censorship
Different lines of data are treated as **independent** even though several outcomes on the **same** subject	Different lines of data are treated as **independent** because they come from **different** subjects

単純化するため，比例ハザード仮定を満たす時間と独立な変数のみを含むデータを考えます．再発生存データでは，時間区間が複数ある対象者は 最後の区間までリスクセットに含まれ，その後リスクセットから除外されます．一方，非再発イベントデータでは，対象者はfailure時または打ち切り時にリスクセットから除外されます．

しかしながら解析においては，複数の区間，すなわちデータ行を持つ対象者は，同一対象者に複数のイベントがあるにもかかわらず，あたかも異なる対象者からの独立なイベントのように処理されます．

一方，非再発生存データを扱う標準的なCox比例ハザードモデルアプローチでは，データ行が異なれば，対象者が**異なる**ことを意味するため，独立として処理されます．

Cox PH Model for CP Approach: Bladder Cancer Study

$$h(t, \mathbf{X}) = h_0(t)\mathbf{exp}[\beta\,\mathbf{tx} + \gamma_1\,\mathbf{num} + \gamma_2\,\mathbf{size}]$$

where

tx = 1 if thiotepa, 0 if placebo
num = initial # of tumors
size = initial size of tumors

No-interaction Model

Interaction model would involve product terms

tx × **num** and/or **tx** × **size**

Table 8.4に示す膀胱がんの試験では，これらのデータをあてはめる基本的なCox比例ハザードモデルは左に示すような形式となります．

本モデルで興味のある主要な(曝露)変数は治療変数**tx**です．変数**num**と**size**は交絡を確認するためのものです．この3変数はすべて時間と独立な変数です．

これは**tx** × **num**や**tx** × **size**という積項を含んでいないため，非交互作用モデルです．そのような積項を持つ交互作用モデルも考えられますが，ここではわかりやすく説明するために非交互作用モデルのみを紹介します．

Table 8.5. Ordered Failure Time and Risk Set Information for First 26 Subjects in Bladder Cancer Study

Ordered failure times $t_{(f)}$	# in risk set n_f	# failed m_f	# censored in $[t_{(f)}, t_{(f+1)})$	Subject ID #s for outcomes in $[t_{(f)}, t_{(f+1)})$
0	**26**	–	1	1
1	25	1	1	2, 18
2	24	2	0	19, 25
3	24	4	1	3, 13, 14, 16, 26
5	23	1	0	9
6	23	2	0	6, 26
7	23	1	1	4, 15
8	22	1	0	26
9	22	1	0	14
10	22	2	2	5, 6, 12, 15
12	20	2	1	7, 10, 26
15	19	2	0	12, 16
16	19	3	0	10, 13, 15
17	19	1	3	8, 9, 10, 25
21	16	1	0	14
22	16	1	0	25
23	16	1	3	11, 12, 13, 14
24	12	1	0	15
25	11	2	0	16, 20
26	10	1	2	17, 18, 19
28	7	1	4	20, 21, 22, 23, 24
30	3	1	2	24, 25, 26
		32	21	

左の**Table 8.5**には，**Table 8.4**に示した最初の26名の対象者データセットを構成するすべての情報をfailure時間順のリスクセットで示しています(完全なデータセットには86名の対象者が存在しています)．

26名の対象者を検討しているため，最初のfailure時間$t_{(0)}$におけるリスクセット中の対象者数は$n_0 = 26$となります．膀胱がんの悪化による試験中止や打ち切りにより，f番目からf + 1番目とfailure時間が過ぎるにつれリスクセット中の対象者数は減少します．$t_{(f+1)}$時のリスクセットに残るのは，$t_{(f)}$時にはfailureがない，あるいは，$t_{(f)}$時にfailureがあるがその後にもfailureや追加のフォローアップがある対象者です．言い換えれば，$t_{(f)}$のfailure後にも追加フォローアップ期間がある対象者は$t_{(f)}$後のリスクセットからは脱落しません．

Table 8.6. Focus on Subject #s **19** and **25** from Table 8.5

$t_{(f)}$	$n_{(f)}$	$m_{(f)}$	$q_{(f)}$	Subject ID #s
0	26	–	1	1
1	25	1	1	2, 18
2	**24**	2	0	**19, 25**
3	**24**	4	1	3, 13, 14, 16, 26
			•	
			•	
			•	
17	19	1	3	8, 9, 10, **25**
21	16	1	0	14
22	16	1	0	**25**
23	16	1	3	11, 12, 13, 14
24	12	1	0	15
25	11	2	0	16, 20
26	10	1	2	17, 18, **19**
28	7	1	4	20, 21, 22, 23, 24
30	3	1	2	24, **25**, 26

例えば，$t_{(f)} = 2$(月)で対象者**19**と**25**にはfailureがありますが，両対象者とも後に再発イベントがあるため，そのときのリスクセット中の数($n_f = 24$)は，次のfailure時間になっても減少する(2名分)ことはありません．具体的には，対象者**19**は$t_{(f)} = 26$(月)に再発イベントがあり，対象者**25**は$t_{(f)} = 17$(月)と$t_{(f)} = 22$(月)に2回の再発イベントがあり，30ヵ月まで追加フォローアップを受けています．

Table 8.7. Focus on Subject #s **3, 13, 14, 16, 26** from Table 8.5

$t_{(f)}$	$n_{(f)}$	$m_{(f)}$	$q_{(f)}$	Subject ID #s
0	26	–	1	1
1	25	1	1	2, 18
2	24	2	0	19, 25
3	**24**	4	1	**3, 13, 14, 16, 26**
5	**23**	1	0	9
6	23	2	0	6, **26**
7	23	1	1	4, 15
8	22	1	0	**26**
9	22	1	0	**14**
10	22	2	2	5, 6, 12, 15
12	20	2	1	7, 10, **26**
15	19	2	0	12, **16**
16	19	3	0	10, **13**, 15
17	19	1	3	8, 9, 10, 25
21	16	1	0	14
22	16	1	0	25
23	16	1	3	11, 12, **13, 14**
24	12	1	0	15
25	11	2	0	**16**, 20
26	10	1	2	17, 18, 19
28	7	1	4	20, 21, 22, 23, 24
30	3	1	2	24, 25, **26**

Table 8.5の別の例では，昇順failure時間$t_{(f)} = 3$，すなわち4(月)に対象者3，13，14，16，26の情報があり，対象者3以外の4名はfailureです．対象者3は打ち切りとなっていますので(**Table 8.4**参照)，これ以後のリスクセットからは除外されます．対象者**13，14，16，26**は全員が$t_{(f)} = 3$後にも再発イベントがありますのでこの後のリスクセットから除外されません．ゆえに，$t_{(f)} = 3$から次のfailure時間に移行しても，リスクセット中の数は24名から23名に減っただけです．

対象者**26**は**Table 8.4**の最後の列に5回登場しています．つまり5区間(開始, 終了)に情報があります．具体的には，3，6，8，12(月)にfailし，打ち切りとなる30(月)までフォローアップされています．

"Gaps" in follow-up time:

0	10	**gap**	25	50
	lost		re-enter	

これらのデータでは示しませんが，他の状況では対象者のフォローアップ時間に「隙間」がある場合があります．例えば，時間 = 10に対象者がリスクセットから脱落し（フォローアップ不能など），その後リスクセットに戻り，時間 = 25から時間 = 50にかけてフォローアップを受けるという状況も考えられます．この対象者では時間 = 10から時間 = 25までフォローアップの隙間があります．

No Interaction Cox PH Model

$$h(t,\mathbf{X}) = h_0(t)\mathbf{exp}[\beta\ \mathbf{tx} + \gamma_1\ \mathbf{num} + \gamma_2\ \mathbf{size}]$$

Partial likelihood function:

$$\mathbf{L} = \mathbf{L_1} \times \mathrm{L}_2 \times \cdots \times \mathbf{L_{22}}$$

非交互作用Cox比例ハザードモデルへ適用する（部分）尤度関数（**L**）は，昇順failure時間ごとの寄与と，それに対応するリスクセット情報（**Table 8.5**）からなる個別尤度の積という典型的な形式で表されます．**Table 8.5**には22の昇順failure時間がありますので，この積の中には22の個別尤度が存在します．

$\mathbf{L}_f$ = individual likelihood at $t_{(j)}$
= Pr[failing at $t_{(f)}$ | survival up to $t_{(f)}$]
f = 1, 2, ..., 22

それぞれの個別尤度L_fは本質的に，時間$t_{(f)}$での生存下（すなわち，リスクセットにまだ残っている）における，時間$t_{(f)}$での条件付きfailure率を与えます．

$$\mathbf{L}_f = \frac{\mathbf{exp}\left(\beta tx_{(f)} + \gamma_1 num_{(f)} + \gamma_2 size_{(f)}\right)}{\sum\limits_{s\ in\ R(t_{(f)})} \mathbf{exp}\left(\beta tx_{s(f)} + \gamma_1 num_{s(f)} + \gamma_2 size_{s(f)}\right)}$$

j番目のfailure時間に1個のfailureのみがある場合は，上記の非交互作用モデルにおいて$\mathbf{L_f}$は左のように表されます．この式において，$tx_{(f)}$，$num_{(f)}$，$size_{(f)}$は$t_{(f)}$（月）にfailureしたときの当該対象者における変数**tx**，**num**，**size**の値を示しています．

$tx_{(f)}$, $num_{(f)}$, and $size_{(f)}$ values of **tx, num**, and **size** at $t_{(f)}$

$tx_{s(f)}$, $num_{s(f)}$, and $size_{s(f)}$ values of **tx, num**, and **size** for subject s in $R(t_{(f)})$

$txs_{(f)}$，$nums_{(f)}$，$sizes_{(f)}$の各項はそれぞれ，リスクセット$R(t_{(f)})$を構成する対象者の変数**tx**，**num**，**size**の値を示しています．$R(t_{(f)})$は，failure時間$t_{(f)}$までat riskにある対象者全員からなるリスクセットです．

Data for Subject #25

id	int	event	start	stop	tx	num	size
25	1	1	0	2	0	1	5
25	2	1	2	17	0	1	5
25	3	1	17	**22**	0	1	5
25	4	0	22	30	0	1	5

f = 15th ordered failure time
n_{15} = 16 subjects in risk set at $t_{(15)}$ = 22:

$R(t_{(15)} = 22)$ = {subject #s 11, 12, 13, 14, 15, 16, 17, 18, 19, 20, 21, 22, 23, 24, 25, 26}

例えば，**Table 8.4**の対象者25は22（月）に3回目のfailureがありますが，それは**Table 8.5**ではf = 15番目の昇順failure時間にあります．22（月）においては，最初の26名の対象者中n_f = 16名がまだリスクセットに残っています．この時間のリスクセットには対象者25のほかに，22（月）以前に1回以上failureした数名の対象者（12，13，14，15，16，18，19，26）を含んでいます．

$$\mathbf{L}_{15} = \frac{\mathbf{exp}(\beta(0) + \gamma_1(1) + \gamma_2(5))}{\sum\limits_{s \text{ in } R(t_{(15)})} \mathbf{exp}\left(\beta tx_{s(15)} + \gamma_1 num_{s(15)} + \gamma_1 size_{s(15)}\right)}$$

$t_{(15)} = 22$のときの尤度$\mathbf{L}_{15}$を左に示します．対象者25の値，$tx_{25(15)} = 0$，$num_{25(15)} = 1$，$size_{25(15)} = 5$を式の分子に代入しています．分母は$t_{(15)} = 22$時のリスクセットを構成する対象者ごとに1項，合計16項を含んでいます．

Computer program formulates partial likelihood **L**
(See Computer Appendix)

データレイアウトが正しい形式で準備され，使用プログラムコードが(開始，終了)を含む形で記述されていれば，統計ソフトウェアが自動的に全体の部分尤度**L**を計算します．

VI. ロバスト推定

Data for Subject #14

id	int	event	start	stop	tx	num	size
14	1	1	0	3	0	3	1
14	2	1	3	9	0	3	1
14	3	1	9	21	0	3	1
14	4	0	21	23	0	3	1

左の対象者14の例に示すように．各対象者は，各再発イベントあるいはイベントのない追加フォローアップ区間に対応する1行のデータがあります．

Up to this point:
the 4 lines of data for subject #14 are treated as independent observations

これまで扱ってきたCoxモデル解析では，同一対象者のデータでも行が違うと，異なる対象者からの独立した寄与のように取り扱いました．

Nevertheless,

- Observations of the same subject are correlated
- Makes sense to adjust for such correlation in the analysis

しかしながら，1人の対象者から得られた複数の区間に関しては，解析する際に対象者内相関を考慮することが必要となります．

Robust (Empirical) Estimation

- Adjusts $\widehat{\mathbf{Var}}\left(\hat{\beta}_k\right)$ where $\hat{\beta}_k$ is an estimated regression coefficient
- accounts for misspecification of assumed correlation structure

イベント間の対象者内相関を調整するときに広く使用されている方法は**ロバスト推定**と呼ぶものです(**経験推定**とも呼ばれています)．この推定法は本質的に，仮定した相関構造のデータへの不適合性も修正して，適合モデルの回帰係数の分散推定を調整するものです(Zeger and Liang, 1986, Kleinbaum and Klein, 2010)．

CP approach: assumes independence

Goal of robust estimation: adjust for correlation within subjects

CPアプローチでは，仮定する相関構造を独立(independence)とします．つまり，Cox比例ハザードモデルでは，同一対象者の異なるイベントは独立していると仮定しています．したがって，CPアプローチにおけるロバスト推定の目的は，事前に特定の相関を仮定しないときに，対象者内相関を調整した分散推定量を得ることです．

Same goal for other approaches for analyzing recurrent event data

本章で後述するその他の再発イベントデータ解析法もこれと同じ目的を持ちます．

Do not adjust

$\hat{\beta}_k$

Only adjust

$\widehat{\mathbf{Var}}\left(\hat{\beta}_k\right)$

ここで注意ですが，推定した回帰係数そのものは調整されず，係数の分散推定量のみが調整されます．

Robust (Empirical) Variance

allows
tests of hypotheses and
confidence intervals
that account for correlated data

つまり，回帰係数推定値のロバスト(経験)分散推定量を求めることにより，モデルパラメータの対象者内相関を考慮した仮説検定と信頼区間を求めることが可能になります．

Matrix formula:

derived from ML estimation

ロバスト分散推定量の式について以下に簡単に述べます．この式は行列形式で表され，回帰係数の**最尤**推定値の解を求める一連の「スコア」方程式の導出項を含んでいます．相関構造を持つデータの解析方法(Kleinbaum and Klein, 2010)に関して，ある程度数学的な素養のある読者であれば，この情報は興味深いでしょう．

Formula not essential for using computer packages

ただし，統計ソフトウェアを使ってロバスト推定量を求める方法を理解したいだけであれば，以下の情報は必ずしも必須という訳ではありません(「Computer Appendix」http://www.scientist-press.com/11_327.html参照)．

Extension (Lin and Wei, 1989) of **information sandwich estimator** (Zeger and Liang, 1986)

再発イベントデータのロバスト推定量は，Lin and Wei (1989)により，一般化線形モデルのためにZeger and Liang(1986)が提案した「情報サンドイッチ推定量 information sandwich estimator」の拡張として導出されました．SASとStataはそれぞれこの変法を採用しており，得られる推定量はわずかに異なります．

Matrix formula

$$\hat{\mathbf{R}}\left(\hat{\beta}\right) = \widehat{\mathbf{Var}}\left(\hat{\beta}\right)\left[\hat{\mathbf{R}}_{\mathbf{S}}'\hat{\mathbf{R}}_{\mathbf{S}}\right]\widehat{\mathbf{Var}}\left(\hat{\beta}\right)$$

where

$\widehat{\mathbf{Var}}\left(\hat{\beta}\right)$

is the **information matrix**, and

$\hat{\mathbf{R}}_{\mathbf{S}}$

is matrix of **score residuals**

この推定量の一般形式は，左に示すような行列形式で表現するのが一番便利です．この式において，分散式は，あてはめたCoxモデルの最尤推定から得られる分散共分散推定値の**情報行列**形式です．式中央にある$\hat{\mathbf{R}}_{\mathbf{S}}$式は，最尤推定から得た**スコア残差**行列です．

Formula applies to other approaches for analyzing recurrent event data

上記のロバスト推定は**CP**アプローチに適用されるほかにも，本章で後述する再発イベントデータ解析の他のアプローチにも適用されます．

VII.CPアプローチの解析結果例

ここでは，全85症例の膀胱がん試験データに**CP**アプローチを用いて解析した結果を紹介します．

Table 8.8. Edited SAS Output from CP Approach on Bladder Cancer Data (N = 85 Subjects) Without Robust Variances

Var	DF	Parameter Estimate	Std Error	Chisq	P	$\hat{HR}$
tx	**1**	**−0.4071**	**0.2001**	**4.140**	**0.042**	**0.667**
num	1	0.1607	0.0480	11.198	0.001	1.174
size	1	−0.0401	0.0703	0.326	0.568	0.961

−2 LOG L = 920.159

Table 8.8は，3つの予測因子**tx**，**num**，**size**を含む非交互作用Cox比例ハザードモデルの出力結果を編集したものです．交互作用項**tx** × **num**と**tx** × **size**に関する尤度比検定(chunk)は有意でなかったため，ここに示す非交互作用モデルが支持されています．3個の変数すべてが比例ハザード性を満たすと仮定しています．

Table 8.9. Robust Covariance Matrix, CP Approach on Bladder Cancer Data

	tx	num	size
tx	**0.05848**	−0.00270	−0.00051
num	−0.00270	0.00324	0.00124
size	−0.00051	0.00124	0.00522

Table 8.9は，ロバスト分散推定で得た**tx**，**num**，**size**の回帰係数推定値の分散共分散行列を示しています．この行列の対角要素は回帰係数のロバスト分散推定値を表し，非対角要素は共分散を表しています．

Robust standard error for **tx**
= square-root (**0.05848**) = **0.2418**

Non**robust standard error for tx**
= **0.2001**

本試験で興味のある曝露変数は**tx**であり，それに対応するこの行列のもっとも重要な値は**0.05848**です．その平方根は**0.2418**であり，**tx**変数の係数推定値のロバスト標準誤差になります．ロバスト標準誤差推定値は，**Table 8.8**の非ロバスト標準誤差推定値**0.2001**と近い値ですが全く同じではありません．

Summary of Results from CP Approach

Hazard Ratio **tx**: exp(−0.407) = 0.667
(= 1/1.5)

Wald Chi-Square **tx**:	robust	nonrobust
	2.83	4.14
P-value **tx**:	0.09	0.04

(H_0: no effect of **tx,** H_A: two sided)

95% CI for HR **tx** (robust):
(0.414, 1.069)

H_A: one-sided, both p-values < .05

We return to the analysis of these data when we discuss other approaches for analysis of recurrent event data.

ここで，**num**と**size**で調整した，再発イベント生存における曝露変数**tx**の効果について，**CP**解析の結果をまとめます．推定ハザード比0.667は，プラセボ群のハザードが治療群のハザードの1.5倍であることを示しています．

ロバスト推定を用いると，このハザード比のWald統計量は有意な傾向を示しますが，有意ではありません（p 値 = 0.09）．非ロバスト推定量を用いると，Wald統計量は有意な値を示します（p 値 = 0.04）．しかしながら，両p値とも両側対立仮説に基づくものであり，片側対立仮説の下では，両p値とも有意水準0.05で有意となります．ロバスト分散推定量値の95%信頼区間はいずれの場合も非ロバスト分散推定値よりもわずかに広くなります．

VIII. その他のアプローチ，層化Cox

3 stratified Cox (SC) approaches:

Stratified CP (Prentice, Williams and
Gap Time Peterson, 1981)
Marginal (Wei, Lin, and Weissfeld, 1989)

Goal: distinguish order of recurrent events

ここでは，再発イベントデータに関するその他3つのアプローチを取り上げます．いずれのアプローチも層化Cox（SC）比例ハザードモデルを用いています．それらのアプローチはそれぞれ**層化CP**，**Gap Time**，**周辺**と呼ばれています．これらのアプローチでは，再発イベントを発生順に区別することが多いです．

Strata variable: time interval # treated as categorical

それぞれのアプローチにおける，「層化」変数は，区間の繰り返し数をカテゴリー変数として扱っています．

Example:
maximum of **4** failures per subject
⇓
Strata variable = 1 for time interval # 1
2 for time interval # 2
3 for time interval # 3
4 for time interval # 4

例えば，データセット中の対象者の最大failure回数が4回だとすると，1番目の区間は層1に，2番目の区間は層2に，以下4まで同様に割り当てられます．

Time **between** two events:

Stratified CP 0 50 → 80 (entry)

Gap Time 0 → 30 (ev1 ev2)

層化CPと**Gap Time**アプローチは，ともに2つのイベント**間**の生存時間に焦点を当てたものです．**層化CP**は試験組み入れから2つのイベントが実際に発生するまでの時間を用いますが，**Gap Time**では生存時間は直前のイベント発生時を0として始まり，次のイベント発生で終了します．

Marginal

- Total survival time from study entry until kth event
- Recurrent events of different types

周辺アプローチは他の2つの条件付きアプローチと異なり，試験登録から特定（k番目など）のイベント発生までの生存時間に着目しています．再発イベントが異なるタイプのイベントとみなされるようなアプローチです．

Stratified CP for Subject 10

id	int	event	start	stop	tx	num	size
10	1	1	0	12	0	1	1
10	2	1	12	16	0	1	1
10	3	0	16	18	0	1	1

層化CPアプローチは，**CP**アプローチで用いたデータレイアウト書式(開始，終了)とまったく同じものを使用します．ただし，**層化CP**では，標準的な(層化されていない)比例ハザードモデルではなく，層化Coxモデルが用いられます．左の表では，層化変数は**int**です．

Gap Time for Subject 10

(stop = Interval Length Since Previous Event)

id	int	event	start	stop	tx	num	size
10	1	1	0	12	0	1	1
10	2	1	0	4	0	1	1
10	3	0	0	2	0	1	1

Gap Time アプローチもまた(開始，終了)のデータレイアウトを用いますが，開始時間は常に0で，終了時間は直前のイベントからの時間となります．このモデルも層化Coxモデルです．

Marginal approach
Standard (nonrecurrent event) layout, i.e., without (start, stop) columns

周辺アプローチ は，次頁に示すように，(開始，終了)レイアウトではなく，標準的な(試験登録からイベントまでの時間)データレイアウトを用います．

Marginal Approach for Subject 10

id	int	event	stime	tx	num	size
10	1	1	12	0	1	1
10	2	1	16	0	1	1
10	3	0	18	0	1	1
10	4	0	18	0	1	1

CP, **層化CP**, **Gap Time**の各アプローチでは対象者10は3行のデータでしたが，左に示す**周辺**アプローチは4行のデータになります．

Marginal approach
Each subject at risk for all failures that might occur

actual failures ≤ # possible failures

ここで4行のデータとなる理由は，**周辺**アプローチでは，対象者が実際に経験するイベントの回数にかかわらず，各対象者は集団の最大failure回数までat riskであると仮定するからです．

Bladder cancer data:

Maximum # (possible) failures = 4

So, subject 10 (as well as all other subjects) gets 4 lines of data

膀胱がんデータでの最大failure回数は4回(対象者15，26等)なので，2回failureした対象者10は，あと2回failureが発生すると仮定して，2行の追加データを持つことになります．

Fundamental Difference Among the 3 SC Approaches

Risk set differs for strata after first event

これら3つの層化Coxアプローチ(**層化CP**, **Gap Time**, **周辺**)では，2番目以降のイベントに対応した層のリスクセットを設定する方法が基本的に異なります．

Gap Time: time until 1st event does not influence risk set for later events (i.e., clock reset to 0 after event occurs)

Gap Timeでは，1番目のイベント発生までの時間は2番目以後のイベントのリスクセットの構成に影響を与えません．言い換えれば，at risk期間はイベントごとに0からはじまり，イベント発生までにリセットされます．

Stratified CP: time until 1st event influences risk set for later events

層化CPでは1番目のイベント発生までの時間は，2番目以後のイベントのリスクセットの構成に影響を与えます．

Marginal: risk set determined from time since study entry

周辺アプローチでは，k番目のイベント(k = 1, 2, ...)のリスクセットは，試験登録からk番目のイベントまでの間がat riskとなります．

EXAMPLE

ID	Status	Stratum	Days Start	Days Stop	tx
M	1	1	0	100	1
M	1	2	100	105	1
H	1	1	0	30	0
H	1	2	30	50	0
P	1	1	0	20	0
P	1	2	20	60	0
P	1	3	60	85	0

例として左に示すように，Molly (M)，Holly (H)，Polly (P)の3人の対象者のみを含んだデータセットを考えます．Mollyは治療群(tx = 1)であり，HollyとPollyはプラセボ群(tx = 0)です．3名とも異なる時間に再発イベントがあります．また，Pollyは3回の再発イベント回数，MollyとHollyは2回です．

Stratified CP

Stratum 1			Stratum 2		
$t_{(f)}$	n_f	$R(t_{(f)})$	$t_{(f)}$	n_f	$R(t_{(f)})$
0	3	{M, H, P}	20	1	{P}
20	3	{M, H, P}	30	2	{H, P}
30	2	{M, H}	50	2	{H, P}
100	1	{M}	60	1	{P}
			105	1	{M}

左の表は，**層化CP**アプローチを用いたときに，層1，層2のリスクセットが経時的に変化する様子を示しています．Polly は$t = 20$で3人中もっとも早く最初のイベントが発生し，そこからが2番目のイベントのat riskになります．つまり**層2**に関しては，$t = 20$までリスクセットに対象者はいません．$t = 30$でHollyが層2のリスクセットに入ります．そして，もっとも早く2番目のイベントが生じる$t = 50$では，リスクセットにHollyとPollyが含まれます．Mollyは$t = 100$になるまで2番目のイベントのat riskにはなりません．$t = 60$のリスクセットにはPollyのみが含まれますが，それはHollyが$t = 50$のときにすでに2番目のイベントがあったからです．また，$t = 105$のリスクセットにMollyのみが含まれる理由は，$t = 105$のときにはすでにHollyとPollyは2番目のイベントの後だからです．

Gap Time

Stratum 1			Stratum 2		
$t_{(f)}$	n_f	$R(t_{(f)})$	$t_{(f)}$	n_f	$R(t_{(f)})$
0	3	{M, H, P}	0	3	{M, H, P}
20	3	{M, H, P}	5	3	{M, H, P}
30	2	{M, H}	20	2	{H, P}
100	1	{M}	40	1	{P}

次の表は，**Gap Time** アプローチを用いたときに，リスクセットが経時的に変化する様子を示しています．**層1**のデータは**層化CP**のデータと等しいことに注意してください．しかしながら**層2**に関しては，$t = 0$と$t = 5$（Mollyは1番目のイベントの5日後に2番目のイベントを経験）において3人の対象者とも2番目のイベントのat riskになっています．$t = 20$のリスクセットにはHollyとPollyが含まれますが，これは$t = 20$のときにはすでにMollyは2番目のイベントの後だからです．また，$t = 40$のリスクセットにはPollyのみが含まれます．これは，$t = 40$のときにはすでにMollyとHollyの両者は2番目のイベントの後だからです．

Marginal

Stratum 1			Stratum 2		
$t_{(f)}$	n_f	$R(t_{(f)})$	$t_{(f)}$	n_f	$R(t_{(f)})$
0	3	{M, H, P}	0	3	{M, H, P}
20	3	{M, H, P}	50	3	{M, H, P}
30	2	{M, H}	60	2	{M, P}
100	3	{M}	105	1	{M}

次に**周辺**アプローチを検討します．**層1**に関しては，このデータもまた**層化CP**のデータと等しくなっています，しかし**層2**に関しては$t = 0$と，Hollyが2番目のイベントを持つ$t = 50$において3名とも2番目のイベントのat riskとなっています．$t = 60$のリスクセットにはMollyとPollyが含まれますが，これはHollyが$t = 50$で2番目のイベントがあったからです．また，$t = 105$のリスクセットにMollyのみが含まれている理由は，HollyとPollyの両者は$t = 60$までにすでに2番目のイベントがあったからです．

Stratum 3 for Marginal approach follows

Pollyには3回のイベントがありますので，この例では第3層もあります．これには周辺アプローチ独特の性質があります．

Marginal
Stratum 3

$t_{(f)}$	n_f	$R(t_{(f)})$
0	3	{M, H, P}
85	2	{M, P}

Note: H censored by t = 85

周辺アプローチでは，MollyとHollyが経験するイベントは実際には2回のみという場合でも，試験登録時($t = 0$)には3人の対象者すべてが3回目のイベントのat riskであると考えます．Pollyに3回目のイベントが生じる$t = 85$においては，Hollyのフォローアップ期間は$t = 50$で終了しておりリスクセットには含まれませんが，Mollyのフォローアップ期間は$t = 105$まで継続していますので，Mollyはこのリスクセットに含まれます．

Basic idea (**Marginal** approach):

Each failure considered a separate process

Allows stratifying on

- Failure order
- Different failure type (e.g., stage 1 vs. stage 2 cancer)

周辺アプローチの背後にある基本的な考え方は，それぞれのfailureを別のプロセスとして考えることもできるようになっていることです．したがって，**周辺**アプローチでは，failureの順序を興味のある別々のイベント（つまり層）と考えることができるだけでなく，同一対象者に起こりうる異なるタイプのイベントを異なるfailureとすることもできます．

Stratified Cox PH (SC) Model for all 3 alternative approaches

Use standard computer program for SC (e.g., SAS's PHREG, Stata's stcox, SPSS's coxreg, R's Coxph)

3つのアプローチは，データレイアウトの形式とリスクセットの構成方法が異なっていますが，解析にはいずれも層化Cox比例ハザードモデルを用います．これにより，層化Coxモデルの標準的なソフトウェア(SAS PHREGプロシジャ等)を用いて解析することが可能となっています．

No-interaction SC model for bladder cancer data

$$h_g(t,\mathbf{X}) = h_{0g}(t)\mathbf{exp}[\beta\ \mathbf{tx} + \gamma_1\ \mathbf{num} + \gamma_2\ \mathbf{size}]$$

where g = 1, 2, 3, 4

したがって，3つの層化Coxモデルアプローチに用いるモデルは同一の形式をとります．例えば，これまで論じてきた膀胱がんデータに適合する非交互作用層化Coxモデルを左に示します．

Two types of SC models:

No-interaction versus interaction model
Typically compared using LR test

層化Coxを紹介した第5章で説明したように，層化変数と予測変数の間の交互作用が存在する場合は，非交互作用層化Coxモデルは不適切となります．ゆえに，尤度比検定などを使用して，交互作用型の層化Coxモデルがより適切かどうか確認する必要があります．

Version 1: Interaction SC Model

$$h_g(t,\mathbf{X}) = h_{0g}(t)\ \mathbf{exp}[\beta_g\ \mathbf{tx} + \gamma_{1g}\ \mathbf{num} + \gamma_{2g}\ \mathbf{size}]$$
$$g = 1, 2, 3, 4$$

膀胱がんデータのための2つの同等な層化Cox交互作用モデルを左に示します．バージョン1はそれぞれの層ごとに異なる4モデルを考えます．

Version 2: Interaction SC Model

$$\begin{aligned}h_g(t,\mathbf{X}) = h_{0g}(t)\mathbf{exp}[&\beta\ \mathbf{tx} + \gamma_1\ \mathbf{num} + \gamma_2\ \mathbf{size} + \delta_{11}(Z_1^* \times \mathbf{tx}) \\ &+ \delta_{12}(Z_2^* \times \mathbf{tx}) + \delta_{13}(Z_3^* \times \mathbf{tx}) \\ &+ \delta_{21}(Z_1^* \times \mathbf{num}) + \delta_{22}(Z_2^* \times \mathbf{num}) \\ &+ \delta_{23}(Z_3^* \times \mathbf{num}) + \delta_{31}(Z_1^* \times \mathbf{size}) \\ &+ \delta_{32}(Z_2^* \times \mathbf{size}) + \delta_{33}(Z_3^* \times \mathbf{size})]\end{aligned}$$

where Z_1^*, Z_2^*, and Z_3^* are 3 dummy variables for the 4 strata.

バージョン2は3つの予測因子それぞれと層化変数との交互作用をモデルに含むものです．層別数は4なので，層化変数は3個のダミー変数Z^*_1，Z^*_2，Z^*_3を用いて定義しています．

H_0 (Version 1)

$$\begin{aligned}\beta_1 &= \beta_2 = \beta_3 = \beta_4 \equiv \beta, \\ \gamma_{11} &= \gamma_{12} = \gamma_{13} = \gamma_{14} \equiv \gamma_1, \\ \gamma_{21} &= \gamma_{22} = \gamma_{23} = \gamma_{24} \equiv \gamma_2\end{aligned}$$

H_0 (Version 2)

$$\begin{aligned}\delta_{11} &= \delta_{12} = \delta_{13} = \delta_{21} = \delta_{22} \\ &= \delta_{23} = \delta_{31} = \delta_{32} = \delta_{33} \\ &= 0\end{aligned}$$

非交互作用層化Coxモデルと交互作用層化Coxモデルを比較する尤度比検定の，それぞれのバージョンの帰無仮説を左に示します．尤度比検定の自由度は9です．

Interaction SC model may be used regardless of LR test result

- Allows separate HRs for **tx** for each stratum
- if no-interaction SC, then only an overall effect of **tx** can be estimated

尤度比検定の結果からは非交互作用層化Coxモデルの方が適していると思われても，交互作用層化Coxモデルを用いて層ごとに異なるハザード比を評価することも考えられます．言い換えれば，非交互作用モデルでは層ごとに異なる予測因子（**tx**等）の効果を評価することはできず，層を通した平均的な予測因子の生存効果しか評価できないのです．

Recommend using

robust estimation

$$\hat{\mathbf{R}}\left(\hat{\beta}\right) = \widehat{\mathbf{Var}}\left(\hat{\beta}\right)\left[\hat{\mathbf{R}}'_{\mathbf{S}}\hat{\mathbf{R}}_{\mathbf{S}}\right]\widehat{\mathbf{Var}}\left(\hat{\beta}\right)$$

to adjust for correlation of observations on the same subject

派生型の層化Coxアプローチに関しても，**CP**アプローチで説明したように，同一対象者の観測値間の相関を調整した，回帰係数推定値の**ロバスト分散**を用いることを推奨します．ロバスト推定量の一般式は**CP**アプローチと同じですが，それぞれの方法で使用するデータレイアウトが異なり，数値的にも異なる結果になります．

IX. 膀胱がん試験例

これまでに紹介した4つのアプローチ－**CP**，**層化CP**，**Gap Time**，**周辺**に関するSAS出力結果を左に示します．

Table 8.10. Estimated βs and HRs for **tx** from Bladder Cancer Data

Model	$\hat{\beta}$	$\widehat{\text{HR}} = \exp(\hat{\beta})$
CP	−0.407	0.666 (=1/1.50)
SCP	−0.334	0.716 (=1/1.40)
GT	−0.270	0.763 (=1/1.31)
M	−0.580	0.560 (=1/1.79)

CP = Counting Process,
SCP = Stratified CP
GT = Gap Time, M = Marginal

Table 8.10に，これら4つのアプローチを使用した非交互作用Cox比例ハザードモデルにおける，**tx**変数の回帰係数とそれに対応するハザード比（すなわち**exp** $\hat{\beta}$）を示しています．**CP**アプローチに用いたモデルは標準Cox比例ハザードモデルで，それ以外の3モデルはイベント順を層化した層化Coxモデルです．

HR for **M: 0.560** (=1/1.79)
differs from
HRs for **CP: 0.666** (=1/1.50),
SCP: 0.716 (=1/1.40),
GT: 0.763 (=1/1.31)

この表から，曝露変数**tx**の効果に関するハザード比は4つのアプローチ間でわずかに異なっており，その中では**周辺**モデルの結果が他の3アプローチの結果と乖離していることがわかります．

Table 8.11 Estimated βs, SE(β)s, and P-Values for **tx** from No-Interaction Model for Bladder Cancer Data

Model	$\hat{\beta}$	SE(NR)	SE(R)	P(NR)	P(R)
CP	−0.407	0.200	0.242	.042	.092
SCP	−0.334	0.216	0.197	.122	.090
GT	−0.270	0.208	0.208	.195	.194
M	−0.580	0.201	0.303	.004	.056

CP = Counting Process, SCP = Stratified CP,
GT = Gap Time, M = Marginal,
NR = Nonrobust, R = Robust, P = Wald P-value

Table 8.11に曝露変数**tx**のみを再度取り上げ，4つのアプローチの非交互作用モデルにおける**tx**の回帰係数，ロバスト標準誤差，非ロバスト標準誤差，それぞれに対応するWald検定のp値を表示します．

SE(NR) differs from **SE(R)**
P(NR) differs from **P(R)**
but no clear pattern

for example,
CP: P(NR) = .042 < P(R) = .092
SCP: P(NR) = .122 > P(R) = .090
GT: P(NR) = .195 = P(R) = .194

非ロバストとロバストの標準誤差およびそれぞれのp値はアプローチ間で少し違っています．標準誤差の非ロバスト推定値が対応するロバスト推定値よりどの方法でも大きい，あるいは小さいような明確なパターンは存在しません．

Wald test statistic(s):

$$Z = \hat{\beta}/SE(\hat{\beta}) \Leftrightarrow Z^2 = [\hat{\beta}/SE(\hat{\beta})]^2$$

$$\sim N(0,1) \textbf{ under } \mathbf{H_0: \beta = 0} \sim \chi^2_{1\ df}$$

Table 8.11のp値は，Z統計量あるいはχ^2統計量を用いた標準的なWald検定で求めています．χ^2統計量は，**tx**の効果なしとする帰無仮説のもと，自由度1のχ^2分布に従います．

Table 8.12 Estimated βs and Robust SE(β)s for tx from Interaction SC Model for Bladder Cancer Data

	Interaction SC Model				
	Str1	Str2	Str3	Str4	No Interaction
	$\hat{\beta}_1$	$\hat{\beta}_2$	$\hat{\beta}_3$	$\hat{\beta}_4$	$\hat{\beta}$
Model	(SE)	(SE)	(SE)	(SE)	(SE)
CP	—	—	—	—	−.407 (.242)
SCP	−.518 (.308)	−.459 (.441)	−.117 (.466)	−.041 (.515)	−.334 (.197)
GT	−.518 (.308)	−.259 (.402)	.221 (.620)	−.195 (.628)	−.270 (.208)
M	−.518 (.308)	−.619 (.364)	−.700 (.415)	−.651 (.490)	−.580 (.303)

CP = Counting Process, SCP = Stratified CP
GT = Gap Time, M = Marginal

Table 8.12もまた曝露変数**tx**のみを取り上げ，層化Coxモデルを用いた3つのアプローチ(CPアプローチ以外)の，交互作用層化Coxモデルと非交互作用層化Coxモデル両者の回帰係数推定値とロバスト標準誤差を示します．

これら3つの層化Coxモデルアプローチではいずれも，それぞれの層に対応するβs推定値とその標準誤差は4層間で違っており，また，非交互作用モデルの推定値とも異なっています．例えば，**層化CP**アプローチの例では，層1～4および非交互作用モデルの係数推定値はそれぞれ－**0.518**，－**0.459**，－**0.117**，－**0.041**，および－**0.334**となっています．

Version 1: Interaction SC Model

$h_g(t,\mathbf{X}) = h_{0g}(t)\mathbf{exp}[\beta_g\mathbf{tx} + \gamma_{1g}\,\mathbf{num} + \gamma_{2g}\,\mathbf{size}]$

$g = 1, 2, 3, 4$

Note: subscript g allows for different regression coefficients for each stratum

層間でそれぞれ異なる回帰係数を推定するように定義した交互作用層化Coxモデルにおいては，このように層間で結果が異なるのは当然のことです．

Stratified CP for Subject 10

id	int	event	start	stop	tx	num	size
10	1	1	0	12	0	1	1

Gap Time for Subject 10

id	int	event	start	stop	tx	num	size
10	1	1	0	12	0	1	1

Marginal Approach for Subject 10

id	int	event	stime	tx	num	size
10	1	1	12	0	1	1

Note: int = stratum #

また層1に関して注意すべきは，βの推定値とその標準誤差は，**層化CP**，**Gap Time**，**周辺**アプローチで一致しています(それぞれ−**0.518**，**0.308**)．これは左に示す対象者10で説明しているように，最初の層，層1に関しては，3つの層化Coxアプローチ間で生存時間は同じであることから予想されることです(ただし，層2以降は異なります)．

Marginal approach

start time = 0 always
stop time = **stime**

Subject # 10: (start, stop) = (0, 12)

周辺アプローチのデータレイアウトでは(開始, 終了)列を必要としていませんが, 最初の層(他の層もそうですが)の開始時間は0であり，**stime**列は終了時間となっています．言い換えれば，**周辺**アプローチの対象者10の層1に関しては開始時間が0で終了時間が12であり，これは**層化CP**および**Gap Time**のデータと同じです．

Bladder Cancer Study

1. Which approach is best?
2. Conclusion about **tx**?

それでは，膀胱がん試験の解析に関するこれまでの情報をすべてまとめて，

1. 4つの再発イベント解析アプローチのうちもっとも適切なものは？
2. numとsizeで調整した**tx**の効果の推定結果からどのような結論が得られますか？

Which of the 4 approaches is best?
It depends!

CP: Don't want to distinguish recurrent event order
Want overall effect

1つ目の質問に関しては,「**状況による**」というのがおそらくベストな解答でしょう. ただし, 対象者内の再発イベント間の区別が不要で**tx**効果の総合的な結論を得るのが目的ならば, **CP**アプローチが適しているでしょう.

If event order important:

Choose from the 3 SC approaches.

また, イベント発生順に(層ごとに)**tx**効果を分けて考えたいときは, 3つの層化Coxアプローチのいずれかが望ましいでしょう.

Stratified CP: time of recurrent event from entry into the study

試験の目的が, 特定の発生順(すなわち, 層番号)のイベントに関する対象者のリスクを, 試験登録から各再発イベント発生までの時間をもとに評価するのであれば, **層化CPアプローチ**が適しています.

Gap Time: Use time from previous event to next recurrent event

興味のある時間区間が, 試験登録から各再発イベントまでの時間ではなく, 前回のイベント(開始0にリセット)から当該再発イベントまでの時間であれば, **Gap Time**アプローチが適しているでしょう.

Marginal: Consider strata as representing different event types

最後に, 例えば複数の疾患状態を異なるタイプのイベントと考え, それらの発生順がばらばらであるような場合は, **周辺**アプローチが推奨されます.

Stratified CP versus **Marginal** (subtle choice)

Recommend: Choose Stratified CP unless strata represent different event types

層化CPか**周辺**アプローチかの選択は難しいものです. 層によってイベントタイプが違うことを明確に意識していない場合は**層化CP**が望ましいと思います. また, 明らかに層が別々の疾患プロセスによって引き起こされた別々のタイプのイベントを意味する場合は, **周辺**アプローチを推奨します.

What do we conclude about **tx**?

Conclusions based on results from **CP** and **Stratified CP** approaches

上記の結論として, 著者らは, 膀胱がんデータの解析には**CP**アプローチが適切であると考えています. またそれに代えて3つの層化Coxアプローチの中からいずれか1つを選ぶとしたら, **層化CP**アプローチを選択するでしょう. その理由は, 再発イベントの順序は, 別々の疾患プロセスによって引き起こされた別々のタイプのイベントと明確に定義できるものではないからです,

Table 8.13. Comparison of Results Obtained from No-Interaction Models Across Two Methods for Bladder Cancer Data

	Counting process	Stratified CP
Parameter estimate	−0.407	−0.334
Robust standard error	0.2418	0.1971
Wald chi-square	2.8338	2.8777
p-value	0.0923	0.0898
Hazard ratio	0.667	0.716
95% confidence interval	(0.414, 1.069)	(0.486, 1.053)

治療変数(**tx**)の効果に関する，**CP**アプローチ，**層化CP**アプローチによる解析結果をまとめたものです．**層化CP**アプローチでは，交互作用モデルと非交互作用モデルには有意な差を認めなかった(尤度比検定により)ため，非交互作用モデルの結果のみ示しています．

2つのアプローチ間で結果が非常に類似しています．膀胱がんの生存に関して**tx**は小さな効果しかないようです：$\widehat{\text{HR}}$(**CP**) = 0.667 = 1/1.50，$\widehat{\text{HR}}$(**C1**) = 0.716 = 1/1.40．この効果は有意ではないが傾向のある*p*値を示します（両側検定)：(P(**CP**) = .09 = P(**SCP**))．ハザード比の95%信頼区間はきわめて広く，効果の推定精度が低いことを示しています．

以上をまとめると，膀胱がんデータの再発イベント生存解析の結果からは，**tx**が有効(**num**および**size**で調整後)であることを示す強力な証拠は存在しないことが示されました．

X. 共有frailtyを用いたパラメトリックアプローチ

Compared 4 approaches in previous section

- Each used a Cox model
- Robust standard errors
  - Adjusts for correlation from same subject

ここまでは，膀胱がん試験の再発イベントデータに4つの解析アプローチを適用した結果を比較検討してきました．いずれのアプローチもCoxモデルを用いていました．また，結果変数の対象者内相関を調整するため，ロバスト標準誤差を使用することもありました．

We now present a parametric approach

- Weibull PH model
- Gamma shared frailty component
- Bladder Cancer dataset
  - Data layout for the counting process approach

Can review Chapter 7
Weibull model (Section VI)
Frailty models (Section XII)

ここからは，再発イベントデータの解析に用いるfrailty成分を含むパラメトリックアプローチを紹介します．具体的には，ガンマ分布の共有frailty成分を持つWeibull 比例ハザードモデルを膀胱がんデータセットに適用し解説します．データレイアウトはCPアプローチのときと同じです．第7章のVIとXIIを復習してから，学習することを勧めます．

Hazard conditioned on frailty α_k

$h_i(t|\alpha,\mathbf{X}_i) = \alpha_i h(t|\mathbf{X}_i)$

where $\alpha \sim \text{gamma}(\mu = 1, \text{var} = \theta)$ and where $h(t|\mathbf{X}_i) = \lambda_i p t^{p-1}$ (Weibull) with $\lambda_{fk} = \exp(\beta_0 + \beta_1 \mathbf{tx}_i + \beta_2 \mathbf{num}_i + \beta_3 \mathbf{size}_i)$

i番目の対象者のどの(再発)イベントに関しても，対象者固有のα_iというfrailtyを持つハザードに関するモデルを定義します．frailtyはハザード関数$h(t|\mathbf{X}_i)$に積の形で作用する変量効果であり，平均1，分散θのガンマ分布に従うと仮定します．なお，$h(t|\mathbf{X}_i)$はWeibull分布に従うと仮定しています(左記参照)．

Including shared frailty

- Accounts for unobserved factors
  - Subject specific
  - Source of correlation
  - Observations clustered by subject

モデルにfrailtyを含めるのは，観測されない対象者固有の要因による変動を説明するためです．対象者固有の要因とは，他のモデル予測因子では説明できない変動を説明するものです．これらの観測されない対象者固有の要因は対象者内相関の原因となる可能性があります．**共有frailty**という概念は，対象者ごとにオブザベーションがクラスターを形成し，それぞれのクラスター(対象者)内では同一水準のfralityを共有することを意味します．

Robust standard errors

- Adjusts standard errors
- Does not affect coefficient estimates

これまでは，対象者内相関を考慮して係数推定値の分散を**調整**するために，ロバスト分散推定量を用いてきました，共有frailtyは調整するだけではなく，モデルに組み込むことで，標準誤差だけでなく係数推定値にも影響を与える可能性があります．

Shared frailty

- Built into model
- Can affect coefficient estimates and their standard errors

Weibull regression (PH form)
Gamma shared frailty
Log likelihood = −184.73658

_t	Coef.	Std. Err.	z	Pr> |z|
tx	−.458	.268	−1.71	0.011
num	.184	.072	2.55	0.327
size	−.031	.091	−0.34	0.730
_cons	−2.952	.417	−7.07	0.000
/ln_p	−.119	.090	−1.33	0.184
/ln_the	−.725	.516	−1.40	0.160
p	.888	.080		
1/p	1.13	.101		
theta	.484	.250		

Likelihood ratio test of theta = 0:
chibar(01) = 7.34
Prob > = chibar2 = 0.003

モデルの出力結果(Stata ver.10使用)を左に示します．frailty(共有または非共有)をモデルに組み込むと，出力結果に1つのパラメータ推定値が追加されます(θ，frailtyの分散)．帰無仮説θ = 0に関する尤度比検定の結果は，p値 = 0.003(出力の最下行)で統計学的に有意です．これはfrailty成分がモデルに寄与しており，対象者内相関が存在することを示唆しています．

Weibull形状パラメータpの推定値は0.888で1より小さいので，ハザードが時間経過に伴ってわずかながら減少する傾向にあることを示唆しています．しかしながら，帰無仮説$\ln(p) = 0$(p値 = 1と同値)に関するWald検定の結果は，p値 = 0.184で有意ではありません．

Comparing Hazard Ratios

Weibull with frailty model

$\widehat{HR}(\mathbf{tx}) = \exp(-0.458) = 0.633$

$95\%\,\mathrm{CI} = \exp[-0.458 \pm 1.96(0.268)] = (0.374,\ 1.070)$

Counting processes approach with Cox model

$\widehat{HR}(\mathbf{tx}):\ \exp(-0.407) = 0.667$

95% CI for HR **tx** (robust): (0.414, 1.069)

他の共変量で調整し，同じfrailtyを持つ個人2名を比較した治療効果に関するハザード比推定値0.633は，**tx**の係数推定値(－0.458)を指数変換することにより得られます．ハザード比推定値とその95%信頼区間は，Coxモデルとロバスト標準誤差を用いたCPアプローチの結果と同様な値となります(左記参照)．

Interpretations of HR from frailty model

- Compares 2 individuals with same α
- Compares individual with himself
  - What is effect if individual had used treatment rather than placebo?

frailtyモデルからのハザード比推定値には，個人内での比較というもう1つの解釈ができます．言い換えると，このハザード比は，個人が治療薬を使用した場合とプラセボを使用した場合とを比較すると仮定したときの，個人のハザード(条件付きハザード)に関する効果を示すものです．

XI. 2つ目の例

Age-Related Eye Disease Study (AREDS)

Outcome

Age-related macular degeneration (AMD)

Clinical trial
Evaluate effect of treatment with high doses of antioxidants and zinc on progression of AMD

n = 43 (subset of data analyzed here)

再発イベント生存データの解析を新たな例で説明します．検討するデータは，米国国立眼病研究所(NEI)が資金提供し，加齢黄斑変性症（AMD)の臨床経過に関する長期多施設前向き試験である，加齢性眼疾患試験(AREDS)(AREDS Research Group，2003参照)のサブセットデータです．

AREDSでは，自然経過データの収集に加えて，高用量の抗酸化剤と亜鉛がAMD進行に及ぼす効果を評価するための臨床試験が組み込まれています．検討するサブセットデータは，ベースラインフォローアップ期間中に黄斑変性症という眼科イベントを観察した43症例から構成されています．

Exposure

tx = 1 if treatment, 0 if placebo

8 years of follow-up

興味のある曝露変数は治療群(**tx**)であり，対象者はランダムに経口複合薬(code = 1抗酸化剤，亜鉛，ビタミンC)とプラセボ(code = 0)に割付られ，8年間フォローアップされました.

Two possible events

First event: visual acuity score <50 (i.e., poor vision)

対象者は2回のイベントを経験する可能性があります．1番目のイベントは，定期来院時に測定した視力スコアが50未満に急速に減少した場合と定義しました. 視力スコアは4 mの距離から標準視力チャートで読める文字数で定義され，スコアが高いほど視力がよいというものです.

Second event: clinically advanced severe stage of macular degeneration

2番目のイベントは1番目のイベントの後に続いて起こる状態変化で，黄斑変性症が臨床的に進行し，より重症なステージへの移行と定義されました. 対象者は必ず，1番目のイベントの後に2番目のイベントを経験します.

4 approaches for analyzing recurrent event survival data carried out on macular degeneration data

Each model contains **tx, age,** and **sex**.

それではこれらのデータをもとに，4つのアプローチによる再発イベント生存データの解析結果を示します. いずれの解析でも，2つの共変量，**年齢**(**age**)と**性別**(**sex**)は調整因子であり，したがって各モデルは**tx**，**age**，**sex**を含んでいます.

CP model

$$h(t,\mathbf{X}) = h_0(t)\mathbf{exp}[\beta\ \mathbf{tx} + \gamma_1\ \mathbf{age} + \gamma_2\ \mathbf{sex}]$$

No-interaction SC model

$$h_g(t,\mathbf{X}) = h_{0g}(t)\mathbf{exp}[\beta\ \mathbf{tx} + \gamma_1\ \mathbf{age} + \gamma_2\ \mathbf{sex}]$$

where g = 1, 2

Interaction SC model:

$$h_g(t,\mathbf{X}) = h_{0g}(t)\mathbf{exp}[\beta_g\ \mathbf{tx} + \gamma_{1g}\ \mathbf{age} + \gamma_{2g}\ \mathbf{sex}]$$

where g = 1, 2

左に，**CP**モデルと，3つの水準に層別した層化Coxアプローチによる非交互作用モデルと交互作用モデルを示します.

Table 8.14 Comparison of Parameter Estimates and Robust Standard Errors for Treatment Variable (tx) Controlling for Age and Sex (Macular Degeneration Data)

	"Interaction" Cox stratified model		"No-interaction" SC model
Model	Stratum 1	Stratum 2	
	$\hat{\beta}_1$ (SE)	$\hat{\beta}_2$ (SE)	$\hat{\beta}_3$ (SE)
Counting process	n/a	n/a	−0.174 (0.104)
SCP	−0.055 (0.286)	−0.955 (0.443)	−0.306 (0.253)
GT	−0.055 (0.286)	−1.185 (0.555)	−0.339 (0.245)
Marginal	−0.055 (0.286)	−0.861 (0.465)	−0.299 (0.290)

Interaction SC models are preferred (based on LR test results) to use of no-interaction SC model

Table 8.15. Comparison of Results for the Treatment Variable (tx) Obtained for **Stratified CP** and Marginal Approaches (Macular Degeneration Data)

		Stratified CP	Marginal
Estimate	β_1	−0.0555	−0.0555
	β_2	−0.9551	−0.8615
	β	−0.306	−0.2989
Robust std. error	SE($\hat{\beta}_1$)	0.2857	0.2857
	SE($\hat{\beta}_2$)	0.4434	0.4653
	SE($\hat{\beta}$)	0.2534	0.2902
Wald chi-square	$H_0:\beta_1 = 0$	0.0378	0.0378
	$H_0:\beta_2 = 0$	**4.6395**	**3.4281**
	$H_0:\beta = 0$	1.4569	1.0609
P-value	$H_0:\beta_1 = 0$	0.8458	0.8478
	$H_0:\beta_2 = 0$	**0.0312**	**0.0641**
	$H_0:\beta = 0$	0.2274	0.3030
Hazard ratio	exp(β_1)	0.946	0.946
	exp(β_2)	**0.385**	**0.423**
	exp(β)	0.736	0.742
95% Conf. interval	exp(β_1)	(0.540, 1.656)	(0.540, 1.656)
	exp(β_2)	**(0.161, 0.918)**	**(0.170, 1.052)**
	exp(β)	(0.448, 1.210)	(0.420, 1.310)

Table 8.14は，4つのアプローチによる治療変数（**tx**）の係数推定値とそのロバスト標準誤差の比較です．CPアプローチを除く3アプローチでは，「交互作用」と「非交互作用」層化Coxモデル両方の結果を示しています．

β_1の係数推定値とその標準誤差は3つの層化Cox アプローチ間で一致しています．どのようなデータでも，常に最初の層では3つのアプローチの係数推定値と標準誤差は一致します．

β_2の係数推定値は，予想通り，3つの層化Cox アプローチ間でいくぶん異なっています．後でまたこの話題に戻ります．

「非交互作用」と「交互作用」の層化Coxモデルを比較する尤度比検定は，3つの層化Cox アプローチすべてで有意であり（p値＜.0001）（詳細は示しません），いずれのアプローチも交互作用モデルの方が非交互作用モデルよりも適切であることを示しています．

Table 8.15は，**層化CP**アプローチと**周辺**アプローチに限定した，治療変数（**tx**）の効果に対する統計的推定結果のまとめです．

検討している2つのイベントは疾患の重症度という観点からはタイプが全く違い，**CP**アプローチではこの2つのイベントを同一イベントの繰り返しとしか処理できないため，CPアプローチの結果は含めていません．また，1番目のイベントから2番目のイベントまでの生存時間の間隔よりも，試験参加のベースライン時点からの生存時間のほうに研究者の関心があったため，**Gap Time** アプローチは考慮していません．

交互作用層化Coxモデルは非交互作用モデルに対して有意であることをすでに述べていますので，ここではそれぞれの層（イベントタイプ）ごとの治療（**tx**）効果を取り上げます．

First event:

	SCP	Marginal
$\widehat{HR}$	0.946	0.946
p-value	0.85	0.85

1番目のイベントの生存時間に対する治療効果の検定（H_0：$\beta_1 = 0$）に関しては，**層化CP**アプローチも**周辺**アプローチも同じ結果となり，治療効果推定値（$\widehat{HR} = 0.946 = 1/1.06$）は臨床的な意義はなく，Wald統計量に基づく$p$値$= 0.85$も有意ではありません．

Second event:

	SCP	Marginal
$\widehat{HR}$	0.385	0.423
p-value	0.03	0.06
95% CI	(0.16, 0.92)	(0.17, 1.05)

黄斑変性症の臨床的重症度の悪化を示す2番目のイベントに関しては，**層化CP**アプローチのWald検定のp値は0.03であり，有意水準0.05では有意となります．一方，**周辺**アプローチではp値は0.06となり，有意水準0.05では有意ではありませんが傾向を認める数値となります．

層化CPアプローチでは，治療効果のハザード比推定値は$\widehat{HR} = 0.385 = 1/2.60$であり，その95%信頼区間はきわめて広いものですが，ゼロ値1を区間に含みません．また**周辺**アプローチのハザード比推定値は$\widehat{HR} = 0.423 = 1/2.36$であり，**層化CP**アプローチと同じく広い信頼区間を持っていますが，1を含んでいます．

Conclusions regarding 1st event:

- No treatment effect
- Same for **Stratified CP** and **Marginal** approaches

上記の結果より，**層化CP**アプローチ，**周辺**アプローチ双方の解析からは，高用量の抗酸化剤と亜鉛による治療は，視力スコア50未満（1番目のイベント）を減らす効果はないようにみえます．

Conclusions regarding 2nd event:

- Clinically moderate and statistically significant treatment effect
- Similar for **Stratified CP** and **Marginal** approaches, but more support from **Stratified CP** approach

しかしながら，2番目のイベント，黄斑変性症の悪化を抑制する（つまりfailureが起こらない）ことに関しては，臨床的に中等度の，統計的に有意な治療効果が存在する証拠が示されました．**周辺**アプローチよりも**層化CP**アプローチの方がこの結論を強く示唆します．

Comparison of **Stratified CP** with **Marginal** Approach

What if results had been different?

両アプローチからの結論は近いものですが，これらのデータを使い，さらに両者の比較を続けます．もしそれぞれのアプローチの結果が大きく異なっていたら，どちらかを選ぶということが現実に重要となります．

Recommend **Stratified CP** if

Can assume 2nd event cannot occur without 1st event previously occurring
⇓
Should consider survival time to 2nd event **conditional on** experiencing 1st event

しかしながら，この例においても，手法の選択は難しいです．2番目のイベントは必ず1番目のイベントが起こってから発生すると仮定するならば，**層化CP**アプローチが適していると思われます．その場合，1番目のイベントを経験した対象者だけで(そのような**条件下のもとで**)，2番目のイベントの生存時間を考えることが重要になります．

Recommend **Marginal** if

Can assume each subject at risk for 2nd event whether or not 1st event previously occurred
⇓
2nd event considered a separate event, that is, **unconditional** of the 1st event
⇓
Should consider survival times to 2nd event for **all** subjects

一方，1番目のイベントの経験有無にかかわらず，対象者が2番目のイベントのat riskにあると考えられる場合は，**周辺**アプローチが適していると思われます．すなわち，2番目のイベントは1番目のイベントと独立している(**条件付けられていない**)と考えられる場合です．したがって**周辺**アプローチでは，2番目のイベントの生存時間には全対象者を含める必要があります．

Macular degeneration data: recommend **Marginal** approach

In general: carefully consider interpretation of each approach

黄斑変性症データ例では，**周辺**アプローチが説得力のある手法でした．しかしながら，**一般的**には，この4つのアプローチの中からの選択は明瞭でないことも多く，それぞれのアプローチから導かれる解釈の違いを注意深く考慮することが必要になります．

XII. 再発イベントに関する生存曲線

Goal: Plot and Interpret Survival Curves

Types of survival curves:

KM (empirical): Chapter 2
Adjusted (Cox PH): Chapters 3 and 4

回帰モデル(例えばCox比例ハザード)であるか否かにかかわらず，ほとんどの生存時間解析の重要な目的の1つに，グループ別に生存曲線をプロットし，解釈や比較をすることがあります．経験生存曲線をプロットするKaplan-Meier(KM)法はすでに紹介しました(第2章)．またCox比例ハザードモデルから調整生存曲線を得る方法についても紹介しました(第3章と第4章)．

Previously: 1 (nonrecurrent) event
Now:
Survival plots with recurrent events?

これまでは，単回(非再発)イベントの生存データのみを考えてきました．では，再発イベントがあるときの生存プロットはどのように考えればよいのでしょうか．

Focus on one ordered event at a time

$S_1(t)$: 1st event
$S_2(t)$: 2nd event
...
$S_k(t)$: kth event

その答えは，再発イベントの生存プロットとは，複数のイベントの中から一度に1つのイベントに着目するというものです．つまり，**1番目のイベントの生存曲線，2番目のイベントの生存曲線**，・・・など，個別にプロットするということです．

Survival to a 1st event

$S_1(t) = \Pr(T_1 > t)$

where
T_1 = survival time up to occurrence of 1st event
(ignores later recurrent events)

1番目のイベントまでの生存に関しては，生存曲線は対象者の1番目のイベント発生までの時間が特定の時間 t を超える確率を記述したものです．そのプロットでは，1番目のイベント後に対象者に生じうる再発イベントは本質的にすべて無視しています．

Survival to a 2nd event

$S_2(t) = \Pr(T_2 > t)$

where
T_2 = survival time up to occurrence of 2nd event

2番目のイベントまでの生存に関しては，生存曲線は対象者の2番目のイベント発生までの時間が特定の時間 t を超える確率を記述したものです．

Two versions

そのプロットには次の2つの方法が考えられます．

Stratified:
T_{2c} = time from 1st event to 2nd event, restricting data to 1st event subjects
Marginal:
T_{2m} = time from study entry to 2nd event, ignoring 1st event

層化：1番目のイベントから2番目のイベント発生までの時間を生存時間に用い，そのため，1番目のイベントを経験した対象者のみがデータセットに含まれます．

周辺：試験登録から2番目のイベント発生までの時間を生存時間に用い，1番目のイベントの有無は無視します．

Survival to a kth event ($k \geq 2$)

$S_k(t) = \Pr(T_k > t)$

where
T_k = survival time up to occurrence of kth event

同様に，**k番目のイベントまでの生存**に関しては，生存曲線は対象者のk番目のイベント発生までの時間が特定の時間 t を超える確率を記述したものです．

Two versions

Stratified:
T_{kc} = time from the $k-1$st to kth event, restricting data to subjects with $k-1$ events
Marginal:
T_{km} = time from study entry to kth event, ignoring previous events

k番目のイベントまでの生存に関するプロットには，2番目のイベントまでの生存のときと同様に**層化**と**周辺**という2つの方法が考えられます(左記参照)．

EXAMPLE

			Days		
ID	**Status**	**Stratum**	**Start**	**Stop**	**tx**
M	1	1	0	100	1
M	1	2	100	105	1
H	1	1	0	30	0
H	1	2	30	50	0
P	1	1	0	20	0
P	1	2	20	60	0
P	1	3	60	85	0

ここで，すでに紹介した3人の対象者Molly（M），Holly（H），Polly（P）のデータセット例を再び左に示し，再発イベントデータの生存時間プロットについて説明します．

Deriving $S_1(t)$: **Stratum 1**

$t_{(f)}$	n_f	m_f	q_f	$R(t_{(f)})$	$S_1(t_{(f)})$
0	3	0	0	{M, H, P}	1.00
20	3	1	0	{M, H, P}	0.67
30	2	1	0	{M, H}	0.33
100	1	1	0	{M}	0.00

1番目のイベントまでの生存に関する生存関数$S_1(t)$は，3つの層化Cox解析アプローチのいずれに関しても，層1のデータレイアウト（左の表）から求められます．m_fとq_fは時間$t_{(f)}$におけるfailure数と打ち切り例数です．最終列の生存確率$S_1(t_{(f)})$はKM積極限式を用いて求められたものです．

Deriving $S_{2c}(t)$: **Stratum 2 (Stratified GT)**

$t_{(f)}$	n_f	m_f	q_f	$R(t_{(f)}\}$	$S_{2c}(t_{(f)})$
0	3	0	0	{M, H, P}	1.00
5	3	1	0	{M, H, P}	0.67
20	2	1	0	{M, P}	0.33
450	1	1	0	{M}	0.00

2番目のイベントまでの生存に関する**層化**生存プロットは，**Gap Time**アプローチ用の層2のデータレイアウト（左の表）から求められます．ここでの生存関数を$S_{2c}(t)$とします．この表の生存確率は先の表の生存確率と一致していますが，failure時間$t_{(f)}$は先の表と異なっています．

Deriving $S_{2m}(t)$: **Stratum 2 (Marginal)**

$t_{(f)}$	n_f	m_f	q_f	$R(t_{(f)}\}$	$S_{2m}(t_{(f)})$
0	3	0	0	{M, H, P}	1.00
20	3	1	0	{M, H, P}	0.67
30	2	1	0	{H, P}	0.33
100	1	1	0	{P}	0.00

2番目のイベントまでの生存に関する**周辺**生存プロットは，**周辺**アプローチ用の層2のデータレイアウト（左の表）から求められます．ここでの生存曲線を$S_{2m}(t)$とします．この場合も，最終列の生存確率は前2例の生存確率と一致していますが，それぞれの表のfailure時間$t_{(f)}$は表ごとに異なっています．

Survival Plots for Molly, Holly and Polly Recurrent Event Data (n = 3)

上記3種のデータレイアウト別に生存曲線をプロットしたものが**Figure 8.1〜8.3**です．

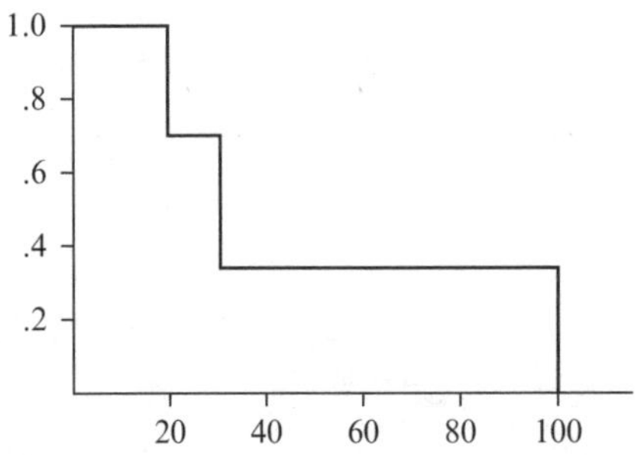

Figure 8.1. $\mathbf{S_1(t)}$: Survival to 1st Event

Figure 8.1は1番目のイベントの生存確率を示し，以後のイベントは無視しています．時間0におけるリスクセットは3人の対象者全員を含んでいます．$t = 20$で生存確率は$S_1(t) = 1$から$S_1(t) = 0.67$へと減少し，$t = 30$で$S_1(t) = 0.33$へと再度減少し，1番目のイベントが最後に生じた$t = 100$で$S_1(t) = 0$になっています．

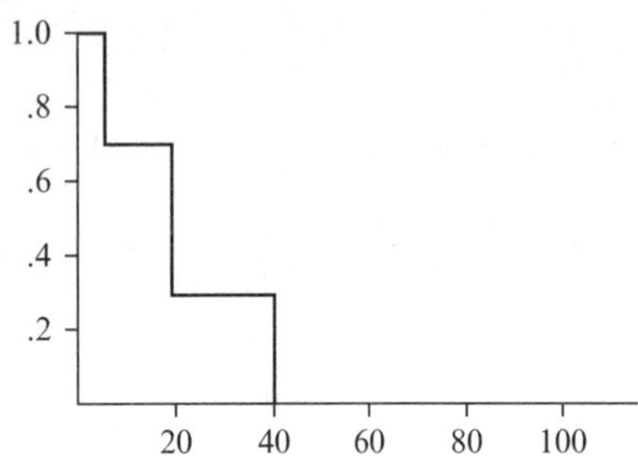

Figure 8.2. $\mathbf{S}_{2c}$(t): Survival to 2nd Event (Stratified GT)

1番目のイベントから2番目のイベントまでの生存時間を用いた，2番目のイベントに関する**層化Gap Time**生存確率を**Figure 8.2**に示します．3人の対象者全員に1番目のイベントがあるため，時間0におけるリスクセットは再び対象者3名を含みます．さらに，生存確率1，0.67，0.33，0は**Figure 8.1**と同様です．しかしながら，生存確率が異なる生存時間上にプロットされるため（**Figure 8.1**では$t = 20$，30，100ですが，**Figure 8.2**では$t = 5$，20，40），本プロットと先のプロットとは異なります．

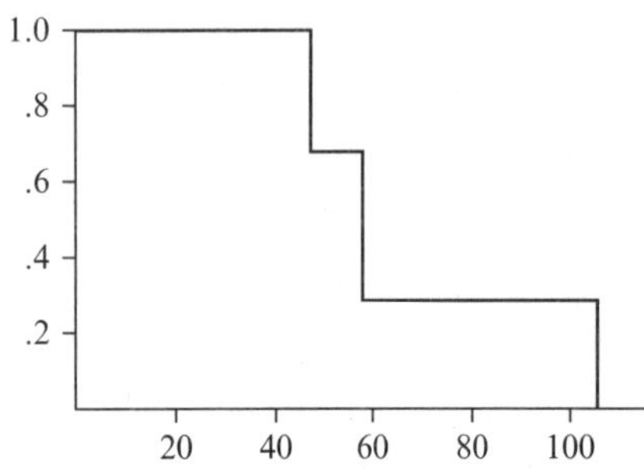

Figure 8.3. $\mathbf{S}_{2m}$(t): Survival to 2nd Event (Marginal)

試験登録から2番目のイベントまでの生存時間を用い，**1番目のイベントを無視した**，2番目のイベントに関する**周辺**生存確率を**Figure 8.3**に示します．生存確率1，0.67，0.33，0はやはり**Figure 8.1**，**Figure 8.2**と同様です．しかしながら，生存確率が異なる生存時間上にプロットされるため（**Figure 8.3**では$t = 50$, 60, 105），本プロットは先の2つのプロットと異なっています．

XIII. まとめ

4 approaches for recurrent event data
Counting process (CP), Stratified CP, Gap Time, Marginal

再発イベント生存データの解析のために4つのアプローチを紹介しました．

The 4 approaches

- Differ in how risk set is determined
- Differ in data layout
- All involve standard Cox model program
- Latter three approaches use a SC model

これらのアプローチ間には，リスクセットの決め方とデータレイアウトの違いがあります．4つのアプローチともCox比例ハザードモデルを利用した標準的な統計ソフトウェアを使用しますが，**CPアプローチ**以外の3アプローチはイベント別に層別する層化Coxモデルが必要になります．

Identical recurrent events
⇓
CP approach

再発イベントを同一として取り扱うときに，解析に用いる典型的なアプローチはCPアプローチと呼ばれるものです．

Recurrent events: different disease categories or event order important
⇓
Stratified Cox (SC) approaches

再発イベントが異なる疾患カテゴリーからなるか，あるいはイベントの発生順が重要と考えられる場合は，3つの派生型層化Coxアプローチの中から解析方法を選ぶ必要があります．

CP approach: **Start** and **Stop** times

Standard layout: only **Stop** (survival) times (no recurrent events)

CPアプローチのデータレイアウトでは，それぞれの対象者は再発イベントごとに1行のデータを持ち，フォローアップ区間を示す**開始時間**と**終了時間**の列があります．これは，再発イベントではない，各対象者1行のデータを持ち，終了(**生存**)時間だけの列がある，標準データレイアウトとは異なります．

Stratified CP: same **Start** and **Stop** Times as **CP**, but uses **SC** model

層化CPアプローチは**CP**アプローチで使われる(開始，終了)データレイアウトとまったく同じ形式を使用します．ただし，**層化CP**アプローチでは，層別のない比例ハザードモデルの代わりに層化Cox比例ハザードモデルを使うことだけがCPアプローチと異なります．

Gap Time: Start and **Stop** Times
Start = 0 always
Stop = time since previous event
SC model

Gap Time アプローチも(開始，終了)データレイアウトを使用しますが，開始時間は常に0であり，終了の値は直前のイベントからの時間区間となります．**Gap Time** アプローチも，層化Coxモデルを使用します．

Marginal approach:

Standard layout (nonrecurrent event), that is, without (**Start, Stop**) columns
Each failure is a separate process

周辺アプローチは(開始，終了)レイアウトの代わりに標準的な(非再発イベント)データレイアウトを使用します．**周辺**アプローチの背後にある基本的な考え方は，failureごとに異なるタイプのイベントだと考えることもできるようになっていることです．

Recommend using **robust estimation** to adjust for correlation of observations on the same subject.

派生型の層化Coxアプローチに関してはいずれも，**CP**アプローチがそうであるように，**ロバスト推定**を用いて，対象者内相関を考慮した回帰係数推定値の分散を求めることが推奨されます．

Application 1: Bladder Cancer study
n = 86
64 months of follow-up

上記の各種アプローチについて，2つの適用例を検討しました．まず，86例の対象者を最大64ヵ月間フォローアップした膀胱がん試験のデータを用い，4つのアプローチすべての解析結果を比較しました．

Repeated event: recurrence of bladder cancer tumor; up to 4 events

解析する再発イベントは経尿道的切除術後の膀胱がんの再発です．新たな腫瘍の再発は，発見されるたびに切除処置しました．対象者86名中およそ25％に4回のイベントがありました．

tx = 1 if thiotepa, 0 if placebo
num = initial # of tumors
size = initial size of tumors

興味のある曝露変数は薬物治療（**tx**，0 = プラセボ，1 = チオテパ投与）です．2つの共変量，初回腫瘍数（**num**）と初回腫瘍サイズ（**size**）があります．

CP results: no strong evidence for **tx** ($\widehat{HR}$ = 0.67, P = .09, 95% CI: 0.414, 1.069)

このようなデータに適していると思われる**CP**アプローチの結果からは，**num**と**size**で調整後の**tx**効果が有効であることを示す強力な証拠は得られませんでした．

Alternative parametric approach

- Weibull PH model
- Gamma shared frailty component
- Bladder cancer dataset
- Similar HR and confidence interval as for counting process approach

frailty成分（第7章を参照）を含むパラメトリックモデルを使用した再発イベントデータの解析アプローチも紹介しました．具体的には，ガンマ分布の共有frailtyを持つWeibull比例ハザードモデルを膀胱がんデータセットに適用しました．その結果得られたハザード比とその信頼区間の推定値はCPアプローチを用いた場合とほとんど同じになりました．

Application 2: Clinical trial

n = 43
8 years of follow-up
High doses of antioxidants and zinc
Age-related macular degeneration

2つ目の適用例では，高用量の抗酸化剤と亜鉛が加齢に伴う黄斑変性症（AMD）の進行に及ぼす影響を評価した臨床試験のデータサブセット（n = 43）を検討しました．対象者は8年間フォローアップされています．

Exposure: **tx** = 1 if treatment, 0 if placebo
Covariates: **age, sex**

興味のある曝露変数は治療群（**tx**）で，考慮した共変量は**年齢**と**性別**でした．

Two possible events:

1st event: visual acuity score <50 (i.e., poor vision)
2nd event: clinically advanced severe stage of macular degeneration

対象者が経験しうる最大イベント回数は2回でした．視力スコアが50未満に急速に減少したとき1番目のイベントと定義しました．2番目のイベントは1番目のイベントからのさらなる悪化と考えられ，黄斑変性症のステージが臨床的に進行したものと定義されました．

Focus on **Stratified CP** vs. **Marginal** (events were of different types)

この2回のイベントはタイプが大きく異なっており，またベースラインからの生存時間が重要だったため，**層化CP**アプローチと**周辺**アプローチに限定して結果をまとめました．

Interaction SC model ✓
No-interaction SC model ×

どちらのアプローチも，交互作用層化Coxモデルの方が非交互作用モデルよりも適しており，2つのイベント別々に効果を推定することが必要でした．

Conclusions regarding 1st event

- No treatment effect
- Same for **Stratified CP** and **Marginal** approaches

層化CP，**周辺**，いずれのアプローチによる解析結果も，1番目のイベント，視力スコア50未満への減少に対する治療効果は認められませんでした．

Conclusions regarding 2nd event

- Clinically moderate and statistically significant treatment effect

しかしながら，黄斑変性症の悪化に関する2番目のイベントに関しては，臨床的に中等度の，統計的に有意な治療効果の証拠が示されました．

Macular degeneration data: prefer **Marginal** approach (but not clear-cut)

このデータに対して，**層化CP**，**周辺**アプローチのどちらを選択すべきかは明瞭ではありませんが，2つのイベントはタイプが大きく異なるため，おそらく**周辺**アプローチがより適切だと考えられました．

In general: carefully consider interpretation of each approach

しかしながら一般的には，この4つのアプローチの中から手法を選択する場合は，それぞれのアプローチから導かれる解釈について注意深い考察が必要になります．

Survival plots: one ordered event at a time Two versions for survival to kth event:
Stratified: only subjects with k − 1 events
Marginal: ignores previous events

再発イベントの生存プロットは，複数のイベントの中から1イベントごとに求めます．$k \geq 2$の場合，k番目のイベントまでの生存プロットには，タイプの異なる**層化**プロット，**周辺**プロット，いずれも使用可能です．

詳細なまとめ

I. **概説**(366ページ)

A. 焦点: 対象となるイベントはフォローアップ期間中に1人の対象者に複数回起こりうるもの，すなわち「再発イベント」.

B. **CPアプローチ**はCox比例ハザードモデルを使用.

C. 他のアプローチでは層化Cox比例ハザードモデルとfrailtyモデルを使用.

II. **再発イベントのデータ例**(366〜368ページ)

A. 1. 寛解後の複数回の再発：白血病患者
 2. 繰り返す心臓発作再発：冠動脈疾患患者
 3. 腫瘍の再発の繰り返し：膀胱がん患者
 4. 視力悪化の2つのエピソード：黄斑変性症患者

B. それぞれの例の検討課題：対象者に複数のイベントが存在する場合の，予測因子と発生率の関係を評価すること.

C. 下記に応じて異なる解析が必要
 1. 複数のイベントを同等とみなす(**CPアプローチ**).
 2. 複数のイベントはそれぞれ異なる疾患カテゴリーに属するか，イベントの順序が重要と考えられるとき(**層化Cox**アプローチ).

III. **CP(Counting Process)アプローチの例**(368〜369ページ)

A. 膀胱がんに対し2種類の治療を比較したランダム化試験の2例の対象者の仮想データ.

B. **CPアプローチ**のデータレイアウト
 1. それぞれの対象者に対して，再発イベントやイベント発生のない追加フォローアップ区間ごとに1行のデータが割り当てられる.
 2. それぞれのデータ行には，フォローアップ区間に対応する**開始時間**と**終了時間**がある.

IV. 一般的なデータレイアウト：CPアプローチ(370～371ページ)

A. r_i　：対象者iにおける時間区間数

　d_i　：対象者iの区間jにおけるイベント状態(0または1)

　t_{ij0}　：対象者iの区間jにおける開始時間

　t_{ij1}　：対象者iの区間jにおける終了時間

　X_{ijk}：対象者iの区間jにおけるk番目の予測因子の値

　$i = 1, 2, \ldots, N$；$j = 1, 2, \ldots, r_i$；$k = 1, 2, \ldots, p$

B. 対象者iのレイアウト

i	j	d_{ij}	t_{ij0}	t_{ij1}	X_{ij1}	X_{ijp}
i	1	d_{i1}	t_{i10}	t_{i11}	X_{111}	X_{i1p}
i	2	d_{i2}	t_{i20}	t_{i21}	X_{121}	X_{i2p}
.	.	.	.	.	.	.
.	.	.	.	.	.	.
.	.	.	.	.	.	.
i	r_i	d_{ir_i}	t_{ir_i0}	t_{ir_i1}	X_{ir_i1}	X_{ir_ip}

C. 膀胱がん試験例

1. 64ヵ月間の再発膀胱がん試験の最初の26例の対象者(全86例)のデータレイアウト
2. 曝露変数：薬物治療(**tx**, 0 = プラセボ, 1 = チオテパ投与)
3. 共変量：初回腫瘍数(**num**)と初回腫瘍サイズ(**size**)
4. 対象者内で最大で4回のイベント

V. CPモデルと方法(372～376ページ)

A. **CPアプローチ**に使われる典型的なモデルは標準的なCox比例ハザードモデル：$h(t, \mathbf{X}) = h_0(t)\ \exp[\Sigma\beta_i X_i]$

B. 再発イベント生存データでは，非再発イベント生存データとは異なる形式の(部分)尤度関数

1. $t_{(f)}$でfailureした後もフォローアップが続く対象者は，$t_{(f)}$以後もリスクセットから脱落せず，最後のフォローアップ区間までリクスセットに留まった後，リスクセットから除外される．
2. 同一対象者の異なる行のデータは，異なる対象者からの独立した寄与であるかのように解析では処理される．

C. 膀胱がんデータに関する**CP**アプローチのCox比例ハザードモデルの式は以下である.

$$h(t, \mathbf{X}) = h_0(t)\mathbf{exp}[\beta\ \mathbf{tx} + \gamma_1\ \mathbf{num} + \gamma_2\ \mathbf{size}].$$

D. **CP**形式の正しいデータレイアウトと,(開始, 終了)形式を含むプログラムコードが準備されれば, **CP**アプローチを使った全体の部分尤度**L**は自動的に計算される.

VI. ロバスト推定(376〜378ページ)

A. **CP**アプローチでは, 同一対象者に属する複数の区間は, 対象者内相関という問題があるため, 解析ではそれを考慮しなければならない.

B. 対象者内の結果変数間の相関を調整するために広く使用されている方法は**ロバスト推定**

C. CPアプローチにおける**ロバスト推定**の目的は, 事前に何らかの相関構造を仮定しないときの, 対象者内相関を調整した分散推定量を得ること.

D. 回帰係数推定値の分散の**ロバスト推定量**を求めることにより, モデルパラメータの, 対象者内相関を考慮した検定と信頼区間を得ることができる.

E. **ロバスト推定量**の一般式は行列形式で表すのが便利であり. この式は統計ソフトウェアに組み込まれ, 適切なコーディングのもと自動的に計算される.

VII. CPアプローチの解析結果例(378〜379ページ)

A. 3つの予測因子**tx**, **num**, **size**を含む非交互作用Cox比例ハザードモデルによる出力結果を編集.

B. 交互作用項**tx** × **num**と**tx** × **size**に関する尤度比chunk検定は有意ではない.

C. 3変数すべてで比例ハザード仮定は成立していると仮定した.

D. **tx**の標準誤差に対するロバスト推定値0.2418は, 対応する非ロバスト推定値0.2001に近いが同じではなかった.

E. **num**と**size**で調整後の**tx**の効果が有効であることを示す強力な証拠はなかった($\widehat{HR} = 0.67$, 両側p値 = .09, 95%CI : 0.414, 1.069).

F. ただし，片側検定を使うと，ロバストおよび非ロバスト標準誤差を用いたp値は有意水準0.05で有意となる値を示した.

G. ロバスト分散推定値の95%信頼区間は非ロバスト分散推定値よりわずかに広くなる.

VIII. その他のアプローチ，層化Cox(379～385ページ)

A. 3つの層化Coxアプローチはいずれも，対象者内のイベント発生順に対応した区間番号を層化変数とみなしている.

B. 再発イベントを発生順序で区別したい場合，層化Coxモデルの3つの派生型アプローチを検討することが必要.

C. これらのアプローチすべてが，フォローアップ中の対象者は，複数のタイプのイベントのうち1つのタイプのイベントしか経験できない，いわゆる**競合リスク**生存時間解析とは異なる.

D. **層化CP**アプローチ：
   1. CPアプローチと同じ**開始時間**と**終了時間**
   2. **層化Cox**モデル.

E. **Gap Time** アプローチ：
   1. **開始時間**と**終了時間**はあるが，常に**開始時間** = 0,
      終了時間 = 前のイベントからの時間
   2. **層化Cox**モデル

F. **周辺**アプローチ：
   1. 標準レイアウト(非再発イベント)使用，(**開始**，**終了**)列はなし
   2. 各failureは別々のプロセスとみなす.
   3. 実際のfailure数 ＜ 起こりうるfailure数ではあるが，起こりうるfailureすべてに対し各対象者はat riskと考える.
   4. **層化Coxモデル**

G. 2タイプの**層化Cox**モデルの中から一方を選択
   1. 非交互作用**層化Cox** vs. 交互作用**層化Cox**
   2. 膀胱がん例：
      非交互作用モデル：$h_g(t, X) =$
      $h_{0g}(t)\mathbf{exp}[\beta\,\mathbf{tx} + \gamma_1\,\mathbf{num} + \gamma_2\,\mathbf{size}]$
      ここで g = 1, 2, 3, 4.
      交互作用モデル：$h_g(t,X) =$
      $h_{0g}(t)\mathbf{exp}[\beta_g\mathbf{tx} + \gamma_{1g}\mathbf{num} + \gamma_{2g}\mathbf{size}]$.
      ここで g = 1, 2, 3, 4.

H. 対象者内の複数観測値間の相関を調整する必要があるため，**ロバスト推定量**の使用を推奨

IX. 膀胱がん試験例(385〜389ページ)

A. 4つの解析方法(**CP**, **層化CP**, **Gap Time** , **周辺**)を用いて膀胱がんデータを解析した結果を比較.

B. 非交互作用モデルによる**tx**効果のハザード比は，4つのアプローチ間でいくぶん異なった．その中では**周辺**モデルがもっとも異なっていた(**M**：0.560, **CP**：0.666, **SCP**：0.716, **GT**：0.763).

C. 非ロバスト標準誤差，ロバスト標準誤差ならびにp値は，アプローチ間でいくぶん異なった.

D. 交互作用層化Coxモデルを使うと，各変数のβの推定値ならびに対応する標準誤差は4層(4イベント)間で, またモデル間でそれぞれ異なっている.

E. 1番目のイベントに関しては，3つの派生型層化Coxモデル間で，それぞれの変数のβの推定値および対応する標準誤差は予想された通り一致(1番目のイベントに関しては常に).

F. 4つの再発イベント解析アプローチのうちもっとも良いものはどれか?

1. 同一対象者内の再発イベント間の区別を望まず**tx**の効果に関する総合的な結論を得るのが目的ならば, **CP**アプローチを推奨.
2. イベント発生順に対応した**tx**の効果を別々に見たいときは，3つの層化Coxアプローチのいずれかを推奨.
3. **層化CP**か**周辺**アプローチかの選択は難しいが，層が異なるイベントタイプを明確に表していないときは，**層化CP**が望ましい.

G. 結論として，使用するアプローチにかかわらず，**num**および**size**で調整後の**tx**の効果が有効であることを示す強力な証拠は存在しなかった.

X. 共有frailtyを用いたパラメトリックアプローチ(389〜391ページ)

A. frailty成分(第7章参照)を含むパラメトリックモデルを使用したアプローチ.

B. ガンマ分布frailtyを持つWeibull 比例ハザードモデルを膀胱がんデータセットに適用.

C. 推定ハザード比と信頼区間はCPアプローチの結果とよく似ていた.

D. frailty成分の推定値は有意だった(p値 = 0.003).

XI. 2つ目の例(391～395ページ)

A. 高用量の抗酸化剤と亜鉛(投与の場合**tx** = 1, 投与しない場合**tx** = 0)が加齢に伴う黄斑変性症を抑制するかを検討した臨床試験(n = 43, 8年間研究).

B. 共変量：**年齢**と**性別**

C. 2つの取り得るイベント：

1. 1番目のイベント：視力スコア＜50(視力低下).
2. 2番目のイベント：黄斑変性症の臨床的な進行.

D. イベントのタイプが異なっているため，**層化CP**と**周辺**アプローチ間の比較に注目.

E. 非交互作用層化Coxモデルと比較した場合，交互作用層化Coxモデルは有意.

F. 1番目のイベントに関する結論：

1. 治療効果なし(HR = 0.946, p値 = 0.85).
2. **層化CP**アプローチも**周辺**アプローチも同様の結果.

G. 2番目のイベントに関する結論：

1. **層化CP**アプローチ：$\widehat{\mathrm{HR}} = 0.385 = 1/2.60$, 両側$p$値 = 0.03.
2. **周辺**アプローチ：$\widehat{\mathrm{HR}} = 0.423 = 1/2.36$, 両側$p$値 = 0.06).
3. 結論として, 臨床的に中等度かつ統計学的に有意な治療効果

H. 1番目のイベントと2番目のイベントはタイプが異なるため, **周辺**アプローチが望ましい.

XII. 再発イベントに関する生存曲線(395～398ページ)

A. 再発イベントの生存プロットは，再発イベントの中から一度に1つのイベントに着目する.

B. 1番目のイベントまでの生存では, 生存曲線は$S_1(t) = \Pr(T_1 > t)$で与えられる．ここで$\boldsymbol{T}_1$ = 1番目のイベント発生までの生存時間(2番目以降の再発イベントは無視).

C. k番目のイベントまでの生存では, 生存曲線は$\boldsymbol{S}_k(t) = \Pr(T_k > t)$で与えられる．ここで$T_k$ = k番目のイベント発生までの生存時間.

D. $S_k(t)$の2つのバージョン
   1. $\boldsymbol{S_{kc}(t)}$ **層化**：T_{kc} = (k-1)番目のイベントからk番目のイベントまでの時間，k-1個のイベントを経験した対象者のデータに限定.
   2. $\boldsymbol{S_{km}(t)}$ **周辺**：T_{km} = 試験登録からk番目のイベントまでの時間，それまで発生したイベントは無視.

E. Molly (M)，Holly (H)，Polly (P)という3人の対象者を含む小規模データセットの再発イベントデータを使い生存時間プロットを説明.

XIII. まとめ(398〜401ページ)

A. 再発イベント生存データ解析の4つのアプローチ：
CP，**層化CP**，**Gap Time**，**周辺**.

B. アプローチ間でデータレイアウトは異なる.

C. **CP**アプローチはCox比例ハザードモデルを使用．それ以外のアプローチは層化Coxモデルを使用.

D. アプローチの選択は一般的に，各アプローチの解釈の注意深い考察に基づく.

E. 同一対象者内に観測値間の相関を調整するために**ロバスト推定**を使うべき.

練習問題

正誤問題(TかFに○を付けてください)

T F Q1. 再発イベントとは，フォローアップ中に1人の対象者に複数回起こるイベント(failure)です.

T F Q2. フォローアップ中に1人の対象者に違うタイプのイベントが複数回起こる場合は，**CP**アプローチが適しています.

T F Q3. **CP**アプローチのデータレイアウトに関して，時間$t_{(f)}$のfailure後も追加のフォローアップ期間を持つ対象者は$t_{(f)}$後のリスクセットからは脱落しません.

T F Q4. **CP**アプローチでは，層化Cox比例ハザードモデルを使用する必要があります.

T F Q5. **CP**アプローチを使用する場合，2例の対象者がちょうど$t_{(f)}$ = 10(月)にfailureがあり，その後に両者とも再発イベントを経験した場合，その再発failureが両者とも存在するために，10(月)の次のリスクセット中の数は減少しません.

T　F　Q 6. **CP**アプローチで**ロバスト推定**を使用する目的は，特定の相関構造を仮定しないときに，対象者内相関を調整した回帰係数推定値を得ることです．

T　F　Q 7. 再発イベント生存データの解析において**ロバスト推定**は，**CP**アプローチには推奨されますが，派生型層化Coxアプローチには推奨されません．

T　F　Q 8. ロバスト標準誤差を用いて得たp値は，非ロバスト標準誤差を用いて得たp値より常に大きくなります．

T　F　Q 9. **周辺**アプローチでは**CP**アプローチで用いるデータレイアウト形式(開始，終了)とまったく同じものを使用します．ただし，**周辺**アプローチでは，標準(層化されていない)比例ハザードモデルではなく，層化Coxモデルを用います．

T　F　Q10. **周辺**アプローチを用いて解析するデータセットの，対象者の最大failure発生数を**5**と仮定します．すると，2回だけfailureした対象者は，2回のfailureと，起きる可能性のあった3回のfailureに対応する，合わせて5行のデータを持つことになります．

T　F　Q11. **層化CP**アプローチを用いて解析するデータセットの，対象者の最大failure発生数を**5**と仮定します．すると，この解析を実施するのに用いる交互作用層化Coxモデルは次式のような一般的なモデル式を持ちます：

$$h_g(t, \mathbf{X}) = h_{0g}(t) \exp[\beta_{1g}X_1 + \beta_{2g}X_2 + \cdots + \beta_{pg}X_p],$$
$$g = 1, 2, 3, 4, 5.$$

T　F　Q 12. **層化CP**アプローチを用いた非交互作用層化Coxモデルが対応する交互作用層化Coxモデルと統計学的な有意差がない(尤度比検定による)ことがわかっていたとします．そのため非交互作用モデルを用いたとすると，再発イベントに対応するそれぞれの層ごとの予測因子の効果を区分して評価することはできなくなります．

T　F　Q 13. 層が異なるイベントタイプを明らかに反映するするのであれば，**層化CP**アプローチと**周辺**アプローチでは**周辺**アプローチの方が望ましい．

T F Q 14. 再発イベントデータの解析に交互作用層化Coxモデルを使う場合，第1層の回帰係数とその標準誤差は，**層化CP**，**Gap Time**，**周辺**の3アプローチとも常に等しくなります．

T F Q 15. **CP**，**層化CP**，**Gap Time**，**周辺**アプローチからの選択は，データにとって非交互作用層化Coxモデルか交互作用層化Coxモデルのどちらが適しているかによります．

Q 16. 下記に示すように，Allie (A)，Sally (S)，Callie (C)の3人の対象者だけのデータセットを考えます．3人の対象者とも再発イベントを2回，それぞれ違う時間に経験しています．

ID	状態	層	開始	終了	tx
A	1	1	0	70	1
A	1	2	70	90	1
S	1	1	0	20	0
S	1	2	20	30	0
C	1	1	0	10	1
C	1	2	10	40	1

1番目のイベント(層1)までの生存時間(週)に関する以下のデータレイアウトを完成させてください．m_fとq_fは時間$t_{(f)}$におけるfailure数と打ち切り例数を表します．最終列の生存確率はKM積極限式を用います．

$t_{(f)}$	n_f	m_f	q_f	$R(t_{(f)})$	$S_1(t_{(f)})$
0	3	0	0	{A, S, C}	1.00
10	-	-	-	-	-
-	-	-	-	-	-
-	-	-	-	-	-

Q 17. Q16で作成したデータレイアウト に対応する生存曲線をプロットしてください．

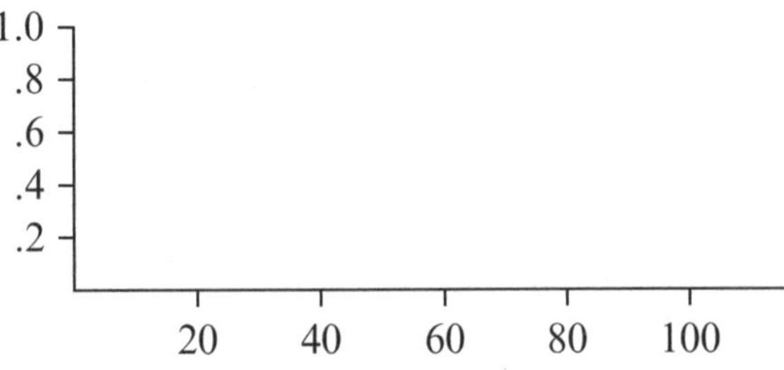

Q 18. **Gap Time** アプローチを用いた場合の，**2番目のイベントまで**の生存時間（週）に関する以下のデータレイアウトを完成させてください．

$t_{(f)}$	n_f	m_f	q_f	$R(t_{(f)})$	$S_2(t_{(f)})$
0	3	0	0	{A, S, C}	1.00
10	-	-	-	-	-
-	-	-	-	-	-
-	-	-	-	-	-

Q 19. Q 18で作成したデータレイアウトに対応する生存曲線をプロットしてください．

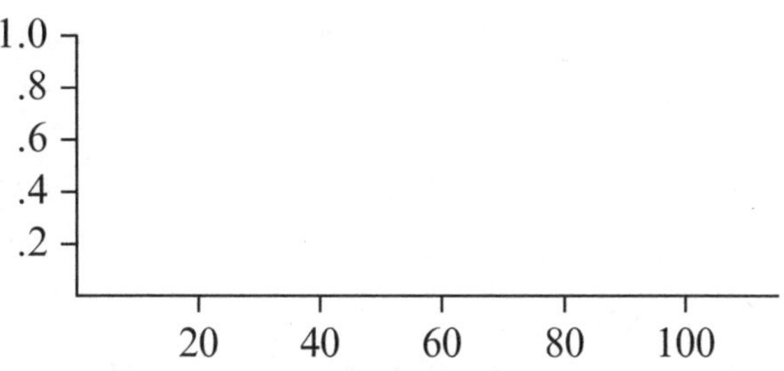

Q 20. **周辺**アプローチを用いた場合の，**2番目のイベントまで**の生存時間（週）に関する以下のデータレイアウトを完成させてください．

$t_{(f)}$	n_f	m_f	q_f	$R(t_{(f)})$	$S_2(t_{(f)})$
0	3	0	0	{A, S, C}	1.00
30	-	-	-	-	-
-	-	-	-	-	-
-	-	-	-	-	-

Q 21. Q 20で作成したデータレイアウト に対応する生存曲線をプロットしてください．

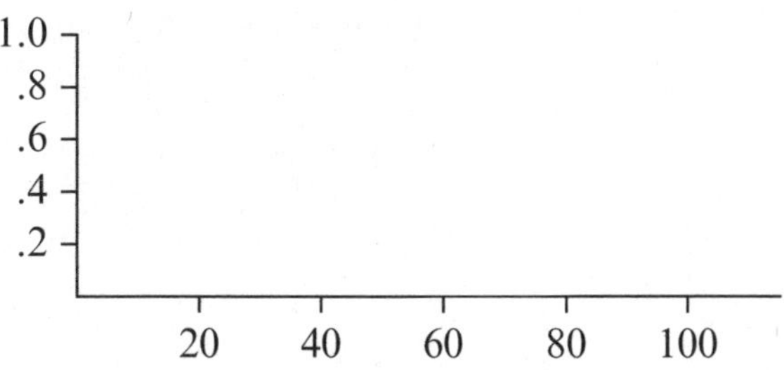

Q 22. Q 17，19，21で作成した3種類のプロットはどこが違いますか？簡潔に説明してください．

テスト

Q 1. 下記のデータセットにはBonnie (B) とLonnie (L) の2人の対象者だけが含まれるとします. 2人の対象者とも再発イベントを2回それぞれ違う時間に経験しています.

ID	状態	層	開始	終了
B	1	1	0	12
B	1	2	12	16
L	1	1	0	20
L	1	2	20	23

a. 1番目のイベント(層1)までの生存時間(例, 週)に関する以下のデータレイアウトの空欄を埋め, 表を完成させてください.

$t_{(f)}$	n_f	m_f	q_f	$R(t_{(f)})$
0	2	0	0	{B, L}
12				
20				

b. CP, **層化CP**, Gap Time, **周辺**のどの解析アプローチを使っても上記aのレイアウトが同じ結果になるのはなぜですか.

c. **層化CP**アプローチを用いる場合の, 1番目のイベントから2番目のイベント(層2)までの生存時間(例, 週)に関する以下のデータレイアウトの空欄を埋め, 表を完成させてください.

$t_{(f)}$	n_f	m_f	q_f	$R(t_{(f)})$
0	0	0	0	-
16				
23				

d. Gap Timeアプローチを用いる場合の, 1番目のイベントから2番目のイベント(層2)までの生存時間(例, 週)に関する以下のデータレイアウトの空欄を埋め, 表を完成させてください.

$t_{(f)}$	n_f	m_f	q_f	$R(t_{(f)})$
0	2	0	0	{B, L}
3				
4				

e. **周辺**アプローチを用いる場合の，試験登録から2番目のイベント（層2）までの生存時間（例，週）に関する以下のデータレイアウトの空欄を埋め，表を完成させてください．

$t_{(f)}$	n_f	m_f	q_f	$R(t_{(f)})$
0	2	0	0	{B, L}
16				
23				

f. 上記cの**層化CP**アプローチに関する次の選択肢のうち，正しいものを1つだけ選び，その番号に○を付けてください．
   i. Bonnieの2番目のイベント時点のリスクセットには，Lonnieは含まれる．
   ii. Lonnieの2番目のイベント時点のリスクセットには，Bonnieは含まれる．
   iii. 片方の2番目のイベント時点のリスクセットには，両者とも含まれない．

g. 上記dの**Gap Time** アプローチに関する次の選択肢のうち，正しいものを1つだけ選び，その番号に○を付けてください．
   i. Bonnieの2番目のイベント時点のリスクセットには，Lonnieは含まれる．
   ii. Lonnieの2番目のイベント時点のリスクセットには，Bonnieは含まれる．
   iii. 片方の2番目のイベント時点のリスクセットには，両者とも含まれない．

h. 上記eの**周辺**アプローチに関する次の選択肢のうち，正しいものを1つだけ選び，その番号に○を付けてください．
   i. Bonnieの2番目のイベント時点のリスクセットには，Lonnieは含まれる．
   ii. Lonnieの2番目のイベント時点のリスクセットには，Bonnieは含まれる．
   iii. 片方の2番目のイベント時点のリスクセットには，両者とも含まれない．

Q 2. 下記のCPレイアウトのデータセットは，除細動器を埋め込んだ年齢40〜50歳の心臓発作患者36例を対象に，心臓発作リスク抑制の確認を目的に，2種類の治療群(**tx**，治療A = 1，治療B = 0)にランダム化割付した4ヵ月観察の臨床試験のものです．対象イベントは除細動器による「高エネルギーのショック」の経験でした．結果変数はイベントが発生するまでの時間(日)です．共変量は喫煙歴です(1 = あり，0 = なし)．問題は以下のデータセットの解析に関するものです．

Col 1 = id，Col 2 = イベント，Col 3 = 開始，Col 4 = 終了，Col 5 = tx，Col 6 = 喫煙歴

01	1	0	39	0	0	12	1	0	39	0	1
01	1	39	66	0	0	12	1	39	80	0	1
01	1	66	97	0	0	12	0	80	107	0	1
02	1	0	34	0	1	13	1	0	36	0	1
02	1	34	65	0	1	13	1	36	64	0	1
02	1	65	100	0	1	13	1	64	95	0	1
03	1	0	36	0	0	14	1	0	46	0	1
03	1	36	67	0	0	14	1	46	77	0	1
03	1	67	96	0	0	14	0	77	111	0	1
04	1	0	40	0	0	15	1	0	61	0	1
04	1	40	80	0	0	15	1	61	79	0	1
04	0	80	111	0	0	15	0	79	111	0	1
05	1	0	45	0	0	16	1	0	57	0	1
05	1	45	68	0	0	16	0	57	79	0	1
05	.	68	.	0	0	16	.	79	.	0	1
06	1	0	33	0	1	17	1	0	37	0	1
06	1	33	66	0	1	17	1	37	76	0	1
06	1	66	96	0	1	17	0	76	113	0	1
07	1	0	34	0	1	18	1	0	58	0	1
07	1	34	67	0	1	18	1	58	67	0	1
07	1	67	93	0	1	18	0	67	109	0	1
08	1	0	39	0	1	19	1	0	58	1	1
08	1	39	72	0	1	19	1	58	63	1	1
08	1	72	102	0	1	19	1	63	106	1	1
09	1	0	39	0	1	20	1	0	45	1	0
09	1	39	79	0	1	20	1	45	72	1	0
09	0	79	109	0	1	20	1	72	106	1	0
10	1	0	36	0	0	21	1	0	48	1	0
10	1	36	65	0	0	21	1	48	81	1	0
10	1	65	96	0	0	21	1	81	112	1	0
11	1	0	39	0	0	22	1	0	38	1	1
11	1	39	78	0	0	22	1	38	64	1	1
11	1	78	108	0	0	22	1	64	97	1	1

(次ページに続く)

23	1	0	51	1	1	30	1	0	57	1	0
23	1	51	69	1	1	30	1	57	78	1	0
23	0	69	98	1	1	30	1	78	99	1	0
24	1	0	43	1	1	31	1	0	44	1	1
24	1	43	67	1	1	31	1	44	74	1	1
24	0	67	111	1	1	31	1	74	96	1	1
25	1	0	46	1	0	32	1	0	38	1	1
25	1	46	66	1	0	32	1	38	71	1	1
25	1	66	110	1	0	32	1	71	105	1	1
26	1	0	33	1	1	33	1	0	38	1	1
26	1	33	68	1	1	33	1	38	64	1	1
26	1	68	96	1	1	33	1	64	97	1	1
27	1	0	51	1	1	34	1	0	38	1	1
27	1	51	97	1	1	34	1	38	63	1	1
27	0	97	115	1	1	34	1	63	99	1	1
28	1	0	37	1	0	35	1	0	49	1	1
28	1	37	79	1	0	35	1	49	70	1	1
28	1	79	93	1	0	35	0	70	107	1	1
29	1	0	41	1	1	36	1	0	34	1	1
29	1	41	73	1	1	36	1	34	81	1	1
29	0	73	111	1	1	36	1	81	97	1	1

以下の**Table T.1**に，4つの再発イベント解析アプローチそれぞれの，非交互作用モデルにおける治療変数(**tx**)の結果をまとめています．いずれのモデルも，**喫煙歴**共変量で調整したCox比例ハザードモデル(**CP**アプローチ)，あるいは層化Cox比例ハザードモデル（**層化CP**，**Gap Time**，**周辺**アプローチ)を用いています．

Table T.1. 非交互作用モデル[a] における治療変数(**tx**)の結果に関する4つの方法間の比較(除細動器試験)

モデル	**CP**	**層化CP**	**Gap time**	**周辺**
パラメータ推定値[b]	0.0839	0.0046	−0.0018	−0.0043
ロバスト標準誤差	0.1036	0.2548	0.1775	0.2579
χ^2値	0.6555	0.0003	0.0001	0.0003
p値	0.4182	0.9856	0.9918	0.9866
ハザード比	1.087	1.005	0.998	0.996
95% 信頼区間	(0.888, 1.332)	(0.610, 1.655)	(0.705, 1.413)	(0.601, 1.651)

[a] **層化CP**，**Gap Time**，**周辺**アプローチについては非交互作用層化Coxモデルを，**CP**アプローチに関しては非交互作用Cox比例ハザードモデルを用い，SAS PROC PHREGを用いて解析した．

[b] **tx**変数の係数推定値

Q2. a. **CP**アプローチを用いた非交互作用モデルのハザード関数式を示してください.

b. **CP**アプローチに基づけば, 治療効果(tx)に関する結論はどうなりますか？**Table T.1**の結果を簡潔に説明してください.

c. これらのデータに**周辺**アプローチを適用したときの, 非交互作用および交互作用層化Coxモデルのハザード関数式を示してください.

d. 「非交互作用」層化Coxモデルと「交互作用」層化Coxモデルを比較した尤度比(LR)検定に有意差を認めなかったため, **Table T.1**には「非交互作用」層化Coxモデルの結果を示しています.周辺モデルに用いたLR検定について説明してください(フルモデル, 縮小モデル, 帰無仮説, 検定統計量, 帰無仮説のもとでの検定統計量の分布).

e. 上記の尤度比検定では有意差が認められなかっという事実があっても, すべての層化Cox アプローチに対して非交互作用層化Coxモデルを使用することの問題点をあげることができますか.

f. 前述の試験解析結果に基づけば, **CP**アプローチを他の派生型アプローチよりも推奨することになりますが, その意味は何ですか？

g. **CP**アプローチの代わりに**周辺**アプローチの使用を推奨する場合は, どのような状況・仮定が考えられますか？

下記の**Table T.2**に, 前述の除細動器試験のデータセットにおける36例の対象者の, CPデータレイアウト形式を用いた昇順failure時間と対応するリスクセット情報を示します.

Table T.2. 細動器試験(CP)における昇順failure時間とリスクセット情報

昇順 failure 時間 $t_{(f)}$	リスクセット数 n_f	failure数 m_f	$[t_{(f)}, t_{(f+1)}]$ での打ち切り数	$[t_{(f)}, t_{(f+1)}]$ でイベントを生じた対象者ID
0	36	0	0	—
33	36	2	0	6, 26
34	36	3	0	2, 7, 36
36	36	3	0	3, 10, 13
37	36	2	0	17, 28
38	36	4	0	22, 32, 33, 34
39	36	5	0	1, 8, 9, 11, 12
40	36	1	0	4
41	36	1	0	29
43	36	1	0	24
44	36	1	0	31

(次ページに続く)

Table T.2.（続き）

昇順 failure 時間 $t_{(f)}$	リスク セット数 n_f	failure数 m_f	$[t_{(f)}, t_{(f+1)}]$ での 打ち切り数	$[t_{(f)}, t_{(f+1)}]$ で イベントを生じた 対象者ID
45	36	2	0	5, 20
46	36	2	0	14, 25
48	36	1	0	21
49	36	1	0	35
51	36	2	0	23, 27
57	36	2	0	16, 30
58	36	2	0	18, 19
61	36	1	0	15
63	36	2	0	19, 34
64	36	3	0	13, 22, 33
65	36	2	0	2, 10
66	36	3	0	1, 6, 25
67	36	4	0	3, 7, 18, 24
68	36	2	0	5, 26
69	35	1	0	23
70	35	1	0	35
71	35	1	0	32
72	35	2	0	8, 20
73	35	1	0	29
74	35	1	0	31
76	35	1	0	17
77	35	1	0	14
78	35	2	0	11, 30
79	35	3	1	9, 15, 16, 28
80	34	2	0	4, 12
81	34	2	0	21, 36
93	34	2	0	7, 28
95	32	1	0	13
96	31	5	0	3, 6, 10, 26, 31
97	26	5	0	1, 22, 27, 33, 36
98	22	0	1	23
99	21	2	0	30, 34
100	19	1	0	2
102	18	1	0	8
105	17	1	0	32
106	16	2	0	19, 20
107	14	1	1	12, 35
108	12	1	0	11
109	11	0	2	9, 18
110	9	1	0	25
111	8	0	5	4, 14, 15, 24, 29
112	3	1	0	21
113	2	0	1	17
115	1	0	1	27

h. **Table T.2**において，failure時間68(日)までにイベントが50個発生しているにもかかわらず，それまでリスクセット中の数($\mathbf{n_f}$)に変化がないのはなぜですか？

i. 時間96から97で，リスクセット中の数が31から26に変化したのはなぜですか？

j. failure時間79〜80までの区間で，failure数($\mathbf{m_f}$)が3で打ち切り対象者数が1なのはなぜですか．

k. failure時間111〜112までの区間で打ち切られた対象者5例はどれですか．

l. 対象者5のイベント歴を，リスクセットの変化の観点も含め記述してください．

Table T.2の**CP**データレイアウトをもとに，生存確率を以下の**Table T.3**の通り求めました．

Table T.3. CPレイアウトに基づく除細動器試験データの生存確率

$t_{(f)}$	n_f	m_f	q_f	$S(t_{(f)}) = S(t_{(f-1)})\Pr(T > t_{(f)}\|T \geq t_{(f)})$
0	36	0	0	1.0
33	36	2	0	1 × 34/36 = .94
34	36	3	0	.94 × 33/36 = .87
36	36	3	0	.87 × 33/36 = .79
37	36	2	0	.79 × 34/36 = .75
38	36	4	0	.75 × 32/36 = .67
39	36	5	0	.67 × 31/36 = .57
40	36	1	0	.57 × 35/36 = .56
41	36	1	0	.56 × 35/36 = .54
43	36	1	0	.54 × 35/36 = .53
44	36	1	0	.53 × 35/36 = .51
45	36	2	0	.51 × 34/36 = .48
46	36	2	0	.48 × 34/36 = .46
48	36	1	0	.46 × 35/36 = .44
49	36	1	0	.44 × 35/36 = .43
51	36	2	0	.43 × 34/36 = .41
57	36	2	0	.41 × 34/36 = .39
58	36	2	0	.39 × 34/36 = .36
61	36	1	0	.36 × 35/36 = .35
63	36	2	0	.35 × 34/36 = .33
64	36	3	0	.33 × 33/36 = .31
65	36	2	0	.31 × 34/36 = .29
66	36	3	0	.29 × 33/36 = .27
67	36	4	0	.27 × 32/36 = .24
68	36	2	0	.24 × 34/36 = .22
69	35	1	0	.22 × 34/35 = .22
70	35	1	0	.22 × 34/35 = .21
71	35	1	0	.21 × 34/35 = .20
72	35	2	0	.20 × 33/35 = .19
73	35	1	0	.19 × 34/35 = .19
74	35	1	0	.19 × 34/35 = .18
76	35	1	0	.18 × 34/35 = .18
77	35	1	0	.18 × 34/35 = .17
78	35	2	0	.17 × 33/35 = .16

（次ページに続く）

Table T.3（続き）

$t_{(f)}$	n_f	m_f	q_f	$S(t_{(f)}) = S(t_{(f-1)})Pr(T > t_{(f)}\|T \geq t_{(f)})$
79	35	3	1	.16 × 31/35 = .14
80	34	2	0	.14 × 32/34 = .13
81	34	2	0	.13 × 32/34 = .13
95	32	1	0	.13 × 31/32 = .12
96	31	5	0	.12 × 26/31 = .10
97	26	5	0	.10 × 21/26 = .08
98	22	0	1	.08 × 22/22 = .08
99	21	2	0	.08 × 19/21 = .07
100	19	1	0	.07 × 18/19 = .07
102	18	1	0	.07 × 17/18 = .06
105	17	1	0	.06 × 16/17 = .06
106	16	2	0	.06 × 14/16 = .05
107	14	1	1	.05 × 13/14 = .05
108	12	1	0	.05 × 21/26 = .05
109	11	0	2	.05 × 11/11 = .05
110	9	1	0	.05 × 8/9 = .04
111	8	0	5	.04 × 8/8 = .04
112	3	1	0	.04 × 2/3 = .03
113	2	0	1	.03 × 2/2 = .03
115	1	0	1	.03 × 1/1 = .03

Table T.3に示す生存率をy軸に取り，対応する昇順failure時間をx軸に取ってプロットしたとします．

m. この曲線でプロットしようとするものは何ですか(正しいものに○を付ける．複数回答可)．
   i. Pr($T_1 > t$) ここでT_1 = 試験登録から1番目のイベントまでの時間
   ii. Pr($T > t$) ここでT = 任意のイベントから次の再発イベントまでの時間
   iii. Pr($T > t$) ここでT = 試験登録から任意のイベントまでの時間
   iv. Pr(時間tの直前までfailureしない)
   v. 上記以外

n. **Table T.3**の$S(t_{(f)})$に積極限式を使用することに対して，何か問題はありますか？簡潔に説明してください．

o. 以下の生存曲線をプロットするため, **Table T.2**をもとにデータレイアウトの空欄を埋めて表を完成させてください.

i. $S_1(t) = \Pr(T_1 > t)$ ここで T_1 = 試験登録から1番目のイベントまでの時間

$t_{(f)}$	n_f	m_f	q_f	$S(t_{(f)}) = S(t_{(f-1)}) \times \Pr(T_1 > t \mid T_1 \geq t)$
0	36	0	0	1.00
33	36	2	0	0.94
34	34	3	0	0.86
36	31	3	0	0.78
37	28	2	0	0.72
38	26	4	0	0.61
39	22	5	0	0.47
40	17	1	0	0.44
41	16	1	0	0.42
43	15	1	0	0.39
44	14	1	0	0.36
45	13	2	0	0.31
46	11	2	0	0.25
48	9	1	0	0.22
49	8	1	0	0.19
51	-	-	-	-
57	-	-	-	-
58	-	-	-	-
61	-	-	-	-

ii. **Gap Time** $S_{2c}(t) = \Pr(T_{2c} > t)$ ここで T_{2c} = 1番目のイベントから2番目のイベントまでの時間

$t_{(f)}$	n_f	m_f	q_f	$S(t_{(f)}) = S(t_{(f-1)}) \times \Pr(T_1 > t \mid T_1 \geq t)$
0	36	0	0	1.00
5	36	1	0	0.97
9	35	1	0	0.94
18	34	2	0	0.89
20	32	1	0	0.86
21	31	2	1	0.81
23	28	1	0	0.78
24	27	1	0	0.75
25	26	1	0	0.72
26	25	2	0	0.66
27	23	2	0	0.60
28	21	1	0	0.58
29	20	1	0	0.55
30	19	1	0	0.52

（次ページに続く）

（続き）

$t_{(f)}$	n_f	m_f	q_f	$S(t_{(f)}) = S(t_{(f-1)}) \times Pr(T_1 > t \mid T_1 \geq t)$
31	18	3	0	0.43
32	15	1	0	0.40
33	14	5	0	0.26
35	9	1	0	0.23
39	8	2	0	0.17
40	-	-	-	-
41	-	-	-	-
42	-	-	-	-
46	-	-	-	-
47	-	-	-	-

iii. **周辺** $S_{2m}(t) = \Pr(T_{2m} > t)$ ここで T_{2m} = 試験登録から2番目のイベントまでの時間

$t_{(f)}$	n_f	m_f	q_f	$S(t_{(f)}) = S(t_{(f-1)}) \times Pr(T_1 > t \mid T_1 \geq t)$
0	36	0	0	1.00
63	36	2	0	0.94
64	34	3	0	0.86
65	31	2	0	0.81
66	29	3	0	0.72
67	26	4	0	0.61
68	22	2	0	0.56
69	20	1	0	0.53
70	19	1	0	0.50
71	18	1	0	0.47
72	17	2	0	0.42
73	15	1	0	0.39
74	14	1	0	0.36
76	13	1	0	0.33
77	12	1	0	0.31
78	11	2	0	0.25
79	-	-	-	-
80	-	-	-	-
81	-	-	-	-
97	-	-	-	-

p. Q 14で作成したデータレイアウト（a, b, c）に対応する生存曲線は異なります．なぜですか．

練習問題の解答

A 1. T

A 2. F：イベントのタイプが異なるときは**周辺**アプローチが適しています．

A 3. T

A 4. F：**周辺**，**層化CP**，**Gap Time** アプローチはすべて層化Coxモデルを使用し，**CP** アプローチは標準的な比例ハザードモデルを使用します．

A 5. T

A 6. F：ロバスト推定は回帰係数の**標準誤差**を調整します．

A 7. F：ロバスト推定は**CP** アプローチだけでなく，4つのアプローチすべてに推奨されます．

A 8. F：ロバスト推定のp値は非ロバスト推定のp値より大きいことも，小さいこともあります．

A 9. F：「**周辺**」という用語を「**層化CP**」か「**Gap Time**」に変更してください．周辺アプローチのレイアウトは(開始, 終了)列を使いません．

A 10. T

A 11. T

A 12. T

A 13. T

A 14. T

A 15. F： **CP**，**層化CP**，**Gap Time**，**周辺**の各アプローチのうちどれを選択するかは，各アプローチの解釈を熟慮して決めます．

A 16.

$t_{(f)}$	n_f	m_f	q_f	$R(t_{(f)})$	$S_1(t_{(f)})$
0	3	0	0	{A, S, C}	1.00
10	3	1	0	{A, S, C}	0.67
20	2	1	0	{A, S}	0.33
70	1	1	0	{A}	0.00

A 17. $\mathbf{S_1}(t)$

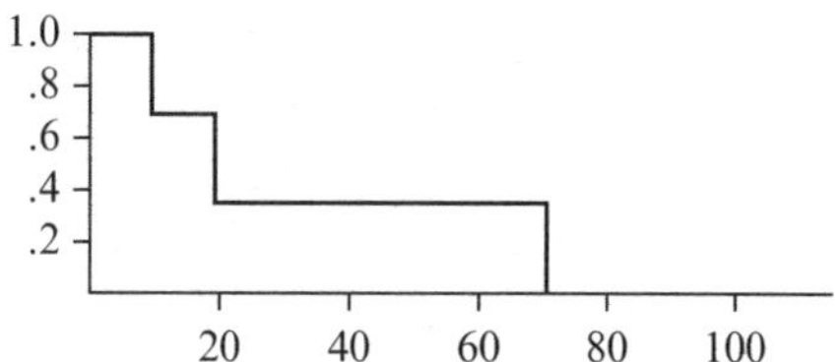

A 18.

$t_{(f)}$	n_f	m_f	q_f	$R(t_{(f)}\}$	$S_2(t_{(f)})$ Gap Time
0	3	0	0	{A, S, C}	1.00
10	3	1	0	{A, S, C}	0.67
20	2	1	0	{A, C}	0.33
30	1	1	0	{C}	0.00

A 19. **$\mathbf{S_{2c}(t)}$ Gap Time**

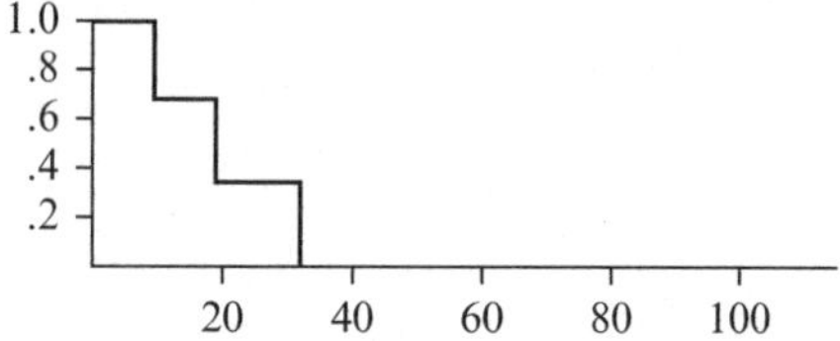

A 20.

$t_{(f)}$	n_f	m_f	q_f	$R(t_{(f)})$	$S_2(t_{(f)})$ Marginal
0	3	0	0	{A, S, C}	1.00
30	3	1	0	{A, S, C}	0.67
40	2	1	0	{A, C}	0.33
90	1	1	0	{A}	0.00

A 21. **$\mathbf{S_{2m}(t)}$ Marginal**

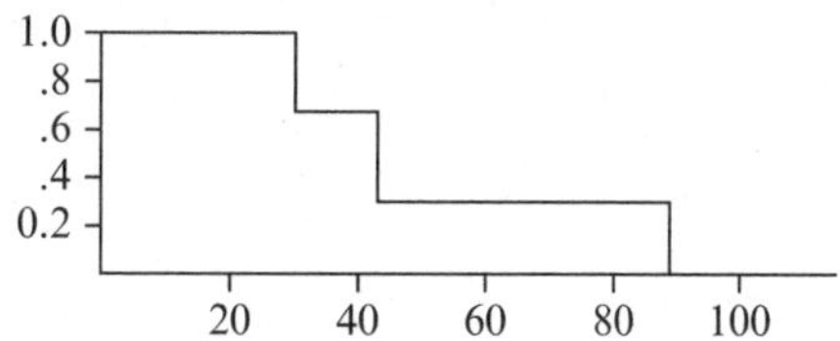

A 22. それぞれのプロットでfailure時間の定義が違うので，リスクセットの定義も違ってくるため，3プロットはそれぞれ異なります．

第9章

競合リスク生存時間解析

はじめに

本章では，対象者のフォローアップ中に，複数の異なるタイプのイベントの中から1つのイベントのみが観測される生存時間を考えます．1人の対象者に1つのタイプのイベントが複数回観察される前章のテーマとは対照的です．複数の異なるタイプのイベントの中から1つのイベントのみが起こるとき，これらのイベントの確率のことを「競合リスク」と呼び，それは本章のタイトルにもなっています†．

競合リスク生存データのモデル化は，Coxモデル，パラメトリック生存モデル，累積発生率を用いるモデルなどで可能です．広く普及していることや，競合リスクの解析にCoxモデルを使う統計ソフトウェアが利用可能なことから，本章では主にCoxモデルを考えます．

競合リスクデータの解析において，典型的なものの1つである「原因別(cause-specific)」アプローチは，イベントタイプごとに別々に生存時間解析を実施し，対象以外の(競合する)イベントタイプを打ち切りとして処理します．この方法には主として2つの問題があります．1つ目の問題は，競合リスク間は独立であるという仮定が必要なこと．2つ目の問題は，イベントタイプ別にCoxモデルをあてはめ，Kaplan-Meier(KM)法を一般化した積極限生存曲線を解釈する際には，競合リスクの存在を考慮した解釈が必要になるということです．

残念ながら，この独立性の仮定が成り立たないときは，競合リスクを同時に解析できる，利用可能な，直接的なアプローチはありません．この問題への対処には「間接的な」方法しかなく，その1つに，競合リスクを経験した対象者全員を，「イベントなし」として取り扱うか，「対象イベントを経験した」として取り扱う「感度分析」があります．本章ではこの「感度」アプローチの例を紹介しています．

† 訳注：競合するイベント自体も競合リスクと呼びます．競合リスクが確率を意味するのか，あるいはイベントを意味するのかは文脈によって判断する必要があります．

KM法に基づく生存曲線に代わる主要な要約曲線は，イベントの「周辺確率」を推定する「累積発生率」曲線（cumulative incidence curve：CIC）（2つの用語は本章で定義）です．このCICは積極限法により推定するものではなく，その計算は主要な統計ソフトウェアにも含まれていません．さらに，CIC計算の中間ステップとして比例ハザードモデルを使って個人の競合リスクのハザード比推定値を得ようとする場合には，競合リスク間の独立性が必要となります．それでも，CICは，競合リスク間の独立性の有無にかかわらず，治療の有用性という観点から有意義な解釈ができます．CICの一種である「条件付き確率曲線（conditional probability curve：CPC）」は，時間tまでに対象以外の競合リスクを経験していない個人という条件付けしたリスク確率を与えます．

競合リスク解析において，原因別アプローチと同等のアプローチは，Lunn-McNeil（LM）アプローチと呼ばれています．LMアプローチでは，イベントタイプごとに異なるモデルを立てるのではなく，1つのモデルに統合することが可能です．また，LMモデルの単純バージョンで統計的推定を行えるような柔軟性もあります．さらに，このアプローチには，競合イベントを単純に打ち切りとみなさず，競合イベントとして捉える利点もあります．ただし，原因別アプローチと同様に，LMアプローチも競合リスク間の独立性を仮定しています．

本章の要点

本章のプレゼンテーションで取り上げる内容は，以下の通りです．復習のための「詳細なまとめ」は，プレゼンテーションの後にあります．

本章の目的

この章では，以下を習得することを目的とします．

1. 競合リスク生存データの例の理解．
2. 競合リスクデータが与えられたとき，イベントタイプ別にCoxモデルデータ解析をする流れを示すこと．
3. 競合リスクデータ解析結果のコンピュータ出力が与えられたとき，1つまたは複数の競合リスクに関する説明変数の効果を評価するための分析．
4. 競合リスクデータの解析において，特に必要となる独立性の仮定についての説明．
5. 競合リスクに関する独立性の仮定を評価するための，「感度分析」の実施方法の説明．
6. 競合リスクデータにCoxモデルを用いて得た生存関数には，なぜ解釈上の問題があるのかの説明．
7. 競合リスクデータの解析に使う「累積発生率」アプローチの説明．
8. 競合リスクデータが与えられたとき，CIC曲線やCPC曲線を求める方法の説明．
9. 競合リスクデータが与えられたとき，Lunn–McNeil法を用いて解析する流れを示すこと．
10. LMモデルまたはLM_{alt}モデルによるコンピュータ出力が与えられたとき，1つまたは複数の競合リスクに関する説明変数の効果を評価するための分析．

プレゼンテーション

I. 概説

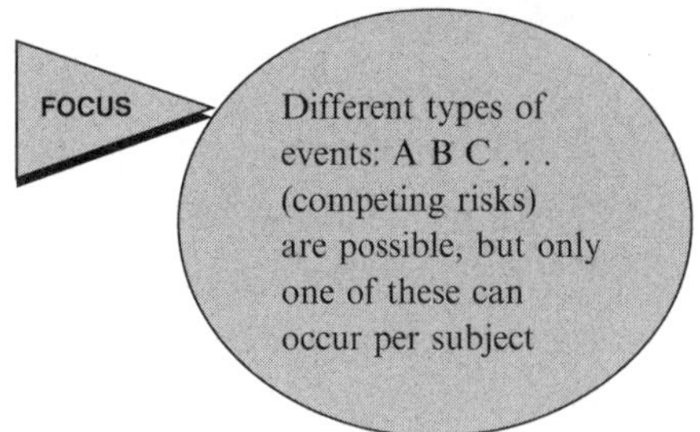

ここでは，対象者がフォローアップ中に異なるタイプのイベントの中のいずれか1つを経験する生存データを検討します．これらイベントの確率は一般に**競合リスク**と呼ばれています．そのようなデータを解析するためのCox比例ハザードモデルの使い方，このアプローチの問題点，その問題への対処方法をいくつか紹介します．

II. 競合リスクデータの例

1. Dying from either lung cancer or stroke
2. Advanced cancer patients either dying from surgery or getting hospital infection
3. Soldiers dying in accident or in combat
4. Limb sarcoma patients developing local recurrence, lung metastasis, or other metastasis over follow-up

1人の人に少なくとも2種類以上のfailureが発生する可能性があり，実際にはそのうちの1つのタイプのfailureのみが起こる場合に，競合リスクの問題が起こります．

以下にいくつかの例をあげます．

1. 人は肺がんや脳卒中で死ぬことはありますが，直接の死因はどちらかです(生前に肺がんとアテローム性動脈硬化症の両方に罹患していたとしても)．
2. 進行がん患者は長期間入院による院内感染が起きる前に，術後に死亡するかもしれません．
3. 戦争で兵士は戦闘によって死亡することもありますが，事故(交通事故など)により死亡することもあります．
4. 臨床試験において，化学療法と手術を受けた四肢発生非転移性肉腫患者は，術後フォローアップ期間に局所再発ばかりではなく，肺転移やその他への転移などの進展もあり得ます．

Each example above allows only **one** event out of several possible events to occur per subject

If event not death, then recurrent events are possible

Competing risks + recurrent events beyond scope of this chapter

上記例に関してはいずれも，起こり得る対象イベントは異なりますが，1人に起こるイベントは1つだけです．複数のイベントの中から起こるイベントが死亡以外の場合は，フォローアップ中に再び起こる可能性があります．そのような場合には，競合リスクを含む再発イベント解析が必要になりますが，それは非常に複雑であり，本章の範囲を超えています(Tai, *et al.*, 2001)．

Objective: assess

$X_1, X_2, \ldots, X_p \Rightarrow$ Failure rate (survival probability)

for any one event allowing for competing risks from other possible events

Another objective
Compare hazard rate for event A with hazard rate for event B

競合リスク解析における目的は，他の要因で中止となる競合リスクがあるという条件下で，起こり得る複数のイベントの中の**1つ**に関するfailure率あるいは生存確率に関して，興味のある予測因子との関係を評価することです．

また，適切な予測因子で調整したイベント間のfailure率(例えばハザード比を使う)を比較したい場合もあります．

Lung Cancer vs. Stroke (1)

HR_{LC}(E vs. not E) = 1? (allowing for competing risk from stroke)

HR(LC vs. Stroke) = 1? (controlling for predictors)

1番目の肺がんと脳卒中の例では，対象者が肺がんではなく脳卒中で死亡する可能性を考慮した，曝露者と非曝露者の肺がん死亡率の比較が重要となる可能性があります．

さらに，興味ある予測因子で調整して，肺がん死亡率と脳卒中死亡率が異なるかを知りたいかもしれません．

Surgery Death vs. Hospital Infection (2)

$HR_{HOSPINF}$(E vs. not E) = 1? (allowing for competing risk from surgery)

Note: death from surgery reduces number of hospital infections to be treated

2番目の例での競合リスクは，術後の死亡と院内感染の発生です．感染対策の研究者にとって一番興味のあるのは院内感染イベントです．しかしながら，術後の死亡は必要な院内感染対策の負荷を軽減することにつながります．ゆえに，院内感染率の推定は，術後の死亡という競合リスクと複雑にからまっています．

Accidental Death vs. Combat Death (3)

HR_{COMBAT} (E vs. not E) (allowing competing risk of accidental death)

Suppose entire company dies at accident time t before entering combat

$$\Downarrow$$

$$S_{COMBAT}(t) = P(T_{COMBAT} > t) = 1$$

where T_{COMBAT} = time to combat death

3番目の例は，兵士の一団における死亡の原因が戦闘か事故かという競合リスクを含んでいます．ここでの主たる興味のある事項は，戦闘死に関する曝露2群間のハザード比です．戦闘区域に向かう途中のヘリコプター事故で，時間 t に一隊全員が死亡したという状況を考えます．時間tまでに戦闘で死んだ兵士はいませんので，戦闘の有無にかかわらず戦闘で死なない生存確率は1です．

However,

T_{C+A} = combat or accidental death

$$\Downarrow$$

"event free" $S_{C+A}(t) = P(T_{C+A} > t) = 0$

しかしながら，興味ある結果変数を戦闘死または事故死と定義すると，イベント発生(時間t)後の「イベント発生を認めない」生存確率は0になります．

Moreover,

$$S_{KM}(T_{COMBAT} > t)$$

is undefined because the risk set is empty at time t

また，時間tにおいては戦闘死リスクのat riskとなる対象者はいないため，時間tにおける戦闘死に関するKM生存確率は定義できません．

Competing Risks Data Survival Curve Interpretation?

この例は，競合リスクが存在すると，生存曲線の解釈が難しくなったり，問題を持つようになる可能性があることを示しています(この問題は後で取り上げます)．

Limb sarcoma patients (4)

Competing risks
1 = local recurrence, 2 = lung metastasis, or 3 = other metastasis

4番目の四肢発生肉腫患者の例では，左に示すように競合リスクは3タイプのfailureからなります．

$HR_{\mathbf{c}}$(E vs. not E), $\mathbf{c} = 1, 2, 3$ (allowing for competing risk from other two failure types)

この試験で研究者は，各対象としたfailure以外の2タイプのfailureを競合リスクとして捉え，failureタイプごとにハザード比を求めたいと考えていました．

HR(Lung Metastasis vs. Local Recurrence)? Controlling for Predictors

また，適切な予測因子で調整した，肺転移と局所再発(または3つのfailureタイプのうちいずれか2つ)間のfailure率の比較をしたいと考えていました．

No failure types involve death

$$\Downarrow$$

Recurrent events possible

But can use classical competing risk methods if focus on **only first failure**

いずれのfailureタイプにも死亡は含まれていないため，failureの3タイプすべてで再発イベントが起こる可能性があります．しかしながら，最初のfailureに関する情報のみを検討対象とする場合，ここで紹介する古典的な競合リスク法を用いることができます．

III. Byarデータ

- Randomized clinical trial
- Compare treatments for Stage III and IV prostate cancer
- Rx status: placebo or one of 3 dose levels of DES

ここでは，前立腺がん治療のランダム化臨床試験（Byar and Green, 1980）のデータを使い，競合リスク生存時間解析例を紹介します．以後，このデータを**Byarデータ**と呼ぶことにします．ステージIII（前立腺からの局所浸潤）とステージIV（遠隔転移，酸性フォスファターゼ高値，またはその両方）の前立腺がん患者はプラセボ群または実薬ジエチルスチルベストロール（DES）3用量群の1つにランダムに割付られました．

Competing risks: deaths from

Cancer (main focus)
CVD
Other

Covariate information collected

Some predictors grouped

この試験では，対象者は前立腺がん，心血管疾患，あるいはその他の原因で死亡することが予測されました．生存に影響を及ぼすと思われる予測因子も，共変量情報として収集しました．これらのデータは多方面から解析されています（Byar and Corle, 1977，Kay, 1986，Lunn and McNeil, 1995）．いくつかの予測因子グループは臨床的な意義を持つと考えられました．

Predictors	Value	Category
Treatment (Rx)	0	Placebo, 0.2 mg DES
	1	1.0,5 mg DES
Age at diagnosis Diagnosis (Age)	0	≤74 years
	1	75–79 years
	2	≥80 years
Standardized[a] weight (Wt)	0	≥100
	1	80–99
	2	>80
Performance status (PF)	0	Normal
	1	Limitation of activity
History of CVD (Hx)	0	No
	1	Yes
Hemoglobin (Hg)	0	≥ 12 g/100 ml
	1	9.0–11.9 g/100 ml
	2	<9 g/100 ml
Size of the primary lesion (SZ)	0	<30 cm^2
	1	≥30 cm^2
Gleeson Score[+](SG)	0	≤10
	1	>10

[a] weight (kg) – height (cm) + 200
[+] index of tumor invasiveness/aggressiveness

主な結果変数（がん死）と関連する重要なリスク因子と，それを適切にグループ化したものを左に示します．

競合リスクの存在下で，適切なリスク因子で調整した治療（Rx）効果を評価することが主たる目的でした．表中の変数Rxは，プラセボ群とDES 0.2mg群が0，DES 1.0mg群と5.0mg群を1とコード化した二値変数です．

Independence assumption (discussed later)
Next
Analysis of competing risks survival data

Assume independent competing risks

臨床的にみると，これら3つの競合リスクは**独立している**とみなすことができます(例えば，心疾患や，その他の原因によるfailureは前立腺がんによるfailureリスクとは無関係)．本章ではこの後で「独立性の仮定(V)」をもう少し詳しく説明します．

次に，競合リスクデータ解析に用いられる典型的なアプローチを紹介します．このアプローチは競合リスクの独立性を仮定しています．Byarデータを使いこのアプローチを説明します．

IV. 方法1：イベントタイプ別に異なるモデルを使用

- Use Cox (PH) model
- Estimate separate hazards or HRs for each failure type
- Other (competing) failure types are treated as censored
- Persons lost to follow-up or withdrawal are also censored

競合リスクデータを解析する典型的なアプローチは，failureタイプ別にCox(比例ハザード)モデルを用いてハザードと対応するハザード比を推定することです．その場合，対象以外の(競合する)failureタイプは，フォローアップ不能や脱落による打ち切り例とともに打ち切りとします．このアプローチを**方法1**と呼びます．なぜなら，1つのモデルをあてはめる別のアプローチ(方法2)を後で紹介するからです．

If only one failure type of interest
⇓
Estimate only one hazard or HR

もし，1つのfailureタイプのみが主たる興味の対象であるならば，解析はそのfailureタイプに限定してハザードまたはハザード比を推定することになります(ただしこの場合も，競合するfailureタイプの発生は打ち切りとみなす)．

Cause-specific hazard function

$$h_c(t) = \lim_{\Delta t \to 0} P(t \le T_{\mathbf{c}} < t + \Delta t | T_{\mathbf{c}} \ge t)/\Delta t$$

where T_c = time-to-failure from event **c**
$\mathbf{c} = 1, 2, \ldots, C$ (# of event types)

この方法を数学的に説明するため，**原因別ハザード関数**を左に示すように定義します．確率変数T_cは，イベントタイプ**c**のfailureまでの時間です．そして$h_c(t)$は，時間tまでにイベント**c**が発生していないという条件下で，時間tにおけるイベント**c**の瞬間failure率です．

Cox PH cause-specific model (event-type **c**):

$$h_{\mathbf{c}}(t, \mathbf{X}) = h_{0\mathbf{c}}(t) \exp\left[\sum_{i=1}^{p} \beta_{ic} X_i\right], \quad \mathbf{c} = 1, \ldots, C$$

β_{ic} allows effect of X_i to differ by event-type

予測因子$\mathbf{X} = (X_1, X_2, \ldots, X_p)$を組み入れたCox比例ハザードモデルに関しては，イベントタイプ**c**の**原因別ハザードモデル**は左に示す式となります．i番目の予測因子の回帰係数β_{ic}は，予測因子の効果がイベントタイプごとに異なることを示すために下側添字cを用いています．

Byar Data Example

Competing Risks: **Cancer, CVD, Other**

Cause-specific model: **Cancer**
No-interaction model:

$$h_{Ca}(t, \mathbf{X}) = h_{0Ca}(t)\exp[\beta_{1Ca}Rx + \beta_{2Ca}Age + \beta_{3Ca}Wt + \beta_{4Ca}PF + \beta_{5Ca}Hx + \beta_{6Ca}HG + \beta_{7Ca}SZ + \beta_{8Ca}SG]$$

$HR_{Ca}(RX = 1 \text{ vs. } RX = 0) = \exp[\beta_{1Ca}]$

CVD and **Other** deaths are censored

Cause-specific model: **CVD**

$$h_{CVD}(t,\mathbf{X}) = h_{0CVD}(t)\exp[\beta_{1CVD}Rx + \beta_{2CVD}Age + \beta_{3CVD}Wt + \beta_{4CVD}PF + \beta_{5CVD}Hx + \beta_{6CVD}HG + \beta_{7CVD}SZ + \beta_{8CVD}SG]$$

$HR_{CVD}(RX = 1 \text{ vs. } RX = 0) = \exp[\beta_{1CVD}]$

Cancer and **Other** are censored

Cause-specific model: **Other**

$$H_{OTH}(t,\mathbf{X}) = h_{0OTH}(t)\exp[\beta_{1OTH}Rx + \beta_{2OTH}Age + \beta_{3OTH}Wt + \beta_{4OTH}PF + \beta_{5OTH}Hx + \beta_{6OTH}HG + \beta_{7OTH}SZ + \beta_{8OTH}SG]$$

Cancer and **CVD** are censored

3つの競合リスクと8つの予測因子を含むByarデータを使い，前述のモデルを説明します．

がん死(**Ca**)に関する原因別非交互作用モデルを左に示します．このモデルでは，他の変数で調整したRx効果のハザード比は$\exp[\beta_{1Ca}]$となります．

対象とするイベントタイプは**がん**であるため，2つの競合するイベントタイプ**CVD**と**その他**の発生は，通常の打ち切りデータ(フォローアップ不能または脱落対象者)とともに，打ち切りとする必要があります．

同様に，**CVD**を対象とするイベントタイプである場合の，治療効果に関する原因別非交互作用ハザードモデルとハザード比の式を左に示します．イベントタイプ**がん**，**その他**は打ち切りとします．

そして最後に，**その他**を対象とするイベントタイプである場合の，治療効果に関する原因別非交互作用ハザードモデルとハザード比の式を左に示します．イベントタイプ**がん**，**CVD**は打ち切りとします．

上記3つのそれぞれの原因別モデルの出力結果を示します．

まず，**CVD**と**その他**を打ち切りとした場合の，イベントタイプ**がん**の結果を示します．

Table 9.1. Edited Output for Cancer with **CVD** and **Other** Censored

Var	DF	Coef	Std. Err.	p > |z|	Haz. Ratio
Rx	1	−0.550	0.170	0.001	0.577
Age	1	0.005	0.142	0.970	1.005
Wt	1	0.187	0.138	0.173	1.206
PF	1	0.253	0.262	0.334	1.288
Hx	1	−0.094	0.179	0.599	0.910
HG	1	0.467	0.177	0.008	1.596
SZ	1	1.154	0.203	0.000	3.170
SG	1	1.343	0.202	0.000	3.830

Log likelihood = − 771.174

$\widehat{HR}_{\mathbf{Ca}}(\mathrm{Rx}=1 \text{ vs. } \mathrm{Rx}=0)$
$= \exp(-0.550) = 0.577$

左に示す出力では，Rx効果の調整$\widehat{HR}$は0.577 (=1/1.73)です．

Wald ChiSq $= (-.550/.170)^2$
$= 10.345$ (P $= 0.001$)
Signif. below .01 level

両側Wald検定のp値は0.001です．ゆえに，**CVD**，**その他**死亡という競合リスクの存在下で，**がん**死を対象とした生存に関して，Rxは統計学的に有意な死亡抑制効果を認めました．

95% CI for $\exp[\beta_{1\mathbf{Ca}}]$:
$\exp[-0.550 \pm 1.96(0.170)]$
$= (0.413, 0.807)$

また，このハザード比(HR)の95%信頼区間は(0.413, 0.807) = (1/2.43, 1/1.24)です．

Table 9.2. Edited Output for **CVD** with **Cancer** and **Other** Censored

Var	DF	Coef	Std. Err.	p > |z|	Haz. Ratio
Rx	1	0.354	0.174	0.042	1.425
Age	1	0.337	0.134	0.012	1.401
Wt	1	0.041	0.150	0.783	1.042
PF	1	0.475	0.270	0.079	1.608
Hx	1	1.141	0.187	0.000	3.131
HG	1	0.018	0.202	0.929	1.018
SZ	1	−0.222	0.364	0.542	0.801
SG	1	−0.023	0.186	0.900	0.977

Log likelihood = −763.001

次に，イベントタイプ**CVD**を対象イベントとして，**がん**，**その他**を打ち切りとしたときの出力結果を示します．

$\widehat{HR}_{\mathbf{CVD}}(\mathrm{RX}=1 \text{ vs. } \mathrm{RX}=0)$
$= \exp(0.354) = 1.425$

このとき，Rx効果の調整$\widehat{HR}$は1.425です．

Wald ChiSq $= (.354/.174)^2$
$= 4.220$ (P $= 0.042$)
Signif. at .05 level

両側Wald検定のp値は0.042です．ゆえに，**がん**，**その他**死亡という競合リスクの存在下に，**CVD**死を対象とした生存に関して，Rxは有意水準0.05で統計学的に有意な負の効果を認めました．

95% CI for $\exp[\beta_{1\mathbf{CVD}}]$:
$\exp.[0.354 \pm 1.96(0.174)]$
$= (1.013, 2.004)$

このハザード比の95%信頼区間は(1.013, 2.004)です．

Table 9.3. Edited Output for **Other** with **Cancer** and **CVD** Censored

Var	DF	Coef	Std. Err.	p > |z|	Haz. Ratio
Rx	1	−0.578	0.279	0.038	0.561
Age	1	0.770	0.204	0.000	2.159
Wt	1	0.532	0.227	0.019	1.702
PF	1	0.541	0.422	0.200	1.718
Hx	1	0.023	0.285	0.935	1.023
HG	1	0.357	0.296	0.228	1.428
SZ	1	0.715	0.423	0.091	2.045
SG	1	−0.454	0.298	0.127	0.635

Log likelihood = −297.741

最後に，イベントタイプ**その他**を対象イベントとして，**がん**，**CVD**を打ち切りとしたときの出力結果を示します．

$\hat{HR}_{OTH}(Rx = 1 \text{ vs. } Rx = 0)$
$= \exp(-0.580) = 0.560$

このときのRx効果の調整$\widehat{HR}$は0.561(= 1/ 1.78)です.

Wald ChiSq = $(-.578/.279)^2$
= 4.29 (P = 0.038)
Signif. at .05 level

両側Wald検定のp値は0.038です. ゆえに, **がん**, **CVD**死という競合リスクの存在下に, **その他**死を対象とした生存に関して, Rxは有意水準0.05で有意な死亡抑制効果を認めました.

このハザード比の95%信頼区間は(0.325, 0.969)であり, やや区間幅が広くなります.

95% CI for $\exp[\beta_{1OTH}]$:
$\exp[-0.578 \pm 1.96(0.279)]$
$=(0.325, 0.969)$

Not assessed in the above analysis:

PH assumption

Interaction of Rx with control variables

非交互作用Cox比例ハザードモデルが適切であると仮定した, Byarデータの競合リスク解析をこれで終わります. 実際には, モデルに含まれる全変数について比例ハザード仮定を確認した訳ではありませんし, Rxとそれ以外の調整変数との間の交互作用の有意性を評価した訳でもありません. 一般論として, 解析結果の妥当性を確認するために, 探索的な解析が必要となります.

V. 独立性の仮定

Censoring: a major concern in survival analysis

Right-censoring vs. left-censoring
↓
- more often
- our focus

第1章の冒頭で, 打ち切りという概念が生存データ解析における重要な関心事であることを紹介しました. 右側打ち切りと左側打ち切りを区別し, この本では, 適用範囲が広い右側打ち切りを中心に記述することを示しました.

Typical assumption:
Censoring is Independent

- Required for all approaches/ models described to this point
- Relevant for competing risks

第1章では, 打ち切りに関する重要な仮定を紹介しました. それは, ここまで述べてきたすべての生存時間データ解析のアプローチ／モデルに関して全般的に仮定されるものであり, 競合リスクデータにおいてもまた仮定されるものです. この仮定は**打ち切りの独立性**とよく言われます.

Two other (different) assumptions
Random censoring
Non-informative censoring

さらに第1章では, 独立打ち切りと, 他の2つの仮定, ランダム打ち切り, 無情報打ち切りとを区別しました. ここでは, 独立性の仮定が特に重要となります.

Independent censoring:

Chapter 1 context: no competing risks

h(t | G, Ce) = h(t | G, NCe) where

G denotes any subgroup of subjects at risk at time t
h(t | G, Ce) denotes hazard for censored subjects in subgroup G
h(t | G, NCe) denotes hazard for noncensored subjects in subgroup G

Bias possible:
$\hat{S}(t)$ may over-estimate S(t)
if
large proportion of subjects censored at time t actually fail after time t

第1章では，競合リスクがないという仮定の流れのなかで，**独立打ち切り**を次のように定義しました．

興味のあるサブグループの中で時間tで打ち切られた人は，同じサブグループの中で時間tまで生存した者全員によるリスクセットからランダムに選ばれたと仮定すること．

残念ながら非独立打ち切りは，生存時間解析の**結果にバイアス**をもたらす可能性があります．また，打ち切り対象者が非打ち切り対象者よりもfailureとなる可能性が高いのであれば，バイアスが生じる可能性があります．ゆえに，failure時間不明（打ち切り）者のかなりの割合が実際にはfailureが起こるとしたら，時間tの生存確率推定値は，どのような時間においても真の生存確率を過大推定することになります．

Independent censoring with competing risks
⇓
Different types of censoring:

- failure from competing risks
- lost-to-follow-up
- withdrawal
- end of study

生存時間解析の問題が競合リスクを含むとき，**独立打ち切り**の条件は，通常の打ち切りに加え，競合リスクによる打ち切りも加わるので，さらに複雑な問題を生みます．例えば，イベントタイプ**A**の原因別ハザードに着目した場合，フォローアップ不能，脱落，試験終了などの標準的な打ち切りに加え，タイプ**A**以外の競合リスクもまた打ち切りと考えます．

EXAMPLE (Byar data)

3 competing risks:
Cancer, CVD, or Other deaths
Independent censoring?

Suppose censoring is **independent** and Harry censored at time t
⇓
$h_{Ca}(t \mid G, Ce) = h_{Ca}(t \mid G, NCe)$

Suppose censoring is **not independent** and Harry died from **CVD** or **Other** Cause at time t
⇓
$h_{Ca}(t \mid G, Ce) \neq h_{Ca}(t \mid G, NCe)$

例えば，Byarデータセットでは，**がん死**，**CVD死**，**その他死**の3つの競合リスクが存在します．すると，この試験の打ち切りが独立だとするためには，どんなことを仮定しなければならないのでしょうか．

打ち切りは独立していると仮定して**がん**死を対象イベントと考えた場合，共変量パターン（G）を持ち，時間tで打ち切りになったリスクセットの任意の対象者（Harry等）は，同じ共変量パターンを持ち，非打ち切りリスクセットの任意の対象者と同じfailure率であると推定されます．ただしその場合，打ち切りの内容が**CVD死**あるいは**その他死**であるか，試験からの脱落か，あるいはフォローアップ不能かにかかわらず，みな同じ打ち切りとみなします．

反対に**打ち切りが独立でない**と仮定すると，Harryが時間tで**CVD死**あるいは**その他死**により打ち切りとなった場合，時間tにおけるHarryの**がん死**の（未確定の）failure率は，非打ち切り対象者（時間tまでは，**がん**，**CVD**，**その他**の理由による死亡のない対象者）の時間tにおける**がん死**のfailure率とは異なることが予想されます．

Important assumption for competing risks

Censoring is independent regardless of different types of censoring possible

Synonym: **Competing risks are independent**

競合リスク生存時間解析におけるここでの重要なメッセージは，対象イベント以外の競合リスクによるfailureも含め，打ち切りの種類にかかわらず，**打ち切りは独立している**と，基本的に仮定しているということです．**競合リスクの独立性**と言い換えることもでき，以後の説明ではこの言葉を使います．

Questions about independence assumption

1. How can we determine whether this assumption is satisfied?
2. How can we proceed with the analysis to consider the possibility that the assumption is not satisfied?

それでは，競合リスクの独立性が必要となる場合，
(1) どのようにこの仮定の成立を判断するのか？
(2) この仮定が不成立であると考えられる場合，解析をどのように進めるのか？

Answer to 1:
We can never explicitly prove the assumption is satisfied for given data.

For example, Byar data: **Cancer** death
Then can't determine would have died from **Cancer** if hadn't died from **CVD**.

CVD death
⇓
Cancer death unobservable

残念ながら最初の問題に対する答に関しては，与えられたデータセットにおける競合リスクの独立，非独立を判断するための明確な答えはありません．例えばByarデータセットに関しては，時間tに**CVD**で死亡した対象者が，仮に**CVD**で死ななかったとして将来**がん**死するかどうかを判断することはできません．

In general
Failure from competing risk A
⇓
Failure from competing risk B unobservable

言い換えれば，時間tまでに**CVD**で死亡した対象者における，時間tでの**がん**死は観察不能の結果変数(確率計算できない結果変数)となります．一般化すると，時間tまでに当該リスク以外の競合リスクによりfailureとなった対象者に関しては，時間tでの当該競合リスクのfailureは観測不能な結果変数になります．

Answer to 2:
Alternative strategies available but no strategy is always best

競合リスクが独立しているかどうかを完全に判断することはできませんので，競合リスク生存データの解析をどのように進めるべきでしょうか？その答えは，いくつもの方針はありますが，常に最善となるような方法はありません．

Strategy 1
Decide assumption satisfied on clinical/biological/other grounds

1つ目の方針1は，データから判断するのではなく，臨床的，生物学的，その他の根拠に基づき独立性の仮定が成立していると判断し，独立性の仮定に基づいたデータ解析を実施することです．

EXAMPLE OF STRATEGY 1-CANCER VS. CVD

Decide independence if subjects who were censored because of **CVD** death were no more or less likely to have died from **Cancer**.

例えば，2つの競合リスク，**がん**死，**CVD**死があるとします．**CVD**死により打ち切りとなった対象者は，**がん**死しやすくも，しにくくもないということが，あらゆる時間tにおいていえるのであれば，競合リスクの独立性の仮定は合理的であると判断することができます．

Strategy 2
Include common risk factors for competing risks in survival model

EXAMPLE OF STRATEGY 2-CANCER VS. CVD

Include age smoking in model to remove the common effects of these variables on competing risks.

2つ目の方針2は，検討対象の競合リスクに対する共通のリスク因子となる変数を見い出し，生存モデルにそれら変数を含めることです．例えば，**がん**と**CVD**に関しては，年齢と喫煙状態を生存モデルに含めれば，競合リスクに対する共通の効果をおそらく除去できるでしょう．

Criticism of Strategies 1 and 2
Assumptions cannot be verified with observed data

上記2つの方針に対して批判があるとすれば，両者とも，観測データを用いた確認ができない仮定に基づいていることです．

Strategy 3
Use a sensitivity analysis

- Considers "worst-case" violations of the independence assumption

もう1つの利用可能な方針3は，感度分析です．方針1，方針2と同様に，感度分析も独立性の仮定が成立しているとは明確には主張できません．しかしながら，この方針では，独立性の仮定が侵害される最悪な場合のパラメータ推定ができます．

Sensitivity analysis

- Determines extreme ranges for estimated parameters of one's model

つまり，感度分析を使えば，独立性の仮定が侵害されたとしてもモデルのパラメータ推定値はどの程度の範囲に納まるかが判断できます．

If "worst-case" not meaningfully different from independence
then
at most a small bias when assuming independence

もし，そのような「最悪な場合(worst-case)」の結果と，独立性の仮定のもとでの結果が極端に違わなければ，独立性の仮定のもとでの解析結果には，あまり大きなバイアスはないといえるでしょう．

If "worst-case" meaningfully
different from independence
then
only extreme of bias but not
actual bias is determined

その反対に，もし感度分析で得た結果と独立性の仮定のもとでの結果とが大きく違うならば，実際にバイアスが入るようにしたので極端な結果になっただけということになります．

EXAMPLE BYAR DATA

Cause-specific focus: **Cancer**
Censored: **CVD** deaths. **Other** deaths, usual censoring

Worst-case situations:

1. **CVD** or **Other** deaths are assumed to die of cancer instead
2. **CVD** or **Other** deaths assumed to survive as long as the largest survival time observed in the study

それではByarデータを用いて感度分析の方法を説明します．ここでは，**がん**死に関する原因別生存を取り上げ，通常の打ち切りに加え**CVD**死と**その他**死を追加の打ち切りとしています．

次の2つの最悪のケースを考えます．
(1)**CVD**死または**その他**死により打ち切りとなった全対象者が，打ち切りではなく**がん**死と想定した場合．
(2) **CVD**死または**その他**死により打ち切りとなった全対象者は，試験で観測された最大の生存時間まで生存したと仮定した場合．

Table 9.4. Edited Output for Cancer Worst-Case (1)

var	DF	Coef	Std.Err.	p > |z|	Haz. Ratio
Rx	1	−0.185	0.110	0.092	0.831
Age	1	0.286	0.087	0.001	1.332
Wt	1	0.198	0.093	0.032	1.219
PF	1	0.402	0.170	0.018	1.495
Hx	1	0.437	0.112	0.000	1.548
HG	1	0.292	0.120	0.015	1.339
SZ	1	0.672	0.159	0.000	1.958
SG	1	0.399	0.115	0.001	1.491

Log likelihood = −1892.091

上記2つのケースに基づく出力結果を**Table 9.4**と**Table 9.5**に示します．続いて，すでに示した独立性の仮定に基づく出力結果(**Table 9.1**)を再び示します．

最悪のケース(1)の解析を実施するために，データセット中，**CVD**死と**その他**死により状態変数(対象者のfailure，打ち切りを示す)が0となっている対象者に関しては，1に変更しました．

Table 9.5. Edited Output for Cancer Worst-Case (2)

Var	DF	Coef	Std.Err.	p > |z|	Haz. Ratio
Rx	1	−0.411	0.169	0.015	0.663
Age	1	−0.118	0.139	0.394	0.888
Wt	1	0.086	0.138	0.532	1.090
PF	1	0.125	0.254	0.622	1.133
Hx	1	−0.266	0.179	0.138	0.767
HG	1	0.314	0.169	0.063	1.369
SZ	1	0.825	0.197	0.000	2.282
SG	1	1.293	0.201	0.000	3.644

Log likelihood = −839.631

最悪のケース(2)では，試験で観測された最大の生存時間は76週でしたので，データセット中，**CVD**死と**その他**死の対象者の生存時間を実際の値から76週に変更しました．

感度分析の結果を評価するには，競合リスクの独立性を仮定した**Table 9.1**の結果と，**Table 9.4**，**Table 9.5**に示す最悪のケースの結果を比較する必要があります．Rx変数の係数推定値に着目し，比較してみます．

Table 9.1 (Repeated). Edited Output for Cancer with **CVD** and Other censored (Assumes Competing Risks Independent)

Var	DF	Coef	Std.Err.	P>|z|	Haz. Ratio
Rx	1	−0.550	0.170	0.001	0.577
Age	1	0.005	0.142	0.970	1.005
Wt	1	0.187	0.138	0.173	1.206
PF	1	0.253	0.262	0.334	1.288
Hx	1	−0.094	0.179	0.599	0.910
HG	1	0.467	0.177	0.008	1.596
SZ	1	1.154	0.203	0.000	3.170
SG	1	1.343	0.202	0.000	3.830

Log likelihood = −771.174

Var	DF	Coef	Std. Err.	p > |z|	Haz. Ratio
Worst-Case (1):					
Rx	1	−0.185	0.110	0.092	0.831
Worst-Case (2):					
Rx	1	−0.411	0.169	0.015	0.663
Independent competing risks:					
Rx	1	−0.550	0.171	0.001	0.577

左に示すのは，2つの最悪のケースと競合リスクの独立性を仮定したケースによる，それぞれの出力の1行目にあるRx変数の出力部分です．

	WC(1)	WC(2)	Independent
$\widehat{HRs}$	0.831	0.663	0.577
P-values	0.092	0.015	0.001
	(N.S.)	(<.05)	(< <.01)

これら3つのケース間でRx変数の結果にはかなりの違いがあります．ハザード比推定値はそれぞれ0.831（=1/1.20），0.663（=1/1.51），0 .577（=1/1.73）であり，Rx効果の有意性を示すp値(0.092，0.015，0.001)からはRx効果に関して異なる結論が導かれます．

Independence Nonindependence

_______x_______[__________] ___

.577 .663 .831

独立性の仮定により求めたハザード比が2つの最悪のケースのハザード比の間に位置しないことは注意してください．しかしながら，いずれの最悪ケースも非独立性を仮定していますので，驚くような結果ではありません．

If
 competing risks not independent
then
 conclusions about the effect of Rx could be very different

これらの結果から，競合リスクが独立していないと，Rx効果に関する結論はいくぶん違ったものになることがわかります．

But,

- Have not demonstrated whether independence assumption satisfied
- Have not obtained correct results under violation of independence assumption

しかしながら，これらの結果は独立性の仮定の成立を主張するものではなく，また，独立性の仮定が侵害されているときのバイアスのないハザード比推定値と対応するWald検定統計量を与えるものでもありません．

Worst-case (1)
More departure from independence
More realistic
More emphasis
than

Worst-case (2)

最悪のケース(1)は最悪のケース(2)よりも独立性からの乖離が大きくなっています．また，**CVD**死や**その他**死により打ち切りとなった対象者が，それらにより死ななかったとしても試験終了まで生存するとは考えられないため，最悪のケース(1)の方が最悪のケース(2)よりも現実的であり，重要視すべきだと言うこともできます．

Sensitivity analysis: approaches can vary for example,

- Randomly select subset of 50% (or 25%) of subjects censored with **CVD** or **Other** deaths
- Assume everyone in subset dies of **Cancer**

これらのことから，このような感度分析を実施し解釈するためのアプローチには変更の余地があることがわかります．例えば最悪のケース(1)のアプローチの修正の1例に以下のようなものがあります．**CVD**死や**その他**死により打ち切りとなった対象者の50%(または25%)にあたる対象者をランダムに選択し，その対象者サブセット全員を**がん**死と仮定することです．

Main point:

Sensitivity analysis is one of several strategies to address concern about independence assumption

Evaluates how badly biased the results can get if independence not satisfied

いずれにせよ，ここで重要なことは，これまで述べたようなタイプの感度分析は，独立性の仮定を確認するために用いることができる，いくつもの方針のうちの1つだということです．そのような感度分析は，独立性の仮定が成立しないときには，問題となるバイアスがどれくらい入った結果になるかを評価することができます．

Nevertheless

- No method to directly assess independence assumption
- Typical analysis assumes independence assumption is satisfied

ただし既述したように，独立性の仮定を直接評価する方法や，独立性の仮定が侵害されたときに正しい推定値を約束する方法は現在のところありません．したがって，競合リスクが存在するときには，一般的な生存時間解析では，例えその仮定が成り立たない場合でも独立性の仮定が成立していると仮定します．

VI. 累積発生率曲線(CIC)

Survival curves S(t): provide summary information over time of survival experience

KM: empirical approach for estimating survival curves

Adjusted survival curves: generalized version of KM using a regression model to adjust for covariates

Up to now: One event-type of interest (no competing risks)

これまで説明してきたように(第1章ならびに関連章), 生存曲線を使えば, 興味あるグループの生存状況の経過を, 時間を通して要約情報にまとめることができます. 積極限アプローチとも呼ばれるKMアプローチ(第2章)は, 幅広く使われる生存曲線推定の経験的な方法です. 一般化したKMアプローチは回帰(Cox等)モデルと組み合わせ, 共変量の影響を考慮した調整生存曲線(第3章)を推定するために利用可能です. これまでは, 興味あるイベントタイプが1つである場合に限り, そのような生存曲線を取り上げてきました.

Competing risks: **KM** may not be as informative as when only one risk

競合リスクを考える場合, KM生存曲線は単独リスクのときほどは有益ではありません.

Hypothetical Study

- n = 100 subjects
- All subjects with prostate cancer

Survt (months)	# Died	Cause
3	99	CVD
5	1	Cancer

次のような仮想試験を考えます:(例えば前立腺)がん患者100名を5ヵ月間フォローアップ. フォローアップ開始から3ヵ月目に, 100名中99名がCVDにより死亡し, 5ヵ月目に残った1名が前立腺がんで死亡したと仮定します.

Study goal: cause-specific cancer survival
Censored: CVD deaths

この試験の目的は, がん死について原因別生存経過を求めることで, このときCVD死は打ち切りと考えます.

Table 9.6. Hypothetical Survival Data

f	t_f	n_f	m_f	q_f	$S_{Ca}(t_f) \leftrightarrow$ KM
0	0	100	0	0	1
1	3	100	0	99	1
2	**5**	1	1	–	**0**

Table 9.6に, この仮想試験の生存経過をまとめます. この表の最初の5列は順に, 昇順failure時間番号(f), failure時間(t_f), リスクセット数(n_f), failure数(m_f), 各failure時間の打ち切り数(q_f)を表しています. このとき, CVDにより死亡した対象者はその時間に打ち切りとします. 最後の列はfailure時間ごとの, 原因別がん死に関するKM生存確率$S_{Ca}(t_f)$を示しています.

Risk set at $t_f = 5$: 1 subject

$\Pr(T > 5 \mid T \geq 5) = (1 - 1)/2 = 0$

KM$_{\text{Ca}}$: **S$_{\text{Ca}}$** $(t = 5)$

$$\begin{aligned} &= S(t = 4) \times \Pr(T > 5|T \geq 5) \\ &= \quad 1 \quad \times \quad 0 \\ &= \quad \mathbf{0} \end{aligned}$$

この表からは，5(月)のリスクセットの対象者がわずか1名であること，およびその対象者が5(月)にfailureがあることがわかります．5(月)まで生存という条件のもとで5(月)を過ぎる生存の条件付き確率は(1 − 1)/1 = 0となります．ゆえに，5(月)のKM生存確率は0となります．

KM$_{\text{Ca}}$ $= 0 \Rightarrow$ Risk$_{\textbf{Ca}}$ $(T \leq 5)$ $= 1 - 0 = \mathbf{1}$

Nevertheless,

$$\frac{\text{1 cancer death}}{\text{100 initial subjects}} = 0.01 \ \ \text{(small)}$$

つまり，競合リスク(CVD)の存在下でKM_{Ca}曲線を使うと，5(月)のがん死リスクは1(つまり$1 - S_{\text{Ca}}[t = 5]$)と推測されます．しかしながら，99人はがん死ではなくCVDで死亡していますので，元々の100人の対象者に対するがん死の割合は0.01であり，これはKM「リスク」1と比べ非常に小さな「リスク」となっています．

Question:
How many of the 99 CVD deaths would have died of cancer at $t = 5$ if they hadn't died of CVD at $t = 3$?

ここで自然な疑問が生まれます．3(月)にCVDで死亡した99人の対象者は，仮にCVDで死亡しなかったら，はたして何人が5(月)までにがん死するのでしょうか？

Cannot answer: unobservable

残念ながら，CVDで死亡した対象者を死亡後も観測することは不可能ですので，疑問に答えることはできません．

Table 9.7. Hypothetical Survival Data Sensitivity Analysis A (99 **CVD** Deaths of Cancer at $t = 5$)

f	t_f	n_f	m_f	q_f	$S_{Ca}(t_f) \leftrightarrow$KM
0	0	100	0	0	1
1	3	100	0	0	1
2	5	100	100	0	**0**

しかしながら，特定のシナリオのもとで何が起こるかを確認する，感度分析をすることは可能です．例えば，3(月)にCVDで死亡した99人の対象者がCVDでは死亡せず，全員が5(月)にがん死したと仮定します．また，100番目の対象者は5(月)まで生存した直後に死亡したと従来通り想定します．この状況における生存状況の経過を**Table 9.7**に示します．5(月)のKM生存確率は0であり，最初のデータセットから得た値と等しくなっています．

KM method assumes non-informative (i.e., independent) censoring

⇓

Pr(T > 5|censored at month 3)
=
Pr(T > 5|survived to month 5) = 0

⇓

99 CVDs deaths would have been cancer deaths at month 5

Table 9.6と**Table 9.7**が同じ5(月)の生存確率(=0)を与える理由は，KM法は打ち切りの独立性を仮定しているからです．最初のデータ(**Table 9.6**)に関しては，打ち切りの独立性の仮定は，3(月)に打ち切られた対象者は，5(月)にリスクセットに含まれる対象者と同じ確率で，5(月)にがん死することを要求しています．実際に5(月)のリスクセットに含まれる1人はがんで死亡しているので，KM法によると，打ち切りとなったCVD死の99人の全例とも，5(月)にがんで死亡したと仮定します．これは**Table 9.7**で示される内容です．

Table 9.8. Hypothetical Survival Data Sensitivity Analysis B (99 **CVD** Deaths of survive past t = 5)

f	t_f	n_f	m_f	q_f	$S_{Ca}(t_f)$↔KM
0	0	100	0	0	1
1	3	100	0	0	1
2	5	100	1	99	**0.99**

今度は違う感度分析Bを検討します．3(月)にCVDで死亡した99対象者がCVDでは死亡せず，全員が5(月)にもがんでも死亡**しない**と仮定します．また，100番目の対象者は5(月)まで生存した直後に死亡したと想定します．この状況における生存経験を**Table 9.8**に示します．

Table 9.8: $S_{\mathbf{Ca}}(t = 5) = 0.99$
different from
Table 9.6: $S_{\mathbf{Ca}}(t = 5) = 0$

5(月)のKM生存確率は0.99(1に近い)であり，最初のデータセットの生存確率0とは大きく異なっています(**Table 9.6**)．

Focus on 1 − S(t) = Risk:
$\text{Risk}_{\mathbf{Ca}}(T \leq 5) = 1 - 0.99 =$ **0.01**

今度は$S(t)$ではなく$1 - S(t)$に着目すると，感度分析Bは，5(月)のがん死リスクが0.01(= 1 − 0.99)であることを示しています．

Table 9.6: $\text{Risk}_{\mathbf{Ca}}(T \leq 5) =$ **1**
derived from the data

Table 9.8: $\text{Risk}_{\mathbf{Ca}}(T \leq 5) =$ **0.01**
derived from sensitivity analysis

but also derived directly from data as a **marginal probability**

このように，実際のデータ(**Table 9.6**)から計算したKMリスク1.0と，実際のデータではない感度分析から求めたKMリスク0.01(**Table 9.8**)とは大きく異なっています．しかしながら，CVD死をがん生存者と考えて単純計算するとがん死リスク0.01が得られることに注意してください．つまり，0.01は，CVDで死亡するかどうかにかかわらず，全対象者に占める実際のがん死の割合です．この割合は**周辺確率**と呼ばれるものです．

Which is more informative,

$\text{Risk}_{\text{Ca}}(T \leq 5) = \mathbf{1}$ or $\mathbf{0.01}$?

Answer: both informative

それではこの2つの「リスク」推定値(1 と 0.01)のうち，どちらがより有用なのでしょうか．実際には，それぞれは違う観点から有用です．

"Risk" of 0.01 considers treatment utility
for example, proportion of cancer patients needing treatment

「リスク」0.01はがん治療の有用性の観点から有用です．その理由は，これらのデータに関しては，競合リスクの存在下では治療を必要とするがん患者の割合は非常に小さいからです．

"Risk" of 1 considers etiology, providing competing risks are independent
for example, cancer survival is unlikely after 5 months

一方，「リスク」1.0，つまり生存確率0は，競合リスクの問題とは別の病因論的な観点から有用です．例えば，CVDで死亡しないがん患者は，5ヵ月以内にがんで死亡することが予測されます．つまりがん患者は5ヵ月を超えるとほとんど生存しないということです．

Main point

KM survival curve may not be very informative

- Requires independence assumption about competing risks
- Independence assumption cannot be verified

上記の要点は次のようになります．KM生存曲線は競合リスクの独立性の仮定に基づいており，その仮定は検証できないものなので，競合リスクが存在するときは，KM生存曲線はあまり有用ではない可能性があります．

Alternative to KM: **Cumulative Incidence Curve (CIC)** uses marginal probabilities

したがって，競合リスクのデータについてはKM法に代わるアプローチが必要になります．そのようなアプローチの1つに**累積発生率曲線**(CIC)と呼ばれるものがあり，前述した周辺確率を使用します(Kalbfleisch and Prentice, 1980)．

Only one risk: **CIC = 1 − KM**

CIC with competing risk

- Derived from cause-specific hazard function
- Estimates **marginal probability** when competing risks are present
- Does not require independence assumption

リスクが1つしかないもっとも単純な場合は，**CIC**は(1 − KM)となります．しかし競合リスクが存在するときは，**CIC**は原因別ハザード関数から導かれ，競合イベントの存在下でイベントの「周辺確率」推定値を与えます．このとき，競合リスクの独立性の仮定は必要ではありません．

Marginal probabilities:

- useful to assess treatment utility in cost-effectiveness analyses
- example: 0.01 = 5-month marginal probability for Cancer (**Table 9.6**)

リスク確率を治療の有用性評価に用いる費用効果分析において，CICのような周辺確率は臨床医の役に立ちます．例えば，**Table 9.6**の仮想データから導いたがんに関する周辺確率0.01［5（月）］は，がん治療の有用性が小さいことを示しています．

Steps to construct **CIC**:

1. Estimate hazard at ordered failure times t_f for event-type (**c**) of interest:

$$\hat{h}_c(t_f) = m_{cf}/n_f$$

where

$m_{\mathbf{cf}}$ = # of events for event-type **c** at time t_f

n_f = # of subjects at risk at time t_j

CICはどのように作成すれば良いのでしょうか. 最初に，昇順の対象イベント発生時間t_fにおけるハザードを推定します．このハザード推定値は単純に，t_fのイベント数÷t_fのat risk数です（KM推定と似たところがあります）．これを$\hat{h}_c(t_f) = m_{cf}/n_f$と記載します．ここで，$m_{cf}$は時間$t_f$におけるリスク**c**のイベント数を表し，$n_f$は$t_f$における対象者数を表しています．つまり，$m_{cf}/n_f$は，任意の時間にリスク**c**によりfailureがあった対象者の割合を推定しています．

2. Estimate

$S(t_{f-1})$ = **overall** survival probability of surviving previous time (t_{f-1})

overall ⇒ subject survives all other competing events

対象者が時間t_fでfailureとなるならば，対象者はfailureとなる直前まで生存している必要があります．つまり，対象者にfailureが起きるならば，対象者はその前の時点までは生存していなければなりません．発生前の時点$t_{f\text{-}1}$に生存している確率を$S(t_{f\text{-}1})$と表します．ここで$S(t)$は，**全生存曲線**を表しており，原因別生存曲線$S_c(t)$ではありません．ここでは「全」生存を考える必要があります．なぜなら，対象者は他のすべての競合イベントに対しても生存している必要があるためです．

3. Compute estimated incidence of failing from event-type **c** at time t_f:

$$\hat{I}_c(t_f) = \hat{S}(t_{f-1}) \times \hat{h}_c(t_f)$$

時間t_fにおけるイベントタイプ**c**のfailure確率（すなわち，incidence）は単純に，前時点の生存確率 × $\hat{h}_c(t_f)$となります．

4.

$$\mathbf{CIC_c}(t_f) = \sum_{f'=1}^{f} \hat{I}_c(t_{f'}) = \sum_{f'=1}^{f} \hat{S}(t_{f'-1})\hat{h}_c(t_{f'})$$

時間t_fにおけるイベントタイプ**c**の**累積発生率**（**CIC**$_c$）は，それらのincidenceのf'=1からf'=fまでの累積和です（時間t_1からt_fまでの，イベントタイプ**c**のfailure時間すべてにわたる）．

CIC = 1 − **KM** ↔ no competing risks

but

$\mathbf{CIC_c}(t_f) \neq 1 - \mathbf{KM_c}$ ↔ competing risks

since

$$1 - \mathbf{KM_c} = \sum_{f'=1}^{f} \hat{S}_c(t_{f'-1})\hat{h}_c(t_{f'})$$

(censor method)

前述したように競合リスクがないときには，**CIC**は1 − **KM**と等しくなります．しかしながら，競合リスクがあるときには，**CIC**$_c$(t_f)についての式4は，1 − **KM**$_c$とは一致しません．特に，**CIC**式4は全生存関数$S(t)$を用いており，生存率の対象となるイベントは，failureの対象となるイベントタイプだけでなく，競合リスクのイベントも含みます．反対に，1 − **KM**$_c$についての式は，イベントタイプ固有の生存関数$S_c(t)$を使っています．そこでは，競合リスクによるfailureを打ち切りとして扱います．この式をcensor methodの式と呼びます（Arriagada *et al.*, 1992）．

Example of **CIC** calculation

例を用いて**CIC**の計算法を説明します.

- n = 24 subjects
- all subjects receive treatment XRT for head and neck cancer

別の仮想試験，頭頸部がんの治療に放射線療法(XRT)を受けている患者24人を含む試験を考えます．患者は，当該疾患(がん)または別の原因で死亡しているか，解析時点ではまだ生存しています.

Survival time in (months)

Died of disease: 0.7, 3, 4.9, 6, 6, 6.9, 10, 10.8, 17.1, 20.3
Died of other causes: 1.5, 2.8, 3.8, 4.7, 7, 10, 10, 11.2
Censored: 3.2, 7.6, 10, 11, 15, 24.4

左にそのデータを示します.

イベントタイプ「がん死(**ca**)」の累積発生率曲線 $\mathbf{CIC_{ca}}$を求めるのに必要な計算値を**Table 9.9**に示します.

Table 9.9. CIC calculation Hypothetical data

t_f	n_f	m_f	$\hat{h}_{ca}(t_f)$	$\hat{S}(t_{f-1})$	$\hat{I}_{ca}(t_f)$	$CIC_{ca}(t_f)$
0	24	0	0	-	0	0
0.7	24	1	0.042	1.000	0.042	0.042
1.5	23	0	0	0.958	0	0.042
2.8	22	0	0	0.916	0	0.042
3.0	21	1	0.048	0.875	0.042	0.083
3.2	20	0	0	0.833	0	0.083
3.8	19	0	0	0.833	0	0.083
4.7	18	0	0	0.789	0	0.083
4.9	17	1	0.059	0.745	0.044	0.127
6	16	2	0.125	0.702	0.088	0.215
6.9	14	1	0.071	0.614	0.044	0.259
7.0	13	0	0	0.570	0	0.259
7.6	12	0	0	0.526	0	0.259
10	11	1	0.091	0.526	0.048	0.307
10.8	7	1	0.143	0.383	0.055	0.361
11.0	6	0	0	0.328	0	0.361
11.2	5	0	0	0.328	0	0.361
15	4	0	0	0.262	0	0.361
17.1	3	1	0.333	0.262	0.087	0.449
20.3	2	1	0.5	0.175	0.087	**0.536**
24.4	1	0	0	0.087	0	0.536

表から，最後の観測イベントが起こった$t = 20.3$週に**CIC**確率が最大値0.536を取ることがわかります．したがって，CVD死やその他死による競合リスクの存在下で，20週までにがん死する累積リスク(すなわち周辺確率)は約53.6%となります.

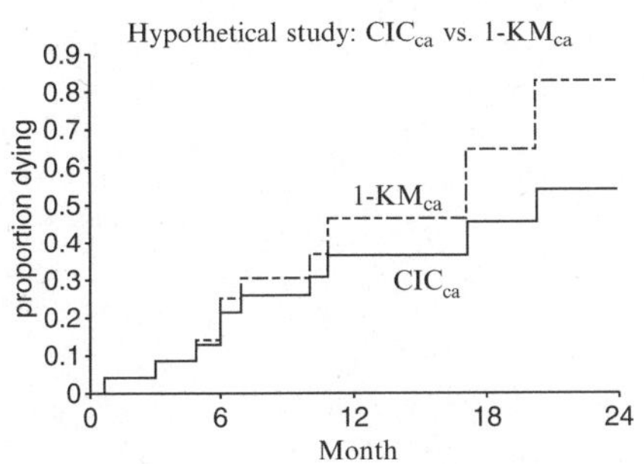

CIC曲線は「累積発生率」を表しているため，CIC曲線プロットは$t = 0$のとき0から始まり，対象者の最後のフォローアップ時間($t = 24.4$)までの非減少関数となります．$\mathbf{CIC_{ca}}$，$1 - \mathbf{KM_{ca}}$の両方のグラフを左に示します．$1 - \mathbf{KM_{ca}}$がイベントタイプ「がん死(**ca**)」のfailureの確率を過大推定していることに注意してください.

CIC Summary

- Gives marginal probability.
- Does not use product limit formulation
- Not included in mainstream commercially avilable statistical packages (e.g., SAS, STATA, SPSS)

この例からわかるように，**CIC**で推定する「周辺確率」には積極限(すなわち**KM**)法を使用しません．また残念なことに，現在のところ，**CIC**の計算は市販の標準的な統計ソフトウェアには組み込まれていません．

Independence of competing risks not required for **CIC** approach.

前述したように，競合リスクの独立性の仮定は**CIC**の計算には必要ありません．一方，KM生存曲線にはこの仮定が必要です．

Nevertheless, **CIC** requires

$$h(t) = h_{\mathbf{c1}}(t) + h_{\mathbf{c2}}(t) + \ldots + h_{\mathbf{ck}}(t)$$

where

$h(t)$ = overall hazard

$h_{\mathbf{c}}(t)$ = hazard for event type **c**

Note: Satisfied if

- Mutually exclusive event types
- Nonrecurrent events

ただ，**CIC**では，リスクタイプにかかわらず，全ハザードは個人ハザードの総和である必要があります(Kalbfleisch and Prentice, 1980)．そしてこの仮定は，以下の条件が満たされる限り常に成立します．競合リスクが排反事象であり，イベントは繰り返さない，つまり，ある時点で1回のイベント，経時的にみても1回のイベントのみが発生するという条件です．

Comparing **CIC**'s for two or more groups:

- Statistical test available (Gray, 1989)
- Analogous to log-rank test
- No independence assumption
- Does not adjust for covariates

Gray(1988)は複数の**CIC**を比較検討する検定法を開発しました．この検定はログランク検定に類似しています．独立性の仮定は不要ですが，残念ながら，共変量の調整はできません．

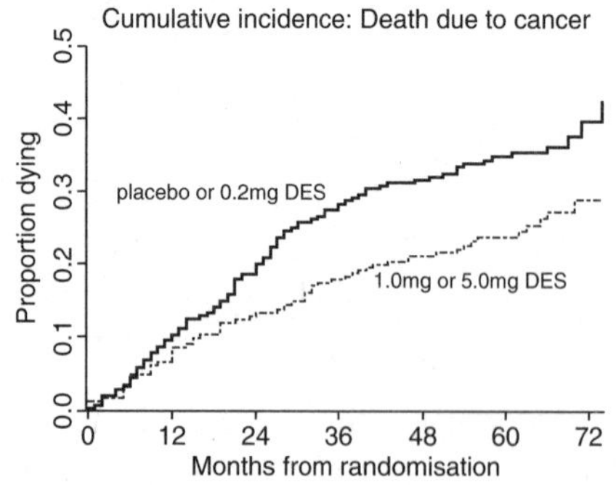

本章のIIIで最初に取り上げたByarデータの2治療群の**CIC**を左にプロットします．

Gray's test results: $\chi^2 = 6.6$, df = 1
P-value = 0.01

Gray検定を使いプロット図の2つのCIC曲線を比較すると，2曲線が有意に異なっている（p値 = 0.01）ことがわかります．

PH model used to obtain **CIC**
⇓
Independence of competing risks required
(but **CIC** meaningful for treatment utility)

ここまでは，共変量を調整するモデル（Cox比例ハザード）を考慮せずに**CIC**を説明してきました．しかしながら，CICの算出の中間ステップに使う個人競合リスクを求める場合のハザード比推定のために，**比例ハザードモデルを使う**ことができます．ただ，その場合は，**競合リスクの独立性が必要**となります．競合リスクの独立性の有無にかかわらず，治療の有用性という観点から**CIC**は意味ある解釈を与えます．

Modeling **CIC** with covariates using PH model: Fine and Gray (1999)

(**CIC** also called **sub-distribution** function)

Software available (Accord, 1997)

Fine and Gray（1999）は，共変量を含む**CIC**のモデル化に関して，比例ハザード性を仮定した方法論を提供しました．彼らは**CIC**曲線を**部分分布**関数（sub-distribution function）と呼びました．このようなモデルを適用するソフトウェアが利用可能です（Accord, 1997）．

Fine and Gray model analogous to Cox PH model:

- use a hazard function defined from a CIC
- effects of predictors (e.g., HRs) have similar interpretation

Fine and Gray が発展させた**CIC**モデルはCox比例ハザードモデルと似ていますが，どのfailureタイプに関しても，**CIC**から導かれるハザード関数（**部分分布ハザード**とも呼ばれる）をモデル化します．これらのモデルからの結果は，モデルの予測因子の効果という点に関しては，競合リスクデータに（標準的な）比例ハザードモデルを適用した結果と似たような解釈を与えます．

Sub-distribution hazard function (for event-type c):

$$h_{\mathbf{c},\mathrm{CIC}}(t) = \lim_{\Delta \to 0} \frac{\Pr(t < T_{\mathbf{c}} < t + \Delta t | B)}{\Delta t}$$

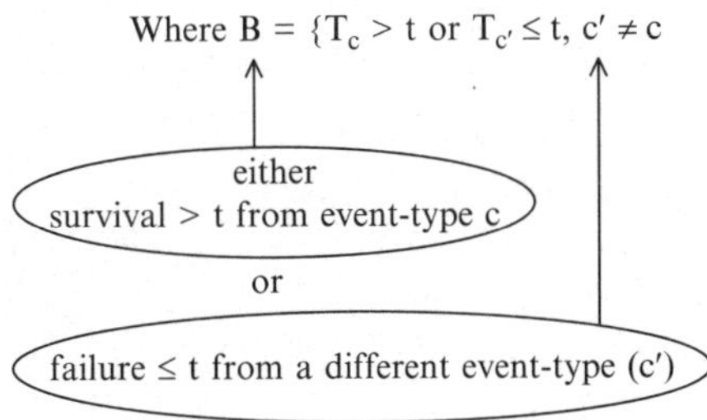

Fine and Grayの方法に使われるイベントタイプ**c**に関する（部分分布）ハザード関数は，左に示す$h_{c,\ \mathrm{CIC}}(t)$で定義されます．CICに基づくこの関数は，時間tまでに発生したすべてのイベントのタイプ（競合リスクを含む）を考慮した，時間tでの生存リスクセットに基づく，時間tにおける原因別イベントに関するハザード率を与えます．

上記ハザード式において，式中の条件付きを表す記号「|」の右側にある記号Bは以下を意味しています，イベントタイプ**c**に関して，時間tを越えて生存している対象者，あるいは，時間t以前にc以外のイベントタイプ（**c'**）によりfailureとなった対象者．つまりこれは，時間t以前のすべてのイベントタイプの発生を考慮しています．

Equivalent formula for $h_{\mathbf{c},CIC}(t)$:

$$h_{\mathbf{c},CIC}(t) = \frac{dCIC_{\mathbf{c}}(t)/dt}{1 - CIC_{\mathbf{c}}(t)}$$

analogous to

Hazard when no competing risks:

$$h(t) = \frac{f(t)}{S(t)}$$

where f(t) = probability density function

$$= \lim_{\Delta t \to 0} \frac{\Pr[t \le T < t + \Delta t]}{\Delta t}$$

$h_{c,CIC}(t)$に関して数学的に等価な式を左に示します．ここで$dCIC_c(t)/dt$は，時間tにおけるイベントタイプ**c**に関するCIC関数の微分です．

この$h_{c,CIC}(t)$式は，競合リスクがないときのハザード関数$h(t)$（第7章II参照）に関する式（左記参照）と似ています．ここで，左に示すように$h(t)$は，確率密度関数$f(t)$を生存関数$S(t)$で割ったものになります．

The analogy:

Competing Risks	No Competing Risks
$h_{\mathbf{c},CIC}(t)$	h(t)
$dCIC_{\mathbf{c}}(t)/dt$	f(t) = dF(t)/dt where F(t) = Pr(T ≤ t)
$1-CIC_{\mathbf{c}}(t)$	S(t) = 1 − F(t)

Note: $1 - CIC_{\mathbf{c}}(t)$ is not strictly a survival curve since the formula for $CIC_c(t)$ uses overall survival S(t) in its calculation rather than survival from event-type c, i.e., $S_{\mathbf{c}}(t)$

この類似性についてさらに明らかにしていきます．この$h_{c,CIC}(t)$式の分子にある$dCIC_c(t)/dt$項は$h(t)$式の分子にある密度関数$f(t)$に相当します．$F(t)$を累積分布関数とすると，$f(t)$は$dF(t)/dt$となります．一方，$h_{c,CIC}(t)$式中の$CIC_c(t)$の微分は，$F(t)$の微分に相当し，$h(t)$式の$f(t)$にあたります．

また，競合リスクが存在しないときは$S(t)$は$1 - F(t)$となり，$h_{c,CIC}(t)$式の分母$1 - CIC_c(t)$と同じ形になります．ただし厳密にいうと，$1 - CIC_c(t)$はイベントタイプcの生存曲線そのものではありません．なぜなら$CIC_c(t)$式においては，他のタイプのイベントも，打ち切りではなくfailureとして扱われるためです．

Fine and Gray's CIC model:

$$h_{\mathbf{c},CIC}(t) = h_{0\mathbf{c},CIC}(\exp)[\sum_{i=1}^{p} \gamma_i X_i]$$

Fine and Grayが発展させたCICモデルを左に示します．ハザード関数$h(t)$の代わりに部分分布ハザード関数$h_{c,CIC}(t)$を考える点を除けば，このモデルはCoxモデルに似ています．

PH assumption satisfied in above model:

$$HR_{\mathbf{c},CIC}(\mathbf{X}^*, \mathbf{X}) = \exp[\sum_{i=1}^{p} \gamma_i (X_i^* - X_i)$$

analogous to

$$HR_{CoxPH}(\mathbf{X}^*, \mathbf{X}) = \exp[\sum_{i=1}^{p} \beta_i (X_i^* - X_i)$$

ここに示すモデルは，モデル化されている部分母集団（subpopulation）ハザードに関して，比例ハザード仮定を満たします．すなわち，ハザード比一般式は本質的にCoxモデルと同じです．ただし，Cox比例ハザードモデルのβはFine and Grayのモデルではγに置き換わります．

Can use “extended” Fine and Gray model to account for time-dependent variables.

Fine and Grayのモデルは，時間依存性変数も含め，比例ハザード仮定を満たさない変数も組み込めるように拡張可能です．

Table 9.10. Edited Output for Cancer with CVD and Other censored Byar data (Fine and Gray CIC approach)

Var	DF	Coef	Std.Err.	P>|z|	Haz. Ratio
Rx	1	−0.414	0.171	0.008	0.661
Age	1	−0.112	0.145	0.221	0.894
Wt	1	0.088	0.146	0.274	1.092
PF	1	0.126	0.260	0.313	1.135
Hx	1	−0.256	0.182	0.080	0.774
HG	1	0.321	0.191	0.046	1.379
SZ	1	0.841	0.207	0.001	2.318
SG	1	1.299	0.198	0.001	3.665

−2 LOG L = 1662.766546

がん死を興味あるイベントタイプとして，Byarデータに Fine and Grayの **CIC** モデルを適用させた結果を **Table 9.10** に示します．その下に，標準的な競合リスクのあるCox比例ハザードモデルアプローチによる結果，**Table 9.1** を再掲します．

Table 9.1. (Repeated). Edited Output for Cancer with **CVD** and Other Censored (Standard Cox PH approach)

Var	DF	Coef	Std.Err.	p > |z|	Haz. Ratio
Rx	1	−0.550	0.170	0.001	0.577
Age	1	0.005	0.142	0.970	1.005
Wt	1	0.187	0.138	0.173	1.206
PF	1	0.253	0.262	0.334	1.288
Hx	1	−0.094	0.179	0.599	0.910
HG	1	0.467	0.177	0.008	1.596
SZ	1	1.154	0.203	0.000	3.170
SG	1	1.343	0.202	0.000	3.830

Log likelihood = −771.174

2つの結果に関しては，対応する係数推定値と標準誤差は全く同じではありませんが，似ています．

Fine and Gray **CIC** (**Table 9.10**)	Standard Cox PH (**Table 9.1**)
$\hat{\beta}_{Rx}$: −0.414	−0.550
$\widehat{HR}_{Rx}$: 0.661 $= \left(\frac{1}{1.513}\right)$	0.577 $= \left(\frac{1}{1.733}\right)$
P-value : 0.008	0.001

例えば，Rxの係数推定値は **Table 9.10** で − 0.414，**Table 9.1** で − 0.550 です．それに対応するハザード比推定値 $\exp(\hat{\beta})$ は，それぞれ 0.661 (= 1/1.513)，0.577 (= 1/1.733) です．これらのデータに関しては，Fine and Grayのアプローチの方が結果変数との関連性はほんのわずかに弱くなっていますが，ハザード比の有意性は両者ともかなり高くなっています．

VII. 条件付き確率曲線（CPC）

A third measure of failure risk: **CPC** (Other measures: **1-KM** and **CIC**)

$$\mathbf{CPC_c} = \Pr(T_c \leq t \mid T \geq t)$$

where T_c = time until event c occurs
T = time until any competing risk event occurs

競合リスクのもう1つのアプローチに累積条件付き確率（**cumulative conditional probability**）あるいは **CPC**（**conditional probability curve**）と呼ばれるものがあります．CPCは，競合リスクの存在下における1つのイベントのfailureリスクに関する，(1 − KM)，CICに次ぐ3番目の要約指標です．簡単にいえば $\mathbf{CPC_c}$ は，時間 *t* までに他のすべての競合リスクを経験しない個人に関して，時間 *t* までにイベント **c** を経験する確率です．

$\mathbf{CPC_c} = \mathrm{CIC_c}/(1\text{-}\mathrm{CIC_{c'}})$

where $\mathbf{CIC_{c'}}$ = CIC from risks other than **c**

イベントタイプ**c**に関して**CPC**は$\mathbf{CIC_c} \div (1 - \mathrm{CIC_{c'}})$と定義されます．ここで，$\mathbf{CIC_{c'}}$は，リスク**c**以外のリスク（つまり，**c**以外のリスクすべてをまとめて考えます）による**failure**の累積発生率です．

Graphs of CPC's obtained from CIC's

Tests to compare CPC's:
Pepe and Mori (1993) –2 curves
Lunn (1998) –g curves

CPC曲線のグラフはCIC曲線から得ることができ，Pepe-Mori（1993）とLunn（1998）らの研究があります．Pepe-Moriは2つの**CPC**曲線を比較する検定法を提案しました．Lunn（1998）はこの検定法をg群に，また層化にも対応できるように拡張しました．

Example of **CPC** calculation

- n = 24 subjects
- all subjects receive treatment XRT for head and neck cancer
- $\mathrm{CIC_{ca}}$ previously calculated (Table 9.9)

CPCの計算法を説明します．使うデータはすでに紹介した，頭頸部がん（**ca**）の治療に放射線療法（XRT）を受けている24人を含む仮想データです．このデータを使った$\mathbf{CIC_{ca}}$の計算結果はすでに449ページ**Table 9.9**に$\mathbf{CIC_{ca}}$曲線のグラフとともに示しています．

Table 9.11 CPC calculation—Hypothetical data

t_f	n_f	$\mathrm{CIC_{ca}}(t_f)$	$\mathrm{CIC_{oth}}(t_f)$	$\mathrm{CPC_c} = \mathrm{CIC_c}/(1-\mathrm{CIC_{c'}})$
0	24	0	0	0
0.7	24	0.042	0	0.042
1.5	23	0.042	0.042	0.043
2.8	22	0.042	0.083	0.045
3.0	21	0.083	0.083	0.091
3.2	20	0.083	0.083	0.091
3.8	19	0.083	0.127	0.095
4.7	18	0.083	0.171	0.101
4.9	17	0.127	0.171	0.153
6	16	0.215	0.171	0.259
6.9	14	0.259	0.171	0.312
7.0	13	0.259	0.215	0.330
7.6	12	0.259	0.215	0.330
10	11	0.307	0.311	**0.445**
10.8	7	0.361	0.311	0.524
11.0	6	0.361	0.311	0.524
11.2	5	0.361	0.376	0.579
15	4	0.361	0.376	0.579
17.1	3	0.449	0.376	0.719
20.3	2	0.536	0.376	**0.860**
24.4	1	0.536	0.376	0.860

左に示す**Table 9.11**に，イベントタイプ「がん死」に関する**CPC**の計算結果を示します．表の下に，$\mathbf{CPC_{ca}}$曲線のグラフを示します．

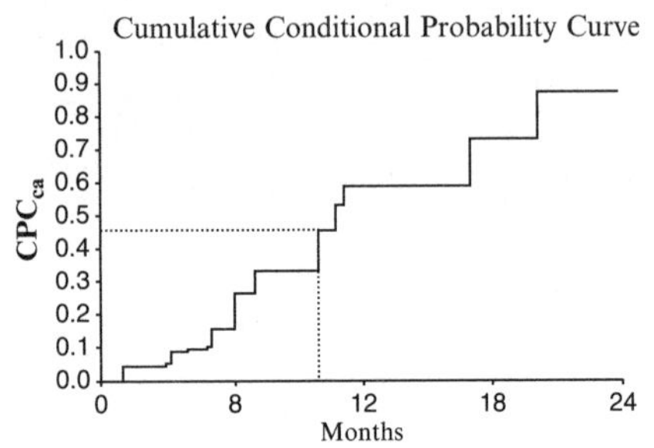

この$\mathbf{CPC_{ca}}$曲線より，例えば10（月）では，がん以外のイベントが起こらなかった場合のがんによる死亡確率が0.455であることがわかります．同様に，20.3（月）のがん以外のイベントが起こらなかった場合のがんによる死亡確率は0.860となります．

Example: Byar Data

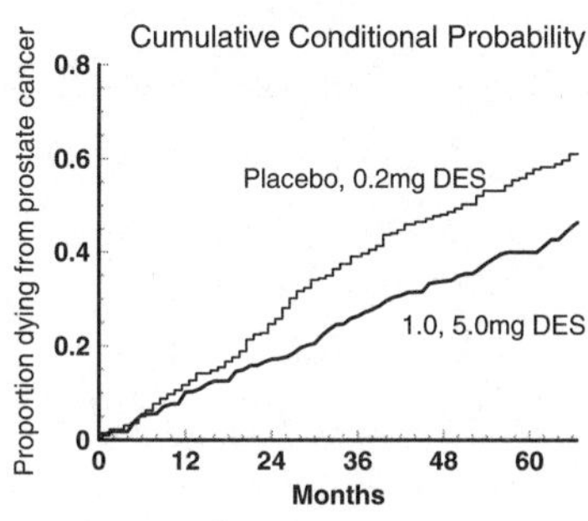

Test for equality: p-value = .01 (Pepe-Mori)

本章のIIIで取り上げたByarデータセットに戻ります．ここに示すプロットは2つのDES治療を比較した**CPC**曲線です．この曲線は，当該時間までイベント(死亡)を経験することなく生存していた患者の，当該時間での前立腺がんによるイベント(死亡)確率を示しています．

(注：Fine and Grayのアプローチには，**CPCs**を回帰の枠組みでモデル化するような拡張はありません．)

Pepe-Mori検定より，これら2つのCPC曲線には有意な違いが存在することが示されました．

VIII.方法2：Lunn-McNeil(LM)アプローチ

Method I: separate estimates for each failure type, treating the competing failure types as censored

本章のIVでは，競合リスクデータを解析する方法1と呼ぶアプローチを紹介しました．方法1では，Cox(比例ハザード)モデル用いて，failureタイプごとにハザードとハザード比を推定しました．またそこでは，すべてのタイプのfailureがないものに加えて，対象以外の(競合)failureタイプを打ち切りと取り扱いました．

Method 2: **LM** Approach

- Uses a single Cox (PH) model
- Gives identical results as obtained from Method 1
- Allows flexibility to perform statistical inferences not available from Method 1

ここでは**Lunn-McNeil(LM)**アプローチと呼ばれる，方法2を紹介します．方法2では，イベントタイプごとに別々のモデルを適用させる(例えば，上記方法1)のではなく，1つのCox比例ハザードモデルに適用させます．このアプローチは，モデルへの変数の組み込み方によっては，別々のモデルから得た結果と同じ結果を得ることができます．さらに，**LM**アプローチは推定の方法に柔軟性があり，方法1では簡単には対応できないような，さまざまな特質を持つ競合リスクモデルに対応できます．

Table 9.12. Augmented Data for i-th Subject at Time t_i Using LM Approach

Subj	Stime	Status	D_1	D_2	$D_3 \ldots D_C$	$X_1 \ldots X_p$
i	t_i	e_1	1	0	0…0	$X_{i1} \ldots X_{ip}$
i	t_i	e_2	0	1	0…0	$X_{i1} \ldots X_{ip}$
i	t_i	e_3	0	0	1…0	$X_{i1} \ldots X_{ip}$
.	.	.	.	.	…	…
.	.	.	.	.	…	…
.	.	.	.	.	…	…
i	t_i	e_C	0	0	0…1	$X_{i1} \ldots X_{ip}$

$D_1, D_2, D_3, \ldots, D_C$: indicators for event-types

LMアプローチを実行するためには，データレイアウトを拡張させる必要があります．生存時間t_iのi番目の対象者に関する**Table 9.12**のように，C個の競合リスクがあるのなら，元のデータをC回繰り返し，failureタイプごとに1行を割り当てます．また，表のようにC個のダミー変数D_1，D_2，D_3, ..., D_Cを作成します．状態変数e_c(添字**c**は1からCまでの値を取る)の値は，時間t_iにイベントタイプ**c**が起これば1，それ以外のときは0になります．表中の各Xは興味ある予測因子であり，表からわかるように，C回の繰り返し行で同じ値となります．

ダミー変数D_1，D_2，D_3, ..., D_CはC個の競合リスク(イベントタイプ)を区別するものです．

Definition

D_c equals 1 for event-type **c** and 0 otherwise, **c** = 1, 2, …, C

つまり，ダミー変数D_cはイベントタイプが**c**の場合は1になり，それ以外の場合は0となります．

for example,

Event-type 1: $D_1 = 1, D_2 = 0, D_3 = 0, \ldots, D_C = 0$
Event-type 2: $D_1 = 0, D_2 = 1, D_3 = 0, \ldots, D_C = 0$
Event-type 3: $D_1 = 0, D_2 = 0, D_3 = 1, \ldots, D_C = 0$

例えば，イベントタイプ1のときは，$D_1 = 1$，$D_2 = 0$，$D_3 = 0, \ldots, D_C = 0$，イベントタイプ2のときは$D_1 = 0$，$D_2 = 1$，$D_3 = 0, \ldots, D_C = 0$，イベントタイプ3のときは，$D_1 = 0$，$D_2 = 0$，$D_3 = 1, \ldots, D_C = 0$となります．

Table 9.13. Augmented Data for Subjects 1, 14, 16, and 503 from Byar Data Using LM Approach

Subj	Stime	Status	**CA**	**CVD**	**OTH**	**Rx**	**Age**	**Wt**
1	72	0	1	0	0	0	1	2
1	72	0	0	1	0	0	1	2
1	72	0	0	0	1	0	1	2
14	49	1	1	0	0	0	0	0
14	49	0	0	1	0	0	0	0
14	49	0	0	0	1	0	0	0
16	3	0	1	0	0	1	2	1
16	3	1	0	1	0	1	2	1
16	3	0	0	0	1	1	2	1
503	41	0	1	0	0	0	1	0
503	41	0	0	1	0	0	1	0
503	41	1	0	0	1	0	1	0

Table 9.13は，Byarデータセットの対象者番号1，14，16，503のオブザベーションをLM用にしたものです．**CA**，**CVD**，**OTH**の各列は，C = 3の場合のダミー変数D_1，D_2，D_3をそれぞれ表しています．**Rx**，**Age**，**Wt**の3列は8個の予測因子のなかの3つを示しています．

この表では，対象者ごとに3行あり，3つの競合リスク，**がん**死，**CVD**死，**その他**死に対応しています．対象者1の生存時間(**Stime**)は72，対象者14は49，対象者16は3，対象者503は41です．

Subject 1: Censored
Subject 14: died of Cancer
Subject 16: died of CVD
Subject 503: died from OTH

状態およびイベント(**CA**, **CVD**, **OTH**)列からは，対象者1は打ち切り，対象者14は**がん**死，対象者16は**CVD**死，対象者503は**その他**死であることがわかります．

	Rx	Age	Wt
Subject 1	0	1	2
Subject 16	1	2	1

対象者1に関しては，予測因子Rx，Age，Wtの値はそれぞれ0，1，2です．この対象者の3行をみると最後の3列にあるこれらの値は行間で同じであることがわかります．同様に，対象者16では，予測因子Rx，Age，Wtはそれぞれ1，2，1です．

General Stratified Cox LM Model

$$g = 1, 2, \ldots, C$$

$$\begin{aligned} h_g^*(t, \mathbf{X}) = {} & h_{0g}^*(t) \\ & \times \exp\Big[\beta_1 X_1 + \beta_2 X_2 + \cdots + \beta_p X_p \\ & + \delta_{21} D_2 X_1 + \delta_{22} D_2 X_2 + \cdots + \delta_{2p} D_2 X_p \\ & + \delta_{31} D_3 X_1 + \delta_{32} D_3 X_2 + \cdots + \delta_{3p} D_3 X_p \\ & + \cdots \\ & + \delta_{C1} D_C X_1 + \delta_{C2} D_C X_2 + \cdots + \delta_{Cp} D_C X_p\Big] \end{aligned}$$

拡張データを用いた**LM**アプローチで，個別モデルを適用させた結果(方法1)と同じ結果を得るためには，層化Cox比例ハザードモデルの交互作用バージョンが必要となります．**Table 9.12**の列変数名を使って，このモデルの一般式を左に示します．

1st row: predictors $X_1, X_2, \ldots, X_p$
2nd row: product terms
$D_2X_1, D_2X_2, \ldots, D_2X_p$

Cth row: product terms
$D_CX_1, D_CX_2, \ldots, D_CX_p$

$X_1, X_2, \ldots, X_p$はp個の興味ある予測因子です．$D_2, D_3, \ldots, D_C$はC個のイベントタイプを区別するC − 1個のダミー変数です．このとき，イベントタイプ1(g = 1)は対照群なので，変数D_1はモデルから除外されています．したがって，左の指数式の1行目は各Xからなり，2行目はD_2と各Xの積項からなり，以下順に続いて，最後の(C)行目はD_cと各Xの積項からなります．層(g = 1, ..., C)はC個のイベントタイプに対応します．

LM Hazard Model for
Event–Type 1

$$\begin{aligned} h_1^*(t, \mathbf{X}) = {} & h_{01}^*(t) \\ & \times \exp\Big[\beta_1 X_1 + \beta_2 X_2 + \cdots + \beta_p X_p\Big] \\ & (D_2 = D_3 = \cdots = D_C = 0) \end{aligned}$$

イベントタイプ1(g = 1)に関しては，上記層化Coxモデルは左に示すように単純なものになります．g = 1のときは，ダミー変数$D_2, D_3, \ldots, D_C$の値はすべて0である点がポイントです．

No product terms in model:

$$HR_{g=1}(X_1 = 1 \text{ vs. } X_1 = 0) = \exp[\beta_1]$$

Product terms X_jX_1 in model:

$$HR_{g=1}(X_1 = 1 \text{ vs. } X_1 = 0) = \exp[\beta_1 + \Sigma\beta_j X_j]$$

ここでg = 1に関して，X_1を(0, 1)変数として，他のXは共変量と考え，モデルには積項X_jX_1は含まないとすれば，共変量で調整したX_1の効果に関するハザード比は$\exp[\beta_1]$となります．X_jX_1形式の交互作用項をモデルに含める場合は，この調整ハザード比の代わりに，第3章で紹介した，より一般的な指数式を使う必要があります．

LM Hazard Model for Event-Type g (> 1)

$$\begin{aligned} h_g^*(t,\mathbf{X}) &= h_{0g}^*(t) \\ &\times \exp\Big[\beta_1X_1 + \beta_2X_2 + \cdots + \beta_pX_p \\ &\quad + \delta_{g1}X_1 + \delta_{g2}X_2 + \cdots + \delta_{gp}X_p\Big] \\ &= h_{0g}^*(t)\exp\big[(\beta_1+\delta_{g1})X_1 + (\beta_2+\delta_{g2})X_2 \\ &\quad + \cdots + \big(\beta_p + \delta_{gp}\big)X_p\big] \end{aligned}$$

g > 1に関しては，$D_g = 1$，g以外のg'に対しては$D_{g'} = 0$であるため，一般ハザードモデルは，下付添字gの積項だけが残る単純なハザード関数式になります．

同じ予測因子の係数項をまとめると，ここに示すようなハザードモデルに書き換えることができます．

No product terms X_jX_1 in the model and g > 1:

$$HR_g(X_1 = 1 \text{ vs. } X_1 = 0) = \exp[(\beta_1 + \delta_{g1})]$$

Product terms X_jX_1 in the model and g > 1:

$$HR_g(X_1 = 1 \text{ vs. } X_1 = 0) = \exp[(\beta_1 + \delta_{g1}) + \Sigma(\beta_j + \delta_{gj}X_j)]$$

したがって，g > 1に関しては，X_1を(0, 1)変数として，他のXは共変量と考え，モデルには積項X_jX_1は含まないとすれば，共変量で調整したX_1の効果に関するハザード比は$\mathbf{exp}[\beta_1 + \delta_{g1}]$となります．$X_jX_1$形式の交互作用項をモデルに含める場合は，このハザード比の式もやはり修正する必要があります．

EXAMPLE OF LA MODEL FOR BYAR DATA

Separate models approach (Method 1):
Cause-specific model: **Cancer**
CVD and **Other** deaths censored

No-interaction model

$$h_{\mathbf{Ca}}(t,\mathbf{X}) = h_{0\mathbf{Ca}}(t)\exp[\beta_{1\mathbf{Ca}}Rx + \beta_{2\mathbf{Ca}}Age + \beta_{3\mathbf{Ca}}Wt + \beta_{4\mathbf{Ca}}PF + \beta_{5\mathbf{Ca}}Hx + \beta_{6\mathbf{Ca}}HG + \beta_{7\mathbf{Ca}}SZ + \beta_{8\mathbf{Ca}}SG]$$

$$HR_{\mathbf{Ca}}(RX = 1 \text{ vs. } RX = 0) = \exp[\beta_{1\mathbf{Ca}}]$$

それでは，Byarデータを使って上記の**LM**モデルの一般式について説明します．

個別モデルアプローチである方法1を使い，**がん**死に関する個別モデルを適用したCoxハザード式を左に再掲します．ここでは，**CVD**死と**その他**死は打ち切りとして処理しています．

また，モデル中の他の変数で調整した，Rx変数の効果に関するハザード比の式も左に示します．

LM SC Model for Byar Data

$g = 1, 2, 3$

$$h^*_g(t, \mathbf{X}) = h_{0g}(t) \times \exp[\beta_1 RX + \beta_2 Age + \cdots + \beta_8 SG + \delta_{21} D_2 Rx + \delta_{22} D_2 Age + \cdots + \delta_{28} D_2 SG + \delta_{31} D_3 Rx + \delta_{32} D_3 Age + \cdots + \delta_{38} D_3 SG]$$

1st row: predictors
Rx, Age, Wt, PF,..., SG
2nd row: products
D_2Rx, D_2Age, ..., D_2SG
3rd row: products
D_3Rx, D_2Age, ..., D_3SG
D_2 = CVD and D_3 = OTH are (0,1) dummy variables that distinguish the 3 event-types

Table 9.11で与えられた一般的な**LM**データレイアウトを用い，C = 3のイベントタイプのByarデータに関する層化Cox **LM**モデルを左に示します．g = 1，2，3で表される層は，3つのイベントタイプ，**がん**，**CVD**，**その他**にそれぞれ対応します．

このモデルの指数式の部分は，対象とする3つのイベントタイプに対応した3行になっています．1行目はp = 8個の予測変数Rx，Age，Wt，PF，HX，HG，SZ，SGからなります．2行目はダミー変数D_2(**CVD**のインジケータ)と8個の予測変数との積項からなります．同様に，3行目もD_3 (**その他**のインジケータ)と各予測因子の積項からなります．

$HR_{\mathbf{Ca}}(Rx = 1 \text{ vs. } Rx = 0) = \exp[\beta_1]$
$HR_{\mathbf{CVD}}(Rx = 1 \text{ vs. } Rx = 0) = \exp[(\beta_1 + \delta_{21})]$
$HR_{\mathbf{OTH}}(Rx = 1 \text{ vs. } Rx = 0) = \exp[(\beta_1 + \delta_{31})]$

上記モデルから，イベントタイプ別のRx効果に関するハザード比の式は左に示すものとなります．**CVD**死と**その他**に関しては，指数項におけるRxの係数β_1に積項D_gRx(g = 2, 3)の係数δ_{g1}が加算されていることに注意してください．

Table 9.14. Edited Output for LM Model (Interaction SC)-Byar Data

Var	DF	Coef	Std. Err.	p > |z|	Haz. Ratio
Rx	1	−0.550	0.170	0.001	0.577
Age	1	0.005	0.142	0.970	1.005
Wt	1	0.187	0.138	0.173	1.206
PF	1	0.253	0.262	0.334	1.288
Hx	1	−0.094	0.179	0.599	0.910
HG	1	0.467	0.177	0.008	1.596
SZ	1	1.154	0.203	0.000	3.170
SG	1	1.343	0.202	0.000	3.830
RxCVD	1	0.905	0.244	0.000	2.471
AgeCVD	1	0.332	0.196	0.089	1.394
WtCVD	1	−0.146	0.203	0.472	0.864
PFCVD	1	0.222	0.377	0.556	1.248
HxCVD	1	1.236	0.259	0.000	3.441
HGCVD	1	−0.449	0.268	0.094	0.638
SZCVD	1	−1.375	0.417	0.001	0.253
SGCVD	1	−1.366	0.275	0.000	0.255
RxOth	1	−0.028	0.327	0.932	0.972
AgeOth	1	0.764	0.248	0.002	2.147
WtOth	1	0.344	0.265	0.194	1.411
PFOth	1	0.288	0.497	0.562	1.334
HxOth	1	0.117	0.337	0.727	1.125
HGOth	1	−0.111	0.345	0.748	0.895
SZOth	1	−0.439	0.470	0.350	0.645
SGOth	1	−1.797	0.360	0.000	0.166

log likelihood = −1831.92

Table 9.14は，上記**LM**モデルの適用による出力結果を示しています．

この表の最初の8行は，すでに紹介した個別モデルを**がん**死に適用した方法1(**Table 9.1**)の対応する8行と一致しています．結果が一致するのは，$D_2 = D_3 = 0$のときに**LM**モデルは**がん**を対象イベントとする最初の8行のモデルに縮約するからです．

しかしながら，**LM**出力の残りの16行は，**Table 9.2** (**CVD**)の対応する8行，**Table 9.3**(**その他**)の対応する8行とは**一致しません**．g = 2，g = 3のときには，ハザード比を計算するためには**LM**出力の残りの16行の係数δ_{gj}ではなく，係数和($\beta_1 + \delta_{gj}$)が必要となります．

$\widehat{HR}_{\mathbf{Ca}}(\mathrm{Rx}=1 \text{ vs. } \mathrm{Rx}=0)$
$= \exp[-0.550] = 0.577$
$= (1/1.733)$

Wald ChiSq $= (-.550/.171)^2$
$= 10.345(\mathrm{P}=0.001)$

95% CI for $\exp[\beta_{1\mathbf{Ca}}]$:
$\exp[-0.550 \pm 1.96(0.171)]$
$= (0.413, 0.807)$

Table 9.14から，イベントタイプが**がん**のときのRxの効果に関する調整済み$\widehat{HR}$は，出力から直接0.577と導くことができます．また，そのWald統計量の$H_0: \beta_1 = 0$に関する検定は高度に有意で(p値$= 0.001$)，このハザード比に対する95%信頼区間は(0.413，0.807)となります．

LM results for **Cancer** identical to Method 1 results for **Cancer**

これらの結果は，方法1による**がん**死に関するRxの生存効果(**Table 9.1**)の調整済み$\widehat{HR}$，Wald検定のp値，区間推定値と一致します．

$\widehat{HR}_{CVD}(\mathrm{Rx}=1 \text{ vs. } \mathrm{Rx}=0)$
$= \exp\left(\hat{\beta}_1 + \hat{\delta}_{11}\right)$
$= \exp(-0.550 + 0.905)$
$= \exp(0.355) = 1.426$

$\widehat{HR}_{OTH}(\mathrm{Rx}=1 \text{ vs. } \mathrm{Rx}=0)$
$= \exp\left(\hat{\beta}_1 + \hat{\delta}_{21}\right)$
$= \exp(-0.550 - 0.028)$
$= \exp(-0.578) = 0.561$

Table 9.14から，イベントタイプ**CVD**と**その他**に関するRx効果の調整済み$\widehat{HR}$を得るためには，g = 2，g = 3それぞれにおいて係数和($\hat{\beta}_1 + \hat{\delta}_{g1}$)の指数変換が必要となります．

LM results for **CVD** and **Other** identical to Method 1 results for **CVD** and **Other**

これらの結果を左に示します．これらは方法1を用いた**Table 9.2**，**Table 9.3**の結果と一致しています．

Wald test statistics for **CVD** and **Other**

$$\mathrm{Wald}_{\mathrm{CVD}} = \left[\frac{\hat{\beta}_1 + \hat{\delta}_{11}}{\mathrm{SE}_{\hat{\beta}_1 + \hat{\delta}_{21}}}\right]^2$$

$$\mathrm{Wald}_{\mathrm{OTH}} = \left[\frac{\hat{\beta}_1 + \hat{\delta}_{11}}{\mathrm{SE}_{\hat{\beta}_1 + \hat{\delta}_{21}}}\right]^2$$

ただし，**LM**モデルを使って**CVD**と**その他**に関するハザード比推定のWald検定統計量と95%信頼区間を得るためには，g = 2，g = 3における**係数和**($\hat{\beta}_1 + \hat{\delta}_{g1}$)**の標準誤差**(Wald検定の式は左記参照)を求める必要がありますが**Table 9.14**の出力では係数の**個別の標準誤差**，$\hat{\beta}_1$，$\hat{\delta}_{11}$，$\hat{\delta}_{21}$を与えるのみで，係数和の標準誤差は与えられていません．

Computer packages provide for computation of the above formulas

SAS: **Contrast** statement

STATA: **lincom** command

SASとStataはオプション指定で，このような計算に対応しています．SASのPHREGでは「Contrast」ステートメントで対応可能で，Stataは「lincom」コマンドで対応可能です．

Alternative **LM** formulation (**LM**$_{alt}$ model)

Output identical to Method 1 (**Tables 9.1, 9.2, 9.3**)

しかしながら，そのようなオプション指定をしなくても済む，**LM**モデルの変法があります．**LM**$_{alt}$モデルと呼ばれるこの変法に関する式を使うと，競合リスクデータの解析に個別モデル（方法1）を適用した**Table 9.1**～**Table 9.3**の出力と同じ結果が得られます．

IX. 方法2a：変法Lunn-McNeil（LM$_{alt}$）アプローチ

- Uses same data layout as **Table 9.12**
- Column headings:
  - Dummy variables $D_1, D_2, \ldots, D_C$
  - Predictor variables $X_1, X_2, \ldots, X_p$
- Above variables are transformed into product terms

LM$_{alt}$モデル適用に必要なデータレイアウトはすでに紹介した**Table 9.12**と同じです．ただし，この表の各列に示される変数，すなわち，ダミー変数D_1，$D_2, \ldots, D_C$と予測変数X_1，$X_2, \ldots, X_p$は，**LM**$_{alt}$モデルを定義する積項へと変換するための，基本変数となります．

1st row of **LM**$_{alt}$ model:
product terms
$D_1 X_1, D_1 X_2, \ldots, D_1 X_p$
coefficients $\delta'_{11}, \ldots, \delta'_{1p}$

1st row of **LM** model
predictors $X_1, X_2, \ldots, X_p$
coefficients $\beta_1, \ldots, \beta_p$

2つのアプローチにおける式の相違点は，**LM**$_{alt}$モデルの指数項の1行目は積項D_1X_1，$D_1X_2, \ldots, D_1X_p$とその係数$\delta'_{11}, \ldots, \delta'_{1p}$からなるのに対し，**LM**モデルの1行目には積項はなく，予測因子X_1，$X_2, \ldots, X_p$とその係数$\beta_1, \ldots, \beta_p$からなります．

General Stratified Cox **LM**$_{alt}$ *Model*

$g = 1, \ldots, C$

$$h'_g(t, \mathbf{X}) = h'_{0g}(t) \times \exp\left[\delta'_{11}D_1X_1 + \delta'_{12}D_1X_2 + \cdots + \delta'_{1p}D_1X_p + \delta'_{21}D_2X_1 + \delta'_{22}D_2X_2 + \cdots + \delta'_{2p}D_2X_p + \delta'_{31}D_3X_1 + \delta'_{32}D_3X_2 + \cdots + \delta'_{3p}D_3X_p + \cdots + \delta'_{C1}D_CX_1 + \delta'_{C2}D_CX_2 + \cdots + \delta'_{Cp}D_CX_p\right]$$

LM$_{alt}$モデルの一般式を左に示します．**LM**$_{alt}$モデルのハザードモデル式を既述の**LM**モデルのハザードモデル式と区別するためにプライム（'）を用いています．

- **LM_{alt}** and **LM** models are different
- Estimated regression coefficients will not be identical
- Estimated HRs, test statistics, and interval estimates are identical
- Computational formulas are different

LM_{alt}モデルと**LM**モデルは異なるハザードモデルであり，回帰係数推定値も同じではありません．しかしながら，2モデル間で統計量の計算に用いる式が違うにもかかわらず，同じデータセットを使った場合は，興味あるハザード比推定値とその検定統計量，区間推定値は同じになります．

LM_{alt} *Hazard Model for Event-Type 1*

$$h'_1(t,\mathbf{X}) = h'_{01}(t) \times \exp\left[\delta'_{11}X_1 + \delta'_{12}X_2 + \cdots + \delta'_{1p}X_p\right]$$

$$(D_1 = 1,\ D_2 = D_3 = \cdots = D_C = 0)$$

$$HR_{g=1}(X_1 = 1 \text{ vs. } X_1 = 0) = \exp\left[\delta'_{11}\right]$$

(no products $X_j X_i$ in model)

$g = 1$（イベントタイプ1）に関しては，**LM_{alt}**モデルは左の式のように単純になります．$g = 1$なので，ダミー変数の値は$D_1 = 1$，$D_2 = D_3 = \ldots = D_C = 0$となることに注意してください．

ゆえに$g = 1$に関しては，X_1を(0, 1)変数として，他のXは共変量と考え，モデルには積項X_jX_1は含まないとすれば，共変量で調整したX_1の効果に関するハザード比式は$\exp[\delta'_{11}]$となります．

LM $HR = \exp[\beta_1]$

LMモデルでも，対応するハザード比の式はX_1変数の係数β_1を含むものでした．

LM_{alt} *Hazard Model for Event-Type g (> 1)*

$g > 1$のとき，ハザードモデルの一般式は，下付添字gの積項のみからなるハザード関数式に単純化されます．なぜなら，$D_g = 1$，$g' \neq g$ならば$D_{g'} = 0$だからです．

$$h'_1(t,\mathbf{X}) = h'_{0g}(t) \times \exp\left[\delta'_{g1}X_1 + \delta'_{g2}X_2 + \cdots + \delta'_{gp}X_p\right]$$

$$\left(D_g = 1 \text{ and } D_{g'} = 0 \text{ for } g' \neq g\right)$$

$$HR_g(X_1 = 1 \text{ vs. } X_1 = 0) = \exp\left[\delta'_{g1}\right]$$

(no products X_jX_1 in model)

ゆえに$g > 1$のとき，X_1を(0, 1)変数として，他のXは共変量と考え，モデルには積項X_jX_1は含まないとすれば，共変量で調整したX_1の効果に関するハザード比式は$\exp[\delta'_{g1}]$となります．

LM $HR = \exp[\beta_1 + \delta_{g1}]$

LMモデルでは，ハザード比式の指数部分には係数和$(\beta_1 + \delta_{g1})$を含みます．

Statistical inferences (i.e., Wald test, 95% CI)

したがって g > 1 のとき，**LM**$_{alt}$ モデルを用いたハザード比の検定や区間推定には，出力から直接求まる $\hat{\delta}'_{g1}$ の標準誤差のみが必要となります．

LM$_{alt}$ model: need standard error for $\hat{\delta}'_{g1}$ (directly provided by output)

LM model: standard error of $(\hat{\beta}_1 + \hat{\delta}_{g1})$. (more complicated computation)

これに対して **LM** モデルでは，係数和 $(\hat{\beta}_1 + \hat{\delta}_{g1})$ の標準誤差の複雑な計算が必要となります．

Next: Byar data example of **LM**$_{alt}$ model

それでは，Byar データを使い上記の **LM**$_{alt}$ モデル一般式を説明します．

LM$_{alt}$ *SC Model for Byar Data*

g = 1, 2, 3

$$h'_g(t,\mathbf{X}) = h'_{0g}(t) \times \exp[\delta'_{11}D_1Rx + \cdots + \delta'_{18}D_1SG + \delta'_{21}D_2Rx + \cdots + \delta'_{28}D_2SG + \delta'_{31}D_3Rx + \cdots + \delta'_{38}D_3SG]$$

C = 3 のイベントタイプを内包する層化 Cox **LM**$_{alt}$ モデルを左に示します．g = 1，2，3 で表される層は 3 つのイベントタイプ，**がん**，**CVD**，**その他**を示しています．

D_1 = **CA**, D_2 = **CVD**, and D_3 = **OTH** are (0,1) dummy variables for the 3 event-types

1st row: products
D_1Rx, D_1Age, . . ., D_1SG
(**LM** predictors, Rx, Age,. . ., SG)
2nd row: products
D_2Rx, D_2Age, . . ., D_2SG
3rd row: products
D_3Rx, D_3Age, . . ., D_3SG

モデルの指数部分の 1 行目は，ダミー変数 D_1(**CA**) と 8 個の予測因子 Rx，Age，Wt，PF，HX，HG，SZ，SG との積項からなることに注意してください．このモデルの **LM** バージョンには，1 行目には積項はなく，予測因子の主効果だけがありました．

2 行目，3 行目は，**LM** モデルと同様に，それぞれ，ダミー変数 D_2(**CVD**) と 8 個の予測因子，D_3(**OTH**) と 8 個の予測因子との積項からなります．

$HR_{\mathbf{Ca}}(Rx = 1 \text{ vs. } Rx = 0) = \exp[\delta'_{11}]$

$HR_{\mathbf{CVD}}(Rx = 1 \text{ vs. } Rx = 0) = \exp[\delta'_{21}]$

$HR_{\mathbf{OTH}}(Rx = 1 \text{ vs. } Rx = 0) = \exp[\delta'_{31}]$

上記のモデルから，各イベントタイプに対応する Rx 効果のハザード比式は $\exp(\delta'_{g1})$ となります．ここで，δ'_{g1} は **LM**$_{alt}$ モデルの積項 D_gR_x の係数を表します．

$$\text{Wald}_g = \left[\frac{\hat{\delta}'_{g1}}{SE_{\hat{\delta}'_{g1}}}\right]^2$$

g = 1 (**CA**), 2 (**CVD**), 3 (**OTH**)

したがって，これらハザード比に関するWald検定統計量(左記参照)と信頼区間kは，$\mathbf{LM_{alt}}$出力例の標準誤差列に示された標準誤差を使うことになります．

Statistical inference information

$\mathbf{LM_{alt}}$ model: directly provided by output
LM model: not directly provided by output (requires additional computer code)

ゆえに，$\mathbf{LM_{alt}}$モデルではコンピュータ出力の情報を直接利用して統計的推測を行うことが可能ですが，**LM**モデルではより複雑な計算を行うためのプログラムが必要となります．

Table 9.15. Edited Output for SC $\mathbf{LM_{alt}}$ Model—Byar Data

Var	DF	Coef	Std. Err.	p > |z|	Haz. Ratio
RxCa	1	−0.550	0.170	0.001	0.577
AgeCa	1	0.005	0.142	0.970	1.005
WtCa	1	0.187	0.138	0.173	1.206
PFCa	1	0.253	0.262	0.334	1.288
HxCa	1	−0.094	0.179	0.599	0.910
HGCa	1	0.467	0.177	0.008	1.596
SZCa	1	1.154	0.203	0.000	3.170
SGCa	1	1.343	0.202	0.000	3.830
RxCVD	1	0.354	0.174	0.042	1.429
AgeCVD	1	0.337	0.134	0.012	1.401
WtCVD	1	0.041	0.150	0.783	1.042
PFCVD	1	0.475	0.270	0.079	1.608
HxCVD	1	1.141	0.187	0.000	3.131
HGCVD	1	0.018	0.202	0.929	1.018
SZCVD	1	−0.222	0.364	0.542	0.801
SGCVD	1	−0.023	0.186	0.900	0.977
RxOth	1	−0.578	0.279	0.038	0.561
AgeOth	1	0.770	0.204	0.000	2.159
WtOth	1	0.532	0.227	0.019	1.702
PFOth	1	0.541	0.422	0.200	1.718
HxOth	1	0.023	0.285	0.935	1.023
HGOth	1	0.357	0.296	0.228	1.428
SZOth	1	0.715	0.423	0.091	2.045
SGOth	1	−0.454	0.298	0.127	0.635

log likelihood = − 1831.916

Table 9.15は上記$\mathbf{LM_{alt}}$モデルを適用させた出力結果です．

表中，最初の8行は，すでに紹介した方法1による結果，**Table 9.1**の最初の8行と同じです．**Table 9.1**では，**がん**死に対する個別モデルを適用させ，**CVD**死と**その他**死を打ち切り処理しています．

表中の次の8行は，**CVD**死に対する個別モデルを適用させ，**がん**死と**その他**死を打ち切り処理した，**Table 9.2**の8行の出力と同じです．

また，表中の最後の8行は，**その他**死に対する個別モデルを適用させ，**がん**死と**CVD**死を打ち切り処理した，**Table 9.3**の8行の出力と同じです．

Table 9.15 ($\mathbf{LM_{alt}}$) output identical to
Tables 9.1, 9.2, 9.3 (Method 1) output combined

したがって，単独型の$\mathbf{LM_{alt}}$モデルを用いた**Table 9.15**の出力は，3つの個別モデルを適用させた結果，**Table 9.1**, **Table 9.2**, **Table 9.3**と同一なものとなっています．

X. 方法1(個別モデル)と方法2(LMアプローチ)との比較

Why bother with **LM** or $\mathbf{LM_{alt}}$ models when you can simply fit 3 separate models?

Answer: Can perform statistical inferences that cannot be done when fitting 3 separate models

読者はこの時点で次の疑問を持つでしょう．**LM**モデルや$\mathbf{LM_{alt}}$モデルには，方法1を用いて3つの個別モデルを適用させて得る結果と同じものが得られることのほかに，何かないのでしょうか？　その答えは，**LM**あるいは$\mathbf{LM_{alt}}$モデル式を用いると，方法1を用いて3つの個別モデルを適用させただけでは求めることのできない，競合リスクと予測変数との交互作用や競合リスクへの共通効果などが検討できる，ということです．

LM *Model for Byar Data*

$$
\begin{aligned}
&g = 1, 2, 3\\
&h^*_g(t,\mathbf{X}) = h^*_{0g}(t)\\
&\quad\times \exp[\beta_1 RX + \beta_2 Age + \cdots + \beta_8 SG\\
&\quad+ \delta_{21} D_2 Rx + \delta_{22} D_2 Age + \cdots + \delta_{28} D_2 SG\\
&\quad+ \delta_{31} D_3 Rx + \delta_{32} D_3 Age + \cdots + \delta_{38} D_3 SG]
\end{aligned}
$$

Byarデータ例を用いてすでに紹介した**LM**モデルを使った「特別な」推測の方法を説明します．このモデルを再び左に示します．$\mathbf{LM_{alt}}$モデルを用いても同じ推測が行えます(章末の「練習問題」参照)．

Inference question: Byar data

No-interaction SC **LM** model
versus
interaction SC **LM** model

Byarデータについて考える際の推測上の1つ疑問は，非交互作用層化Cox **LM**モデルのほうが上述の交互作用層化Cox **LM**モデルよりも適切かどうかです．

No-interaction SC model

$$
\begin{aligned}
&g = 1, 2, 3\\
&h^*_g(t,\mathbf{X}) = h^*_{0g}(t)\\
&\quad\times \exp[\beta_1 RX + \beta_2 Age + \cdots + \beta_8 SG]
\end{aligned}
$$

非交互作用層化Coxモデルを左に示します．

Assumes

$$
\begin{aligned}
HR_{\mathbf{CA}}(X_i) &= HR_{\mathbf{CVD}}(X_i)\\
&= HR_{\mathbf{OTH}}(X_i)\\
&\equiv HR(X_i) \text{ for any } X_i \text{ variable}
\end{aligned}
$$

このモデルでは，モデルの他の変数で調整した1つの任意の予測因子Xiのハザード比は，それぞれのイベントタイプ間で等しいと仮定しています．

for example, $Rx = 0$ vs $Rx = 1$:

$$
\begin{aligned}
HR_{\mathbf{CA}}(Rx) &= HR_{\mathbf{CVD}}(Rx)\\
&= HR_{\mathbf{OTH}}(Rx)\\
&= \exp[\beta_1]
\end{aligned}
$$

例えば，上記の非交互作用層化Cox **LM**モデルでのRx効果のハザード比は，いずれのgにおいても$\exp[\beta_1]$となります．ここで，β_1はRxの係数を表します．

H_0: all $\delta_{gj} = 0$,
$g = 2, 3; j = 1, 2, \ldots, 8$
where δ_{gj} is coefficient of D_gX_j in the interaction SC **LM** model

交互作用と非交互作用の層化Cox **LM**モデルを比較するためには，検定の帰無仮説を，「交互作用層化Coxモデルの16個の積項(δ_{gj})の係数が0」とします．

Likelihood Ratio Test

$$LR = -2\log L_R - (-2\log L_F)$$
approx χ^2_{16} under H_0
R = no interaction SC (reduced) model
F = interaction SC (full) model

この帰無仮説は**LM**モデルの尤度比検定を用いて簡単に検定できます．尤度比は，比較対象の2つのモデルの－2 log L統計量の引き算で求めます．検定の自由度は16であり，これは帰無仮説で0にするδ_{gj}係数の数です．

Table 9.16. Edited Output – No-Interaction SC **LM** Model–Byar Data

Var	DF	Coef	Std. Err.	p > |z|	Haz. Ratio
Rx	1	−0.185	0.110	0.092	0.831
Age	1	0.287	0.087	0.001	1.332
Wt	1	0.198	0.093	0.032	1.219
PF	1	0.402	0.170	0.018	1.495
Hx	1	0.437	0.112	0.000	1.548
HG	1	0.292	0.120	0.015	1.339
SZ	1	0.672	0.159	0.000	1.958
SG	1	0.399	0.115	0.001	1.491

log likelihood = −1892.091

Table 9.16は，Byarデータセットに非交互作用層化Cox **LM**モデルを適用した結果です．この表では，非交互作用層化Coxモデルの時と同様に，モデルに含まれる8個の予測因子それぞれに対応する1つの係数があります．ただ，異なるgに対して係数が同じであっても，イベントgごとに基準ハザード関数$h^*_{0g}(t)$は異なっています．

Table 9.16: Log likelihood$_R$ = −1892.091
Table 9.14: Log likelihood$_F$ = −1831.916

Table 9.16から，縮小(非交互作用層化Cox)モデルの対数尤度統計量は－1892.091であり，**Table 9.14**(または**9.15**)からは，フル(交互作用層化Cox)モデルの対数尤度統計量が－1831.916であることがわかります．

$$\begin{aligned} LR &= -2\log L_R - (-2\log L_F) \\ &= -2(-1892.091) \\ &\quad - (-2(-1831.916)) \\ &= 120.35 \text{ approx } \chi^2_{16} \text{ under } H_0 \\ &\quad (P < 0.001) \end{aligned}$$

すると，尤度比検定統計量(LR)は左に示すように120.35と計算されます．この統計量の分布はH_0のもと，自由度16のχ^2分布に近似します．

Reject H_0: interaction SC model more appropriate than no-interaction SC model

*p*値は0.001未満と，高度に有意な検定結果となり，交互作用層化Coxフルモデルの使用を支持します．

Cancer and **CVD** very different clinically

$\Downarrow$

$HR_{\mathbf{Ca}}(Rx = 1 \text{ vs. } 0)$
$\neq HR_{\mathbf{CVD}}(Rx = 1 \text{ vs. } 0)$

Byarデータセットに関しては，競合リスクの中の2つが**がん**と**CVD**であることを考えれば，非交互作用層化Coxモデルを棄却する判定結果は理にかなっています．なぜなら，**がん**と**CVD**は臨床的に全く違う疾患なので，どの予測因子も，特にRxに関しては，failureまでの時間に対する効果は疾患ごとに異なることが予想されるからです．

DIFFERENT STUDY EXAMPLE

Competing risks: Stage 1 vs. Stage 2 Breast Cancer

$\Downarrow$

HR_{stg1} (Rx = 0 vs. 1)
$= HR_{stg2}$ (Rx = 0 vs. 1)

$\Downarrow$

No-interaction SC Cox reasonable depending on similarity of competing risks

しかしながら，別の研究，例えば競合リスクが乳がんの2つのステージのような場合は，2つの治療法を比較した効果はそれぞれのステージで同じと考えるのが妥当です．つまり，非交互作用層化Cox **LM**モデルは，競合リスク間の(臨床的)類似性に基づいて，(臨床的な)合理性を判断します．

Unstratified **LM** model ($\mathbf{LM_U}$):

$$
\begin{aligned}
h^*(t,\mathbf{X}) &= h_0^*(t) \\
&\times \exp[\gamma_1 CVD + \gamma_2 OTH \\
&\quad + \beta_1^\bullet Rx + \beta_2^\bullet Age + \cdots + \beta_8^\bullet SG \\
&\quad + \delta_{21}^\bullet D_2Rx + \delta_{22}^\bullet D_2Age + \cdots + \delta_{28}^\bullet D_2SG \\
&\quad + \delta_{31}^\bullet D_3Rx + \delta_{32}^\bullet D_3Age + \cdots + \delta_{38}^\bullet D_3SG]
\end{aligned}
$$

もう一度Byarデータに戻り，**LM**モデルの別の利用例($\mathbf{LM_U}$と表記)を左に示します．これは，Cox比例ハザードモデルを**Table 9.12**の拡張データに適用したものであり，競合リスクでの層化はありません(ゆえに，モデルの定義に下付添字gはありません)．$\mathbf{LM_U}$モデルを**LM**モデルや$\mathbf{LM_{alt}}$モデルと区別するため，上付記号(●)を用いています．

$\mathbf{LM_U}$ model: **CVD** and **OTH** included in model

LM model: **CVD** and **OTH** not included in model
(Both $\mathbf{LM_U}$ and **LM** models use augmented dataset)

$\mathbf{LM_U}$モデルは，イベントタイプでは層化はしないで，その代わりに2つのイベントタイプのダミー変数**CVD**と**OTH**モデルに含めています．**LM**モデルと同様，$\mathbf{LM_U}$モデルも**Table 9.12**の拡張データセットを適用しています．

$\mathbf{LM_U}$ model: need to check PH assumption (Chapter 4)
PH assumption not satisfied

$\Downarrow$

Use **LM** instead of $\mathbf{LM_U}$ model

$\mathbf{LM_U}$モデルは層化のないCox比例ハザードモデルなので，第4章の方法を用いて**CVD**変数と**OTH**変数(他の変数も同様に)の比例ハザード性を検討することが望ましいでしょう．比例ハザード性に問題があると思われる場合は，(層化Cox)**LM**モデルを代わりに使わなければなりません．

PH assumption satisfied
⇓
Determine HRs using exponential formula (Chapter 3)

比例ハザード性が成立していれば，$\mathbf{LM}_U$モデルに含まれる各種の予測因子の効果のハザード比は，第3章のCox比例ハザードモデルに関する記述にある指数式を用いる標準的な方法で求めることができます．

Cancer survival (**CVD** = **OTH** = 0):

$$HR_{Ca}(Rx = 1 \text{ vs. } Rx = 0) = \exp\left[\beta_1^\bullet\right]$$

CVD survival (**CVD** = 1, **OTH** = 0):

$$HR_{CVD}(Rx = 1 \text{ vs. } Rx = 0) = \exp\left[\gamma_1 + \beta_1^\bullet + \delta_{21}^\bullet\right]$$

Other survival (**CVD** = 0, **OTH** = 1):

$$HR_{OTH}(Rx = 1 \text{ vs. } Rx = 0) = \exp\left[\gamma_2 + \beta_1^\bullet + \delta_{31}^\bullet\right]$$

がん生存についてのRx効果のハザード比を得るためには，左に示すように，モデルで**CVD** = **OTH** = 0と置き，モデルのRx変数の係数を指数変換します．

CVD死と**その他**死が興味あるイベントタイプの場合も，Rx効果に関する同様のハザード比の式(ただし，それぞれ，γ_1，γ_2を含む)が得られます．

Essential point

Use of single **LM**-type model offers greater flexibility for the analysis than allowed using Method 1

$\mathbf{LM}_U$モデルをByarデータに適用させた結果については，これ以上の説明はここで止めます．ここでの重要な点は，拡張データを用いて単独型の**LM**型モデルを使うことは，方法1を用いてイベントタイプごとに個別ハザードモデルを適用するよりも，解析の柔軟性が大きくなるということです．

XI. まとめ

Competing Risks

Each subject can experience only one of several different types of events over follow-up

本章では，フォローアップ中に対象者が複数の異なるタイプのイベントのうち1つのイベントのみを経験する生存データを考えます．この異なるイベントを**競合リスク**と呼びます．

Typical approach

- Cox PH model
- Separate model for each event-type
- Other (competing) event-types treated as censored

Cox比例ハザードモデルを用いて競合リスク生存データをモデル化する方法を紹介しました.競合リスクデータを解析するための典型的なアプローチは,イベントタイプ別に生存時間解析を実施する方法であり，その際に他の(競合する)イベントタイプは打ち切りで処理します．

Drawbacks

1. Require independent competing risks that is, censored subjects have same risk as non-censored subjects in risk set

上記の方法には主として2つの問題があります．1つ目の問題は，競合リスクが独立していることが必要なことです．もし，競合リスクにより打ち切りとなった対象者と，すべてのタイプのイベントに関して打ち切りになっていない対象者の，同時点でのfailureリスクが同じではないのなら，この仮定は成立しません．

2. Product-limit (e.g., KM) curve has questionable interpretation

2つ目の問題は，イベントタイプごとに適用したCoxモデルから得られる推定積極限生存曲線は，競合リスクが存在するときは解釈に問題が生じるということです．

Several alternative strategies regarding independence assumption: No single strategy is always best

独立性の仮定についての問題に対処するいくつかの方針を示しましたが，1つの方針が常に最良となるようなものはありません．

Sensitivity analysis: worst-case violations of independence assumption

For example, subjects censored from competing risks treated in analysis as if

よく用いられる方針は感度分析で，独立性の仮定を侵害する最悪の場合のもとでのパラメータ推定を行います．例えば，競合リスクにより打ち切りとなった対象者全員を，最後までイベントなしか，興味あるイベントを経験した，のいずれかとして解析します．

- All event-free
- All experience event of interest
- Independence assumption not easily verifiable
- Typical analysis assumes independence assumption is satisfied

残念ながら，独立性の仮定の検証は簡単ではありません．その結果，一般的な競合リスク解析では，例え独立性の仮定が成立していなくても，成立しているものと仮定します．

CIC *Alternative to KM*

- Derived from cause-specific hazard function
- Estimates **marginal probability** when competing risks are present
- Does not require independence assumption
- Useful to assess treatment utility in cost-effectiveness analyses

KM生存曲線の解釈上の問題を避けるために，KMの代わりに主として用いられるものは**累積発生率曲線**（**Cumulative Incidence Curve：CIC**）であり，それはイベントの**周辺確率**を推定します．周辺確率は，競合リスクの独立性にかかわらず，治療の有用性の評価に適しています．

$$\mathrm{CIC}(t_{(f)}) = \sum_{f'=1}^{f} \hat{I}_{\mathbf{c}}(t_{f'}) = \sum_{f'=1}^{f} \hat{S}(t_{f'-1})\hat{h}_{\mathbf{c}}(t_{f'})$$

CICの計算式を左に示します．式中の$\hat{h}_c(t_f)$は，興味あるイベントタイプ(**c**)に関する生存時間t_fにおける推定ハザードです．$S(t_{f-1})$は，前時間(t_{f-1})における**全**生存確率です．「全生存」とはいずれの競合イベントの発生もなく生存している対象者を表しています．

$\hat{h}_{\mathbf{c}}(t_f)$ = estimated hazard at ordered failure time t_f for the event-type (**c**)

$S(t_{f-1})$ = **overall** survival probability of previous time (t_{f-1})

CIC

- Does not use product limit formulation
- Not included in mainstream commercially available statistical packages (e.g., SAS, STATA, SPSS, R)

この式が示すように，**CIC**の推定には積極限式を用いていません．また，**CIC**の計算は，利用可能な，主流の，市販の標準的統計ソフトウェアには組み込まれていません．

PH model used to obtain **CIC**
⇓
Independence of competing risks required

CICの算出に必要な中間ステップで，個人競合リスクについてのハザード比推定値を得るために比例ハザードモデルを用いる場合は，競合リスクの独立性が成立することが条件となります．

Modeling **CIC** with covariates using PH model: Fine and Gray (1999)

Software available (Gebski, 1997)
Fine and Gray model analogous to Cox PH model

Fine and Grayの最近の研究(1999年)は，比例ハザード仮定を用いて，共変量を含む**CIC**のモデル化法を提案しました．この方法に関してソフトウェアを利用することは可能です(Gebski, 1997, Tai *et al.*, 2001)が，標準的な市販の統計ソフトウェアには搭載されていません．

Alternative to **CIC**

$\mathbf{CPC_c} = \Pr(T_{\mathbf{c}} \le t \mid T \ge t)$

where $T_{\mathbf{c}}$ = time until event c occurs
T = time until any competing risk event occurs

CICから派生したものに条件付き確率曲線(**CPC**)があります．リスクタイプ**c**に関し，**CPC**$_c$は，時間tまでにイベントc以外の競合リスクを経験しない個人に関して，時間tまでにイベントcを経験する確率です．

$\mathbf{CPC_c} = \mathrm{CIC_c}/(1 - \mathrm{CIC_{c'}})$

where $\mathrm{CIC_{c'}}$ = CIC from risks other than **c**

CPCは**CPC**$_c$ = CIC$_c$/(1 − CIC$_{c'}$)式に基づき**CIC**から計算することができます．ここで，CIC$_{c'}$はリスク**c**以外のリスク(**c**以外のリスクをすべて一緒に考えます)によるfailureの累積発生率です．

Tests to compare CPCs:

Pepe and Mori (1993) – 2 curves
Lunn (1998) – g curves

Pepe-Mori(1993)は2つの**CPC**曲線を比較する検定法を提案しており，Lunn (1998)はこの検定法をg個のグループと層化に対応できるように拡張しました．

Method 2: **LM** Approach

- Uses a single Cox (PH) model
- Gives identical results as obtained from Method 1
- Allows flexibility to perform statistical inferences not available from Method 1

競合リスクデータを解析する別のアプローチとして**Lunn-McNeil**(**LM**)アプローチと呼ばれる方法を紹介しました．**LM**アプローチは，イベントタイプごとに別々のモデルを適用させる(方法1)のではなく，1つのモデルだけを用います．この方法は方法1を使用した場合と同じ結果を与えます．さらに，**LM**モデルは，その**LM**モデルを単純化した方がより適切であるかを判定するような，柔軟な統計的推測を行うことが可能です．

Augmented Data for ith Subject at Time t Using **LM** Approach

Subj	Stime	Status	D_1	D_2	$D_3 \ldots D_C$	$X_1 \ldots X_p$
i	t_i	e_1	1	0	$0 \ldots 0$	$X_{i1} \ldots X_{ip}$
i	t_i	e_2	0	1	$0 \ldots 0$	$X_{i1} \ldots X_{ip}$
i	t_i	e_3	0	0	$1 \ldots 0$	$X_{i1} \ldots X_{ip}$
i	t_i	e_C	0	0	$0 \ldots 1$	$X_{i1} \ldots X_{ip}$

LMアプローチを実行するには，データレイアウトを拡張する必要があります．C個の競合リスクがある場合，failureタイプごとに1行が必要となり，元の行をC回複製する必要があります．

$g = 1, 2, \ldots, C$

$$
\begin{aligned}
h_g^*(t, \mathbf{X}) &= h_{0g}^*(t) \\
&\times \exp\Big[\beta_1 X_1 + \beta_2 X_2 + \cdots + \beta_p X_p \\
&+ \delta_{21} D_2 X_1 + \delta_{22} D_2 X_2 + \cdots + \delta_{2p} D_2 X_p \\
&+ \delta_{31} D_3 X_1 + \delta_{32} D_3 X_2 + \cdots + \delta_{3p} D_3 X_p \\
&+ \cdots \\
&+ \delta_{C1} D_C X_1 + \delta_{C2} D_C X_2 + \cdots + \delta_{Cp} D_C X_p\Big]
\end{aligned}
$$

個別モデルを適用させた結果(方法1)と同じ結果を得るために拡張データを用いて**LM**アプローチを使うためには，層化Cox比例ハザードモデルの交互作用バージョンが必要となります．このモデルの一般式を左に示します．

LM model: need standard error of

$$\left(\hat{\beta}_1 + \hat{\delta}_{g1}\right)$$

(special syntax required for computation)

LMモデルは，競合リスク別にハザード比のWald検定統計量と95%信頼区間を得ることができます．これらの統計量を得るためには回帰係数推定値の和(例えば，$\hat{\beta}_1 + \hat{\delta}_{g1}$)の標準誤差を求める必要があります．SAS，Stata，SPSS，Rなどの標準的な統計ソフトウェアでは，このような計算はオプションで利用可能です．

Alternative **LM** *formulation*: $\mathbf{LM_{alt}}$ model

$\mathbf{LM_{alt}}$ yields output identical to Method 1

オプション指定をしなくても，そのような統計量を求める**LM**モデルの方法も存在します．$\mathbf{LM_{alt}}$モデルと呼ばれる変法を使うと，競合リスクデータの解析に個別のモデル(方法1)を適用した結果と同じものが得られます．

1st row of $\mathbf{LM_{alt}}$ model

⇓

Product terms D_1X_1, D_1X_2, ..., D_1X_p Coefficients $\delta'_{11}, \ldots, \delta'_{1p}$

1st row of **LM** model

⇓

Predictors X_1, X_2, ..., X_p

Coefficients β_1, ..., β_p

2つの式の主たる違いは，$\mathbf{LM_{alt}}$モデルの指数項の1行目は積項D_1X_1，D_1X_2, ..., D_1X_pと係数$\delta'_{11} \cdots \delta'_{1p}$を含むのに対し，**LM**モデルの1行目は予測因子X_1，X_2, ..., Xpと係数β_1, ..., β_pを含みますが，積項は含んでいません．

$\mathbf{LM_{alt}}$ model: $\text{Wald}_g = \left[\frac{\delta'_{g1}}{SE_{\hat{\delta}'_{g1}}}\right]^2$

directly obtained from output

$\mathbf{LM_{alt}}$モデルを使うと，Wald検定統計量(左記参照)と信頼区間には，$\mathbf{LM_{alt}}$モデルの出力の標準誤差列にある標準誤差を直接用います．

Statistical inference information

$\mathbf{LM_{alt}}$ model: directly provided by output

LM model: not directly provided by output (requires additional computer code)

つまり，$\mathbf{LM_{alt}}$モデルでは，コンピュータ出力から直接情報を取得して統計的推測を行うことが可能ですが，**LM**モデルでは，複雑な計算を行うための追加的なオプション指定が必要となります．

Advantage of **LM** (Method 2) over method 1:

LM offers flexibility for statistical inferences to consider simpler models

個別モデルを適用するモデル(方法1)に代わりに**LM**や$\mathbf{LM_{alt}}$アプローチを用いる利点は，交互作用層化Cox **LM**モデルの単純化版を検討することにより，柔軟な統計的推測が可能になることです．

For example,
No-interaction SC **LM** model
versus
interaction SC **LM** model

Unstratified **LM** model
versus
SC **LM** model

例えば，非交互作用層化Cox **LM**モデルの方が交互作用層化Cox **LM**モデルよりも適切かどうかの推測上の課題を検討することができます．他の課題として，非層化**LM**モデルが層化**LM**モデルより適切かどうかも考えることができます．これらの課題は，1つの(**LM**)モデルを用いれば容易に解決できますが，個別モデルの適用(方法1)では解決できません．

Overall,

- Can use standard computer packages
- Independence assumption required

本章のまとめに，競合リスクの独立性が仮定できる前提のもと，標準的な統計ソフトウェアを用いて競合リスクデータの解析が可能であることを示しました．

詳細なまとめ

I. 概説(430ページ)

A. **競合リスク**：対象者のフォローアップ中に，異なるタイプのイベントの中から1つのイベントのみが生起可能な生存データの解析.

B. Cox比例ハザードモデルを用いた解析.

C. Coxモデルを用いる代表的なアプローチの問題点.

D. 別の解析アプローチ.

II. 競合リスクデータの例(430〜432ページ)

A. 肺がんか脳卒中，どちらかで死亡.

1. 競合リスクの存在下で，「曝露」者の肺がん死亡率が「非曝露」者の肺がん死亡率と異なっているかを評価.
2. 予測因子で調整して，肺がん死亡率と脳卒中死亡率を比較.

B. 進行がん患者は手術死か院内感染死，どちらかで死亡.

1. 院内感染failureに注目すると，手術による死亡が起こると必要な院内感染対策の負担が減る.

C. 兵士は事故死か戦闘死か，どちらかで死亡.

1. 戦闘死に注目.
2. 兵士の一団が戦闘区域に向かう途中の事故で全員が死亡したものと仮定すると，戦闘死に関するKM生存確率は定義されない.
3. 競合リスクが存在すると，生存曲線の解釈に問題が生じる可能性があることを，例で示している.

D. 四肢発生肉腫患者の局所再発，肺転移，その他箇所への転移.

1. いずれのfailureタイプも死亡を含んでいないため，再発イベントの可能性がある.
2. 最初のfailureまでの時間のみに注目すれば，再発イベントの問題を避けることができる.
3. 再発イベントと競合リスクを一緒に解析することは意図していない.

III. Byarデータ(433〜434ページ)

A. 前立腺がん治療を比較検討したランダム化臨床試験.

B. 3つの競合リスク：前立腺がん死，CVD死，その他死.

C. 治療以外の共変量は，年齢，体重(Wt)，パフォーマンスステータス(PS)，CVD既往(Hx)，ヘモグロビン(Hg)，病変部サイズ(SZ)，グリソンスコア(SG).

D. 競合リスクは独立と考える．例えばCVD死はがん死とは独立.

IV. 方法1：イベントタイプ別に異なるモデルを使用(434～437ページ)

A. Cox(比例ハザード)モデルを用いてハザードとハザード比をfailureタイプごとに推定する．そのとき，他の競合リスクは，通常の打ち切り(フォローアップ不能，試験からの脱落，試験終了など)に加えて打ち切りと処理する.

B. 原因別ハザード関数：

$$h_{\mathbf{c}}(t) = \lim_{\Delta t \to 0} P(t \le T_{\mathbf{c}} < t + \Delta t | T_{\mathbf{c}} \ge t)/\Delta t$$

ここで，$T\mathrm{c}$ = イベントタイプ**c**のfailureまでの時間(**c** = 1, 2, ..., C[イベントタイプ数])

C. Cox比例ハザード 原因別モデル(イベントタイプc)：

$$h_{\mathbf{c}}(t, \mathbf{X}) = h_{0\mathbf{c}}(t) \exp\left[\sum_{i=1}^{p} \beta_{i\mathbf{c}} X_i\right]$$

ここで，c = 1, ..., C, β_{ic}によりイベントタイプ別のX_i効果を設定することが可能.

D. Byarデータ例：**がん**死，**CVD**死，**その他**死はC = 3の競合リスク.

1. **がん**死に関する原因別（非交互作用）モデル：

$$\begin{aligned} h_{\mathbf{Ca}}(t, \mathbf{X}) = h_{0\mathbf{Ca}}(t) \exp[&\beta_{1\mathbf{Ca}} Rx + \beta_{2\mathbf{Ca}} Age \\ &+ \beta_{3\mathbf{Ca}} Wt + \beta_{4\mathbf{Ca}} PF + \beta_{5\mathbf{Ca}} Hx \\ &+ \beta_{6\mathbf{Ca}} HG + \beta_{7\mathbf{Ca}} SZ + \beta_{8\mathbf{Ca}} SG] \end{aligned}$$

ここで，**CVD**死と**その他**死は打ち切りオブザベーションとする.

$$HR_{\mathbf{Ca}}(RX = 1 \text{ vs. } RX = 0) = \exp[\beta_{1\mathbf{Ca}}]$$

2. **CVD**と**その他**に関する個別の原因別(非交互作用)モデル.

3. 原因別 モデルごとの出力結果：

a. RXに関する原因別：**がん**の結果(**CVD**と**その他**は打ち切り)

$\widehat{HR}_{\mathbf{Ca}}(RX = 1 \text{ vs. } Rx = 0) = 0.575$ ($\boldsymbol{p}$値 = 0.001)

b. RXに関する原因別：**CVD**の結果（**がん**と**その他**は打ち切り）

$\widehat{HR}_{\mathbf{CVD}}(\mathrm{RX}=1 \text{ vs. } \mathrm{Rx}=0)=1.429$（$\boldsymbol{p}$値 = 0.040）

c. RXに関する原因別：**その他**の結果（**がん**と**CVD**は打ち切り）

$\widehat{HR}_{\mathbf{OTH}}(\mathrm{RX}=1 \text{ vs. } \mathrm{Rx}=0)=0.560$（$\boldsymbol{p}$値 = 0.038）

V. **独立性の仮定**（437～443ページ）

A. **独立**打ち切り：時間tで打ち切りとなった対象者の$h(t)$は，時間tの同じサブグループに属する非打ち切り対象者の$h(t)$と等しいこと．

1. 代表的な背景（第1章）：競合リスクなし．
2. 情報打ち切りはバイアスのある結果を招きかねない．

B. **競合リスク**が存在するときの（**独立**）打ち切り：打ち切りの理由にかかわらず（競合リスク，試験脱落，フォローアップ不能のいずれであっても），時間tのリスクセットの打ち切り対象者（ある共変量パターンを持つ）と，時間tのリスクセットの同じ共変量パターンを持つ非打ち切り対象者は同じfailure率であること．

1. 非独立打ち切り：競合リスクにより打ち切りとなった時間tのリスクセットの対象者のfailure率が，時間tのリスクセットの非打ち切り対象者のfailure率とは違うこと．
2. 同意語：**競合リスクは独立**

C. **独立性の仮定の評価**

1. 独立性の仮定を直接評価する方法はなく，独立性の仮定が侵害されたときにバイアスのない推定値を保証する方法もない．
2. したがって，代表的な競合リスクの解析では，例え実際には違っていても独立性の仮定が成り立っていると仮定する．
3. 独立性の仮定を検討する方針．
   a. 臨床的，生物学的，その他の根拠に基づき，独立性の仮定が成り立っていると判断．
   b. 競合リスクに共通するリスク因子の変数をモデルに含める．

c. 競合リスクを考慮した変量効果を含むFrailtyモデルを使用する.

d. 独立性の仮定の侵害する最悪値を考え，感度分析を実施する.

e. 上記に挙げた方針はすべて，観測データからは検証できない仮定に基づいている.

4. Byarデータを使った感度分析の例

a. 競合リスクCVD死とその他死の全対象者をがん死と処理する.

b. 競合リスクCVD死とその他死の全対象者を試験の最大生存時間と同じまで生存したと処理する.

c. 解析結果からは，競合リスクが独立していないときは，Rx効果に関する結論が非常に異なってしまう可能性があることがわかる.

d. 派生型感度アプローチ：CVD死とその他死の対象者からランダムにサブセット(50%)を抽出し，それら対象者をがん死と仮定.

VI. 累積発生率曲線(CIC)(444〜453ページ)

A. 仮想的試験：n = 100人の対象者，全対象者が前立腺がん.

生存時間(月)	死亡者数	死因
3	99	CVD
5	1	Cancer

試験の目的：原因別がん生存

打ち切り：CVD死

KM_{ca}：$S_{Ca}(t=5) = 0$ かつ $Risk_{Ca}(T \leqq 5) = 1$

B. CVDで死亡した99人は，もしCVDで死亡しなければ，何名ががん死するのか?

1. CVD死した対象者を死亡後も観測することは不可能なので回答は得られない.

2. 感度分析A：CVD死99例は$t = 5$でがん死したと仮定.

a. $\mathbf{KM_{Ca}}$：$\boldsymbol{S}_{\mathbf{Ca}}(t=5) = 0$ かつ $Risk_{Ca}(T \leqq 5) = 1$，なぜならKM法が独立打ち切りを仮定しているため，つまり，$t = 3$で打ち切られた対象者は，$t = 5$のリスクセットの対象者と同じ確率でがん死する.

b. 実際のデータと同じKM推定値が得られる.

3. 感度分析B：**CVD**死99例は$t = 5$まで生存 したと仮定.
   a. **KM**$_{\mathbf{Ca}}$：$S_{\mathbf{Ca}}(t = 5) = 0.99$ かつ $\mathrm{Risk}_{\mathbf{Ca}}\ (T \leqq 5) = 0.01$.
   b. 実際のデータとは異なるKM推定値の結果.
   c. 実際のデータからも**周辺確率**として直接求めることが可能.
4. 要点：KM生存曲線はあまり有用とならない可能性がある.

C. **累積発生率曲線(CIC)**：競合リスクに対するKM曲線に代わるアプローチ.
1. 原因別ハザード関数から求める.
2. 周辺確率を推定.
3. 独立性の仮定は不要.
4. 治療の有用性に意味ある解釈ができる.
5. CIC式：

$$\mathbf{CIC}(t_f) = \sum_{f'=1}^{f} \hat{I}_c(t_{f'}) = \sum_{f'=1}^{f} \hat{S}(t_{f'-1})\hat{h}_{\mathbf{c}}(t_{f'})$$

6. 別の仮想データセットでCICを計算.
7. 複数の**CIC**の等価性を比較検討する検定法を開発(Pepe and Mori, 1992)：ログランク検定に類似.
8. **CIC**の計算のために比例ハザードモデルを使ってハザード比推定値を求める場合は，競合リスクの独立性が必要.
9. Fine and Gray(1999)は，比例ハザード仮定を用い共変量を含む**CIC**(**部分分布関数**とも呼ばれる)のモデル化法を提供.
10. Byarデータについて Fine and Grayの出力結果をCox比例ハザードの結果と比較した例.

VII. 条件付き確率曲線(CPC) (453～455ページ)

A. **CPC**$_{\mathbf{c}}$ = $\Pr(T_{\mathbf{c}} \leqq t | T \geqq t)$，ここで$\boldsymbol{T}_{\mathbf{c}}$ = イベント**c**の発生までの時間，T = すべての競合リスクイベントのいずれかが起こるまでの時間.

B. CICで式を表現：**CPC**$_{\mathbf{c}}$ = $\mathrm{CIC}_c/(1 - \mathrm{CIC}_{c'})$，ここで$\mathrm{CIC}_{c'}$ = **c**以外のリスクに関するCIC.

C. CPCのグラフはCICグラフから導出することが可能.

D. CPCの比較検定：Pepe and Mori(1993) – 2曲線，
Lunn (1998) – g個の曲線.

VIII. 方法2：Lunn-McNeil（LM）アプローチ（455～461ページ）

A. イベントタイプごとに別々のモデルを適用させる（方法1）のではなく，1つのCox比例ハザードモデルだけで対応可能.

B. **LM**は拡張データレイアウトを使用.

1. 生時間t_iのi番目の対象者は，C行のデータレイアウト，ここでC＝イベントタイプ数.
2. C個のイベントタイプを区別するのにダミー変数$D_1, D_2, ..., D_C$を導入.
3. 状態変数**ec**（**c** = 1, ..., C）は，1（イベントタイプ**c**のとき），0（それ以外）.
4. 予測因子は$X_1, ..., X_p$と表す.
5. Byarデータセットを使ったデータレイアウトの例.

C. **LM**モデル（交互作用層化Coxモデル）の一般式.

$$\underset{g=1,2,\ldots,C}{h^*_{\mathbf{g}}(t,\mathbf{X})} = h^*_{0g}(t)\exp\Big[\beta_1X_1+\beta_2X_2+\cdots+\beta_pX_p$$
$$+\delta_{21}D_2X_1+\delta_{22}D_2X_2+\cdots+\delta_{2p}D_2X_p$$
$$+\delta_{31}D_3X_1+\delta_{32}D_3X_2+\cdots+\delta_{3p}D_3X_p$$
$$+\cdots$$
$$+\delta_{C1}D_CX_1+\delta_{C2}D_CX_2+\cdots+\delta_{Cp}D_CX_p\Big]$$

1. **LM**モデル（イベントタイプ g = 1のとき）：
   a. $h^*_1(t,\mathbf{X}) = h^*_{01}(t) \times \exp\Big[\beta_1X_1+\beta_2X_2+\cdots+\beta_pX_p\Big]$
   b. D2 = D3 = . . . = DC = 0
   c. HRg=1（X1 = 1 vs. X1 = 0） = exp[β1]
2. **LM**モデル（イベントタイプ g > 1のとき）：
   a. $h^*_g(t,\mathbf{X}) = h^*_{0g}(t) \times \exp\Big[(\beta_1+\delta_{g1})X_1+(\beta_2+\delta_{g2})X_2 +\cdots+\Big(\beta_p+\delta_{gp}\Big)X_p\Big]$
   b. $\mathbf{HR_g(X_1 = 1\ vs.\ X_1 = 0 = \exp[(\beta_1+\delta_{g1})]}$

D. **LM**モデル（Byarデータ）

1. $h^*_g(t,X) = h^*_{0g}(t)$
$$\times\exp[\beta_1 Rx + \beta_2 Age+\cdots+\beta_8 SG$$
$$+\delta_{21}D_2Rx+\delta_{22}D_2Age+\cdots+\delta_{28}D_2SG$$
$$+\delta_{31}D_3Rx+\delta_{32}D_3Age+\cdots+\delta_{38}D_3SG]$$
$g = 1, 2, 3$
2. 3つのイベントタイプに対して，D_2 = CVD，D_3 = OTHは（0, 1）型のダミー変数.

3. $HR_{\mathbf{Ca}}(Rx = 1 \text{ vs. } Rx = 0) = \exp[\beta_1]$
   $HR_{\mathbf{CVD}}(Rx = 1 \text{ vs. } Rx = 0) = \exp[\beta_1 + \delta_{21}]$
   $HR_{\mathbf{OTH}}(Rx = 1 \text{ vs. } Rx = 0) = \exp[\beta_1 + \delta_{31}]$
4. g=2と3では, Wald検定と信頼区間の数式は係数和($\hat{\beta}_1 + \hat{\delta}_{g1}$)の標準誤差が必要となり，ソフトウェアのオプション指定が必要.
5. 結果出力の表示，方法1の結果と比較.

IX. 方法2a：変法Lunn-McNeil(LM_{alt})アプローチ（461～464ページ）

A. 変法**LM**式は方法1(個別モデルアプローチ)と同じ結果を与える.
B. **LM_{alt}** モデルのデータレイアウトは**LM**モデルと同じであるが，式に積項を含むことが違う.
C. **LM_{alt}**(交互作用層化Cox)モデルの一般式：

$$
\begin{aligned}
& g = 1, \ldots, C \\
& h'_g(t,\mathbf{X}) = h'_{0g}(t) \\
& \quad \times \exp\big[\delta'_{11}D_1X_1 + \delta'_{12}D_1X_2 + \cdots + \delta'_{1p}D_1X_p \\
& \quad + \delta'_{21}D_2X_1 + \delta'_{22}D_2X_2 + \cdots + \delta'_{2p}D_2X_p \\
& \quad + \cdots \\
& \quad + \delta'_{C1}D_CX_1 + \delta'_{C2}D_CX_2 + \cdots + \delta'_{Cp}D_2X_p\big]
\end{aligned}
$$

D. ハザード比の式はすべてのgに関して積項の係数だけを含む：

   $HR_g(X_1 = 1 \text{ vs. } X_1 = 0) = \exp\big[\delta'_{g1}\big], \quad g = 1, 2, 3$

   a. 統計的推測に必要な情報は, **LM_{alt}** 出力に直接提供される.
E. Byarデータを使った**LM_{alt}**出力例結果例.

X. 方法1(個別モデル)と方法2(LMアプローチ)との比較

（465～468ページ）

A. 個別モデル(方法1)アプローチでは簡単に解析できない競合リスクモデルの特性について，**LM**モデルや**LM_{alt}**モデルでは柔軟な統計的推測ができる.
B. **LM**モデルや**LM_{alt}**モデルでは，非交互作用層化Cox **LM**モデルの方が元の交互作用層化Cox **LM**モデルよりも適切かどうか評価可能.

C. Byarデータを使った非交互作用層化Coxモデルと交互作用層化Coxモデル比較例.

D. **LM**モデルや$\mathbf{LM_{alt}}$モデルでは，非層化**LM**モデル($\mathbf{LM_U}$)の方が層化**LM**モデルより適切かどうか評価可能.

E. Byarデータを含む$\mathbf{LM_U}$モデル例.

XI. まとめ(468〜473ページ)

A. 競合リスク生存データはCox比例ハザードモデルと標準的な統計ソフトウェアを使用して解析可能.

B. Cox比例ハザードモデル式を用いた2つの方法.

1. 原因別イベントタイプごとに個別モデルを適用させ，残りのイベントタイプを打ち切りとする.
2. **Lunn-McNeil**(**LM**)アプローチを使いそれぞれの原因別イベントに対応する解析を含む1つのモデルを適用させる.

C. いずれのアプローチも競合リスクの独立性（独立打ち切り）が前提.

D. 独立性の仮定が不要な競合リスクの解析法はない.

E. **累積発生率曲線**(**CIC**)や**条件付き確率曲線**(**CPC**)は，KM曲線の解釈が問題となるときの代替法.

練習問題

正誤問題(TかFに○を付けてください)

T　F　Q 1. 競合リスクとは，同一対象者に複数の興味あるイベントが同時に起こりうる，イベントタイプ(failure状態)のことです.

T　F　Q 2. 競合リスク生存データの1例として，放射線療法を受けている頭頸部がん患者が，がんで死亡するか，それ以外の理由で死亡するような試験があげられます.

T　F　Q 3. ある試験の競合リスクがすべて死亡の原因の違いであるような場合，同じ試験のなかで競合リスクと再発イベントの両方が起こる可能性があります.

T F Q 4. 進行がん患者が術後入院期間中に院内感染で死亡することを想定すると，手術による死亡は感染対策の病院負担を軽減します．

T F Q 5. Cox比例ハザードモデルを用いた競合リスク解析の代表的なアプローチでは，競合リスクごとに個別のモデルを適用させ，他の競合リスクを無視しています．

T F Q 6. 興味ある原因別リスクが肺転移，競合リスクが肺腫瘍の局所再発だとすると，局所再発の患者は競合リスク解析においてはfailureとして処理します．

T F Q 7. 競合リスクがない場合，時間tのリスクセットの対象者は，そのリスクセットで同じ共変量パターンを持つ他のすべての対象者と同じfailureリスクを持っています．

T F Q 8. 競合リスク生存データの解析において，打ち切りの独立性を仮定すると，時間tのリスクセットの対象者と，フォローアップ不能の対象者とは，あるゆる競合リスクに関して，failureする確率は同じになります．

T F Q 9. 最悪値を用いた感度分析の結果が，競合リスクの独立性を仮定した結果と大きく違う場合は，独立性の仮定が侵害されている証拠となります．

T F Q 10. 代表的な競合リスク解析では，競合リスクの独立性の仮定の真偽にかかわらず，独立性を仮定します．

T F Q 11. 累積発生率曲線(CIC)は，競合リスクの存在下で，原因別イベントの発生リスクを推定します．

T F Q 12. CIC = 1 − KM，ここでKMはKM曲線を表します．

T F Q 13. 共変量の調整を行わない原因別イベントのCICは，競合リスクの独立性の仮定を必要としません．

T F Q 14. 累積確率曲線(CPC)は，時間tまでに他の競合リスクを経験している条件下での，時間tまでにイベントcを経験する確率です．

T F Q 15. $CIC_c = 0.4$のとき，$CPC = 0.4/0.6 = 0.667$.

T F Q 16. 原因別競合リスクごとに個別のCoxモデルを適用させた結果と同じ結果を得るためには，拡張データセットを用いて，Lunn-McNeilアプローチにて1つの層化Coxモデルを適用させます.

T F Q 17. 個別Coxモデルを適用するアプローチよりもLunn-McNeil（LM）アプローチが優れている点は，LMアプローチでは，非交互作用層化Coxモデルの方が交互作用層化Coxモデルよりも望ましいか検定できることです.

T F Q 18. がん，CVDという2つの原因別イベントで層化した**LMモデルが与えられたとき**

$$h^*_g(t,\mathbf{X}) = h^*_{0g}(t)\exp[\beta_1 Rx + \beta_2 Age + \delta_1(D \times Rx) + \delta_2(D \times Age)],\quad g = 1,\ 2$$

ここで，
がんの場合は$D = 0$,
CVDの場合は$D = 1$
すると

$$HR_{\mathbf{CVD}}(Rx = 1 \text{ vs. } Rx = 0) = \exp[\beta_1 + \delta_1]$$

T F Q 19. がん，CVDという2つの原因別イベントで層化した$\mathbf{LM_{alt}}$**モデルが与えられたとき**

$$h'_g(t,\mathbf{X}) = h'_{0g}(t) \times \exp[\delta'_{11} D_1 Rx + \delta'_{12} D_1 Age + \delta'_{21} D_2 Rx + \delta'_{22} D_2 Age],\quad g = 1, 2$$

ここで，
がんの場合は$D_1 = 1$，CVDは$D_1 = D$
がんの場合は$D_2 = 0$，CVDは$D_1 = D_2$
すると

$$HR_{\mathbf{CVD}}(Rx = 1 \text{ vs. } Rx = 0) = \exp[\delta'_{21}]$$

T F Q 20. Q18の**LM**モデルを非層化Cox比例ハザードモデルに変更したときに得られる$\mathbf{LM_U}$モデルは，次のように表すことができます.

$$h^\bullet(t,\mathbf{X}) = h^\bullet_0(t)\exp\left[\beta^\bullet_1 Rx + \beta^\bullet_2 Age + \delta^\bullet_{21}(D \times Rx) + \delta^\bullet_{22}(D \times Age)\right]$$

白血病に対する骨髄移植の効果を無白血病生存時間で評価する仮想的試験を考えます．このとき移植のfailureは，白血病再発か非再発死（白血病の再発前に死亡）の2つのうち1つとなります．A病院ではこの移植を100患者が受け，移植後4年まで観察し，2年目までに60例が再発なしに死亡し，4年目に20例が再発したとします．B病院でも100例の患者がこの移植を受けましたが，1年目までに20例が再発なしに死亡し，2年目に15例が再発し，3年から4年にかけて40例が再発なしに死亡し，4年目に5例が再発したとします．

Q 21. この試験での競合リスクは何でしょうか？

Q 22. 最初の患者から4年目までに白血病を再発した患者の割合を，A病院，B病院それぞれについて答えてください．

下の表は，それぞれの試験に関する，白血病再発のKM曲線です．

A病院

t_j	n_j	m_j	q_j	$S(t_j)$
0	100	0	60	1
2	40	0	0	1
4	40	20	20	.5

B病院

t_j	n_j	m_j	q_j	$S(t_j)$
0	100	0	20	1
1	80	0	0	1
2	80	15	0	0.8125
3	65	0	40	0.8125
4	25	5	20	0.65

Q 23. 両表では，KM確率を求める際に，非再発死の競合リスクをどのように処理していますか？

Q 24. 4年後のKM確率が病院間で異なっているのはなぜですか？

Q 25. 次の表を使って，それぞれの病院のCIC曲線を計算してください.

A病院

t_f	n_f	m_f	$\hat{h}_{ca}(t_f)$	$\hat{S}(t_{f-1})$	$\hat{I}_{ca}(t_f)$	$CIC(t_f)$
0	100	0	0	–	–	–
2	40	0	0	1	0	0
4	40	20	–	–	–	–

B病院

t_f	n_f	m_f	$\hat{h}_{ca}(t_f)$	$\hat{S}(t_{f-1})$	$\hat{I}_{ca}(t_f)$	$CIC(t_f)$
0	100	0	0	–	–	–
1	80	0	0	1	0	0
2	80	15	–	–	–	–
3	65	0	–	–	–	–
4	25	5	–	–	–	–

Q 26. 4年のCIC確率が等しいのはなぜですか？

病院で心臓移植手術を受ける患者に対する新しい院内感染対策の効果を評価する仮想的試験を考えます．興味ある曝露変数は二値変数群(**G**)で，従来の院内感染症防止策を用いていた1992〜1995年に心臓移植手術を受けた患者を**G** = 0，新しい院内感染症防止策を採用した1996〜1999年に移植手術を受けた患者を**G** = 1としました．興味あるイベントは術後の院内感染です．競合リスクは，術後から回復するまでに，院内感染を経験しない死亡です．考慮する調整変数は移植時の組織不適用性スコア(TMS)と移植時年齢です．興味ある結果変数は患者が院内感染を発症するまでの時間(術後日数)です.

Q 27. 院内感染イベントが起こるまでの時間に関する，群(**G**)の効果を評価する原因別非交互作用Cox比例ハザードモデルを記述してください.

Q 28. Q27のモデルを適用させるとき，どの患者が打ち切りになると考えられますか.

Q 29. Lunn–McNeilモデルで解析するためにこのデータのi番目の患者データをどのように拡張すべきかを表を用いて示してください.

Q 30. Q27のモデルと同じ結果となる，拡張データセットを用いるLunn–McNeilモデルを記述してください．

Q 31. Q30のLunn-McNeilモデルに関して，**TMS**と**AGE**で調整した群効果**G**のハザード比式はどのようになりますか？

Q 32. 非交互作用層化Cox LMモデルの方が交互作用層化Cox LMモデルより適切であるということを検定する方法を記述してください．

Q 33. Q27のモデルと同じ結果となる，拡張データセットを用いるLM_{alt}モデルを記述してください．

Q 34. Q33のLM_{alt}モデルに関して，**TMS**と**AGE**で調整した群効果Gのハザード比式はどのようになりますか？

テスト

下記のデータセットは再発膀胱がんの仮想試験のものです．全体のデータセットは53名の局所膀胱がん性腫瘍患者からなり，経尿道的切除術後最長30ヵ月のフォローアップがあります．3つの競合リスクが考えられ，膀胱**がん**性腫瘍の局所再発(**event** = 1)，膀胱転移(**event** = 2)，その他転移(**event** = 3)です．変数**time**は，これら3イベントのうち1つが起こるか，フォローアップ不能，脱落，試験終了のいずれかによる打ち切りが起こるまでの生存時間を示しています．興味ある曝露変数は薬物治療(**tx**，0 = プラセボ，1 = 治療薬A)です．ここで取り上げる共変量は初期腫瘍数(**num**)と初期腫瘍サイズ(**size**，単位cm)です．

ID	イベント	time	tx	num	size
1	1	8	1	1	1
2	0	1	0	1	3
3	0	4	1	2	1
4	0	7	0	1	1
5	0	10	1	5	1
6	2	6	0	4	1
7	0	10	1	4	1
8	0	14	0	1	1
9	0	18	1	1	1
10	3	5	0	1	3
11	0	18	1	1	3
12	1	12	0	1	1
13	2	16	1	1	1
14	0	18	0	1	1
15	0	23	1	3	3

(次ページに続く)

（続き）

ID	イベント	time	tx	num	size
16	3	10	0	1	3
17	1	15	1	1	3
18	0	23	0	1	3
19	2	3	1	1	1
20	3	16	0	1	1
21	1	23	1	1	1
22	1	3	0	3	1
23	2	9	1	3	1
24	2	21	0	3	1
25	0	23	1	3	1
26	3	7	0	2	3
27	3	10	1	2	3
28	1	16	0	2	3
29	1	24	1	2	3
30	1	3	0	1	1
31	2	15	1	1	1
32	2	25	0	1	1
33	0	26	1	1	2
34	1	1	0	8	1
35	0	26	1	8	1
36	1	2	0	1	4
37	1	26	1	1	4
38	1	25	0	1	2
39	0	28	1	1	2
40	0	29	0	1	4
41	0	29	1	1	2
42	0	29	0	4	1
43	3	28	1	1	6
44	1	30	0	1	6
45	2	2	1	1	5
46	1	17	0	1	5
47	1	22	1	1	5
48	0	30	0	1	5
49	3	3	1	2	1
50	2	6	0	2	1
51	3	8	1	2	1
52	3	12	0	2	1
53	0	30	1	2	1

Q 1. 膀胱がん局所再発を原因別イベントとして，生存時間に対する**tx**の効果を評価するためにこれらデータを用いるとします．共変量**num**と**size**で調整した**tx**効果を評価する非交互作用 Cox比例ハザードモデルを述べてください．

Q 2. Q1のモデルを適用する場合，どの対象者が打ち切りとなりますか？

Q 3. 転移性膀胱がんの発見を原因別イベントとした場合，生存時間に対する**tx**効果を検討したい場合，Q1，2の解答をどのように変更しますか？

Q 4. Q1で検討したモデルについて，競合リスクの独立性の仮定が侵害された場合，このモデルを適用した結果にかかるバイアスを評価するための感度分析をどのように実施すればよいか簡単に説明してください．

Q 5. 以下の2つの表は，膀胱がん局所再発（**event** = 1）に関するCIC曲線を治療群別に計算するときに必要な情報を示しています．2つの表で使用したCIC式は以下の通りです．

$$\mathbf{CIC_1}(t_f) = \sum_{f'=1}^{f} \hat{I}_1(t'_f) = \sum_{f'=1}^{f} \hat{S}(t_{f'} - 1)\hat{h}_1(t_{f'})$$

ここで，$\hat{h}_1(t_f) = m_{1f}/n_f$，$m_{1f}$は時間$t_f$における局所再発failure数，$S(t_{f-1})$は時間$t_{f-1}$における2つの競合リスクによるfailureに関する全生存（イベントのない）確率です．

tx = 1（治療薬A）

t_f	n_f	d_{1f}	$\hat{h}_1(t_f)$	$\hat{S}(t_{f-1})$	$\hat{I}(t_f)$	$CIC_1(t_f)$
0	27	0	0	—	—	—
2	27	0	0	1	0	0
3	26	0	0	.9630	0	0
4	24	0	0	.8889	0	0
8	**23**	**1**	**.0435**	**.8889**	**.0387**	**.0387**
9	21	0	0	.8116	0	.0387
10	20	0	0	.7729	0	.0387
15	17	1	.0588	.7343	.0432	.0819
16	15	0	0	.6479	0	.0819
18	14	0	0	.6047	0	.0819
22	12	1	.0833	.6047	.0504	.1323
23	11	1	.0910	.5543	.0504	.1827
24	8	1	.1250	.5039	.0630	.2457
26	7	1	.1429	.4409	.0630	.3087
28	4	0	0	.3779	0	.3087
29	2	0	0	.2835	0	.3087
30	1	0	0	.2835	0	.3087

tx = 1（プラセボ）

t_f	n_f	d_{1f}	$\hat{h}_1(t_f)$	$\hat{S}(t_{f-1})$	$\hat{I}(t_f)$	$CIC_1(t_f)$
0	26	0	0	—	—	—
1	26	1	.0400	1	.0400	.0400
2	24	1	.0417	.9615	.0400	.0800
3	23	2	.0870	.9215	.0801	.1601
5	21	0	0	.8413	0	.1601
6	20	0	0	.8013	0	.1601
7	18	0	0	.7212	0	.1601
10	16	0	0	.6811	0	.1601
12	15	1	.0667	.6385	.0426	.2027
14	13	0	0	.6835	0	.2027
16	12	1	.0833	.5534	.0461	.2488
17	10	1	.1000	.4612	.0461	.2949
18	9	0	0	.4150	0	.2949
21	8	0	0	.4150	0	.2949
23	7	0	0	.3632	0	.2949
25	**6**	**1**	**.1667**	**.3632**	**.0605**	**.3554**
29	4	0	0	.2421	0	.3554
30	2	1	0	.2421	0	.3554

a. 治療群（**tx** = 1）の対象者について，failure時間 $t_f = 8$ の CIC_1 計算結果を確認してください．つまり，このfailure時間までの計算が正しいと仮定して，オリジナルデータを使い，$\hat{h}_1(\boldsymbol{t}_f)$，$\hat{S}(\boldsymbol{t}_{f-1})$，$\hat{I}_1(\boldsymbol{t}_f)$，$\mathbf{CIC_1}(\boldsymbol{t}_f)$ を計算してください．

b. プラセボ群（**tx** = 0）の対象者について，failure時間 $t_f = 25$ の CIC_1 計算結果を確認してください．

c. $t_f = 30$ における治療，プラセボ両群の CIC_1 の値を解釈してください．

d. $t_f = 30$ における治療，プラセボ両群の CPC_1 値の計算方法を説明してください．

Q6. 次の出力結果は3つのイベントタイプそれぞれに別々のモデルを用いて得たものです.

Event = 1

Var	DF	Coef	Std.Err.	p > |z|	Haz.ratio
tx	1	−0.6258	0.5445	0.2504	0.535
num	1	0.0243	0.1900	0.8983	1.025
size	1	0.0184	0.1668	0.9120	1.125

Event = 2

Var	DF	Coef	Std.Err.	p > |z|	Haz.ratio
tx	1	−0.0127	0.6761	0.9851	0.987
num	1	−0.1095	0.2281	0.6312	0.896
size	1	−0.6475	0.3898	0.0966	0.523

Event = 3

Var	DF	Coef	Std.Err.	p > |z|	Haz.ratio
tx	1	−0.3796	0.6770	0.5750	0.684
num	1	−0.1052	0.3135	0.7372	0.900
size	1	−0.0238	0.2177	0.9128	0.976

a. 局所膀胱がんの生存時間に対する治療効果はどの数値ですか. またそれは有意ですか？

b. 転移性膀胱がんの生存時間に対する治療効果はどの数値ですか. またそれは有意ですか？

c. その他の転移性がんの生存時間に対する治療効果はどの数値ですか. またそれは有意ですか？

Q 7. 以下の表は膀胱がんデータにLunn-McNeilモデルを適用させたものです.

Var	DF	Coef	Std.Err.	p > |z|	Haz.ratio
txd2	1	0.6132	0.8681	0.4800	1.846
txd3	1	0.2463	0.8688	0.7768	1.279
numd2	1	−0.1337	0.2968	0.6523	0.875
numd2	1	−0.1295	0.3666	0.7240	0.879
sized2	1	−0.6660	0.4239	0.1162	0.514
sized3	1	−0.0423	0.2742	0.8775	0.959
tx	1	−0.6258	0.5445	0.2504	0.535
num	1	0.0243	0.1900	0.8983	1.025
size	1	0.0184	0.1668	0.9120	1.125

a. 上記の出力に使用した**LM**モデルのハザードモデル式を述べてください.

b. 3つの原因別イベントそれぞれについて，治療効果のハザード比推定値を上記の出力から求めてください.

c. 上記bで求めたハザード比推定値がQ6で計算したハザード比に等しいことを確認してください.

Q 8. 以下の表は$\mathbf{LM_{alt}}$モデルを膀胱がんデータに適用させた出力結果です.

Var	DF	Coef	Std.Err.	p > |z|	Haz.ratio
txd1	1	−0.6258	0.5445	0.2504	0.535
txd2	1	−0.0127	0.6761	0.9851	0.987
txd3	1	−0.3796	0.6770	0.5750	0.684
numd1	1	0.0243	0.1900	0.8983	1.025
numd2	1	−0.1095	0.2281	0.6312	0.896
numd3	1	−0.1052	0.3135	0.7372	0.900
sized1	1	0.0184	0.1668	0.9120	1.125
sized2	1	−0.6475	0.3898	0.0966	0.523
sized3	1	−0.0238	0.2177	0.9128	0.976

a. 上記の出力に使用した$\mathbf{LM_{alt}}$モデルのハザードモデル式を述べてください.

b. 3つの原因別イベントそれぞれについて，治療効果のハザード比推定値を上記の出力から求めてください.

c. 上記bで求めたハザード比推定値がQ6とQ7で計算したハザード比に等しいことを確認してください.

Q 9. これらのデータに適用する非交互作用層化Cox LMモデルの式を記述してください.

Q 10. 非交互作用層化Cox LMモデルの方が交互作用層化Cox LMモデルよりも適切であることを検定する方法を述べてください.

練習問題の解答

A 1. F：ある時間に1つの競合リスクイベントしか起こりません.

A 2. T

A 3. F：死ぬのは1回だけです.

A 4. T

A 5. F：競合リスクは無視するのではなく，打ち切りと処理します.

A 6. F：局所再発の患者は打ち切りと処理します.

A 7. F：打ち切りが独立しているならば，この問いは正しいことになります.

A 8. T

A 9. F：感度分析を用いても，独立性の仮定の成立に関する明確な証拠は得られません. 独立性の仮定が侵害されたときに結果にどの程度のバイアスが入るか示唆されるだけです.

A 10. T

A 11. T

A 12. F：リスクが1のとき以外はこの式は成り立ちません. 一般式については本章のVの本文を参照してください.

A 13. T

A 14. F：正しくは，「CPCは，時間tまでにその他の競合リスクを**経験していない**という条件下での，時間tまでにイベントcを経験する確率です」.

A 15. F：正しいCPC式は：$\mathbf{CPC}_c = \mathrm{CIC}_c/(1 - \mathrm{CIC}_{c'})$，ここで$\mathrm{CIC}_c = 0.4$かつ$\mathrm{CIC}_{c'}$ = **c**以外のリスクによるCIC．後者の式は必ずしも0.4になりません．

A 16. T

A 17. T

A 18. T

A 19. T

A 20. F：正しい$\mathbf{LM}_U$モデルは以下です．

$$h^\bullet(t,\mathbf{X}) = h_0^\bullet(t)\exp\left[\gamma_1 D + \beta_1^\bullet \mathrm{Rx} + \beta_2^\bullet \mathrm{Age} + \delta_{21}^\bullet(D \times \mathrm{Rx}) + \delta_{22}^\bullet(D \times \mathrm{Age})\right]$$

A 21. 競合リスクは(1)白血病再発と(2)非再発死です．

A 22. A病院，B病院とも20/100 = 0.2.

A 23. 両表とも競合リスクを打ち切り観測値として処理しています．

A 24. 2病院間でKM確率が異なっている理由は，2つの病院で競合リスクが打ち切りとなるパターンが違うからです．

A 25. 病院ごとのCIC曲線は以下のように計算されます．

A病院

t_f	n_f	m_f	$\hat{h}_{ca}(t_f)$	$\hat{S}(t_{f-1})$	$\hat{I}_{ca}(t_f)$	$CIC(t_f)$
0	100	0	0	—	—	—
2	40	0	0	1	0	0
4	40	20	0.5	0.4	0.20	0.20

B病院

t_f	n_f	m_f	$\hat{h}_{ca}(t_f)$	$\hat{S}(t_{f-1})$	$\hat{I}_{ca}(t_f)$	$CIC(t_f)$
0	100	0	0	—	—	—
1	80	0	0	1	0	0
2	80	15	0.1875	0.8	0.15	0.15
3	65	0	0	0.65	0	0.15
4	25	5	0.20	0.25	0.05	0.20

A 26. 4年後のCIC確率が等しい理由は，打ち切り処理される競合リスクの打ち切りパターンに影響されない周辺確率を与えているからです．例えばB病院では，最初のリスクセットの100対象者が2年目までに白血病を再発する割合(2年目前までの非再発死亡者数にかかわらず)から，2年での周辺確率0.15が与えられます．さらに，最初のリスクセットの100対象者が2年から4年の間に白血病を再発する割合0.05を加え，4年での周辺確率は0.20となります．この間の非再発死亡者数とは無関係になります．

A 27. $h_{HI}(t,\mathbf{X}) = h_0(t)\ \exp[\beta 1_{HI}G + \beta 2_{HI}TMS + \beta 3_{HI}AGE]$，ここでHIは院内感染イベントを表しています．

A 28. 院内感染を発症することなく術後に死亡した患者は打ち切りとなります．ここでは該当する患者はいませんが，不能や試験からの脱落の患者も打ち切りとなります．

A 29. LMアプローチ用の拡張データ

対象者	Stime	ステイタス	D1	D2	G	TMS	AGE
i	t_i	e_{1i}	1	0	G_i	TMS_i	AGE_i
i	t_i	e_{2i}	0	0	G_i	TMS_i	AGE_i

ここで，

e_{1i} = 1(i番目の対象者が院内感染を発症)，0(それ以外)

e_{2i} = 1(i番目の対象者が術後死亡)，0(それ以外)

D_1 = 院内感染イベントのインジケータ

D_2 = 術後死亡イベントのインジケータ

A 30.
$$\underset{g=1,2}{h^*_g(t,\mathbf{X})} = h^*_{0g}(t)\exp[\beta_1 G + \beta_2 TMS + \beta_3 AGE + \delta_{21}D_2G + \delta_{22}D_2TMS + \delta_{23}D''_2AGE]$$

A 31. $HR_{HI}(RX = 1 \text{ vs. } RX = 0) = \exp[\beta_1]$

A 32. 以下の2つのモデルを比較する尤度比検定を行います.

フル(交互作用層化Cox LM)モデル：

$$\underset{g=1,\,2}{h_g^*(t,\mathbf{X})} = h_{0g}^*(t)\exp[\beta_1 G + \beta_2 TMS + \beta_3 AGE$$

$$+\delta_{21} D_2 G + \delta_{22} D_2 TMS + \delta_{23} D_2 AGE]$$

縮小(非交互作用層化Cox LM)モデル：

$$\underset{g=1,\,2}{h_g^*(t,\mathbf{X})} = h_{0g}^*(t)\exp[\beta_1 G + \beta_2 TMS + \beta_3 AGE]$$

尤度比検定統計量

$= -2\ln L_R - (-2\ln L_F)$は$H_0$：非交互作用モデルのもと$\chi_3^2$分布

A 33. $$\underset{g=1,\,2}{h'_g(t,\mathbf{X})} = h'_{0g}(t)\exp[\delta'_{11} D_1 G + \delta'_{12} D_1 TMS + \delta'_{13} D_1 AGE$$

$$+\delta'_{21} D_2 G + \delta'_{22} D_2 TMS + \delta'_{23} D_2 AGE]$$

A 34. $HR_{HI}(RX = 1 \text{ vs. } Rx = 0) = \exp[\delta'_{11}]$

第10章

ランダム化臨床試験のデザイン問題

はじめに

ここでは，time-to-event をアウトカムとする試験を計画するときの必要事柄について考えます．これには，試験期間中の必要イベント数，予定する試験登録総被験者数，試験の検出力，被験者登録期間，被験者のフォローアップ期間などの決定とともに，被験者の脱落や，割付治療からの変更などを考慮した必要被験者数の修正方法などが含まれます．

ここでは，割付例数が等しい2群（対照と治療）比較前向きランダム化臨床試験を中心にします．2群の割付例数が等しくない場合は，その試験例数や検出力をどのように修正すればよいかも考えます．

本章の要点

本章のプレゼンテーションで取り上げる内容は，以下の通りです．復習のための「詳細なまとめ」は，プレゼンテーションの後にあります．

本章の目的

この章では，以下を習得することを目的とします．

1. 次の用語の定義と説明：有意水準，第一種の過誤(α)，第二種の過誤(β)，検出力(1 − β)，効果の大きさ，登録期間，フォローアップ期間，脱落，クロスオーバー被験者，drop-in，drop-out.
2. 2種類の治療を比較するtime-to-event臨床試験の計画時にα，β，Δが与えられたときの，必要イベント数の決定.
3. 2種類の治療を比較する臨床試験において，α，β，Δと，対照群に対する期待ハザード率あるいは期待生存確率，あるいは期待メディアン生存時間のいずれかが与えられたときに，治療群と対照群の割付比が1:1としたときの必要試験例数の決定.
4. 上記3と同じ条件で，割付比R：1としたときに必要な試験例数の決定．ここでRは次のように定義します．

   $R = N_1/N_0$，Ni = i番目のグループの試験例数，N = 総試験例数.
5. 上記4の状況において，予想される脱落を考慮した試験例数の修正方法の説明.
6. 上記4の状況において，治療群から対照群へ，あるいは対照群から治療群へのクロスオーバーを考慮した試験例数の修正方法の説明.

プレゼンテーション

I. はじめに：統計的決定の背景

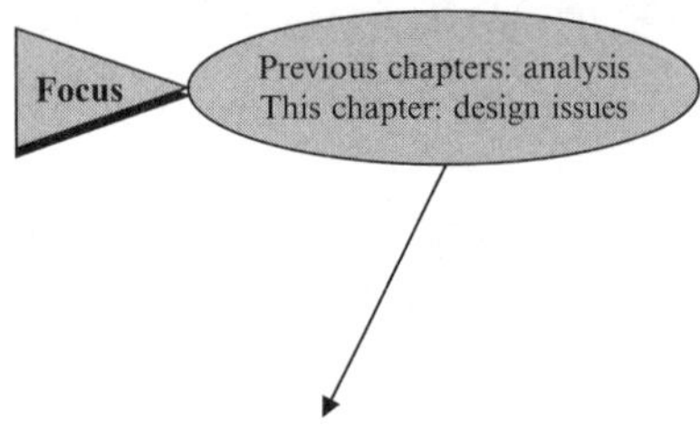

- How many subjects?
- Accrual period for recruitment?
- Follow-up period after accrual?
- What to do if subjects switch therapies?

第9章までは，time-to-eventや生存時間解析に関する問題を解析するための方法論や統計学的な枠組みを中心に述べてきました．本章では，time-to-eventアウトカムを用いた試験の計画時に必要な事項を中心に説明します．

これらには，試験にはどれだけの被験者数を登録すればよいのか，必要な被験者登録期間，必要イベント数確保のための登録後のフォローアップ期間，試験期間中に最初に割付られた治療から別の治療に被験者の治療法が変わるとしたら何を考慮すれば良いのか，などが含まれます．科学的・統計的原則に即し，科学的最終結果の信頼性が保証された科学的な試験を計画するためには，これらの事項に対処することが重要です．

Review: “power” and “level of significance”

これらに取りかかる前に，まず統計的検出力と有意水準という重要な統計的概念を整理する必要があります．

Most survival studies:

- Compare two or more groups
- H_0: survival experience is the same in groups being compared
- H_A: survival experience is different in groups being compared

大部分の生存時間を扱う試験は，2群以上の群間のtime-to-eventを比較するようにデザインされています．まず，生存状況の経過がこれらの群間で等しいという仮定から始めます．この仮定を**帰無仮説（H_0：null hypothesis）**と呼びます．

次に，生存経験が群間で異なっているということを主張するに十分な証拠がある（試験期間を通して）という設定をします．これを**対立仮説（H_A：alternative hypothesis）**と呼びます．

P-value:

- Gives evidence against H_0
- P small ⇒ statistical significance

帰無仮説に反しているという証拠の強さは***p*値**（例えば，ログランク検定，比例ハザード検定など）を判断指標とします．*p*値が十分に小さいならば，群間に差があると結論づけることに統計学的に十分な証拠があることになります．

How small?
Traditionally:

$P < 0.05 \Rightarrow$ Evidence vs. H_0
(i.e., Reject H_0)

α = level of significance:
$\Pr(\text{Reject } H_0 | H_0) = \Pr(\text{Type I Error}) = \alpha$

$\Pr(\text{Do not reject } H_0 | H_A)$
$= \Pr(\text{Type II Error}) = \beta$

$\text{Power} = \Pr(\text{Reject } H_0 | H_A)$
$= 1 - \Pr(\text{Type I error}) = 1 - \beta$

Sample size ↗ ⇒ Power ↗
(information) (declare H_A)

Strength of evidence, i.e., **effect size** (Δ):

- Different ways to quantify Δ:
  $\Delta = \theta_1 - \theta_0$ or θ_1/θ_0 where
1. θ_i are hazard rates
2. θ_i are survival probabilities
3. θ_i are mean survival times
- Δ large ⇒ smaller sample size required

EXAMPLES: RATIO MEASURES OF EFFECT SIZE

a) Reduction in annual event rate from 10% to 5%: $\Delta = \lambda_0/\lambda_1 = 10/5 = 2$
b) Increase in 3-year survival from 74% to 86%: $\Delta = (S_1/S_0) = 0.86/0.74 = 1.16$ or $\Delta = (\ln S_0/\ln S_1) = \ln(0.74)/\ln(0.86) = 2$
c) Increase in median survival from 7 to 14 months: $\Delta = (m_1/m_0) = 14/7 = 2$

Sample size (N) related to
α, $1 - \beta$, and Δ

それでは，どのくらい小さければ十分と言えるのでしょうか．伝統的には，p値が0.05未満のときに，2群間に差はないとする帰無仮説を棄却する十分な証拠があるとされてきました．

本当は帰無仮説が正しいにも関わらず，帰無仮説を棄却してしまう確率をαという記号で表します．統計用語では，この種の過誤を**第一種の過誤**（Type I error）と呼びます．**有意水準**（level of significant）とはαに基づく判定の際の閾値のことです．

統計的決定におけるもう1つの過誤は，本当は群間に差があるのだけれども，その差を証明する十分な証拠がない（つまり，p値 > 0.05となる）と判定することです．これを統計学的には**第二種の過誤**（Type II error）と呼びます．

試験の**検出力**（power）は「1－第二種の過誤の確率」，つまり$1-\beta$で表されます．ここで，βは第二種の過誤の確率です．

検出力は試験例数が増えれば増大します．つまり，真に2群間に差があるならば，収集する情報が増えるほど，群間差があると判定できる可能性は大きくなります．

最後に紹介するものは，**効果の大きさ**（effect size）と呼ぶ指標で，Δと表します．この指標（Δ）は，ハザード率，生存確率，メディアン生存時間などの差や比という形式で表すことができます．もし効果の大きさが大きい（例えば，5年後の無病生存率が60%大きい）のであれば，群間差ありと判定するのに必要な被験者数は少なくてすみます．

いずれもこの尺度で表される3つのタイプの効果の大きさの例を左に示します．ここでは，「肯定的な効果」の場合，Δは1より大きくなると定義します．例えば，左のa）では，イベント発生率の減少は肯定的な効果を示すものであり，ゆえに，比Δの式の分子にはλ_1ではなくλ_0を持ってきます．

ここまでに，試験例数を計算するのに必要な3つの重要なもの，有意水準（α），検出力（$1-\beta$），効果の大きさ（Δ）を紹介しました．

II. デザインに関する考察：Time-to-Eventアウトカム

Primary focus:

- Prospective randomized trials
- Comparing two groups
- Equal allocation
- Unequal allocation

生存時間解析試験のデザインと試験例数の問題に関する説明は，主として，2群(介入と対照)均等割付の前向きランダム化臨床試験を中心に行います．また，2群割付が不均一となった場合の試験例数や検出力の計算方法の修正についても考えます．

Assume:

A = accrual period
F = follow-up period

A + F = total study period

まず，期間Aで(単位：日，月，年)被験者を登録し，その後さらに期間Fで被験者を観察またはフォローアップする試験を考えます．このときの総試験期間をA + Fとします．

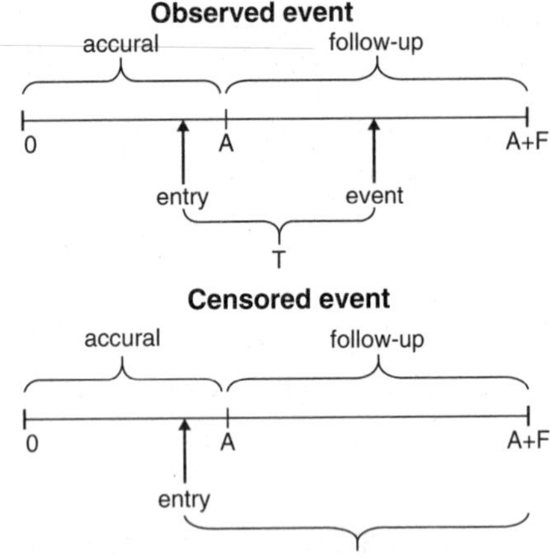

総試験期間A + Fにおいて被験者がイベントを経験するか，あるいは打ち切りとなるかを左に示しています．上の図は，被験者が試験登録後，T単位時間後にイベントを経験する様子を説明しています．

左下の図は，被験者が試験登録後にイベントを経験しない(打ち切り)様子を説明しています．

Information on each subject:

- Occurrence of event (yes or no)?
- Time to event or censoring
- Treatment group allocation

それぞれの被験者について，興味のあるイベントが起こったかどうか，試験登録からイベント発生，あるいは打ち切りまでの時間，被験者の割付治療群に関する情報が必要となります．

Design issues:

- Effect size of interest (plausible and clinically relevant)
- Sufficient funds
- Adequate resources
- Sufficient # of patients available to participate

前述の条件の臨床試験に関する重要事項に，2つの治療の比較に対応した**効果の大きさ**があります．この差は統計的にも臨床的にも十分意味のある大きさでなければなりません．これ以外の事柄としては，試験を維持するためには**十分な資金**が必要なこと，試験を運用するための**適切な資源**(参加施設数など)，提案する試験に参加可能な十分な対象疾患**患者数**などがあります．

Study size (N) versus # **of Events** (N_{EV})

time-to-eventアウトカムによる臨床試験を計画するときは，必要**試験例数**と必要**イベント数**を区別することが重要です．

N = total # of study participants
- includes those who get event and those who do not get the event

試験例数とは，試験に登録する被験者の総数のことで，イベントを経験する，経験しない被験者両方を含みます．

N_{EV} = # of participants who get event during study period

イベント数とは，試験期間中に実際にイベントを経験する試験登録者数のことです．

Process for determining N in time-to-event studies:
Step 1: Determine N_{EV} using α, $1-\beta$, Δ
Step 2: Determine N from N_{EV} by extrapolation using $N = N_{EV}/p_{EV}$
where
p_{EV} = Pr(study participant gets event)

このような試験で試験例数あるいはまた検出力を求める場合は，まず**期待(必要)イベント数**(N_{EV}：**expected number of event**)を求めてから，**必要試験例数**(N)を求めます．つまり，α，β，ΔをもとにN_{EV}を求め，それを被験者のイベント発生確率(の想定値)で除してNを「外挿」します(「外挿」の詳細については本章のIVを参照)．

In practice:
recruit study participants (N) rather than
events (N_{EV})- occur after study begins

試験が始まらないことにはイベントは発生しないので，(イベントが発生する被験者ではなくて)試験に参加する被験者の登録が実際には起こります．

Section IV (page):
determining N from N_{EV} using assumptions on
study duration
and **distribution of event times**

ところが，後で本章のIVで示すように，試験期間(登録とフォローアップ)とイベントの(ハザードか生存の)時間分布について一定の仮定を置くことにより，イベント発生を待たずに必要試験例数を求めることができます．

Study duration

- long enough to observe N_{EV}
- specify in advance:
  accrual and follow-up periods, and N_{EV}

試験**期間**は，期待イベント数を観測するのに十分な長さにする必要があります．期待イベント数をもとに登録とフォローアップ期間とを決めることができれば，十分な長さの試験期間を計画することができます．

III. 必要イベント数(N_{EV})の決定

わかりやすいように，左に示す想定で必要イベント数を決定する方法を紹介します．

Assumptions:

1. $N_1 = N_0$ i.e., equal study sizes in each group
2. H_A is two tailed
3. N_1 and N_0 large enough to use normal approximation, i.e., $Z \sim N(0,1)$
4. Proportional hazards satisfied, i.e., λ_1/λ_0 constant over time

Assumption 4 (PH satisfied) allows ratio measures of effect size measures of any type:

$\Delta = \lambda_1/\lambda_0,\ \Delta = S_1/S_0$, or $\Delta = m_1/m_0$

比例ハザード性を仮定すると，効果の大きさは次の3つの生存に関する情報のいずれかに基づいて計算することができます．イベント発生率(λ_i)，生存確率(S_i)，メディアン生存時間(m_i)．

$$N_{EV} = \left(\frac{\left(z_{1-\alpha/2} + z_{1-\beta}\right)(\Delta+1)}{(\Delta-1)}\right)^2 \cdots\cdots(1)$$

効果の大きさ(Δ)，有意水準α，検出力(1-β)が与えられたときに，**両群を合わせた**必要イベント数は左の(1)式で与えられます(Freedman 1982)．

$$\text{Power} = \Pr(Z < z_{EV}) \cdots\cdots\cdots\cdots\cdots(2)$$

$$\text{where } z_{EV} = \left[\sqrt{N_{EV}}\left(\frac{\Delta-1}{\Delta+1}\right) - z_{1-\alpha/2}\right]$$

特定のイベント数に対応する検出力は式(2)から求めることができます．このとき，$\Pr(Z < z_{EV})$は標準正規分布のz_{EV}値の下側の累積確率になります．

EXAMPLE

$\Delta\ (= m_1/m_0) = 14/7 = 2$

$\alpha = 0.05,\ z_{1-\alpha/2} = 1.96,\ \beta = 0.20,$

$z_{1-\beta} = 0.84$

$$N_{EV} = \left(\frac{(1.96+0.84)(2+1)}{(2-1)}\right)^2 = 70.56 \approx \boxed{71}$$

Power: $\Pr(Z < z_{EV})$ where

$$z_{EV} = \left[\sqrt{100}\left(\frac{2-1}{2+1}\right) - 1.96\right] = 1.373$$

so that

$\Pr(Z < 1.373) = \mathbf{0.92}$

一例を挙げれば，メディアン生存時間の増加に着目し，効果の大きさを$\Delta (= m_1/m_0) = 14/7 = 2$と想定します．そして，有意水準を5%と設定すれば$z_{1-\alpha}/_2 = 1.96$となり，検出力80%と設定すれば$z_{1-\beta} = 0.84$となります．ここで，z値は標準正規分布から求めます．

(1)式を用いれば，左に示す計算のように，71イベントが必要となります．

仮に，試験を開始したら，イベント発生のペースが予想を上回って，100イベント観測されたとします．このとき(2)式を用いて試験の検出力を計算すると，左のようになります．100イベントにおける，メディアン生存時間の7ヵ月から14ヵ月への延長を検出するためのこの試験の**検出力は92%**となります．

Unequal group sizes:

- Requires modifying formula (1)
- One treatment is more expensive than the other
- Gain more experience with a new intervention

(1)式を不均等割付に対応するように修正することができます.

不均等割付は，一方の治療が他方の治療より高額な場合や，新しい治療法に対するより多くの経験が欲しいときに用いることがあります.

$R = N_1/N_0$ where
$N = N_1 + N_0$, N_i=# of events in group i, i=0, 1

$$N_{EV} = \left(\frac{\left(z_{1-\alpha/2} + z_{1-\beta}\right)(R\Delta+1)}{\sqrt{R}(\Delta-1)}\right)^2 \quad (3)$$

$R = N_1/N_0$とします．ここで，N_iはi治療群の被験者数(イベントの有無を問わず)，i = 0, 1，そして．$N = N_1 + N_0$は総試験例数となります.

必要イベント数(N_{EV})を求める修正式は左の(3)式となります.

EXAMPLE: R=2

$$N_{EV} = \left(\frac{(1.96 + 0.84)(2(2) + 1)}{\sqrt{2}(2-1)}\right)^2 = \mathbf{98}$$

ここで，R = 2の場合の，(3)式を用いた計算を示します．計算で得られたR = 2の場合のN_{EV}値98は，先に求めた均等割付(R = 1)の値(= 71)よりも幾分大きいことに注意してください.

IV. 必要総被験者数(N)の決定

$R = N_1/N_0$ where
$N = N_1 + N_0$, N_i=# of events in group i, i=0, 1

$$N_{EV} = \left(\frac{\left(z_{1-\alpha/2} + z_{1-\beta}\right)(R\Delta+1)}{\sqrt{R}(\Delta-1)}\right)^2 \quad (3)$$

臨床試験のデザイン時に必要登録被験者数を計算するためには，いくつかの追加的な情報が必要となります(左記参照).

1. **登録期間A**
2. 最後の被験者の試験登録後の**フォローアップ期間F**
3. **メディアンフォローアップ時間**M_F = A/2 + F
4. Xは，時間0から時間Aまでの間に任意の被験者が**試験登録した時点**
5. A + F − Xは，時間Xで試験した被験者の**最大フォローアップ時間**
6. **イベント発生までの時間Tの分布**：以下の2つの生存時間関数のどちらかで特定する.
   それぞれの群に関する生存時間関数$S_i(t)$ (i=1,2)を指定あるいは，一定のイベント発生率λ_iを仮定し，$S_i(t) = e^{-\lambda t}$ (指数分布)を設定

Relating number of events to total sample size:

$$N_{EV} = N \times p_{EV}$$

where

N= total sample size

$p_{EV} = \Pr$(event occurs since study entry)

総試験例数(被験者のイベント有無を問わず)に関する一般式は，必要イベント数(N_{EV})は，総試験例数(N)と試験登録後の被験者のイベント発生確率(p_{EV})の積であるという仮定から導くことができます．

$$p_{EV} = \Pr(EV|i = 1)\Pr(i = 1) + \Pr(EV|i = 0)\Pr(i = 0)$$
$$= w_1 p_{EV1} + w_0 p_{EV0}$$

where

$p_{EVi} = \Pr(EV|i)$ and $w_i = \Pr(i)$, $i = 0,1$

2つの治療群を仮定しているので，基本的な条件付き確率の法則を用いて，左に示すようにp_{EV}を2つの項の和として表すことができます．

P_{EVi}は，治療群i(i = 0,1)の被験者にイベントが起こる確率を表しています．またw_iは治療群iに属する確率です．

If $R = N_1/N_0$ and $N_1+N_0=N$ where N_i is the sample size in group, i=0,1 then

$w_i = N_i/N$, $i = 0, 1$

被験者の2治療群への割付比があらかじめ$R = N_1/N_0$ (N_iは治療群iの試験例数)と決められているならば，重みとみなすことができるw_iは，総試験例数に占める治療群iの試験例数の割合(N_i/N) となります．

Algebra:

$$w_1 = N_1/(N_1 + N_0) = R/(R + 1)$$
$$w_0 = N_0/(N_1 + N_0) = 1/(R + 1)$$

左に示すように，w_i式の分子分母をN_0で除せば，重み(w_i)をRで表すことができます．

$$N = \frac{N_{EV}}{\frac{R}{R+1}p_{EV1} + \frac{1}{R+1}p_{EV0}}$$

Special Case:R = 1

$$N = \frac{N_{EV}}{(p_{EV1} + p_{EV0})/2}$$

したがって，総試験例数(N)を求める式をイベント数(N_{EV})と割付比Rによる式に書き換えることができます．

特別な場合として，割付比がR = 1，すなわち$N_1 = N_0$のとき，Nを求める式の分母はp_{EVi}の算術平均に単純化されます．

Alternative formula:
Express (p_{EVI}) in terms of parameters of $S_i(t)$

イベント確率(p_{EVi})を生存曲線パラメータで表せば，総試験例数を求める別の式が得られます．

$$p_{EVi} = 1 - \Pr(\text{no event since study entry}|\,i)$$
$$= 1 - \Pr(\text{surviving since study entry}|\,i)$$
$$\approx 1 - S_i(M_F)$$

まず，p_{EVi}を，「1 −(試験登録後にイベントが発生しない確率)」と置きます．つまり，「1 −(試験登録後の生存確率)」です．

where

$S_i(t)$ = survival function at time t for group i

$M_F = A/2 + F$ = median follow-up time

後述の生存確率は，被験者がメディアンフォローアップ時間(例えば，$M_F = A/2 + F$)を超えて生存する確率に近似することができます．

Total Sample Size: Formula 1

$$N = \frac{N_{EV}}{\frac{R}{R+1}\{1 - S_1(M_F)\} + \frac{1}{R+1}\{1 - S_0(M_F)\}}$$

Special case: $S_i(t) = \exp(-\lambda_i t)$, i=0,1

$$N = \frac{N_{EV}}{\frac{R}{R+1}\left\{1 - e^{-\lambda_1 M_F}\right\} + \frac{1}{R+1}\left\{1 - e^{-\lambda_0 M_F}\right\}}$$

したがって，総試験例数の一般式は，左に示すようになり，設定した値を代入すれば，Nが求まります．

特に生存関数が指数関数のときは，上記の式は左に示すようにさらに簡単になります．

EXAMPLE

A=2, F=4, so $M_F = A/2 + F = 5$
R=1
$\alpha=0.05$, $\beta=0.10$
$\lambda_0 = 0.10$, $\Delta = \lambda_0/\lambda_1 = 2$

$$N = \frac{[(1.96 + 1.282)(2+1)/(2-1)]^2}{\frac{1}{1+1}\left\{1 - e^{-2(0.05)(5)}\right\} + \frac{1}{1+1}\left\{1 - e^{-(0.05)(5)}\right\}}$$

$$= \frac{94.595}{0.307} = \mathbf{307.8}$$

($94.595 = N_{EV}$, $0.307 = P_{EV}$)

一例を挙げれば，登録期間は2年，フォローアップ期間は4年，ゆえにメディアンフォローアップ時間(M_F)は5と想定します．さらに$R = 1$，$\alpha = 0.05$，$\beta = 0.10$，対照群のハザード率(λ_0)を0.10，効果の大きさ($\Delta = \lambda_0/\lambda_1$)を2，つまり，群間でハザード率は0.10/年から0.05/年へと減少すると想定します．

この情報を試験例数の式に代入すると，期待イベント数は約95であり，全イベント確率は約0.31となり，その結果，必要総試験例数は308被験者となります．このとき全イベント確率推定値が試験例数式の分母から得られることに注意してください．

Alternative approach for computing N:

1. Assumes exponential survival $S_i(t) = \exp(-\lambda_i t),\ i = 0, 1$
2. Does not use $S_i(M_F)$

次に，生存確率を近似的に計算するのに，メディアンフォローアップ時間(M_F)を使わずに指数分布型生存曲線を仮定して総試験例数式を計算するアプローチを紹介します．

Exponential survival function: typically yields reasonable sample size estimates

(note: Cox model has exponential component)

生存データに指数分布以外のパラメトリック生存分布を用いることも当然可能です．しかし，指数関数を想定することにより，無理なく必要例数が計算できます．これは広く利用されているCoxモデルのパラメトリック部分が指数形式となっているのと同じ理由です．

$$N = \frac{N_{EV}}{\frac{R}{R+1}p_{EV1} + \frac{1}{R+1}p_{EV0}}$$

必要イベント数(N_{EV})，割付比(R)，それぞれの治療群におけるイベント発生確率 (p_{EVi})による総試験例数を求める式をもう一度提示します．

Next: calculating p_{EVi}, i=0,1.

次に，指数分布型生存パラメータによるイベント確率(p_{EVi})の計算方法を紹介します．

$$\Pr_i(\text{EV and entry at X}) = \Pr_i(\text{EV} \mid \text{entry at X})\Pr(\text{entry at X})$$

$$\Pr(\text{A and B}) = \Pr(\text{A}|\text{B})\Pr(\text{B})$$

まず，時間Xに治療群iに組み込まれた被験者がイベントを経験する確率を確率の積で表します．この積に，2つのイベントAとBの同時確率は，Bが与えられたときのAの条件付き確率とBの確率の積に等しいという確率の基本法則を適用します．

Assume uniform distribution for each i:

$$X \sim U[0, A] \Rightarrow \Pr(\text{entry at X}) = 1/A$$

so that

$$\Pr_i(\text{EV and entry at X}) = \frac{1}{A}\Pr_i(\text{EV}|\text{entry at X})$$

任意の被験者の試験登録時間Xは，登録期間を通して一様に分布すると仮定すると，上記の式を簡素化することができます．

$$\frac{1}{A}\Pr_i(\text{EV}|\text{entry at X}) = \frac{1}{A}[1 - \Pr_i(\text{No EV}|\text{entry at X})] = \frac{1}{A}[1 - \Pr_i(\text{Survive past } A + F - X|\text{entry at X})]$$

イベント確率は「1－(イベントのない確率)」，つまり「1－(登録後の生存確率)」となります．すると，上記の式の右辺をここで示すように書き直すことができます．ここでA＋F－Xは，被験者が時間Xに試験登録し，試験終了(A＋F時)まで生存したときの生存時間です．

Integration formula for p_{EVi}:

$$p_{EVi} = \frac{1}{A}[\int_0^A [1 - S(A + F - X)]\,dx.$$

被験者の登録時間Xは0からAの範囲なので，治療群iに時間Xで登録された任意の被験者が，登録後にイベントを経験する確率p_{EVi}を得るためには，0からAの範囲で積分すればよいことになります．左にその積分式を示します．

Let u = A+F−X, so

$X = A \Rightarrow u = F$ and $X = 0 \Rightarrow u = A + F$

Then,

$$p_{EVi} = 1 - \frac{1}{A}\int_F^{A+F} S(u)du$$

u＝A＋F－Xと置きます．このときXの範囲はAから0であるため，uの範囲はFからA＋Fとなります．すると，上記積分式は左のように書き換えることができます．

Further simplification:

Assume $S(t) = \exp(-\lambda t)$

$$p_{EVi} = 1 - \frac{1}{A}\int_F^{A+F}\exp(-\lambda_i u)du = 1 - \frac{1}{\lambda_i A}[-\exp(-\lambda_i u)]_F^{A+F} = 1 - \frac{1}{\lambda_i A}[\exp(-\lambda_i F) - \exp(-\lambda_i(A + F))]$$

生存曲線が指数分布に従うと仮定すれば，上記の式をさらに簡素化することができます．

すなわち，積分して式を整理すれば，左に示すように，治療群iに対する定数ハザード率λ_i，登録期間A，フォローアップ期間Fからなるp_{EVi}の式を得ることができます．

Total Sample Size: Formula 2

$$N = \frac{N_{EV}}{\frac{R}{R+1}p_{EV1} + \frac{1}{R+1}p_{EV0}}$$

where

$p_{EVi} = 1 - \frac{1}{\lambda_i A}\left[e^{-\lambda_i F} - e^{-\lambda_i (A+F)}\right]$

λ_i = constant hazard for group i

R = allocation ratio,

A = accrual period,

F = follow-up period

すると，左に示すように，期待総イベント数(N_{EV})，各治療群の指数ハザード率(λ_i)，効果の大きさ($\Delta = (\lambda_1/\lambda_0)$)，割付比(R)，登録期間(A)，フォローアップ期間(F)からなる，必要総被験者数(N)に関する一般式を得ます．

EXAMPLE

A=2, F=4

R=1

$\alpha=0.05$, $\beta=0.10$

$\lambda_0 = 0.10$, $\Delta = \lambda_0/\lambda_1 = 2$

$N_{EV} = 94.595$

$$p_{EV1} = 1 - \frac{1}{(0.05)(2)}\left[e^{-(0.05)(4)} - e^{-(0.05)(2+4)}\right] = 1 - 0.7791 = \mathbf{0.2207}$$

$$p_{EV0} = 1 - \frac{1}{(0.10)(2)}\left[e^{-(0.10)(4)} - e^{-(0.10)(2+4)}\right] = 1 - 0.6075 = \mathbf{0.3925}$$

$$N = \frac{94.595}{\frac{1}{2}(0.2207) + \frac{1}{2}(0.3925)} = \frac{94.595}{0.3066} = 308.52 \approx \mathbf{309}$$

以前に式1で用いた例の条件を，今度は左の式2に適用してみます．ここでは，群間でハザード率は0.10/年から0.05/年に減少すると想定しているので，効果の大きさ(Δ)は2です．また，割付比は1：1としていますので，R = 1となります．

この条件を用いた先の式1の例では，必要イベント数(N_{EV})は94.595でした．

このイベント数をp_{EVi}式に代入すると，$p_{EV1} = 0.2207$，$p_{EV0} = 0.3925$となります．

次にそれらp_{EVi}の値を式2に代入すると，左に示すように総試験例数(N)は309となります．この値は式1で求めた308とほぼ一致しています．

SECOND EXAMPLE

Patients with metastatic colorectal cancer

Intervention group: molecular targeted therapy

vs.

Control group standard therapy

2番目の例として，転移性大腸がん患者に対する分子標的薬(介入群)の効果を検討する臨床試験における試験例数の決定を取り上げます．

SECOND EXAMPLE(continued)

Study aim: median survival time (m_i) improves from $m_0 = 6$ to $m_1 = 10$

A=15 mos., F=12 mos.
α=0.05, β=0.10
R=2

試験の目的は，メディアン無増悪生存時間が対照群の6ヵ月から介入群の10ヵ月に延長するかを確認することです．登録期間15ヵ月，フォローアップ期間12ヵ月間，検出90%，有意水準5%を仮定します．また，被験者の割付比は1：2（対照群1例に対し，介入群2例），つまりR＝2とします．

We are given $m_0 = 6$ and $m_1 = 10$ but we need corresponding λ_0 and λ_1

この例では，対照群に対する介入群のメディアン生存時間(m_i)の延長を効果の大きさとしていますので，これに対応する試験例数の式で必要となる両群のハザード率(λ_i)は与えられていません．

$$S_i(m_i) = \exp(-\lambda_i m_i) = 0.5,\ i = 0, 1$$
$$\Downarrow$$
$$-\lambda_i m_i = \ln 0.5 = -\ln 2$$
$$\Downarrow$$
$$\lambda_i = \ln 2/m_i$$

そこで，対応するメディアン生存時間m_iからλ_iを導きます．左に示すように，まず，治療群iの指数分布型生存確率$S_i(m_i) = \exp(-\lambda_i m_i) = 0.5$とし，それを$\lambda_i$に関して解くことにより$\lambda_i$を得ます．ここで注目すべきは，どのような生存関数であれ，メディアン生存時間における生存確率は常に0.5となることです．

$\lambda_0 = \ln 2/6 = \mathbf{0.1155}$

$\lambda_1 = \ln 2/10 = \mathbf{0.0693}$

$\Delta = \lambda_0/\lambda_1 = 0.1155/0.0693 = 1.667.$

最後に，左に示すように，上記λ_i式にm_0=6，m_1=10を代入すると，$\lambda_0 = 0.116$，$\lambda_1 = 0.069$が得られます．

したがって，試験例数の式に必要な効果の大きさ$\Delta = \lambda_0/\lambda_1$は，0.1155/0.0693＝1.667となります．

$$N_{EV} = \left(\frac{(z_{1-\alpha/2} + z_{1-\beta})(R\Delta+1)}{\sqrt{R}(\Delta - 1)}\right)^2$$
$$= \left(\frac{(1.96 + 1.28)(2(1.667) + 1)}{\sqrt{2}(1.667 - 1)}\right)^2$$

= 221.6, where rounds to **222** required events

この試験の必要試験例数を求めるために，左に示すように，まず必要イベント数(N_{EV})を計算します．

すると，必要総イベント数は222となります．

Next: Computing N_1 and N_0 using Formula 2

$$N = \frac{N_{EV}}{\frac{R}{R+1}p_{EV1} + \frac{1}{R+1}p_{EV0}}$$

where

$$p_{EVi} = 1 - \frac{1}{\lambda_i A}\left[e^{-\lambda_i F} - e^{-\lambda_i (A+F)}\right]$$

そこで，式2(左に再掲)を用いて，それぞれの治療群の必要試験例数を計算します．

SECOND EXAMPLE(continued)

p_{EV1}

$$= 1 - \frac{1}{(0.0693)(15)}\left[e^{-(0.0693)(12)} - e^{-(0.0693)(15+12)}\right]$$

$$= 1 - 0.2707 = \boxed{0.7293}$$

p_{EV0}

$$= 1 - \frac{1}{(0.1155)(15)}\left[e^{-(0.1155)(12)} - e^{-(0.1155)(15+12)}\right]$$

$$= 1 - 0.1188 = 0.8812$$

$$N = \frac{221.6}{\frac{2}{2+1}(0.7293) + \frac{1}{2+1}(0.8812)}$$

$$= 284.12 \approx \boxed{285}$$

$N_1 = [R/(R+1)]N$ and $N_0 = N_1/2$

R=2 and **N = 285** $\Rightarrow$ $\mathbf{N_1 = 190}$ and $\mathbf{N_0 = 95}$

p_{EVi}(i=0,1)の計算を左に示します.

$p_{EV1} = 0.7293$
と
$p_{EV0} = 0.8812.$
を得ます.

ここで左に示すようにNの式に$N_{EV} = 221.6$, $p_{EV1} = 0.7293$, $p_{EV0} = 0.8812$, $R = 2$を代入します.

必要総試験例数(N) = 285を得ます.

NとRが得られましたので, 左に示す式を用いてN_1とN_0を求めます.

R = 2ですので, $N_1 = 2N_0$となり, 群1と群0の必要被験者数はそれぞれ$N_1 = 190$, $N_0 = 95$となります.

V. デザインに関する その他の問題

- Choosing accrual and follow-up times;
- Adjusting for loss to follow-up;
- Adjusting for cross-over (drop-in/drop-out)

左にTime-to-event試験のデザインに関するその他の検討すべき問題を示します.

Accrual and follow-up times:
A = accrual period
F = follow-up period

- Need balance between the choices of accrual and follow-up periods
- Cost of Accrual >> Cost of follow-up

登録期間(A)とフォローアップ期間(F)が, イベント確率の式と総試験例数の式に寄与することがわかりました. どのような試験デザインであれ, 登録期間とフォローアップ期間のバランスは重要です. 一般に, 被験者の登録の方がフォローアップよりコストがかかります.

Impact of accrual and follow-up times on the study size
Colorectal example: $N_{EV}=161$, $\alpha=0.05$, $1-\beta=0.90$

Study time		N
Accrual	follow-up	
12	12	**206**
12	15	194
12	18	**186**
15	12	200
15	18	184
18	12	**196**
18	15	188
18	18	182

左の表は，大腸がんの例を用いて，必要試験例数(N)が登録期間とフォローアップ期間によってどのように変わるかを示しています．**この表からは，フォローアップ期間が長くなる方が登録期間が長くなるよりも試験例数に与える影響は大きいことがわかります．**

例えば，登録期間が12ヵ月のとき，フォローアップ期間が12ヵ月から18ヵ月に延びると，必要試験例数は206例から186例に減少します．反対に，フォローアップ期間が12ヵ月のときは，登録期間が12ヵ月から18ヵ月に延びても，必要試験例数は206例から196例とわずかしか減りません．

Loss to follow-up

Subjects leave study before experiencing event
Reasons:

- personal circumstances
- experiencing unacceptable toxicity
- loss of interest
- receiving newer therapy

Follow-up losses ↗ ⇒ N_{EV} ↘

⇒ Power ↘

大規模臨床試験では通常，全被験者を完全にフォローアップするのは難しく，一定の割合の被験者がイベントを経験する前に試験から去ることは避けられません．いくつかの理由をあげると，転居，治療薬による許容できない毒性の発現，関心の喪失，新治療を受けるなどがあります．

脱落する被験者が増えると，イベント数は減ることになり，その結果，試験の検出力は低下することになります．この問題に対しては，イベント数を維持するために試験例数を増やすことで部分的に修正することができます．

Adjusting for loss to follow-up: Need
p_{lof} = proportion of subjects expected to be lost to follow-up
N = study size with full follow-up

既存の試験から被験者の期待脱落割合($\mathbf{p_{lof}}$)を推定すれば，脱落の影響を考慮した例数計算の修正が可能です．これには，脱落のない場合の必要試験例数(N)が必要となります．

Then

$$N_{LOFadj} = N/(1 - p_{lof})$$

脱落の影響を考慮した修正試験例数(N_{LOFadj})は$N/(1-p_{lof})$で求めます．

EXAMPLE

$N = 270,\ p_{lof} = 0.25$
⇓
$N_{LOFadj} = 270/(1 - 0.25) = \mathbf{360}$

例えば，270人の被験者の試験で，試験期間中に被験者の25%に脱落が観測されるとすると，試験の検出力が保たれていることを保証するには，試験例数を360被験者に増やす必要があります．

Cross-over (drop-in/drop-out) adjustments
One approach: **Intention-to-treat (ITT) principle-**
subjects analyzed according to the originally assigned treatment group

ランダム化臨床試験の解析は一般的に**ITT(intention-to-treat)の原則**に基づいて行われます．ITTの原則とは，「被験者はランダム割付された治療群に基づき解析されるべきである」というものです．

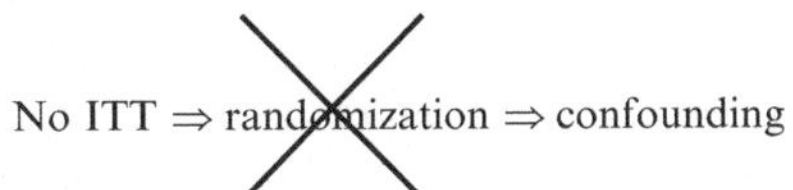
No ITT ⇒ randomization ⇒ confounding

ITTの原則に従わないと，ランダム化が部分的に崩れ，推定値に交絡が入る可能性があります．

Another analysis approach: **Adjust for crossovers**

解析に関するもう1つの考え方は，ある治療群から別の治療群に**クロスオーバー**(cross-over)したことを調整しようというものです．

Crossover: a subject who changes from T to C or from C to T during the trial
where
C = control group,
T = treatment group
T to C ⇒ **drop-out**
C to T ⇒ **drop-in**
N = original total sample size (w/o adjusting for cross-overs)
d_c = proportion of (drop-outs) from T to C
d_t = proportion of (drop-ins) from C to T

試験中に被験者が治療群(T)から対照群(C)へ，あるいは対照群から治療群へと治療を変更したとき，その被験者を「クロスオーバー」と呼びます．TからCへの変更は"drop-out"，CからTへの変更は"drop-in"と呼びます．

クロスオーバーの可能性を考慮する前に最初に計算した試験例数をNとします．また，対照群，介入群に移行する可能性のある被験者の割合をd_c, d_tとします．d_c, d_tはあくまでも推測です．

Sample-size formula adjusted for ITT:

$$N_{ITTadj} = \frac{N}{(1 - d_c - d_t)^2}$$

ITT解析で試験の検出力を保持しようとすれば，総試験例数を**例数拡大係数**(**sample size inflation factor**)で修正する必要あります．この修正式(N_{ITTadj})を左に示します．

Sample Size Inflation factor

	Drop-in rate					
Drop-out rate	**0%**	**1%**	**5%**	**10%**	**15%**	**20%**
0%	1	1.02	1.11	1.23	1.38	1.56
1%	1.02	1.04	1.13	1.26	1.42	1.60
5%	1.11	1.13	1.23	1.38	1.56	1.78
10%	1.23	1.26	1.38	1.56	1.78	2.04
15%	1.38	1.42	1.56	1.78	2.04	2.37
20%	1.56	1.60	1.78	2.04	2.37	2.78

左に示す表は，各水準のdrop-in／drop-outに対応する，最初のランダム割付時からの例数修正に必要な増分を示します．つまり，クロスオーバーによって，ランダム割付とは逆の治療を受ける被験者が，介入の効果を(通常)薄めてしまうことを意味します．

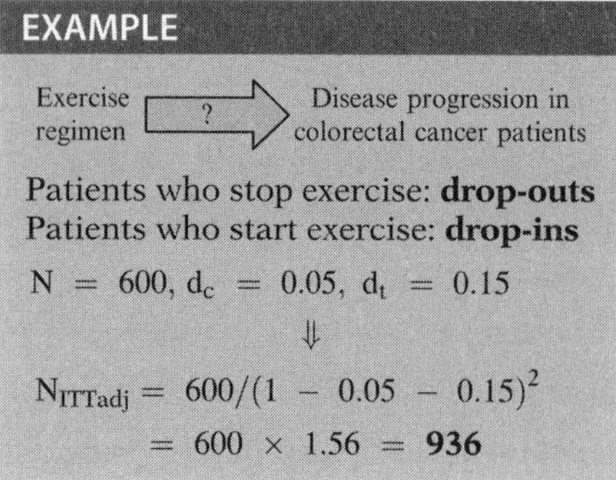

一例として，運動療法をランダム化割付する，大腸がん患者の無増悪生存時間の試験を取り上げます．

運動療法をやめる（対照群に移行）患者は運動療法群からの**drop-out**になります．運動を始める（対照群を抜ける）患者は運動療法群への**drop-in**になります．

元々の必要試験例数が600例，介入群からdrop-outすると予想される割合が5%，介入群にdrop-inすると予想される割合が15%と想定します．すると，もしITTを採用するならば，必要例数（左記参照）を936例に増やす必要があります．

VI. まとめ

それでは，プレゼンテーションのまとめを行います．本章では，左記について取り上げました．

Issues:

- How many events to expect?
- How many subjects?
- Impact of length of accrual and follow-up periods?
- Adjusting for loss of follow-up?
- What to do if subjects switch therapies?

Key statistical concepts:

H_0, H_A, P-value,
Type I error (α), Type II error (β),
Power = 1−β, effect size (Δ).

はじめに，帰無仮説（H_0），対立仮説（H_A），p値，第一種の過誤（α），第二種の過誤（β），検出力 = 1 − β，効果の大きさ（Δ）という用語の説明とともに，重要な統計学的概念の復習でした．

Δ can be $\theta_1 - \theta_0$ or θ_1/θ_0 where θ_i are hazard rates (λ_i), survival probabilities (S_i), or mean survival times (m_i)

効果の大きさ（Δ）は，ハザード率，生存確率，メディアン生存時間の差や比という形を取ることができます．

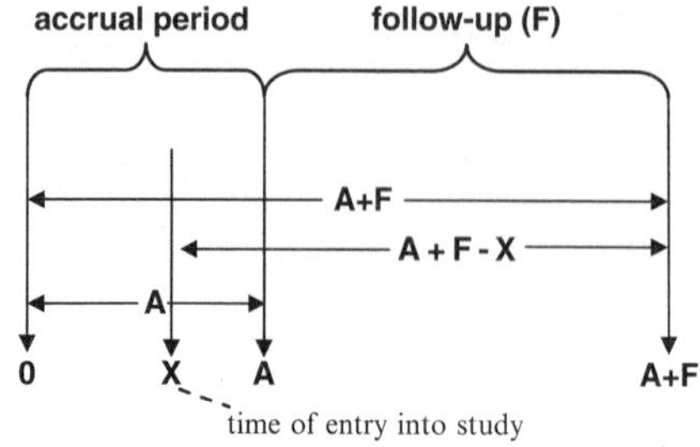

登録期間A（単位：日，月，年），その後のフォローアップ期間Fのランダム化臨床試験を考えました．任意の被験者に関する，対象イベント発生の有無，試験登録（X）からイベントか打ち切りまでの時間，割付治療群などの情報を整理しました．

Process for Determining N

Step 1: Determine N_{EV} using α, 1−β, Δ
Step 2: Determine N= N_{EV}/p_{EV}
where
p_{EV} = Pr(study participant gets event)

試験例数や検出力を求める際は，通常，まず期待(必要)イベント数(N_{EV})を求め，次に必要試験例数(N)を求めます．

N_{EV}を求めるにはパラメータα，β，Δが必要であり，求めたN_{EV}を試験登録被験者のイベント発生確率(p_{EV})(あくまでも推測)で除してNを｢外挿｣します．

Formula for N_{EV}:

$$N_{EV} = \left(\frac{\left(z_{1-\alpha/2} + z_{1-\beta}\right)(\Delta + 1)}{(\Delta - 1)}\right)^2 \cdots\cdots(1)$$

Assumes: $N_1 = N_0$, both large, PH assumption

$$\text{Power} = \Pr(Z < z_{EV}) \cdots\cdots\cdots\cdots(2)$$

where

$$z_{EV} = \left[\sqrt{N_{EV}}\left(\frac{\Delta - 1}{\Delta + 1}\right) - z_{1-\alpha/2}\right]$$

Unequal allocations: $R=N_1/N_0$ where $N_1 \neq N_0$

$$N_{EV} = \left(\frac{\left(z_{1-\alpha/2} + z_{1-\beta}\right)(R\Delta + 1)}{\sqrt{R}(\Delta - 1)}\right)^2 \cdots(3)$$

2群均等割付試験に関する必要イベント数(N_{EV})は，α，β，Δのもと，左に示す式1で与えられます．この式は，統計量が正規分布とみなせるほど，それぞれの群の試験例数(N_1，N_0)が十分多いことを前提にしています．さらに，比例ハザード性，つまり時間が経過してもΔは一定ということも前提にしています．

特定のイベント数(N_{EV})に対応する検出力は式(2)を用いて求めることができます．ここで，$\Pr(Z < Z_{ev})$は標準正規分布のZ_{ev}値までの下側累積確率です．

N_{EV}に関する式は，左に示すように，不均衡割付に対応するように修正できます．

Formulae for N: Two versions

Both versions assume $R=N_1/N_0$ where $N=N_1+N_0$ and extrapolate from N_{EV} to N using $\mathbf{N = N_{EV}/p_{EV}}$
where p_{EV} = Pr(event occurs)

総試験例数 N と対応するグループ1，グループ0の例数N_1, N_0を求める2つのアプローチがあります．ここで，$R = N_1/N_0$であり，$N_1 + N_0 = N$です．いずれの式も，N_{EV}を試験登録被験者のイベント発生確率(p_{EV})(あくまでも推測)で除してNを｢外挿｣します．

Formula using $M_F = A/2 + F$ (i.e., median FU time)

$$N = \frac{N_{EV}}{\frac{R}{R+1}\{1 - S_1(M_F)\} + \frac{1}{R+1}\{1 - S_0(M_F)\}}$$

Special case: $S_i(t) = \exp(-\lambda_i t)$, i=0,1

$$N = \frac{N_{EV}}{\frac{R}{R+1}\{1 - e^{-\lambda_1 M_F}\} + \frac{1}{R+1}\{1 - e^{-\lambda_0 M_F}\}}$$

左に示す式では，全被験者に関するメディアンフォローアップ時間（M_F）を用いてp_{EV}を計算しています．ここで$M_F = A/2 + F$であり，Aは試験の登録期間，Fはフォローアップ期間です．

Formula assuming exponential survival $S_i(t) = \exp(-\lambda_i t)$, i=0,1, and guestimates λ_i, S_i or m_i.

$$N = \frac{N_{EV}}{\frac{R}{R+1}p_{EV1} + \frac{1}{R+1}p_{EV0}}$$

where

$$p_{EVi} = 1 - \frac{1}{\lambda_i A}\left[e^{-\lambda_i F} - e^{-\lambda_i (A+F)}\right]$$

λ_i = constant hazard for group i
R = allocation ratio,
A = accrual period,
F = follow-up period

次に挙げた2番目の式では，効果の大きさを求めるために比較した2つのパラメータ推測値を用いてp_{EV}を計算しています．この2つパラメータは，各群のハザード（λ_i，i = 0,1），生存確率（S_i，i = 0,1），メディアン生存時間（m_i，i = 0,1）のいずれかとなります．

λ_iよりも，S_iかm_iの方がパラメータの推測はしやすいですが，生存時間に指数分布を仮定すれば，それら推測値を対応するλ_i値に変換することができます．特に推測値がメディアン生存時間（m_i）ならば，$\lambda_i = \ln 2/m_i$となります．

$N_1 = [R/(R+1)]N$ and $N_0 = N_1/2$

NとRからN_1とN_0を求めるには，左の式を利用することができます．

Other issues:

- Choosing accrual and follow-up times;
- Adjusting for loss to follow-up;
- Adjusting for cross-over (drop-in/drop-out)

左に示すように，その他の3つの事項も取り上げました．

Accrual versus follow-up periods: A = accrual period, F = follow-up period

- Need balance between lengths of accrual and follow-up periods
- Cost of Accrual >> Cost of follow-up

登録期間とフォローアップ期間のバランスを取る必要があります．一般的に，試験登録のコストは，フォローアップのコストよりも遥かに高くなります．特記すべきは，フォローアップ期間が長くなるほうが登録期間が長くなるよりも必要例数に与える影響は大きいことです（例で説明）．

Adjusting for loss to follow-up: Need
p_{lof} = proportion of subjects expected to be lost to follow-up
N = study size with full follow-up

$$N_{LOFadj} = N/(1 - p_{lof})$$

既存試験から期待脱落率（p_{lof}）を推定すれば，試験例数計算において期待脱落率による修正が可能です．

脱落率に関する修正試験例数（N_{LOFadj}）は，Nを（1 - p_{lof}）で割ることにより得られます．

Cross-over (drop-in or drop-out) problems:

Typical approach to analysis uses the **ITT principle**:
subjects analyzed according to the originally assigned treatment group

被験者が最初に割付られた治療群からdrop-inやdrop-outする場合に用いられる代表的な解析アプローチは**ITT(intention-to-treat)**の原則です．ITTでは，被験者に最初に割付られた治療群に基づいて解析します．

Another analysis approach:
Adjust for crossovers
N = original total sample size (w/o adjusting for cross-overs)
d_c = proportion of (drop-outs) from T to C
d_t = proportion of (drop-ins) from C to T

クロスオーバーへの対処として，予想されるクロスオーバーに対して試験例数を修正することも挙げられます．修正式は，対照群にdrop-out，介入群にdrop-inする被験者の予測割合をd_c，d_tと定義することにより導くことができます．

Sample-size formula adjusted for ITT:

$$N_{ITTadj} = \frac{N}{(1 - d_c - d_t)^2}$$

するとITT解析に対して試験の検出力を保つためには，総試験例数を**例数拡大係数**で修正しなければならないことがわかります．この修正式(N_{ITTadj})を左に示します．

詳細なまとめ

I．はじめに：統計的決定の背景（500〜501ページ）

A．本章で取り扱う問題

1. 被験者数は？
2. 登録期間は？
3. 登録期間後のフォローアップ期間は？
4. 被験者が治療を切り替えることへの対策は？

B．統計学的概念の復習

1. 概念のリスト：H_0，H_A，p値，第一種の過誤（α），第二種の過誤（β），検出力＝1－β，効果の大きさ（Δ）
2. Δは$\theta_1-\theta_0$かθ_1/θ_0で定義される．ここでθ_iはハザード率（λ_i），あるいは，生存確率（S_i），あるいは，メディアン生存時間（m_i）．

II．デザインに関する考察：Time-to-Eventアウトカム（502〜503ページ）

A．ランダム化臨床試験のスケジューリング

1. 登録期間A（単位：日，月，年）
2. その後の期間Fでフォローアップ．
3. 被験者の試験登録（X）後のフォローアップ期間中にイベントまたは打ち切りが発生したかを観測．
4. 被験者を複数の治療群にランダム割付．

B．試験例数（N）とイベント数（N_{EV}）

1. N＝総被験者数
2. N_{EV}＝試験期間中にイベントを経験した被験者数．
3. time-to-event試験でNを求める手順．
   ステップi：α，1－β，ΔをもとにN_{EV}を求める．
   ステップii：外挿式を用いてN_{EV}からNを求める．
   $N = N_{EV}/p_{EV}$，
   ここでp_{EV}＝Pr（被験者がイベントを経験する）
4. 実際には，Nが最初に決められ，試験が始まってからN_{EV}がわかる．
5. 下記の想定に基づきN_{EV}からNを求める．
   i. 試験期間
   ii. イベント時間の分布

III．必要イベント数（N_{EV}）の決定（504〜505ページ）

A．N_{EV}を求める式（以下を想定：$N_1 = N_0$，両者とも十分な例数，比例ハザード性）

$$N_{EV} = \left(\frac{(z_{1-\alpha/2}+z_{1-\beta})(\Delta+1)}{(\Delta-1)}\right)^2 \cdots\cdots\cdots\cdots (1)$$

B. N_{EV}, α, Δのもと，検出力を求める式

検出力 $= \Pr(Z < z_{EV})$ ……………………… (2)

ここで，$\left[\sqrt{N_{EV}}\left(\frac{\Delta-1}{\Delta+1}\right) - z_{1-\alpha/2}\right]$ and $Z \sim N(0,1)$

C. N_{EV}を求める式（N_1とN_0の例数が等しくない場合にも対応，ここで，$N = N_1+N_0$，そして$R=N_1/N_0$）

$$N_{EV} = \left(\frac{(z_{1-\alpha/2} + z_{1-\beta})(R\Delta + 1)}{\sqrt{R}(\Delta - 1)}\right)^2 \cdots\cdots\cdots\cdots (3)$$

D. 例：条件 $\alpha = 0.05$，$1 - \beta = 0.80$，

$\Delta(= m_1/m_2) = 2$：$R=1 \Rightarrow N_{EV} = 71$；

$R = 2 \Rightarrow N_{EV} = 98$

IV. 必要総被験者数（N）の決定（505～511ページ）

A. 2つの方式，いずれも下記を想定

1. $R = N_1/N_0$ ここで $N = N_1 + N_0$
2. Nは下記を用いてN_{EV}から外挿

   $N = N_{EV}/p_{EV}$，ここで $p_{EV} = \Pr$(イベント発生)

B. **方式1**：$M_F = A/2 + F$（メディアンフォローアップ時間）を用いる

1. どのような生存時間分布に対しても

$$N = \frac{N_{EV}}{\frac{R}{R+1}\{1 - S_1(M_F)\} + \frac{1}{R+1}\{1 - S_0(M_F)\}}$$

2. 特別な場合：指数分布型生存

   $S_i(t) = \exp(-\lambda_i t)$，$i = 0,1$

$$N = \frac{N_{EV}}{\frac{R}{R+1}\left\{1 - e^{-\lambda_1 M_F}\right\} + \frac{1}{R+1}\left\{1 - e^{-\lambda_0 M_F}\right\}}$$

C. **方式2**：ハザード関数 λ_i $(i = 0,1)$の推測値を用い，指数分布型生存$S_i(t) = \exp(-\lambda_i t)$を仮定．ここで$\lambda_i$ = 治療群$i = 0,1$に関する定数ハザード

$$N = \frac{N_{EV}}{\frac{R}{R+1}p_{EV1} + \frac{1}{R+1}p_{EV0}}$$

ここで，

$$p_{EVi} = 1 - \frac{1}{\lambda_i A}\left[e^{-\lambda_i F} - e^{-\lambda_i (A+F)}\right]$$

D. NとRからN_1とN_0を求める式

$N_1 = [R/(R+1)]N$，$N_0 = N_1/2$

E. $A=2$, $F=4$. $\alpha=0.05$, $\beta=0.10$, $\Delta=\lambda_0/\lambda_1=2$, $R=1$を用いた例
   1. 方式1：$M_F=5$, $N \fallingdotseq 308$
   2. 方式2:$\lambda_0=0.10$, $\lambda_1=0.05$, $p_{EV1}=0.2207$, $p_{EV0}=0.3925$, $N \fallingdotseq 309$

F. 2番目の例：$A=15$, $F=12$, $\alpha=0.05$, $\beta=0.10$, $m_0=6$, $m_1=10$, $R=2$.
   1. 方式2を採用, $\lambda_i=\ln 2/m_i$という関係を用いてm_iをλ_iに変換する必要あり
   2. $m_0=6 \Rightarrow \lambda_0=0.1155$, $m_1=10 \Rightarrow \lambda_1=0.0693$.
   3. $N_{EV} \fallingdotseq 222$が得られる.
   4. 方式2を採用, $p_{EV1}=0.7293$, $p_{EV0}=0.8812$, $N \fallingdotseq 285$が得られる.
   5. NとRからN_1とN_0を求める：$N_1=190$, $N_0=95$.

V. デザインに関するその他の問題(511～514ページ)

A. 3つの問題
   - 登録期間, フォローアップ期間の選択.
   - 脱落を考慮した例数修正.
   - クロスオーバー(drop-in, drop-outの一方または両方) を考慮した例数修正.

B. 登録期間とフォローアップ期間
   1. バランスが必要
   2. 登録コスト>>フォローアップコスト
   3. (大腸がん)例：フォローアップ期間が増えたときの試験例数への影響は登録期間が増えたときよりも大きい.

C. 脱落を考慮した例数修正
   1. 式：$N_{LOFadj}=N/(1-p_{lof})$, ここで
      p_{lof}=被験者の期待脱落割合
   2. 例：N=270, $p_{lof}=0.25$, $N_{LOFadj}=360$.

D. クロスオーバーを考慮した例数修正(drop-in, drop-out).

1. 代表的な解析アプローチ:ITT(intention-to-treat), ランダム化割付に従って解析.
2. クロスオーバーに対処した試験例数の修正可能
   a. 式:$N_{ITTadj} = N/(1 - d_c - d_t)^2$
      ここで
      N = 元々の総試験例数
      d_c = TからC (drop-out)の割合
      d_t = CからT (drop-in)の割合
   b. 各種d_cとd_tの組み合わせによる試験例数拡大係数の表
      i. ランダム割付とは逆の治療を受ける被験者が, 例数修正をしないと, 介入効果を薄める.
   c. 例(大腸がんに対する運動療法の効果?):N = 600, $d_c = 0.05$, $d_t = 0.15 \Rightarrow N_{ITTadj} = 936$

VI. まとめ(514〜517ページ)

練習問題

正誤問題(TかFに○を付けてください)

T F Q 1. 2群を比較するランダム化臨床試験において帰無仮説(H_0)は, 生存経験が群間で異なると仮定します.

T F Q 2. 効果の大きさの典型的なものは, ハザード率の差という形式です.

T F Q 3. ハザード年率が5%から2.5%に減少することを確認するtime-to-event試験が計画されています. そのとき, 比尺度で定義される効果の大きさは2です.

T F Q 4. *p*値は, 試験データが与えられたもとでの, 帰無仮説が真である確率です.

T F Q 5. ランダム化のプロセスに体系的な欠陥がない2群のランダム化臨床試験を考えます. このとき, 収集するリスク因子(性別など)の分布は, 治療群間で偏りがありません.

T F Q 6. Time-to-event試験の例数を求めるとき, 必要試験例数(N)より先に, まず期待(必要)イベント数(N_{EV})を求めます.

T F Q 7. Time-to-event試験を実施する場合，実際にイベント数が観察される前に被験者の登録があります．

T F Q 8. Time-to-event試験の総試験例数(N)を求める式は，必要イベント数(N_{EV})と試験登録後に被験者がイベントを経験する確率(p_{EV})の積，$N = N_{EV} \times p_{EV}$，で表すことができます．

T F Q 9. 2つの治療群への被験者の割付比($R = N_1/N_0$)を1/2とした場合，必要総試験例数(N)が300ならば，$N_1 = 100$，$N_0 = 200$となります．

T F Q 10. 試験期間中の脱落を考慮しないときの必要総試験例数(N)は300だとします．もし，脱落率が20%だと予想すると，脱落率を考慮した修正試験例数は1500例になります．

登録期間(A)が2年で，フォローアップ期間(F)が3年のランダム化臨床試験を考えます．また割付比(R) = 2，$\alpha = 0.05$，$\beta = 0.20$とし，試験の目的は対照群のメディアン生存時間(m_i)1.5年に比べ介入群では2.2年に延長するかを確認することとします．

Q 11. 両群に指数分布型の生存率を仮定したときに，メディアン生存時間(m_i)を対応するハザード率(λ_i)に変換してください．

Q 12. Q11の解答からΔを求めてください．

Q 13. この試験の必要イベント数(N_{EV})を求めてください．

Q 14. それぞれの群(i = 0,1)について，イベント発生確率(p_{EVi})を求めてください．

Q 15. この試験の必要総試験例数(N)を求めてください．

Q 16. それぞれの群に関する試験例数(N_0とN_1)を求めてください．

Q 17. Q15で求めた総試験例数を，脱落率25%を考慮して修正してください．

Q 18. Q17の解答を用いて，それぞれの群の必要試験例数(N_0とN_1)を求めてください．

Q 19. Q17の解答を用いて，クロスオーバーの割合$d_c = 0.05$，$d_t = 0.10$を考慮して総試験例数を修正してください．

Q 20. Q19の解答を用いて，それぞれの群の必要試験例数(N_0とN_1)を求めてください．

テスト

登録期間(A)が2年で，フォローアップ期間(F)が2年のランダム化臨床試験を考えます．また割付比(R) = 2，$\alpha = 0.05$，$\beta = 0.10$とし，試験の目的は，ハザード率(λ_i)が，対照群10%から介入群5%に減ることを確認することです．

Q 1. 方式1(本章の「詳細なまとめ」参照)を用いて必要イベント数(N_{EV})，総試験例数(N)，各群の必要例数(N_0，N_1)を求めてください．

Q 2. 方式2(本章の「詳細なまとめ」参照)を用いて，必要イベント数(N_{EV})，総試験例数(N)，各群の必要例数(N_0，N_1)を求めてください．

Q 3. Q1とQ2で得た総試験例数(N)を見比べてどのような感想を持ちますか．

Q 4. Q2の解答をもとに，脱落率25%を考慮して総試験例数を修正してください．

Q 5. Q4の解答をもとに，それぞれの群の必要試験例数(N_0とN_1)を求めてください．

Q 6. Q4の解答をもとに，クロスオーバーの割合$d_c = 0.05$，$d_t = 0.10$を考慮して総試験例数を修正してください．

Q 7. Q6の解答をもとに，それぞれの群の必要試験例数(N_0とN_1)を求めてください．

Q 8. Q6で求めた総試験サイズ(N)のもと，この試験の被験者は登録年率$r = N/A$($A = 2$)で登録されることになります．この登録率が実現できそうにない，つまり1年間にr例の被験者は登録できないとき，試験を実現可能とするためには試験例数をどのように工夫して修正しますか．

練習問題の解答

A 1. F：H_0は生存経験が2群間で等しいと仮定します．

A 2. F：効果の大きさはハザード率，生存確率，メディアン生存時間などの差または比という形式を取ることができます．

A 3. T

A 4. F：*p*値は，帰無仮説が真であるときに試験結果がそれ以上極端となる確率のことをいいます．

A 5. T

A 6. T

A 7. T

A 8. F：$N = N_{EV}/p_{EV}$.

A 9. T

A 10. F：試験例数は375例に増やす必要があります.

A 11. $\lambda_i = \ln 2/m_i (i = 0,1)$ を用いて, $m_0 = 1.5 \Rightarrow \lambda_0 = 0.4621$,
$m_1 = 2.2 \Rightarrow \lambda_1 = 0.3151$ となります.

A 12. $\Delta = \lambda_0/\lambda_1 = 0.4621/0.3151 = 1.467$.

A 13. $N_{EV} = \left(\frac{(1.96+0.84)(2(1.467)+1)}{\sqrt{2}(1.467-1)}\right)^2 = 129.91$, ここで

小数点以下を切り上げると必要イベント数は130.

A 14. 式2を用いて, 以下のように求めます.

$$p_{EV1} = 1 - \frac{1}{(0.3151)(2)}\left[e^{-(0.3151)(3)} - e^{-(0.3151)(2+3)}\right]$$
$$= 1 - 0.2883 = 0.7117$$

$$p_{EV0} = 1 - \frac{1}{(0.4621)(2)}\left[e^{-(0.4621)(3)} - e^{-(0.4621)(2+3)}\right]$$
$$= 1 - 0.1632 = 0.8368$$

A 15. $N = \frac{130}{\frac{2}{2+1}(0.7117) + \frac{1}{2+1}(0.8368)}$
$= 172.55 \approx 173$

A 16. $N_1 = [2/(2+1)]173 = 115.33 \fallingdotseq 115$, $N_0 = 115.33/2 = 57.67 \fallingdotseq 58$

A 17. $N_{LOFadj} = 173/(1 - 0.25) = 230.67 \fallingdotseq 231$

A 18. $N_1 = [2/(2+1)]231 = 154$, $N_0 = 154/2 = 77$

A 19. $N_{ITTadj} = 231/(1 - 0.05 - 0.10)2 = 319.72 \fallingdotseq 320$

A 20. $N_1 = [2/(2+1)]320 = 213.33 \fallingdotseq 213$, $N_0 = 213.33/2 = 106.665 \fallingdotseq 107$

参考文献

Andersen P.K., Borgan O., Gill R.D., and Keiding N. 1993. *Statistical Models Based on Counting Processes*. Springer Publishers, New York.

AREDS Research Group. 2003. Potential public health impact of age-related eye disease study results. *Arch Opthalmol*, 121: 1621–1624.

Arriagada R., Rutqvist L.E., Kramar A., and Johansson H. 1992. Competing risks determining event-free survival in early breast cancer. *Br. J. Cancer*, 66(5): 951–957.

Berkson J. and Gage R.P. 1952. Survival curve for cancer patients following treatment. *J. Amer. Statist. Assoc.*, 47, 501–515.

Boag J.Q. 1949. Maximum likelihood estimates of the proportion of patients cured by cancer therapy. *J. Roy. Statist. Soc.*, 11, 15–53.

Brookmeyer R. and Crowley J. 1982. A Confidence Interval for the Median Survival Time. *Biometrics* 38 (1): 29–41.

Byar D. 1980. The Veterans Administration study of chemoprophylaxis for recurrent stage I bladder tumors: Comparisons of placebo, pyridoxine, and topical thiotepa. In *Bladder Tumors and Other Topics in Urological Oncology*. Plenum Publishers, New York: 363–370.

Byar D. and Green S. 1980. The Choice of treatment for Cancer Patients based on Covariate Information. *Bulletin du Cancer* 67: 4, 477–490.

Byar D. and Corle D. 1977. Selecting optimal treatment in clinical trials using covariate information. *J Chronic Dis*, 30, 445–459.

Cantor A. 1992. Sample size calculations for the log-rank test: A Gompertz model approach. *J. Clin Epidemiol*, 45, 1131–1136.

Caplehorn J., et al. 1991. Methadone dosage and retention of patients in maintenance treatment. *Med. J. Aust.*, 154, 195–199.

Clayton D. 1994. Some Approaches to the Analysis of Recurrent Event Data. *Statistical Methods in Medical Research*. 3: 244–262.

Cox D.R. and Oakes D. 1984. *Analysis of Survival Data*. Chapman and Hall, London.

Crowley J. and Hu M. 1977. Covariance analysis of heart transplant data. *J. Amer. Stat. Assoc.*, 72, 27–36.

Dixon W.J. 1990. *BMDP Statistical Software Manual*. Berkeley, CA, University of California Press.

Fine J. and Gray R. 1999. A proportional hazards model for the subpopulation of a competing risk. *J. Amer. Stat. Assoc.*, 94, 496–509.

Freedman L.S. 1982. Tables of the number of patients required for clinical trials using the logrank test. *Statistics in Medicine.* 1, 121–129.

Freireich E.O., et al. 1963. The effect of 6-mercaptopmine on the duration of steroid induced remission in acute leukemia. *Blood*, 21, 699–716.

Gebski V. 1997. *Analysis of Censored and Correlated Data (ACCORD)*. Data Analysis and Research Technologies, Eastwood, NSW, Australia.

George S.L. and Desu M.M. 1974. Planning the size and duration of a clinical trial studying the time to some critical event. *J. Chron. Dis.* 27: 15–24.

Goldman A.I. 1984. Survivorship analysis when cure is a possibility: A Monte Carlo study. *Statist. in Med.*, 3: 153–163.

Grambsch P.M. and Therneau T.M. 1994 Proportional hazards tests and diagnostics based on weighted residuals. *Biometrika* 81: 515–526.

Gray R.J. 1988. A class of k-sample tests for comparing the cumulative incidence of a competing risk. *Annals of Stat* 16, 1141–1154.

Gutierrez R.G. 2002. Parametric frailty and shared frailty survival models. *Stata J.* 2: 22–24.

Harrell F. and Lee K. 1986. *Proceedings of the Eleventh Annual SASW User's Group International*: 823–828.

Harris E. and Albert A. 1991. *Survivorship Analysis for Clinical Studies*. Marcel Dekker Publishers, New York.

Hosmer D.W. and Lemeshow S. 2008. *Applied Survival Analysis- 2nd Edition*. John Wiley &Sons, New York.

Kalbfleisch J.D. and Prentice R.L. 2002. *The Statistical Analysis of Failure Time Data- Second Edition*. John Wiley and Sons, New York.

Kaplan E.L. and Meier P. 1958. Nonparametric Estimation from Incomplete Observations. *J. Amer. Statist. Assoc*, 53: 457–481.

Kay R. 1986. Treatment effects in competing-risk analysis of prostate cancer data, *Biometrics* 42, 203–211.

Klein J.P. and Moeschberger M.L. 2003. *Survival Analysis- Techniques for Censored and Truncated Data, 2nd Edition*. Springer Publishers, New York.

Kleinbaum D.G. and Klein M. 2010. *Logistic Regression- A Self Learning Text-Third Edition* (Chapter 14). Springer Publishers, New York.

Kleinbaum D.G., Kupper L.L., and Morgenstern H. 1982. *Epidemiologic Research: Principles and Quantitative Methods*. John Wiley and Sons, New York.

Kleinbaum D.G., Kupper L.L., Nizam A., and Muller, K.A. 2008. *Applied Regression Analysis and Other Multivariable Methods, Fourth Edition*. Cengage Learning, Inc, Florence, KY.

Korn E.L., Graubard B.I., and Midthune D. 1997. Time-to-event analysis of longitudinal follow-up for a survey: choice of the time scale. *Am. J. Epid* 145: 72–80.

Krall J.M., Uthoff V.A., and Harley J.B. 1975. A step-up procedure for selecting variables associated with survival data. *Biometrics*, 31, 49–57.

Lachlin J.M. 1981. Introduction to Sample Size Determination and Power Analysis for Clinical Trials, *Controlled Clinical Trials* 2, 93–113.

Lee E.T. 1980. *Statistical Methods for Survival Data Analysis*. Wadsworth Publishers, Belmont, CA.

Lin D.Y. and Wei L.J. 1989. The robust inference for the Cox proportional hazards model. *J. Amer. Statist. Assoc.* 84: 1074–1078.

Lunn M. 1998. Applying k-sample tests to conditional probabilities for competing risks in a clinical trial. *Biometrics* 54, 1662–1672.

Lunn M. and McNeil D. 1995. Applying Cox regression to competing risks. *Biometrics* 51, 524–532.

Makuch R.W. and Parks W.P. 1988. Statistical methods for the analysis of HIV-1 core polypeptide antigen data in clinical studies. *AIDS Research and Human Retroviruses* 4: 305–316.

Pasternack B.S. and Gilbert H.S. 1971. Planning the duration of long-term survival time studies designed for accrual by cohorts. *J. Chronic Dis.* 24: 681–700

Pencina M.J., Larson M.G., and D'Agostino R.B. 2007. Choice of time scale and its effect on significance of predictors in longitudinal studies. *Statist. in Med.* 26: 1343–1359.

Pepe M.S. and Mori M. 1993. Kaplan-Meier, marginal or conditional probability curves in summarizing competing risks failure time data? *Statist. in Med.* 12, 737–751.

Prentice R.L. and Marek P. 1979. A qualitative discrepancy between censored data rank tests. *Biometrics*, 35(4): 861–867

Prentice R.L., Williams B.J., and Peterson A.V. 1981. On the Regression Analysis of Multivariate Failure Time Data. *Biometrika* 68 (2):373–79.

Rubinstein L., Gail M., and Santner T. 1981. Planning the duration of a comparative clinical trial with loss to follow-up and a period of continued observation. *J. Chron. Dis.* 34: 469–479.

Schoenbach V.J., Kaplan B.H., Fredman L., and Kleinbaum D.G. 1986. Social ties and mortality in Evans County, Georgia. *Amer. J. Epid.*, 123:4, 577–591.

Schoenfeld D. 1982. Partial residuals for the proportional hazards model. *Biometrika*, 69, 51–55.

Stablein D., Carter W., and Novak J. 1981. Analysis of survival data with non-proportional hazard functions. *Controlled Clinical Trials*, 2, 149–159.

Tai B.C., Machin D., White I., and Gebski V. 2001. Competing risks analysis of patients with osteosarcoma: a comparison of four different approaches. *Stat. Med.* 20(5): 661–684.

Thiebaut A.C. and Benichou J. 2004. Choice of time-scale in Cox's model analysis of epidemiologic cohort data: a simulation study. *Stat. Med.* 23: 3803–3820.

Wei L.J., Lin D.Y., and Weissfeld L. 1989. Regression analysis of multivariate incomplete failure time data by modeling marginal distributions, *J. Amer. Statist. Assoc.*, 84 (408).

Zeger S.L. and Liang C.Y. 1986. Longitudinal Data Analysis for Discrete and Continuous Outcomes. *Biometrics* 42, pp 121–130.

索引

英数字

あ

か

さ

た

な

は

ま

や

ら

用語集

A

accelerated failure time (AFT)	加速時間(AFT)
accelerated failure time assumption	加速時間仮定
accelerated failure time models	加速モデル
acceleration factor	加速係数
accrual period	登録期間
additive failure time model	加法failure時間モデル
adjusted survival curves	調整生存曲線
adjusted survival curves using Cox PH model	Cox比例ハザードモデルを使った調整生存曲線
age-related eye disease study (AREDS)	加齢性眼疾患試験
age-truncated	年齢切断
Akaike's information criterion (AIC)	赤池の情報量基準(AIC)
average hazard rate	平均ハザード率

B

baseline hazard function	基準ハザード関数
binary regression	二値回帰
bladder cancer patients	膀胱がん患者
Byar data	Byarデータ

C

cause-specific hazard function	原因別ハザード関数
censored data	打ち切りデータ
censoring	打ち切り
closed cohort	閉じたコホート
competing risks	競合リスク
complementary log-log binary model	cloglog二値モデル
complementary log-log link function	cloglogリンク関数
conditional failure rate	条件付きfailure率
conditional probability curves (CPC)	条件付き確率曲線(CPC)
conditional survival function	条件付き生存関数

confidence intervals	信頼区間
confidence intervals for KM curves	Kaplan-Meier（KM）曲線の信頼区間
confounding	交絡
counting process（CP） approach	CPアプローチ
counting process format	カウンティングプロセス形式
Cox likelihood	Cox尤度
Cox PH cause-specific model	Cox比例ハザード原因別モデル
Cox proportional hazards（PH） model	Cox比例ハザード（PH）モデル
cumulative incidence curves（CIC）	累積発生率曲線（CIC）

D

data layout for computer	統計ソフトウェアのための データレイアウト
discrete survival analysis	離散生存時間解析

E

effect size	効果の大きさ
empirical estimation	経験推定
estimated survivor curves	推定生存曲線
Evans County Study	エヴァンス郡研究
event	イベント
exponential regression	指数回帰
extended Cox likelihood	拡張Cox尤度
extended Cox model	拡張Coxモデル

F

failure rate	failure率
Flemington–Harrington test	Flemington–Harrington検定
frailty	frailty
frailty component	frailty成分
frailty effect	frailty効果
frailty models	frailtyモデル

G

gamma distribution	ガンマ分布
gamma frailty	ガンマfrailty
Gap time approach	Gap Timeアプローチ
generalized gamma model	一般化ガンマモデル
general stratified Cox（SC） model	一般層化Coxモデル
Gompertz model	Gompertzモデル
goodness-of-fit（GOF）	適合度

goodness-of-fit tests	適合度検定
Greenwood's formula	Greenwoodの公式

H

hazard function	ハザード関数
hazard ratio	ハザード比
Heaviside function	Heavisideの段階関数

I

increasing Weibull model	単調増加Weibullモデル
independence assumption	独立性の仮定
independent censoring	独立打ち切り
information matrix	情報行列
instantaneous potential	瞬間的な可能性
intention-to-treat (ITT) principle	ITT (intention-to-treat)の原則
interaction	交互作用
interval-censored data	区間打ち切りデータ
inverse–Gaussian distribution	逆ガウス分布

K

Kaplan-Meier (KM) curves	Kaplan-Meier (KM)曲線

L

left-censored data	左側打ち切り
left truncation	左側切断
likelihood function	尤度関数
likelihood ratio (LR) statistic	尤度比(LR)統計量
logit link function	ロジットリンク関数
log-logistic model	対数ロジスティックモデル
log-log plots	対数(－対数)プロット
log-log plots survival curves	対数(－対数)生存曲線
log-rank test	ログランク検定
log-rank test for several groups	複数群のログランク検定
log-rank test for two groups	2群のログランク検定
loss to follow-up	脱落
Lunn–McNeil (LM) approach	Lunn-McNeil (LM)アプローチ
Lunn–McNeil approach alternative	変法Lunn-McNeil (LM_{alt})アプローチ

M

maximum likelihood (ML) estimation	最尤推定

median follow-up time	メディアンフォローアップ時間
multiplicative model	乗法モデル

N

non-informative censoring	無情報打ち切り

O

open cohort	開いたコホート
odds ratio（OR）	オッズ比

P

parametric approach using shared frailty	共有 frailty を用いたパラメトリックアプローチ
parametric survival models	パラメトリック生存モデル
Pepe-Mori test	Pepe-Mori 検定
Peto test	Peto 検定
PH assumption	比例ハザード仮定
precision	精度
probability	確率
probability density function	確率密度関数
product limit formula	積極限式
proportional odds（PO） assumption	比例オッズ（PO）仮定

R

random censoring	ランダム打ち切り
random variuble	確率変数
recurrent event	再発イベント
right-censored data	右側打ち切り
risk set	リスクセット
robust estimation	ロバスト推定
robust standard error	ロバスト標準誤差
robust variance	ロバスト分散

S

sample size inflation factor	例数拡大係数
Schoenfeld residuals	Schoenfeld 残差
score residuals	スコア残差
semi-parametric model	セミパラメトリックモデル
sensitivity analysis	感度分析
shape parameter	形状パラメータ
shared frailty	共有 frailty

shared frailty model	共有 frailty モデル
Stanford Heart Transplant Study	スタンフォード心臓移植試験
step functions	ステップ関数
strata variable	層化変数
stratification variables	層化変数
stratified Cox (SC) model	層化Coxモデル
stratified CP model	層化CPモデル
sub-distribution hazard function	部分分布ハザード関数
sub-distribution	部分分布
survival curves	生存曲線
survival curves adjusted	調整生存曲線
survival functions	生存関数
survival time	生存時間
survival time random variable	生存時間の確率変数
survival time variable	生存時間変数
survivor function	生存関数

T

Tarone–Ware test statistic	Tarone–Ware検定統計量
time-dependent covariate	時間依存性共変量
time-dependent variables	時間依存性変数
time-independent variables	時間と独立な変数

U

unconditional survival function	無条件生存関数
unshared frailty	非共有 frailty

W

Wald statistic	Wald統計量
Weibull model	Weibullモデル
Weibull regression	Weibull回帰
Wilcoxon test	Wilcoxon検定

訳者略歴

神田　英一郎（かんだ　えいいちろう）

1997 年　東京医科歯科大学医学部医学科卒業
2003 年　東京医科歯科大学大学院医学部内科学修了（医学博士）
2010 年　米国 Emory 大学公衆衛生学大学院疫学修了（Master of Public Health）
2010 年　東京共済病院 腎臓高血圧内科 部長
2013 年　東京医科歯科大学医学部 臨床教授，米国ミシガン大学 機械工学部 客員教授
2018 年　川崎医科大学 医学部 学長付特任教授
2024 年～　川崎医科大学 健康管理学 主任教授
川崎医科大学附属病院 健康診断センター センター長
東京大学 先端科学技術研究センター 客員上級研究員

藤井　朋子（ふじい　ともこ）

1998 年　千葉大学医学部医学科卒業
東京大学医学部整形外科教室入局
2011 年　エモリー大学ロリンズ公衆衛生大学院（疫学）修了
（Master of Public Health）
2016 年　ピッツバーグ大学公衆衛生大学院疫学部博士課程修了
東京大学医学部附属病院 病院診療医
2017 年　東京大学医学部附属病院 22 世紀医療センター
運動器疼痛メディカルリサーチ & マネジメント講座 研究員
2020 年～　筑波大学ヘルスサービス開発研究センター 客員研究員
2022 年～　国士舘大学体育学部 教授

Survival Analysis A Self-Learning Text
エモリー大学クラインバウム教授の生存時間解析 原書3版 基礎から学べる教科書
ISBN 978-4-86079-102-5

2015 年 3 月 29 日　初版第 1 刷発行
2025 年 4 月 24 日　初版第 2 刷発行
著　者　David G. Kleinbaum・Mitchel Klein
訳　者　神田英一郎・藤井朋子
翻訳協力　古川敏仁
発行者　坂口 崇
株式会社サイエンティスト社
〒 104-0033 東京都中央区新川一丁目 28 番 23 号
東京ダイヤビルディング 5 号館 9 階
Tel. 03-6367-6223　Fax.03-6367-6235
E-mail: info@scientist-press.com
https://www.scientist-press.com
印刷・製本　シナノ印刷株式会社